普通高等教育"十三五"规划教材

病理学与病理生理学

庞庆丰　李　英　主　编

范红斌　柴高尚　副主编

化学工业出版社

·北京·

本教材共 23 章。分别介绍了疾病概论，细胞和组织的适应、损伤与修复，局部血液循环障碍，炎症等内容。大部分章的章前有学习提示、课堂讨论，后有形成性考核，突出助学、导学功能。之前附有彩图，供学习时对照使用。本书可供护理、口腔、预防、药学、检验、影像等专业学生学习使用。

图书在版编目（CIP）数据

病理学与病理生理学/庞庆丰，李英主编. —北京：化学工业出版社，2016.5

普通高等教育"十三五"规划教材

ISBN 978-7-122-26368-1

Ⅰ.①病…　Ⅱ.①庞…②李…　Ⅲ.①病理学-高等学校-教材②病理生理学-高等学校-教材　Ⅳ.①R36

中国版本图书馆 CIP 数据核字（2016）第 036876 号

责任编辑：赵玉清　　　　　　　　　　文字编辑：何　芳
责任校对：王　静　　　　　　　　　　装帧设计：关　飞

出版发行：化学工业出版社（北京市东城区青年湖南街 13 号　邮政编码 100011）
印　　刷：北京云浩印刷有限责任公司
装　　订：三河市瞰发装订厂
787mm×1092mm　1/16　印张 24½　彩插 2　字数 607 千字　2016 年 7 月北京第 1 版第 1 次印刷

购书咨询：010-64518888（传真：010-64519686）　售后服务：010-64518899
网　　址：http://www.cip.com.cn
凡购买本书，如有缺损质量问题，本社销售中心负责调换。

定　　价：59.00 元

编写人员

主　　编　庞庆丰　李　英

副 主 编　范红斌　柴高尚

编写人员　（按姓氏笔画排序）

　　　　　　邓　超　玄英花　齐晓薇　李　英

　　　　　　范红斌　庞庆丰　柴高尚　康雁君

　　　　　　程建青

前　言

　　当前，我国教育事业和卫生事业的发展进入了一个新的历史阶段，医学教育站在了一个新的历史起点上。医学知识快速更新与信息技术的迅猛发展，对传统的大学教学模式、方式、内容等都产生着猛烈的冲击。具有多种教育理论、以多媒体网络为平台的自主学习模式的建立，已成为高校教学改革的重要内容。本教材编写本着学生自学与课上讨论相结合、课堂讲授与网络辅助教学相结合、促进学生自主性学习的原则，以多样化教学手段和信息呈现方式以及开放式教学方法为学生提供更多自主思考和探索的空间。力争教学内容具有先进性、科学性和经典性，广泛吸收先进教学经验和优秀教学改革成果，能及时反映本学科领域最新科技成果，同时体现社会经济发展对人才培养提出的新要求。

　　本教材在编写过程中，同仁们给予极大的支持和帮助，提供了许多宝贵的意见和建议，教材显微镜图片由齐晓薇、程建青、李英提供。化学工业出版社也对此书的出版给予了积极的支持和帮助，在此深表谢意。

　　本教材可供护理、预防、口腔、检验、影像、药学等专业学习使用。在教材各章加注学习提示、课堂讨论及课后形成性考核，突出助学、导学功能，有利于构建自主性学习模式。内容编写力求语言简练、条理清楚、深入浅出。由于水平有限，教材存在疏漏之处在所难免，敬请各位读者和同仁批评指正。

编者

2015 年 9 月

目 录

第一章 绪 论

一、病理学与病理生理学的研究内容

病理学和病理生理学（pathology and pathophysiology）是一门研究疾病的发生原因、发病机制、病理改变（包括患病机体器官、组织的代谢、功能和形态变化）和转归的医学基础学科。通过研究疾病过程，认识疾病的发生、发展规律，阐明疾病的本质，为防治疾病提供理论基础和实践依据。

病理学侧重从形态变化的角度阐述疾病发生发展的规律；病理生理学侧重从功能和代谢变化的角度来分别阐明疾病的本质。在疾病发生过程中，机体形态、机能、代谢的变化相互影响，紧密联系。本书共23章，其中第一～十四章主要阐述疾病发生的基本病理过程，包括形态学变化和机能学改变，探讨不同疾病中共同具有的普遍性规律。第十五～二十三章主要阐述机体各系统不同器官和组织所发生疾病的病因、发病机制、病理变化、临床病理联系及结局等。

二、病理学与病理生理学在医学中的地位

学习病理学与病理生理学必须掌握正常人体结构、功能、代谢以及病原生物学与免疫学等基础医学的知识。同时临床各课程的学习又必须具备病理学与病理生理学的基本知识。由此可见，病理学在医学基础课与临床课之间起着重要的承上启下的作用，称为桥梁课程。

病理学与临床医学之间的密切关系，还明显地表现在对疾病的研究与诊断上。许多疾病，尤其是肿瘤性疾病，也需要依赖病理学检查和诊断，以决定或修正治疗方案，因此临床病理学在临床诊断学中有着重要的权威作用。

三、病理学与病理生理学的研究方法

1. 尸体剖验

尸体剖验简称尸检（autopsy），是病理学的基本研究方法之一。通过对尸体进行解剖，进行大体观察和组织学观察，全面检查各脏器、组织的病理变化，并结合各种临床资料进行对照分析，从而明确对疾病的诊断，查明死亡原因，帮助临床探讨验证诊断和治疗是否正确，以总结经验，提高临床诊治水平。通过尸检，还能及时发现各种传染病、地方病和职业病等，为制定防治措施提供依据。尸检还可提供大量教学标本，以备学生学习之用。尸检是研究疾病的极其重要的手段和方法，人体病理材料是研究疾病的最为宝贵的材料。

2. 活体组织检查

活体组织检查（biopsy）简称活检，通过在患者活体身上用局部切除、钳取、穿刺、

针吸及摘除等手术方法，采取病变组织进行病理检查，以确定诊断。这是被临床广泛采用的病理检查方法。运用以上方法取下活检标本经肉眼观察及显微镜观察，作出病理诊断，这种检查方法有助于及时准确地诊断疾病及进行疗效判断。根据手术的需要，还可使用快速冷冻切片法，在 30min 时间内进行快速病理诊断（如良恶性肿瘤的诊断），以便决定手术切除范围。所以活检对于临床诊断、治疗和预后都具有十分重要的意义。

3. 动物实验

运用动物实验方法，可以在动物身上复制人类某些疾病的模型，以供研究者根据需要，对其进行任何方式的观察研究。例如可以分阶段连续取材检查，以了解该疾病的发生发展过程，还可以研究某些疾病的病因、发病机制以及药物疗效。动物实验可以弥补人体观察之局限和不足，但动物与人之间毕竟存在着差异，不能将动物实验的结果不加分析地直接用于人体。动物实验病理学常用的研究方法，也是病理生理学主要的研究方法。

4. 细胞学检查

细胞学检查（cytological examination）是对取得的病例标本进行涂片、染色后在显微镜下观察，作出病理诊断。常用的方法有痰涂片、宫颈刮片、尿沉渣涂片、胸腹水涂片等。

5. 免疫组织化学技术

免疫组织化学技术、荧光免疫组织化学技术是临床常用的病理诊断技术方法，是运用抗原与抗体特异性结合的原理建立的一种组织化学技术，其优点是可以在原位观察抗原物质是否存在及存在部位、含量等，把形态变化与分子水平的功能代谢结合起来，在普通显微镜下或荧光显微镜下直接观察。

此外，许多新技术相继应用于病理学如流式细胞术和分子生物学技术〔重组 DNA、核酸分子杂交、原位杂交、聚合酶链反应（PCR）、DNA 测序及基因芯片和组织芯片技术等〕，使病理学与病理生理学向更深、更广的领域发展。

四、病理学与病理生理学的学习指导

用辩证唯物主义的世界观和方法论认识疾病的本质及其发生发展过程，任何疾病都有发生发展过程的规律、形态结构与功能代谢间的关系以及局部与整体间的关系。对学好本门课程提出以下建议。

（1）用好教科书　本教材是积多年教学改革实践经验形成的以学生为主体的教学方法，强调学生的自主性学习，通过预习提示学习了解每章的基本名词概念，通过讨论题目会用动态的观点来认识病理变化，培养分析问题解决问题的能力，在课堂上可以和教师互动，进一步完成讨论题目学习。每一章节后有形成性考核，应认真完成，从而达到学会逻辑思维、掌握教材内容。

（2）加强临床联系　病理学本身就是研究疾病发生发展规律、阐明疾病本质的基础医学和临床医学之间的桥梁学科，要学会用动态的观点来认识病理变化，从观察到的病变这个点能考虑到病变是如何发生的，又将如何发展。注意疾病的原因、条件、病变之间的联系及相互影响。学会用理论知识解释临床现象。

（3）掌握学习方法　在理解的基础上记忆，掌握概念和名词解释及重点提示的内容，运用逻辑推理进行病例分析。通过强化学习，达到一定的深度和广度。同时在学习过程中要学会前后联系总结对比。

（李英　庞庆丰）

第二章 疾病概论

学习提示： 主要认识健康的概念、疾病的概念，了解疾病发生的条件、疾病发生发展的一般规律、疾病发生发展的基本机制、疾病的转归。主要的名词有：疾病、病因、不完全康复、脑死亡等。通过完成以下题目预习本章内容。

1. 生物性致病因素主要包括_____和_____。
2. 先天性致病因素是指_____的因素。
3. 疾病的康复有_____或_____两种结局。
4. 疾病发生发展的基本机制包括_____、_____、_____、_____。
5. 在健康与疾病之间存在一种中间状态称为_____。

第一节 健康与疾病

一、健康的概念

世界卫生组织对健康的定义是"健康（health）不仅是没有躯体上的疾病或病痛，而且要保持稳定的心理状态和具有良好的社会适应能力以及良好的人际交往能力。"

在健康与疾病之间存在一种中间状态，称为亚健康（sub-health），表现为躯体上、心理上、社会适应能力上种种不适应的虚弱感，如倦怠、乏力、失眠、头痛、焦虑、情绪低落、纳差等，并且症状时好时坏，时轻时重，呈周期性。亚健康阶段中，心身交互作用促进着病程的进展。

二、疾病的概念

疾病（disease）是机体在病因作用下，引起机体自稳调节紊乱而出现的异常生命活动过程。表现为疾病过程中各种复杂的功能、代谢和形态结构的病理性变化，使各器官系统之间、机体与外界环境之间的协调关系发生障碍，从而引起各种症状、体征和社会行为的异常，特别是对环境的适应能力和劳动能力的减弱或丧失。我们可由患者之症状及体征推测出疾病之病原、致病机制及病灶在何处，并借临床检查来证实。然而，并非所有的疾病都可发现病灶，例如精神异常的病患虽有其症状及体征，我们或许可推测出其病因，但却找不到病灶。又如紧张性头痛，乃是因刺激引起的神经系统疾病。

第二节 病 因 学

病因学（etiology）是研究疾病发生的原因、条件及其作用规律的科学，解答"为什么会发生疾病"。

一、疾病发生的原因

所谓病因是指引起某一疾病的特定因素或根本原因，决定着疾病的特异性。已知病因的种类很多，大致可分如下几类。

（1）生物性因素　包括各种病原微生物和寄生虫，是感染性疾病的主要病因。微生物和寄生虫的致病性取决于其侵入宿主的数量、毒力、侵袭力和宿主机体的防御、抵抗能力。

（2）理化因素　包括机械力、温度（高温引起烧伤或中暑，低温引起冻伤或全身过冷）、电流（电击伤）、紫外线（皮肤癌等）、激光（高能量激光由于热的作用可引起蛋白质变性和菌的失活）、电离辐射（引起放射病）等物理性致病因素；强酸、强碱、化学毒物（汞、砷、氰化物、有机磷农药）等化学性致病因素。

（3）遗传性因素　目前认为几乎所有的疾病都不同程度地与遗传有关。分为以下两种情况。

① 直接遗传引起的遗传性疾病：主要是基因突变和染色体畸变。如苯丙酮尿症、21-三体综合征等遗传性疾病。基因突变是 DNA 分子中发生碱基对的增添、缺失或改变引起基因结构改变，染色体畸变是染色体数目的增减或结构的改变。

② 遗传易感性引起的疾病：如精神分裂症、原发性高血压、糖尿病等。

（4）营养性因素　包括营养不足和营养过剩。营养不足带来各种营养缺乏症，可以由营养物质摄入不足或消化、吸收不良所引起，也可以是需要增加但供应相对不足的结果。例如，生长发育旺盛的儿童和少年、孕妇和甲状腺功能亢进症或长期发热的患者等，营养需要或营养物质的消耗显著增加，如不相应增补，就易发生营养不足。营养不足常见类型是总热量不足，蛋白质不足，各种维生素、必需氨基酸和必需脂肪酸的不足。此外，其他营养素如水和无机物包括钠、钾、钙、镁、磷、氯和微量元素如铁、氟、锌、铜、铝、锰、硒、碘、铬、钴等的缺乏都可以成为疾病的原因。饮食摄入过多可引起肥胖和心血管疾病。摄入某些维生素特别是维生素 A 和维生素 D 过多也可引起中毒，胆固醇摄入过多可引起动脉粥样硬化症等。

（5）免疫性因素　免疫系统是机体最主要的防御机制之一，免疫系统功能紊乱将会导致机体自身的一系列损害。某些个体免疫系统对一些抗原的刺激常发生异常强烈的反应，从而导致组织、细胞的损害和生理功能的障碍，这种异常的免疫反应称为变态反应（allergy）或超敏反应（hypersensitivity）。异种血清蛋白、部分致病微生物等都可引起变态反应，甚至某些食物、某些花粉、某些药物（如青霉素等），在某些个体也可引起诸如荨麻疹、支气管哮喘甚至过敏性休克等变态反应性疾病。

（6）先天性因素　与遗传性因素不同，先天性因素不是指遗传物质改变，而是指那些能够损害正在发育的胎儿的有害因素，包括环境中的许多致畸因子，如风疹病毒、巨细胞病毒、射线、微波、某些药物、环境污染物以及酗酒、大量吸烟等，当它们扰乱了胎儿的正常发育时即可导致先天性畸形，如先天性心脏病、脊柱裂等。

（7）精神、心理和社会因素　长期的忧虑、悲伤、恐惧、沮丧等不良情绪和强烈的精神创伤在某些疾病的发生中可能起重要作用。某些疾病如高血压病、消化性溃疡等，可能都与长期的精神应激（stress）有一定关系；长期的思想冲突或精神负担可使某些人发生神经衰弱等。随着社会竞争的加剧，该类因素在病因学中的地位越来越重要。

二、疾病发生的条件

疾病发生的条件是指在疾病的病因作用下，能够促进或阻碍疾病发生发展的各种因素，包括性别、年龄、营养状况、免疫功能、生理状态等内在因素和气候、自然环境等外在因素。一种疾病所引起的机体的某些变化，可以成为另一种疾病或另一些疾病发生的条件，例如动脉粥样硬化引起的冠状动脉狭窄，是心绞痛和心肌梗死发生的条件之一。由此可见，病因是引起疾病、决定疾病特异性的必不可少的因素；而条件则是促进或阻碍疾病发生发展的因素。

能够通过作用于病因或机体而促进疾病发生发展的因素称为疾病的诱发因素（诱因）。例如，原发性高血压是脑血管意外的常见病因之一，而情绪激动、寒冷刺激、酗酒等因素往往是脑血管意外的发生诱因。

第三节　发　病　学

发病学（pathogenesis）是研究疾病发生、发展过程中的规律和机制，解答疾病是怎样发生的、如何发展的、最终结局如何。

一、疾病发生发展的一般规律

疾病发展的一般规律是指不同疾病的发生、发展过程中存在的共同基本规律。

（1）损伤与抗损伤规律　致病原因作用于机体时，可以引起机体的损害。同时，机体调动各种防御、代偿功能来对抗致病原因及其所引起的损害。损伤与抗损伤的对抗推动着疾病的发生发展，贯穿于疾病的始终，决定疾病的转归。当损伤占优势时，则疾病向恶化的方面发展，甚至造成死亡；反之，当抗损伤占优势时，疾病就缓解，机体逐渐恢复健康。

（2）因果交替规律　在疾病的过程中，原始致病因素作用于机体后，机体产生一定的变化（损伤与抗损伤），这些变化在一定条件下转化为新的原因，引起新的结果，彼此交替演变，形成因果转化和交替，可推动疾病过程不断发展。以创伤引起的大出血为例，大失血引起血容量减少，血压下降；血压下降引起脑缺血、缺氧，可致中枢神经系统功能障碍；中枢神经系统功能障碍又可进一步加重血液循环障碍。疾病中因果交替规律的发展，常可形成恶性循环，从而使疾病不断恶化，直到死亡。但如经过恰当的治疗，在疾病康复的过程中也会形成良性循环，从而促进机体的康复。

（3）局部和整体密切相关　在致病原因作用下，各组织细胞的代谢、功能、结构发生变化，其表现形式可以局部病变为主或以全身反应为主。局部病变可以通过神经体液的途径影响整体，而机体的全身功能状态也可以通过相同途径选择影响局部病变的发展和经过。如毛囊炎（疖），它在局部引起充血、水肿等炎症反应，严重时可以通过神经体液途径引起白细胞增多、发热、寒战等全身性反应。护理工作中要善于用局部病变解释整体反应，也要学会从整体反应中发现和认识局部病变的情况。

二、疾病发生发展的基本机制

（1）神经机制　神经系统在调控人体生命活动中起重要作用。致病因素可以直接或间接引起神经系统的损伤而参与疾病的发生发展。疾病发生过程中可以通过改变机体的神经反射或影响神经递质的分泌而影响组织器官的功能状态。例如，失血可通过反射性交感神经兴奋，调节心血管系统的功能而参与疾病的过程。

（2）体液机制　体液因子通过内分泌、旁分泌和自分泌的方式作用于局部或全身，影响细胞的代谢、功能和结构。疾病中的体液机制是指致病因素引起体液因子数量和活性的变化，从而导致细胞损伤和疾病的发生。

神经机制和体液机制往往同时发生，共同参与。如交感神经引起血压升高的机制是：①使小动脉收缩，增大外周阻力；使静脉收缩，增加回心血量；②通过兴奋心脏的 β 受体使心脏收缩加强、加快，从而提高心排血量；③直接或间接激活肾素-血管紧张素系统（renin-angiotensin system，RAS），进而收缩血管和通过血管紧张素Ⅱ（angiotensinⅡ，A-Ⅱ）促进醛固酮分泌，增加血容量。精神-神经因素在原发性高血压发生的始动机制中所起的作用较在维持机制中所起的作用为大，RAS 则对高血压病持续发展起着较重要的作用。

（3）细胞机制　致病因素作用于机体后可以直接或间接作用于细胞，导致细胞功能和代谢障碍，从而引起细胞的自稳调节紊乱，引起细胞结构异常。致病因素除直接破坏细胞外，主要引起细胞膜系统、线粒体氧化系统、蛋白质合成系统和遗传装置的损伤。如细胞膜的各种离子泵（Na^+-K^+-ATP 酶、Ca^{2+}-Mg^{2+}-ATP 酶等）功能失调，造成细胞内外离子失衡，细胞内 Na^+、Ca^{2+} 积聚，细胞水肿甚至死亡。这是导致有关器官功能障碍的主要机制。

（4）分子机制　即从分子水平研究疾病的发生机制。细胞及其间质内有很多大分子多聚体和小分子物质，大分子多聚体主要指蛋白质和核酸，核酸贮存生命的信息，蛋白质调节和控制生命过程的化学反应。疾病的发生可能是核酸贮存的生命信息错乱的结果，例如基因突变或染色体畸变所致的恶性肿瘤和遗传性疾病，也可能是由于蛋白质的质和量变化所致，包括：①酶缺陷所致的疾病；②血浆蛋白和细胞结构蛋白缺陷所致的疾病；③受体病；④膜转运障碍所致的疾病。

第四节　疾病的经过与转归

一、疾病的经过

疾病是一个变化、发展的过程，有些疾病的阶段性较明显（如急性传染病），而有些则不明显（如理化因素所致的疾病）。一般将疾病过程分为以下四个阶段。

（1）潜伏期 即从致病因素作用于机体到出现最初症状前的阶段。此期患者没有临床症状，一般不易发现。不同疾病潜伏期长短不一，短者可无潜伏期，长者可达数十年。

（2）前驱期 即从最初症状出现到该疾病典型症状出现前的阶段。此期临床症状不典型，大多无特异性，容易被忽视或误诊，应熟悉此期特点，仔细观察。

（3）症状明显期 即出现该疾病特征性临床表现的阶段。临床上常以此期的典型症状和体征作为诊断疾病的依据。此期是疾病发展的高潮期，病情大多严重，应积极治疗。

（4）转归期 是疾病过程的最后时期。结局取决于损伤和抗损伤双方力量对比与是否得到及时、恰当的治疗。

二、疾病的转归

疾病的转归是指疾病的发展走向和结局。转归的好坏取决于致病原因、发生条件、机体状况和是否得到正确及时有效的治疗。疾病的转归结局有下述三种。

（1）完全恢复健康 亦称痊愈，是指疾病过程中致病因素已消失或不起作用，机体在机能、代谢和结构上的障碍完全消失，体内相对平衡及机体与环境之间的相对平衡已恢复正常。劳动力完全恢复。完全恢复健康是疾病常见也是最好的结局，例如感冒、肺炎、急性肾炎等疾病多可完全恢复，不少传染病如天花、伤寒等痊愈后，机体能获得特异性免疫力。

（2）不完全恢复健康 是指损害性变化得到了控制，主要症状已经消失，但体内仍存在着某些病理变化，只是通过代偿反应才维持着相对正常的生命活动。如果不适当地增加机体的功能负荷，就可因代偿失调而致疾病的再现。如心瓣膜病时的心力衰竭，经内科治疗及心脏自身及心脏外的各种代偿反应，患者的主要症状可以消失，可以保持相对的平衡而"正常"地生活，但心瓣膜病变依旧存在。如果不适当地增加心脏负荷，则又可导致代偿失调而重新出现心力衰竭的表现。

（3）死亡 生命活动的终止，也就是机体完整性的解体。传统上把这过程分为濒死期、临床死亡期和生物学死亡期三个阶段。濒死期是临床死亡以前的阶段，机体各系统机能发生严重障碍，脑干以上深度抑制，故意识模糊或消失，各种反射迟钝，心跳减弱，血压降低，呼吸减弱或出现周期性或痉挛性呼吸。临床死亡期即生命的外部表现消失，心跳停止、呼吸停止、反射活动消失，但组织仍然进行着微弱的代谢过程。生物学死亡期即大脑已发生不可逆的变化，其他各系统也相继发生不可逆的变化，虽然个别组织和器官仍有一定代谢活动，整个机体已不可能复活。一般所说的死亡是指人的个体死亡。临床死亡的传统三症候是呼吸停止，心跳停止，瞳孔散大且固定反射和对光反射消失。有人根据这一传统概念，按心跳停止和呼吸停止发生的先后顺序不同，分别称为心脏死亡或呼吸死亡。但是心跳和呼吸停止的人并不意味必将死亡，近年随着复苏技术和支持疗法的改进，对一些失去大脑和脑干功能的人，采用呼吸机、心跳起搏器等，心、肺功能可以得到维持；但这些人要完全复苏已不可能，死亡仍不可避免。因而1967年Bamad首次以心脏移植为契机，对死亡的传统概念提出质疑，提出"脑死亡"（brain death）的新概念。

脑死亡是一个重要的生物学和社会伦理学概念，系指全脑的功能发生了不可逆的停止。脑死亡的判断标准为：瞳孔散大或固定；自主呼吸停止；不可逆性脑昏迷；脑干神经；脑电波消失；脑血液循环停止。脑死亡不代表器官组织均已死亡，这对器官移植具有极其重要的意义。

形成性考核

一、单选题

1. 能够促进疾病发生发展的因素称为 （　　）

A. 疾病的条件 　　B. 疾病的外因 　　C. 疾病的原因

D. 疾病的诱因 　　E. 疾病的危险因素

2. 基因突变是指 （　　）

A. 染色体数量与结构的变化 　　B. 易患某种疾病的素质

C. 损伤胎儿生长发育的改变 　　D. 基因化学结构的改变

E. 免疫功能的改变

3. 下述哪项不属于生物性致病因素 （　　）

A. 病毒 　　B. 细菌 　　C. 四氯化碳

D. 立克次体 　　E. 疟原虫

4. 染色体畸变是指 （　　）

A. 染色体数量与结构的变化 　　B. 易患某种疾病的素质

C. 损伤胎儿生长发育的改变 　　D. 基因化学结构的改变

E. 免疫功能的改变

5. 疾病的发展结局取决于 （　　）

A. 病因的数量与强度 　　B. 疾病的诱因

C. 机体的抵抗力 　　D. 机体自稳调节的能力

E. 损伤与抗损伤的力量对比

二、简答题

1. 举例说明疾病发生的神经-体液机制。

2. 判断脑死亡的标准是什么？建立脑死亡概念的意义是什么？

（李英　庞庆丰）

第三章
组织和细胞的适应、损伤与修复

学习提示： 区分细胞组织的适应性变化和细胞组织损伤的概念。认识可逆性细胞损伤与细胞死亡的变化本质、组织损伤后的修复方式，不同组织的再生能力如何，创伤的一期愈合与二期愈合有什么不同。本章的名词有：肥大、增生、萎缩、化生、坏死、坏疽、再生、肉芽组织、瘢痕组织等。通过完成以下题目预习本章内容。

1. 组织细胞的适应性变化有＿＿＿＿＿、＿＿＿＿＿、＿＿＿＿＿和＿＿＿＿＿。
2. 常见的玻璃样变有＿＿＿＿＿、＿＿＿＿＿、＿＿＿＿＿等类型。
3. 病理性色素沉着有＿＿＿＿＿、＿＿＿＿＿、＿＿＿＿＿。
4. 坏死的结局有＿＿＿＿＿、＿＿＿＿＿、＿＿＿＿＿、＿＿＿＿＿。
5. 坏疽分为＿＿＿＿＿、＿＿＿＿＿、＿＿＿＿＿。

课堂讨论：
1. 肥大、增生、化生对机体的意义是什么？
2. 什么原因可以引起肝脂肪变性，结局会怎样？
3. 皮肤 1 度、2 度、3 度烧伤愈合过程怎样？

细胞是机体组织、器官的基本单位。正常细胞和组织可以对体内外环境变化的刺激做出反应，表现为形态、功能和代谢等方面的改变。较轻的细胞损伤是可复性的，在形态上表现为细胞变性；严重的细胞损伤是不可复性的，在形态上表现为坏死、凋亡。正常细胞、适应细胞、可逆性损伤细胞和不可逆性损伤细胞呈现代谢、功能和结构上的连续变化过程，但这四种状态的界限有时不甚清楚。损伤出现之后，机体可通过实质细胞再生或纤维结缔组织增生的方式加以修补恢复，即修复。认识及掌握这些变化的基本规律，对研究疾病的发生发展、促进疾病的愈复有重要意义。

第一节　组织和细胞的适应

适应（adaptation）指器官、组织和细胞对于体内外环境中各种有害因子的刺激作用产生的非损伤性应答反应。其自身的代谢、功能和结构将发生改变，同时细胞的大小、数量或类型也将发生变化。适应在形态学上一般表现为肥大、萎缩、增生和化生。适应是有限度的，当作用因素超过了一定时间和强度，细胞将失去适应能力。

一、肥大与增生

实质细胞的细胞器增多所致的细胞、组织或器官体积增大称肥大（hypertrophy）。肥大可分为生理性肥大和病理性肥大。其中若因相应器官和组织功能负荷过重所致，如高血压时心脏前后负荷增加或部分心肌坏死后周围心肌功能代偿引起的左心室心肌肥大。一侧肾摘除后对侧肾的肥大等称为代偿性肥大。肥大也可因内分泌激素作用于效应器所致，如妊娠期孕激素及其受体激发平滑肌蛋白合成增加而致的子宫平滑肌肥大，称为内分泌性（激素性）肥大。

器官或组织实质细胞数目增多所致组织、器官体积的增大称为增生（hyperplasia）。根据其原因和性质，增生亦可分为生理性增生和病理性增生两种。生理性增生如女性青春期乳腺上皮以及正常子宫内膜在月经周期中增生期的增生。病理性增生可分以下类型。

（1）损伤后增生　是组织损伤后由其周围细胞增生完成修复的过程，如慢性炎症时发生的增生。

（2）内分泌性增生　常见的原因是激素过多或生长因子过多引起靶器官细胞过量增多。例如，雌激素绝对或相对增加，引起子宫内膜腺体增生过长，由此导致功能性子宫出血。增生一般对机体适应性反应起积极作用，增生的组织、器官功能常增强，原因去除后，一般是可复的；某些长期不愈的慢性炎症、激素分泌过多引起的增生可长期存在，并可转变为不典型增生或发生癌变。

二、萎　缩

发育正常的组织或器官体积缩小称为萎缩（atrophy），通常是由于该组织器官实质细胞的体积变小或数量减少而导致其体积缩小。萎缩通常是细胞的功能活动降低、血液及营养物质供应不足以及神经和（或）内分泌刺激减少等引起。萎缩细胞的细胞器减少甚至消失，细胞的合成代谢低于分解代谢。

各种原因引起的萎缩形态改变基本相似。萎缩的器官体积均匀性缩小，重量减轻。显微镜下可见萎缩器官的实质细胞减少，体积缩小。萎缩细胞内常见脂褐素，以心肌、肝细胞及肾上腺皮质网状带的细胞为常见。当脂褐素明显增多时，整个器官可呈棕褐色，故有褐色萎缩之称。

萎缩可分生理性萎缩和病理性萎缩。生理性萎缩是生命过程的正常现象，如成年人胸腺萎缩，绝经后的性腺萎缩。老年人各器官均有不同程度的萎缩。

病理性萎缩按其发生原因分为以下类型。

（1）营养不良性萎缩　全身营养不良性萎缩多见于某些慢性消耗性疾病，如恶性肿瘤晚期、严重的结核病、长期消化道梗阻不能进食等；萎缩首先发生于脂肪组织，依次为肌肉、肝、脾、肾、心、脑等。局部营养不良性萎缩由局部缺血所致，如脑动脉粥样硬化时，脑动脉狭窄，脑组织血液供应减少，发生脑组织萎缩。

（2）失用性萎缩　如肢体骨折后长期卧床，肌肉不活动所致的萎缩。

（3）压迫性萎缩　组织器官长期受压导致萎缩。如肾盂积水时由于长期压迫引起的肾实质萎缩。

（4）去神经性萎缩　如因神经、脑或脊髓损伤所致的肌肉萎缩。

（5）内分泌性萎缩　内分泌功能低下引起相应靶器官的萎缩。如垂体功能低下引起的肾上腺、甲状腺、性腺等器官的萎缩，甲状腺功能低下时，皮肤、毛囊、皮脂腺等萎缩。

三、化　生

在同源细胞之间一种分化成熟的细胞类型转化为另一种分化成熟的细胞类型的过程称为化生（metaplasia）。化生的细胞并不是由原来的成熟细胞直接转变而来，而是由该处具有分裂能力的未分化细胞向另一方向分化而成。常见的化生有下面几种。

（1）鳞状上皮化生　见于慢性支气管炎或支气管扩张症，支气管假复层纤毛柱状上皮可转变为鳞状上皮，在此基础上可发展为鳞状细胞癌。

（2）肠上皮化生　常见于慢性萎缩性胃炎，胃黏膜上皮转变为小肠型或大肠型黏膜上皮，大肠型上皮化生可成为肠型胃癌的发生基础。

（3）结缔组织化生（间叶组织化生）　结缔组织可化生为骨、软骨或脂肪组织等。

化生原是机体对不利环境和有害因素损伤的一种适应性改变，具有保护作用。但往往丧失了原来组织的固有功能，如支气管黏膜鳞状上皮化生后，失去了纤毛，削弱了局部的防御功能，还有可能发展为肿瘤，在临床上视为癌前病变。

第二节　组织和细胞的损伤

引起细胞和组织损伤的原因多种多样，缺氧是引起细胞损伤最常见和最重要的原因。缺氧时，细胞内氧化磷酸化过程障碍，从而引起代谢、功能和结构的变化。缺氧大致有三方面的原因：①血管性疾病或血栓导致动脉血流和静脉引流障碍，使血供减少或丧失；②心肺功能衰竭导致血的氧合不足；③血液携带氧的能力降低或丧失，如贫血、CO中毒等。各种原因引起的细胞、组织损伤的分子机制相当复杂。不同原因引起细胞死亡的机制不尽相同，不同类型和不同分化状态的细胞对同一致病因素的敏感性也不一样。细胞对不同损伤因子做出的反应决定于损伤因子的类型、作用的持续时间和损伤因子的轻重程度。受损伤的细胞的最终结局因细胞类型、细胞所处状态和其适应性大小的不同而有差异。各种原因引起的细胞损伤的主要生化机制包括：①ATP的入量消耗而合成减少；②氧自由基的产生；③细胞钙动态平衡的破坏，使胞浆内钙离子浓度的增高；④线粒体膜的不可逆损害，最终导致细胞的损害。

一、可逆性损伤

可逆性损伤旧称变性，是指细胞或细胞间质受损伤后，由于代谢障碍使细胞内或细胞间质内出现异常物质或正常物质过多蓄积的现象，通常伴有功能低下。细胞内的变性是可逆的，病因消除后，变性细胞的结构和功能仍可恢复，但严重的变性则往往不能恢复而发展为坏死。细胞间质的变性是不可逆的。

1. 细胞水肿（水变性）

（1）发生机制　即细胞内水和钠的过多积累，好发于心、肝、肾等器官的实质细胞。在急性感染、缺氧、毒素等有害因素作用下影响线粒体生物氧化，ATP 生成减少，致使能量不足，细胞膜钠泵受损，造成细胞内水、钠积累或直接损伤了细胞膜，使细胞膜通透性增高，细胞内水分增多，形成细胞水肿。

（2）病理变化　光镜下由于细胞线粒体和内质网肿胀，形成细胞质内出现的红染细颗粒状物。若水、钠进一步积累，水肿的细胞体积增大，胞质疏松、淡染，胞核稍大。例如，重度肝细胞水肿，可使整个细胞膨大如气球状，胞质透明，故称气球样变。肉眼观察表现为水肿的器官体积增大，包膜紧张，边缘变钝，颜色变淡，失去正常光泽。有时细胞水肿的改变不易在光镜下识别，而整个器官的改变却可能较明显。

轻度的细胞水肿，在病因消除后可以恢复。但较重的细胞水肿势必导致细胞功能下降。例如，心肌细胞水肿致心肌收缩力减弱；肾小管上皮细胞水肿除影响功能外，可致细胞膜破裂，细胞内的蛋白成分进入管腔，随尿排出，因而尿液中可检到少量蛋白。

2. 脂肪变

（1）发生机理　正常情况下，除脂肪细胞外，一般细胞内不见或仅见少量脂肪滴，如出现脂肪滴或脂肪滴明显增多，称为脂肪变。引起脂肪变的原因有：严重感染、长期贫血、缺氧、四氯化碳、有机磷中毒及营养不良等。常见于肝、心、肾等器官，尤以肝脏最为常见，因为肝是脂肪代谢的重要场所。现以肝细胞脂肪变为例，简述脂肪变的发生。

肝细胞既能从血液吸收脂肪酸并将其酯化，又能利用碳水化合物合成脂肪酸。但无论何种途径来的脂肪酸，只有少部分被肝细胞氧化利用。大部分则以酯的形式与载脂蛋白结合，形成前 β 脂蛋白，输入血液，然后贮存在脂库中或供其他组织利用。还有一部分磷脂及其他类脂则与蛋白质、碳水化合物等结合，形成细胞的结构成分，即成为结构脂肪。造成肝脂肪变的原因有：①进入肝细胞的游离脂肪酸过多，高脂饮食及其他原因造成脂肪组织分解加强导致血液脂肪酸增多。或脂肪酸氧化障碍，见于缺氧，此时线粒体受损，影响了 β 氧化，导致细胞内 ATP 生成减少，使进入肝细胞的脂肪酸不能充分氧化，造成脂肪在肝细胞内沉积；②甘油三酯合成过多，如饮酒可改变线粒体和滑面内质网功能，促进磷酸甘油合成甘油三酯；③脂蛋白、载脂蛋白减少，缺氧、中毒或营养不良等，肝细胞中脂蛋白、载脂蛋白合成减少，脂肪输出受阻而堆积于细胞内。

（2）病理变化　肉眼观肝体积增大，色变黄，包膜紧张，切面有油腻感；光镜下 HE 染色切片在肝细胞胞质内出现大小不等的空泡，冰冻切片用苏丹Ⅲ等染料染色能显示脂滴为橘红色、大小不等的球形小滴。大量脂肪在肝细胞内沉积时，脂肪滴融合为大空泡，将细胞核挤向胞膜下，状似脂肪细胞。肝小叶内血液循环是由周边流向中央静脉，所以肝小叶内肝细胞脂肪变的分布与病因有关。慢性肝瘀血时脂肪变首先见于肝小叶中央区；有机磷中毒时，肝细胞脂肪变则主要发生在小叶周边区。肝脂肪变性是可复性损伤，致病因素消除后即可恢复正常，一般无明显的临床表现。重度弥漫性肝脂肪变，称为脂肪肝。

心肌脂肪变常累及左心室心内膜下心肌和乳头肌。脂肪变的心肌呈现黄色条纹与正常心肌的暗红色条纹相间形似虎皮斑纹，称虎斑心。这可能与血管分布特点有关。

心外膜脂肪组织长入心肌间质，称心肌脂肪浸润，中度心肌脂肪浸润可致心脏破裂，引发猝死。

3. 玻璃样变

又称透明变性，是指细胞或间质中内出现 HE 染色为均质、红染的毛玻璃样半透明物质。玻璃样变是一组物理性状相同，但其化学成分、发生机制各异的病变。常见有以下几种。

（1）血管壁玻璃样变　常见于高血压病时，全身各处细动脉壁出现玻璃样物质沉积。细动脉持续性痉挛，使内膜通透性增高，血浆蛋白渗入内膜，在内皮细胞下凝固成无结构的均匀红染物质。进而累及全层，使血管壁增厚、变硬、弹性下降、脆性增加、管腔狭窄或闭塞，因而患者血压可持续升高。

（2）结缔组织玻璃样变　常见于瘢痕组织、纤维化的肾小球和动脉粥样硬化的纤维斑块等。病变处胶原纤维增粗，互相融合成梁状或片状的均质玻璃样物质。镜下纤维细胞明显减少，胶原纤维粘连、融合。肉眼为灰白色、半透明、质坚韧、缺乏弹性。

（3）细胞内玻璃样变　多种原因可引起细胞质内出现大小不等、圆形的红染小体，如某些肾疾病，因肾小球毛细血管通透性增大，大量蛋白自血液滤出，再被肾小管上皮细胞吞饮，在胞质内融合成许多大小不等的圆形红染小滴。慢性炎症灶内的浆细胞胞质内也出现红染、圆形玻璃样小体（称 Russell 小体），为细胞中粗面内质网内蓄积的免疫球蛋白。

4. 病理性色素沉着

细胞或组织内有色物质过量积聚称病理性色素沉着。常见的类型有以下几种。

（1）含铁血黄素（hemosiderin）　含铁血黄素为铁蛋白微粒聚集而成的棕色颗粒状结晶。在正常的骨髓组织或脾内，可有少量含铁血黄素出现。当组织中出血、全身溶血性疾病时，红细胞或血红蛋白被巨噬细胞吞噬后，血红蛋白在细胞内被溶酶体分解成含铁血黄素。当大量红细胞被破坏，含铁血黄素可沉积在单核-巨噬细胞及组织内。

（2）黑色素（melanin）　黑色素是黑色素细胞内的酪氨酸在酪氨酸酶的作用下，氧化、聚合而成深褐色的颗粒。正常人黑色素多存在于皮肤、毛发、虹膜、眼脉络膜的黑色素细胞内。患白化病的人，先天性缺乏酪氨酸酶，因而不能形成黑色素。垂体分泌的ACTH 能刺激黑色素细胞，促进黑色素形成。肾上腺皮质功能低下时，全身皮肤黑色素增多，是由于此时对垂体的反馈抑制作用减弱，ACTH 分泌增多之故。皮肤慢性炎症时局部可有过量的黑色素沉积。

（3）脂褐素（lipofuscin）　是细胞中自噬溶酶体内未被消化的细胞碎片残体。通常见于老年、营养不良性慢性消耗性患者的肝细胞、心肌细胞、神经元内，有老年性色素、消耗性色素之称。心脏萎缩伴过多脂褐素沉积时，称为褐色萎缩。

5. 病理性钙化

在骨和牙齿以外有固态钙盐沉积，称病理性钙化。沉积的钙盐主要是磷酸钙，其次为碳酸钙。肉眼观钙化处为灰白色颗粒状，因机体对钙盐难以吸收而长期存在，可刺激周围纤维组织增生将其包裹，X 线下显示不透光的高密度阴影。镜下见钙盐染成蓝色颗粒状和团块状。病理性钙化因其发生原因不同分为两类。

（1）营养不良性钙化　指钙盐沉积于变性、坏死的组织中，如坏死灶（多见于结核病、胰腺炎时）、血栓、寄生虫和虫卵、动脉粥样硬化的纤维斑块、瘢痕组织等。患者血钙不升高，无钙磷代谢障碍，可能与局部碱性磷酸酶升高有关。碱性磷酸酶水解坏死组织所释放的有机磷酸酯，使局部磷酸升高，形成磷酸钙沉积。

（2）转移性钙化　由于全身钙、磷代谢失调，血钙和（或）血磷升高，因而细小的钙盐颗粒沉积在正常组织内。如甲状旁腺功能亢进症、骨肿瘤造成骨质严重破坏时，大量钙盐进入血液，血钙升高，在肾小管、胃黏膜、肺泡壁等处形成转移性钙化灶。

二、不可逆性损伤

细胞受到严重损伤累及细胞核时，呈现代谢停止、结构破坏和功能丧失等，称不可逆性损伤（细胞死亡）。细胞死亡包括坏死和凋亡两种类型。

（一）坏死

活体内局部细胞、组织死亡称坏死（necrosis）。坏死的细胞代谢停止、功能丧失，并可引起周围组织炎症反应。逐渐出现一系列形态改变。坏死可以累及整个肢体、器官，也可仅仅影响小部分组织甚至个别细胞。

1. 坏死的基本病变

细胞死亡几小时至十几小时后才能在光镜下见到坏死细胞的自溶性改变。细胞核的变化是细胞坏死的主要形态学标志（图3-1），主要有三种形式。①核固缩：细胞核染色质DNA浓聚、皱缩，使核体积减小，嗜碱性增强，提示DNA转录合成停止。②核碎裂：由于核染色质崩解和核膜破裂，细胞核发生碎裂，使核物质分散于胞质中，亦可由核固缩裂解成碎片而来。③核溶解：非特异性DNA酶和蛋白酶激活，分解核DNA和核蛋白，核染色质嗜碱性下降，死亡细胞核在1~2天将会完全消失。细胞质的改变是胞质红染，结构崩解呈颗粒状。间质开始无明显改变，继之在各种溶解酶的作用下，基质崩解，胶原纤维肿胀、断裂或液化，最后坏死的细胞与崩解的间质融合成一片无结构、红染的颗粒状物质。

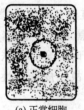 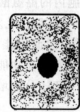 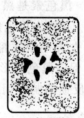 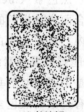

| (a) 正常细胞 | (b) 核固缩 | (c) 核碎裂 | (d) 核溶解 |

图3-1 坏死时细胞和变化

2. 坏死的类型

引起坏死细胞形态改变主要是酶性消化，此外还由于坏死后酸性增加引起蛋白质的变质、凝固。这两个过程的强弱不同，取决于引起坏死的原因和坏死组织的特性，因而表现出不同的形态类型。

（1）凝固性坏死　某些情况下的细胞坏死，由于坏死后蛋白质变质凝固过程较强，而溶酶体酶的水解作用相对较弱，因此坏死呈凝固状态，称凝固性坏死。常见于心、肾、脾等器官的缺血性坏死。肉眼观，坏死灶干燥，灰白色或灰黄色，与健康组织常有明显的分界，坏死灶周围有暗红色出血带。镜下见，坏死处细胞结构消失，但组织结构（如肾小球、脾索）的轮廓仍能保持较长时间。缺血引起的坏死除脑外，基本上属凝固性坏死。

干酪样坏死是凝固性坏死的一个特殊类型，主要见于结核病灶的坏死，但坏死较彻底。同时由于结核杆菌含脂质较多，故色带淡黄，质较松软，状似干酪，故称干酪样坏死。镜下看不到组织轮廓，坏死组织呈一片红染、无结构、颗粒状物质。

（2）液化性坏死　细胞坏死后酶性消化、水解占优势，则坏死组织溶解呈液状称液化性坏死。常见于化脓性炎症时，坏死灶内因含多量中性粒细胞，当其破坏后释出水解酶将坏死组织溶解，而变为液化性坏死。脑组织的坏死常为液化性坏死，与该处水分和磷脂含量多、蛋白质少、不易凝固有关。急性胰腺炎，胰腺被损害时，胰脂酶原、胰蛋白酶原逸出并被激活，引起胰周和腹腔脂肪坏死，为液化性坏死。

（3）坏疽　大块组织凝固性坏死并伴有不同程度腐败菌感染称为坏疽。坏疽处由于细菌分解坏死组织而产生的硫化氢，与红细胞破坏后游离出来的铁离子结合产生硫化铁，常使局部变成黑褐色。由于条件不同，可有三种不同形态特征和临床意义的坏疽。①干性坏疽：常发生在因肢体动脉阻塞而致的肢体缺血性坏死。由于静脉未阻塞，血液回流仍通畅，故坏死组织水分少，再加上坏死处水分蒸发，故局部干燥而皱缩，呈黑褐色，细菌不易繁殖，因而病变发展慢，病变区与正常组织分界清楚。全身中毒症状轻。②湿性坏疽：多见于与外界相通的器官（如肺、肠、阑尾、子宫、胆囊），也可见于有淤血水肿的下肢（如下肢动脉、静脉均有阻塞时）。因局部水分多，适宜于细菌繁殖，因而感染重，病变组织肿胀，扩展快，与正常组织分界不清，坏死组织呈污黑色或灰绿色，有恶臭。有毒产物及细菌毒素吸收多，全身中毒症状重。③气性坏疽：深部肌肉的开放性创伤伴产气荚膜杆菌等厌气菌感染时，细菌分解坏死组织，产生大量气体，使坏死区呈蜂窝状，按之有捻发音。细菌随气体的扩展而播散，病变发展迅猛，中毒症状严重。

（4）纤维素样坏死　发生于结缔组织和血管壁，常见于结缔组织病如风湿病、类风湿关节炎、系统性红斑狼疮等。恶性高血压病时的细动脉、胃溃疡底部动脉等处也可见到。病变部位的组织结构逐渐消失，呈现细丝状、颗粒状或小块状红染无结构物质，状似纤维蛋白，且有时呈纤维蛋白染色，故称之为纤维蛋白样坏死。

3. 坏死的结局

（1）溶解吸收　坏死组织范围较小时，可被坏死细胞或中性粒细胞的溶酶体酶分解液化，再由淋巴管或血管加以吸收，碎片由巨噬细胞吞噬消化。

（2）分离排出　坏死组织范围较大时，不易完全吸收，周围发生炎症反应，白细胞释放蛋白酶将坏死组织溶解、吞噬、吸收，使坏死组织与健康组织分离，并通过各种途径排出。坏死发生于皮肤、黏膜，坏死物排出后形成溃疡。肾、肺等内脏的坏死物液化后可通过自然管道（如输尿管、支气管）排出，留下之空腔称空洞。溃疡和空洞由组织再生修复。

（3）机化　坏死组织如不能完全被溶解吸收或分离排出，则由周围组织新生的毛细血管和成纤维细胞等组成肉芽组织，长入坏死组织，逐渐加以溶解、吸收和取代，最后成为瘢痕组织。这种由新生肉芽组织取代坏死组织（或其他异物如血栓等）的过程称为机化。

（4）包裹或钙化　大范围坏死时，不能完全机化，则常由周围新生的结缔组织加以包裹，使病变局限，其内坏死物质可有钙盐沉积，称为钙化。

（二）凋亡

凋亡（apoptosis）也称程序性细胞死亡，指机体细胞在发育过程中或某些因素作用下通过特定的基因及其产物的调控而发生的程序性死亡。一般表现为单个细胞或小团细胞的死亡，不引起周围组织炎症反应。在形态和生化特征上都有别于坏死。凋亡在生物胚胎发生、器官形成、发育、成熟细胞新旧交替、激素依赖性生理退化以及自身免疫性疾病和肿瘤发生进展中，都发挥不可替代的重要作用，并非仅是细胞损伤的产物。

凋亡的形态学特点是细胞皱缩，胞质致密，核染色质边集，而后胞核裂解，胞质芽突并脱落，形成含核碎片和（或）细胞器成分的膜包被凋亡小体，可被巨噬细胞和相邻其他实质细胞吞噬、降解。

第三节　损伤的修复

损伤造成机体部分细胞和组织丧失后，机体对所形成的缺损进行修补恢复的过程称为修复，修复后可完全或部分恢复原组织的结构和功能。参与修复过程的主要成分包括细胞外基质和各种细胞。修复过程可概括为两种不同的形式：①由损伤周围的同种细胞来修复，称为再生，如果完全恢复了原组织的结构及功能，则称为完全性再生；②由纤维结缔组织来修复，称为纤维性修复，以后形成瘢痕，故也称瘢痕修复，属不完全性再生。在多数情况下，由于有多种组织发生损伤，故上述两种修复过程常同时存在。在组织损伤和修复过程中，常有炎症反应。

一、再　生

再生可分为生理性再生及病理性再生。生理性再生是指在生理过程中，有些细胞、组织不断老化、消耗，由新生的同种细胞不断补充，以保持原有的结构和功能。例如，表皮的表层角化细胞经常脱落，而表皮的基底细胞不断地增生、分化，予以补充；消化道黏膜上皮1～2天就更新一次；子宫内膜周期性脱落．又由基底部细胞增生加以恢复。本节乃指病理状态下细胞、组织缺损后发生的再生，即病理性再生。病理性再生分为完全性再生和不完全性再生。再生修复能完全恢复原有的组织结构和功能，称完全性再生；由纤维结缔组织增生修复，不能恢复原有组织结构与功能，称为纤维性修复，最后形成瘢痕组织，也称瘢痕修复，属不完全性再生。多种组织损伤时，以上两种再生、修复过程常同时存在。

各种组织有不同的再生能力，一般说来，低等动物组织的再生能力比高等动物强，平常容易遭受损伤的组织及在生理条件下经常更新的组织，有较强的再生能力。按再生能力的强弱，可将人体组织细胞分为三类。①不稳定细胞：这类细胞在一生中不断增生，包括表皮细胞、呼吸道和消化道黏膜上皮细胞、生殖器官管腔的被覆细胞、淋巴及造血细胞、间质细胞等。这些细胞的再生能力相当强。②稳定细胞：这类细胞保留着再生的潜能，正常情况下不显示再生能力，但在组织缺损时则表现出较强的再生力，包括各种腺或腺样器官的实质细胞及间叶组织细胞，如胰、肾小管上皮、肝细胞、成纤维细胞、内皮细胞等。③永久性细胞：这类细胞几乎没有再生能力，在受破坏后只能由结缔组织增生修补，包括神经细胞、心肌细胞和骨骼肌细胞。

1. 上皮组织的再生

（1）被覆上皮再生　鳞状上皮缺损时，由创缘或底部的基底层细胞分裂增生。向缺损中心迁移，先形成单层上皮，以后增生分化为鳞状上皮。黏膜如胃肠的黏膜上皮缺损后，同样也由邻近的基底部细胞分裂增生来修补。

（2）腺上皮再生　腺体的上皮细胞损伤后破坏，由残留的上皮细胞分化、补充，如子宫内膜腺、肠腺。如果腺体的基底膜或支架的完整性没有破坏，则再生组织的结构和功能可保持原样；如果损伤严重，腺体结构完全破坏，则难以完全再生。

2. 血管的再生

（1）毛细血管再生　以出芽方式形成实心的内皮细胞索，在血流的冲击下逐渐出现管腔，形成新生毛细血管，有的毛细血管管壁逐渐增厚而发展为小动脉、小静脉。

（2）大血管修复　大血管离断后需手术吻合，吻合处两侧的内皮细胞分裂增生，相互连接恢复原来的内膜结构，管壁由结缔组织修复（图 3-2）。

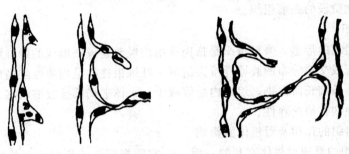

图 3-2　毛细血管再生模式

3. 纤维组织的再生

在损伤刺激下，受损处的成纤维细胞进行分裂、增生。成纤维细胞可由静止状态的纤维细胞转变而来，或由未分化的间叶细胞分化而来。幼稚的成纤维细胞胞体大，两端常有突起，突起亦可呈星状，胞质略呈嗜碱性。电镜下，胞质内有丰富的粗面内质网及核蛋白体，说明其合成蛋白的功能很活跃。胞核体积大，染色淡，有 1～2 个核仁。成纤维细胞停止分裂后，开始合成并分泌胶原蛋白，在细胞周围形成胶原纤维，细胞逐渐成熟，变成长梭形，胞质越来越少，核越来越深染，成为纤维细胞。

二、纤维性修复

组织损伤范围大，不能由同类细胞再生修复时，由肉芽组织取代，最后形成瘢痕。

1. 肉芽组织

（1）肉芽组织的结构　肉芽组织是富含毛细血管和成纤维细胞的新生组织，并伴有炎细胞的浸润。肉眼观，呈颗粒状，鲜红色，质地柔软，触之易出血，形似鲜嫩的肉芽，故而得名。镜下可见大量由内皮细胞增生形成的实性细胞索及扩张的毛细血管，对着创面垂直生长，并以小动脉为轴心，在周围形成袢状弯曲的毛细血管网。新生毛细血管的内皮细胞核体积较大，呈椭圆形，向腔内突出，其数量较多。在此种毛细血管的周围有许多新生的成纤维细胞，此外常有大量渗出液及炎细胞。炎细胞中常以巨噬细胞为主，也有多少不等的中性粒细胞及淋巴细胞。

肉芽组织中一些成纤维细胞的胞质中含有肌细丝，此种细胞除有成纤维细胞的功能外，尚有平滑肌细胞的收缩功能，因此称其为肌成纤维细胞。成纤维细胞产生基质及胶原。早期基质较多，以后则胶原越来越多。

（2）肉芽组织的作用及结局　肉芽组织在组织损伤修复过程中有以下重要作用：①抗感染保护创面；②填补创口及其他组织缺损；③机化或包裹坏死、血栓、炎性渗出物及其他异物。

肉芽组织在组织损伤后 2～3 天即可出现，自下向上（如体表创口）或从周围向中心（如组织内坏死）生长推进，填补创口或机化异物。随着时间的推移（如 1～2 周），肉芽组织按其生长的先后顺序逐渐成熟。其主要形态标志为：间质的水分逐渐吸收减少；炎性细胞减少并逐渐消失；部分毛细血管管腔闭塞、数目减少，按正常功能的需要少数毛细血管管壁增厚，改建为小动脉和小静脉；成纤维细胞产生越来越多的胶原纤维，同时成纤维细胞数目逐渐减少、胞核变细长而深染，变为纤维细胞。时间再长，胶原纤维量更多，而且发生玻璃样变，细胞和毛细血管成分更少。至此，肉芽组织成熟为纤维结缔组织，并且逐渐转化为老化阶段的瘢痕组织。

2. 瘢痕组织

（1）瘢痕组织的形态　瘢痕组织是指肉芽组织经改建成熟形成的纤维结缔组织。此时组织由大量平行或交错分布的胶原纤维束组成。纤维束往往呈均质性红染即玻璃样变。纤维细胞很稀少，核细长而深染，组织内血管减少。大体上局部呈收缩状态，颜色苍白或灰白半透明，质硬韧并缺乏弹性。

（2）瘢痕组织的作用及对机体的影响

① 瘢痕组织的形成对机体有利的一面：a. 它能把损伤的创口或其他缺损长期地填补并连接起来，可使组织器官保持完整性；b. 由于瘢痕组织含大量胶原纤维，虽然没有正常皮肤的抗拉力强，但比肉芽组织的抗拉力要强很多，因而这种填补及连接也是相当牢固的，可使组织器官保持其坚固性。如果胶原形成不足或承受力大而持久，加之瘢痕缺乏弹性，故可造成瘢痕膨出，在腹壁可形成疝。在心壁可形成室壁瘤。

② 瘢痕组织的形成对机体不利或有害的一面：a. 瘢痕收缩，特别是发生于关节附近和重要器官的瘢痕，常常引起关节挛缩或活动受限，如十二指肠溃疡瘢痕可引起幽门梗阻。关于瘢痕收缩的机制可能是由于其中的水分丧失或含有肌成纤维细胞所致。b. 瘢痕性粘连，特别是在器官之间或器官与体腔壁之间发生的纤维性粘连，常常不同程度地影响其功能。器官内广泛损伤导致广泛纤维化玻璃样变，可发生器官硬化。c. 瘢痕组织增生过度，又称肥大性瘢痕。如果这种肥大性瘢痕突出于皮肤表面并向周围不规则地扩延，称为瘢痕疙瘩（临床上又常称为"蟹足肿"）。

三、创伤愈合

创伤愈合是指机体遭受外力作用，皮肤等组织出现离断或缺损后的愈复过程，为包括各种组织的再生和肉芽组织增生、瘢痕形成的复杂组合，表现出各种过程的协同作用。

1. 皮肤创伤愈合的基本过程

最轻度的创伤仅限于皮肤表皮层，可通过上皮再生愈合。稍重者有皮肤和皮下组织断裂，并出现伤口；严重的创伤可有肌肉、肌腱、神经的断裂及骨折。以下以皮肤手术切口为例，叙述创伤愈合的基本过程。

（1）伤口的早期变化　伤口局部有不同程度的组织坏死和血管断裂出血，数小时内便出现炎症反应，表现为充血、浆液渗出及白细胞游出，故局部红肿。早期白细胞浸润以中性粒细胞为主，3天后转为巨噬细胞为主；伤口小的血液和渗出液中的纤维蛋白原很快凝固形成凝块，有的凝块表面干燥形成痂皮，凝块及痂皮起着保护伤口的作用。

（2）伤口收缩　2～3日后边缘的整层皮肤及皮下组织向中心移动，于是伤口迅速缩小，直到14天左右停止。伤口收缩的意义在于缩小创面。不过在各种具体情况下伤口缩小的程度因伤口部位、伤口大小及形状而不同。伤口收缩是由伤口边缘新生的肌成纤维细胞的牵拉作用引起的，而与胶原无关。因为伤口收缩的时间正好是肌成纤维细胞增生的时间。

（3）肉芽组织增生和瘢痕形成 大约从第3天开始从伤口底部及边缘长出肉芽组织填平伤口。毛细血管大约以每日延长0.1～0.6mm的速度增长。其方向大都垂直于创面，并呈祥状弯曲。肉芽组织中没有神经，故无感觉，第5～6天起成纤维细胞产生胶原纤维，其后1周胶原纤维形成甚为活跃，以后逐渐缓慢下来。随着胶原纤维越来越多，出现瘢痕形成过程，大约在伤后1个月瘢痕完全形成。可能出于局部张力的作用，瘢痕中的胶原纤维最终与皮肤表面平行。

（4）表皮及其他组织再生 创伤发生24h内，伤口边缘的基底细胞即开始增生，并在凝块下面向伤口中心迁移，形成单层上皮，覆盖于肉芽组织的表面。这些细胞彼此相遇，则停止迁移，并增生、分化成为鳞状上皮。健康的肉芽组织对表皮再生十分重要，因为它可提供上皮再生所需的营养及生长因子。如果肉芽组织长时间不能将伤口填平并形成瘢痕，则上皮再生将延缓；在另一种情况下，异物及感染等刺激而过度生长的肉芽组织，高出于皮肤表面，也会阻止表皮再生，因此临床常需将其切除。若伤口过大往往需要植皮。

2. 创伤愈合的类型

根据损伤的程度及有无感染，创伤愈合分为以下三型。

（1）一期愈合 见于组织缺损少、创缘整齐、无感染、经黏合或缝合后创面对合严密的伤口，例如手术切口。这种伤口中只有少量血凝块，炎症反应轻微，表皮再生在24～48h便可将伤口覆盖。肉芽组织在第3天就可从伤口边缘长出并很快将伤口填满，5～6天胶原纤维形成（此时可以拆线），2～3周完全愈合，留下一条线状瘢痕。一期愈合的时间短，形成瘢痕少（图3-3）。

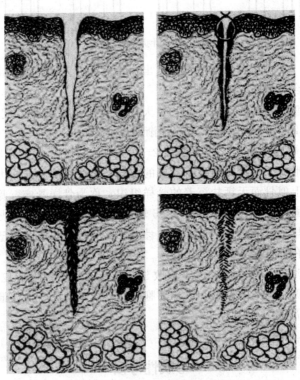

图3-3 创伤一期愈合模式

（2）二期愈合 见于组织缺损较大、创缘不整、哆开、无法整齐对合或伴有感染的伤口。这种伤口的愈合与一期愈合有以下不同：①由于坏死组织多，或由于感染，继续引起局部组织变性、坏死，炎症反应明显。只有等到感染被控制，坏死组织被清除以后，再生才能开始。②伤口大，伤口收缩明显，从伤口底部及边缘长出多量的肉芽组织将伤口填平。③愈合的时间较长，形成的瘢痕较大。

（3）痂下愈合 伤口表面的血液、渗出液及坏死物质干燥后形成黑褐色硬痂，在痂下进行上述愈合过程。待上皮再生完成后，痂皮即脱落。痂下愈合所需时间通常较无痂者长，因此时的表皮再生必须首先将痂皮溶解，然后才能向前生长。痂皮由于干燥不利于细菌生长，故对伤口有一定的保护作用。但如果痂下渗出物较多，尤其是已有细菌感染时，痂皮反而成了渗出物引流排出的障碍，使感染加重，不利于愈合。

3. 骨折愈合

骨组织再生能力很强，骨折后经过准确的复位、固定，可完全恢复正常结构和功能。骨折的愈合是通过骨膜细胞再生完成的。骨折愈合过程可分为以下四个阶段（图3-4）。

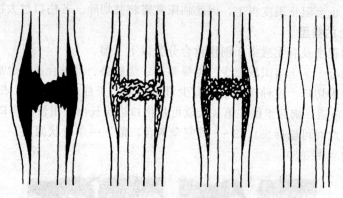

图 3-4 骨折愈合模式

（1）血肿形成 骨折后，局部血管破裂出血，血液在两断端之间及其周围形成血肿，此时它起着暂时黏合骨折断端的作用。

（2）纤维性骨痂形成 在骨折后2～3天，骨膜的成骨细胞、成纤维细胞及毛细血管再生形成肉芽组织，向血肿中长入，逐渐将其取代，形成质地较软、不能负重的纤维性骨痂，将两断端连接起来；此阶段需2～3周，此时的连接并不牢靠。

（3）骨性骨痂形成 在纤维性骨痂形成的基础上，成骨细胞释放大量骨基质，沉积于细胞间，形成结构上似骨而无钙盐沉着的骨样组织，称为骨样骨痂；骨样骨痂形成能使断骨的连接进一步加固，此阶段在骨折后3～6周以后，成骨细胞发育成为骨细胞，形成骨小梁，骨基质内钙盐沉着而钙化，形成骨性骨痂；此时骨折的两断端已牢固地结合，并有负重功能，此阶段在骨折后2～3个月。

（4）骨性骨痂改建 骨性骨痂进一步改建成板层骨，逐渐形成皮质骨和骨髓腔的结构。改建过程中，破骨细胞的吸收和成骨细胞分泌骨质呈动态平衡，最终实现原有骨组织的形态结构与功能需要。

▰▰▰ 形成性考核 ▰▰▰

一、单选题

1. 全身营养不良时首先发生萎缩的组织是（   ）

A. 骨骼肌   B. 脂肪组织   C. 心肌

D. 肝实质   E. 脑组织

2. 组织坏死后发生空洞的器官是（　　）

A. 口腔   B. 胃   C. 肺

D. 肠   E. 皮肤

3. 血管壁的玻璃样变性主要发生于（　　）

A. 小动脉   B. 中等动脉   C. 大动脉

D. 细动脉   E. 小动脉和小静脉

4. 新生毛细血管、成纤维细胞长入血肿的过程称为（　　）

A. 血凝块包裹   B. 血肿机化   C. 栓塞

D. 化生   E. 再生

5. 肝小叶中央脂肪变性主要发生于（　　）

A. 慢性酒精中毒   B. 慢性磷中毒   C. 肝淤血

D. 严重感染   E. 贫血

二、简答题

1. 干性坏疽与湿性坏疽的区别是什么？

2. 伤口一期愈合和二期愈合的条件及特点各是什么？

（李英　程建青）

第四章　局部血液循环障碍

学习提示：局部血液循环障碍包括局部循环血量异常，如充血和缺血；血液性状和血管内容物的异常及其结果，如血栓形成、栓塞和梗死；血管壁通透性和完整性的改变，如出血和水肿。肺淤血和肝淤血是临床常见的重要器官淤血。学习本章内容首先要熟悉相关解剖学与生理学知识，如体循环与肺循环途径、血液凝固机制及影响血液凝固的因素。掌握以下名词概念：淤血、淤血性水肿、淤血性出血、淤血性硬化、心衰细胞、血栓形成、栓子、栓塞、梗死等。通过完成以下题目预习本章内容。

1. 充血分为_____和_____。
2. 淤血发生常见的原因有_____、_____和_____。
3. 血栓形成的条件有_____、_____和_____。
4. 血栓的类型分为_____、_____、_____。
5. 梗死形成的条件是_____和_____。

课堂讨论：

1. 血栓形成的条件及对机体的影响有哪些？手术后血栓形成的因素是什么？
2. 治疗动脉血栓和静脉血栓措施的最主要区别是什么？

正常的血液循环是保持机体内环境恒定及新陈代谢正常进行的基本条件。一旦血液循环发生障碍，势必引起相应器官和组织的功能异常、代谢障碍及形态和结构改变，并出现相应临床表现，甚至死亡。局部循环障碍与全身性循环障碍既有联系又有区别。全身性循环障碍见于心力衰竭时，表现为左心衰竭引起肺淤血、右心衰竭引起肝淤血等。局部循环障碍多由局部因素引起，表现为：①局部循环血量的异常，包括充血、缺血；②局部血液性质和血管内容物的异常，包括血栓形成、栓塞和梗死；③血管壁通透性或完整性的改变，包括水肿和出血。

第一节　充　血

机体局部组织或器官内血液含量增多的现象，称充血。分为动脉性充血和静脉性充血。

一、动脉性充血

由于动脉血输入量过多而致局部组织或器官血管内含血量增多称动脉性充血，又称主动性充血。

1. 原因和类型

凡能引起细动脉扩张的原因，都能引起局部组织和器官血量增多而发生充血。细动脉扩张是神经体液因素作用于血管，使血管舒张神经兴奋性增高或血管收缩神经兴奋性降低的结果。

（1）生理性充血　为适应器官和组织生理需要和代谢增强而发生的充血，称为生理性充血。如情绪激动时面红耳赤、运动时骨骼肌充血、进食后胃黏膜充血等。

（2）病理性充血　炎症灶内局部充血的早期阶段，由于致炎因子的刺激所导致的神经轴索反射和组胺等血管活性物质的作用，局部组织的细动脉扩张，这时的充血称炎症性充血。如局部器官或组织长期受压，一旦压力突然降低或解除，受压组织内的细动脉发生减压性扩张，称为减压后充血。它常发生在迅速抽吸大量腹腔积液、胸腔积液或腹腔内巨大肿瘤取出时，此时因脑部血量突然减少，可引起患者脑缺血和晕厥。

2. 病理变化和后果

充血的器官和组织内动脉血量增加，代谢和功能均增强，常呈鲜红色（氧合血红蛋白增多），温度升高，体积轻度增大，动脉性充血为暂时性血管反应，一般对机体是有利的，因局部组织氧和营养物质供应增多，物质代谢增快，功能增强，如炎症反应的动脉性充血，具有积极作用。临床常用温热疗法或拔火罐等方法造成动脉性充血来治疗某些疾病。动脉性充血有时对机体也有不利，如脑膜血管充血，可引起头痛；若脑动脉已有病变，如高血压或动脉粥样硬化，充血可能成为脑血管破裂的诱因。

二、静脉性充血

局部组织或器官由于静脉血液回流受阻，使血液淤积于小静脉和毛细血管内而发生的充血，称为静脉性充血，又称为被动性充血，简称淤血。淤血是临床常见现象，具有重要的临床病理意义。它可发生于局部，也可发生于全身。

1. 原因

（1）静脉受压　因静脉壁薄，腔内压低，故管壁受压易使管腔狭窄或闭塞，血液回流受阻，常见有妊娠后期子宫压迫髂总静脉引起的下肢淤血；较大的肿瘤或炎性包块压迫静脉引起相应器官或组织的淤血；肠套叠、肠粘连、肠疝嵌顿性肠扭转压迫肠系膜静脉引起局部肠段淤血；肝硬化时，肝小叶结构被破坏和改建，导致静脉回流受阻，门静脉压升高，使胃肠道和脾淤血。

（2）静脉腔阻塞　静脉内血栓形成或肿瘤细胞栓子可造成静脉腔的阻塞，引起相应器官或组织的淤血。通常组织内静脉的分支多，相互吻合，形成侧支循环，静脉淤血不易发生，只有当较大的静脉干受压、阻塞或多条静脉受压，侧支循环不能有效建立的情况下，才会出现淤血。

（3）心力衰竭　心力衰竭时心脏不能排出正常容量的血流进入动脉，心腔内血液滞留，压力增高，阻碍了静脉的回流，造成淤血。二尖瓣或主动脉瓣狭窄和关闭不全，高血压后期或心肌梗死等引起左心衰竭时，肺静脉压增高，造成肺淤血。因慢性支气管炎、支气管扩张症、硅沉着病（旧称矽肺）等疾病引起肺源性心脏病时，右心出现衰竭，导致体循环淤血，常见有肝、脾、肾、胃肠道及下肢淤血。全心衰竭可引起全身淤血。

2. 病理变化

由于静脉回流受阻，血液淤积在扩张的小静脉和毛细血管内，故淤血的器官和组织体积增大。发生于体表的淤血，由于淤血区血流缓慢、缺氧，使氧合血红蛋白减少，还原血红蛋白增多，局部组织发绀，多见指（趾）端、口唇等处。淤血区缺氧，使组织代谢率降低，产热减少；又因血管扩张，使散热过多，该处体表的温度因而降低。静脉性充血的组织，镜下小静脉和毛细血管扩张，充满血液，有时还伴有水肿；严重时可有漏出性出血。

3. 后果

因静脉有丰富的吻合支，故静脉阻塞后，只有在血液通过侧支不能充分回流时才会造成淤血。若淤血持续时间过长，可引起以下后果。

（1）组织水肿或出血　淤血时，毛细血管内压增高，加上毛细血管壁因缺氧而受损，故其通透性增大，加之淤血时小静脉和毛细血管内流体静压升高，导致局部组织发生水肿，称为淤血性水肿。这种水肿液的蛋白质含量低，细胞数少，称为漏出液。可见于慢性充血性心力衰竭所引起的下肢水肿或胸腔、腹腔的积液；严重淤血时，毛细血管壁损伤重，红细胞也可漏出，称为漏出性出血。

（2）器官实质细胞损伤　由于长期淤血性缺氧，实质细胞可发生萎缩、变性甚至坏死。

（3）间质纤维组织增生　因长期淤血缺氧，组织中氧化不全的酸性代谢产物大量堆积，刺激组织内网状纤维胶原化和局部纤维组织增生，使器官变硬，造成淤血性硬化，常见于肺、肝的慢性淤血。

（4）出血　静脉过度曲张可发生破裂，如肝硬化时侧支循环开放所致的食管静脉曲张，虽然具有代偿静脉回流的积极意义，但侧支静脉过度曲张，可发生破裂，导致大出血而致命。

此外，淤血部位因缺氧和营养障碍导致局部抵抗力降低，组织再生能力减弱，如肺淤血易并发肺感染。下肢淤血易并发皮肤溃疡且伤口不易愈合。

4. 常见的器官淤血举例

（1）肺淤血　左心衰竭可引起肺淤血。肉眼观：肺肿大，呈暗红色，质地变实，挤压时可从切面流出淡红色或暗红色泡沫样液体。镜下见：肺泡壁毛细血管扩张淤血，肺泡腔内累积水肿液，其中常有少量红细胞和巨噬细胞。巨噬细胞将红细胞吞噬，在其胞质内血红蛋白转变为含铁血黄素。心力衰竭时肺内出现这种含有含铁血黄素颗粒的巨噬细胞，称为"心力衰竭细胞"，细胞可随痰咳出，使痰呈褐色。长期严重的慢性肺淤血，肺间质纤维组织增生，致肺硬化。同时大量含铁血黄素在肺泡腔和肺间质中沉积，使肺组织呈棕褐色，这时称为肺褐色硬化。临床上，严重肺淤血，肺泡腔内充满水肿液，影响气体交换，患者可出现呼吸困难和发绀等缺氧症状，或因淤血性出血，咳粉红色泡沫样痰或痰中带血丝，有时甚至发生咯血。

（2）慢性肝淤血　右心衰竭可引起肝淤血。肉眼观：肝大，包膜紧张，表面及切面均呈红（淤血区）、黄（肝细胞脂肪变性区）相间的条纹，如同槟榔的切面，故称槟榔肝。镜下见：肝小叶中央静脉及其附近的肝血窦高度扩张淤血，肝细胞因缺氧和受压而发生萎缩甚至消失。严重肝淤血可引起肝细胞坏死。肝小叶周边部的肝血窦淤血、缺氧较轻。肝细胞可有不同程度的脂肪变性。长期慢性肝淤血，由于肝小叶中央肝细胞萎缩消失，网状纤维塌陷后胶原化，汇管区纤维结缔组织也增生，致使整个肝脏的间质纤维组织增生，使肝质地变硬，导致淤血性肝硬化。

第二节　出　血

血液自心、血管腔流出的现象，称为出血。血液若进入器官、组织或体腔称为内出血。

一、出血的类型

按血液逸出的机制可将出血分为破裂性出血和漏出性出血两种。

1. 破裂性出血

由心脏或血管壁破裂所引起的出血，称为破裂性出血。常见原因为：心脏或血管本身病变引起如动脉瘤、室壁瘤、心肌梗死灶等处和静脉曲张的破裂；局部组织病变，如恶性肿瘤侵袭血管壁、肺结核病时血管壁的损伤、溃疡病时溃疡对局部血管的破坏等均可引起出血；血管机械性损伤，如割伤、刺伤等。

2. 漏出性出血

这种出血时血管壁无明显破裂损害，而发生的"漏出"性出血。常见原因为：血管壁损伤，这是最常见的出血原因，发生于缺氧、感染、某些药物中毒、变态反应、维生素C缺乏等因素对毛细血管的损害；血小板减少或功能障碍，见于再生障碍性贫血、白血病等使血小板生成减少；原发性血小板减少性紫癜、脾功能亢进、药物、细菌毒素等使血小板破坏或消耗过多；尿毒症、药物（如吲哚美辛、阿司匹林）引起血小板凝集功能降低；凝血因子缺乏，如血友病患者凝血因子先天性缺乏；肝实质疾病如肝炎、肝硬化、肝癌时，凝血因子合成减少；弥散性血管内凝血（DIC）时凝血因子消耗过多等，均能造成凝血障碍和出血倾向。

二、病变和后果

内出血发生于机体的任何部位，大量血液积聚于体腔内者称体腔积血，如心包积血、胸腔积血、腹腔积血等。发生于组织内的大量血液积累，称之为血肿，如皮下血肿、颅内血肿和腹膜后血肿。皮肤、黏膜、浆膜的少量出血，针尖大小的出血点，称为瘀点。直径超过1~2cm的皮下出血灶称瘀斑。

外出血时，血液常经自然管道排出体外，呼吸道出血经口排出体外称为咯血；鼻黏膜出血称为鼻出血（原称鼻衄）；上消化道出血经口排出，称为呕血。肠道出血随粪便排出称便血。泌尿道出血经尿液排出称血尿。

出血的后果取决于出血的类型、出血量、出血的速度和出血的部位。如在短时间内，出血量达到全身血量的20%～25%时，可以发生失血性休克。慢性漏出性出血，出血量较少，一般不会引起严重后果。出血发生在重要器官，如脑出血尤其脑干出血，即使出血量不多，也可引起严重后果，甚至死亡。

第三节 血栓形成

在活体的心脏或血管腔内，血液中某些成分的析出、凝集或血液发生凝固，形成固体质块的过程，称为血栓形成。所形成的固体质块，称为血栓。在正常情况下，心血管内血流所以能够维持流动状态，是因为血流内存在凝血系统和抗凝血系统，两者处于动态平衡。如在某些促进凝血过程的因素影响下，这种动态平衡被破坏，可触发外源性或内源性凝血过程，导致血栓形成。

一、血栓形成的条件和机制

血栓形成涉及心血管内皮细胞的损伤、血流状态的改变和血液凝固性增加三方面的病理改变。

1. 心血管内膜的损伤

心血管内膜损伤是血栓形成的最重要、最常见的原因。正常情况下，完整的内皮具有屏障作用、抗血小板黏集功能、抗凝血作用、促进纤维蛋白溶解等功能，保持血液在心血管内呈流体状态。完整的内皮细胞组成一层单细胞屏障，把血小板和具有促凝作用的内皮下细胞外基质分隔开，防止凝血过程的启动。抗血小板黏集功能为内皮细胞合成前列腺环素和一氧化氮，二者均具有抑制血小板黏集作用。分泌二磷酸腺苷酶（ADP酶），把ADP转变为抗血小板黏集作用的腺嘌呤核苷酸。抗凝血作用是内皮细胞合成凝血酶调节蛋白。该蛋白与血液中凝血酶结合后激活蛋白C，后者与由内皮细胞合成的蛋白S的协同作用，灭活凝血因子V和Ⅷ。促进纤维蛋白溶解的功能是通过内皮细胞能合成组织型纤溶酶原激活物，促使纤维蛋白溶解，以清除沉着于内皮细胞表面的纤维蛋白。

当内膜损伤、内皮下胶原暴露，在凝血启动过程中，血小板的活化极为重要，主要表现为以下三种连续的反应：①黏附反应，内皮细胞损伤时释出vW因子，介导血小板与内皮下胶原连接，从而介导血小板的黏附过程。②释放反应，黏附后血小板激活，释放多种血小板因子，激活外源性凝血过程。③黏集反应，在Ca^{2+}离子、ADP、血栓素A_2（TXA_2）的作用下，血流中的血小板不断黏集，同时又不断释放ADP、TXA_2，使更多血小板黏集成堆。随着外源性凝血过程激活，凝血酶产生并与血小板表面的受体结合，血小板黏集堆逐渐成为不可复性，成为血栓形成的起始点。

2. 血流状态的改变

血流缓慢、停滞或不规则、形成涡流，均有利于血栓形成，正常血流分轴流和边流。由于比重的关系，红细胞和白细胞在血管的中轴流动，构成轴流，血小板在其外周。周边为流得较慢的血浆，构成边流。当血流缓慢时，轴流增宽，使血小板得以与内皮细胞接触、黏集。血流缓慢时，被激活的凝血因子不易被冲走或稀释，聚集在局部的凝血因子浓度增高，促进血栓形成，故血栓形成多见于血流缓慢的静脉。此外，当血液流经不规则的扩张或狭窄的血管腔时，血流易发生旋涡，涡流产生的离心力和血流缓慢都会损伤内皮细胞，从而促发内源性和外源性的凝血过程。

血液流动缓慢是静脉血栓形成的重要原因，静脉比动脉发生血栓多 4 倍，而下肢深静脉和盆腔静脉血栓最为多见。常发生于心力衰竭、久病、术后卧床患者。静脉血栓多见的原因为：①静脉内有静脉瓣，静脉瓣膜囊内的血流不但缓慢，而且出现旋涡，因而静脉血栓形成常以瓣膜囊为起始点；②静脉不像动脉那样随心搏动而舒张，其血流有时甚至可出现短暂的停滞；③静脉壁较薄，容易受压；④血流通过毛细血管到达静脉后，血液的黏性有所增加。这些因素都有利于血栓形成。心脏和动脉在某些病理情况下也会出现血流缓慢和涡流而形成血栓，常见于风湿性二尖瓣狭窄时的左心房内或动脉瘤内。

3. 血液凝固性增加

血液凝固性增加是血液中血小板和凝血因子增多或纤维蛋白溶解系统的活性降低，致血液呈高凝状态。此状态可见于原发性（遗传性）和继发性（获得性）疾病。

（1）遗传性高凝状态　很少见，最常见的是第 V 因子基因突变。患有复发性深静脉血栓形成的患者中，第 V 因子基因突变率高达 60%。

（2）获得性高凝状态　见于多种情况：①手术、创伤、妊娠和分娩前后血液凝固性增高，此时形成血栓的倾向与血小板增多、黏性增加以及肝脏合成凝血因子增加有关；②广泛转移的晚期恶性肿瘤，如胰腺癌、肺癌、乳腺癌、前列腺癌和胃癌等。由于癌细胞释放出促凝因子，如组织因子等，致出现多发性、反复发作的血栓性游走性脉管炎；③血小板增多以及黏性增加还可见于妊娠高血压综合征、高脂血症、冠状动脉粥样硬化、吸烟、肥胖等。

一般来说，血栓形成是上述几个因素共同作用的结果，其中可能某一因素起主要作用。因此，为防止血栓形成，应尽量减少血管损伤，长期卧床患者应适当活动肢体或尽可能起床活动，以促进血液循环。

二、血栓形成的过程和血栓类型

1. 形成过程

（1）血小板的黏附与凝集　在血栓形成的过程中，血小板的黏集起着重要的始动作用，在此基础上又激发了凝血过程。当血管内皮受损时，内膜面粗糙不平，血小板黏附于内膜裸露的胶原处，聚集的血小板释放出大量内源性 ADP、TXA_2、5-HT 等物质，促进更多的血小板聚集形成血小板黏集堆。与此同时，内源性和外源性凝血途径同时启动，血小板黏集堆不断增大，形成无结构的血小板血栓，此为血栓形成的第一步。

（2）血液凝固　其后血流在其下游形成旋涡，形成新的血小板黏集堆，该过程反复进行，血小板黏集成不规则梁索状或珊瑚状的血小板小梁。在血小板小梁之间填充网罗有大量红细胞的纤维蛋白网（图 4-1），血栓不断增大，最后阻塞血管，血流停止。

2. 类型和形态

（1）白色血栓　在血流较快的情况下形成，主要见于心瓣膜（心瓣膜上的血栓称赘生物）、心腔内、动脉内，如急性风湿性或亚急性感染性心内膜炎和动脉内膜粥样硬化受损处。白色血栓主要由血小板组成，随血小板不断黏着而逐渐增大。肉眼观，血栓呈灰白色小结节或赘生物状，质实，与瓣膜或血管壁紧连。镜下，黏集的血小板形成珊瑚状小梁，其边缘黏附着一些中性粒细胞（通过血小板表面的粘连分子），小梁间形成少量纤维蛋白网，网眼中含一些红细胞。白色血栓又称血小板血栓或析出性血栓。在静脉性血栓中白色血栓形成延续性血栓的头部。

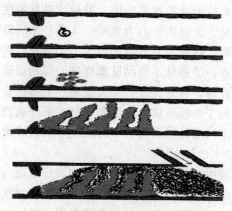

图 4-1 血栓形成过程

（2）混合血栓　多发生于血流缓慢的静脉，静脉血栓在形成血栓头部后，其下游血流变慢出现涡流，导致另一个血小板小梁的形成，血小板小梁之间的血液发生凝固，纤维蛋白形成网状结构，可见红细胞被裹于网状纤维蛋白中。肉眼观呈粗糙、干燥的圆柱状，与血管壁黏着，有时可辨认出灰白与褐色层状交替结构，称为层状血栓，即混合血栓。混合血栓构成静脉血栓的体部。静脉血栓在形成过程中不断沿血管延伸而增长，又称延续性血栓。发生于心腔内、动脉粥样硬化部位或动脉瘤的混合血栓，可称为附壁血栓。

（3）红色血栓　主要见于静脉，随混合血栓逐渐增大最终阻塞管腔，局部血流停止，血液发生凝固，构成静脉血栓的尾部。肉眼观呈红色，故称红色血栓。新鲜的红色血栓较湿润，并有一定的弹性，与血凝块无异。镜下由纤维蛋白和红细胞构成。

（4）透明血栓　血栓发生于全身微循环小血管内，只能在显微镜下见到，故又称微血栓。主要由纤维蛋白构成，又称纤维素性血栓。最常见于弥散性血管内凝血（DIC）。

三、血栓的结局

1. 溶解、吸收

血栓形成后，血栓内纤维蛋白溶酶和白细胞崩解释放的蛋白水解酶可使血栓软化并发生溶解。小的新鲜血栓可完全被溶解吸收，而较大的血栓只能被部分溶解，在血流冲击下，整个或部分血栓脱落进入血流，随血流运行阻塞其他部位的血管，造成血栓栓塞。陈旧性血栓含较多的纤维蛋白多聚体，足以抵抗蛋白溶解作用，不易溶解吸收。临床上用纤维蛋白溶解剂治疗血栓时对新鲜血栓更有效。

2. 机化、再通

由肉芽组织逐渐取代血栓的过程称为血栓机化。通常较大的血栓完全机化需2～4周。在机化过程中，因血栓逐渐干燥收缩，其内部或与血管壁间出现裂隙，新生的内皮细胞长入并被覆其表面，形成迷路状的通道，血栓上下游的血流得以部分恢复，这种现象称为再通。

3. 钙化

如血栓不能被溶解吸收或未能充分机化，可发生钙盐沉积，称为钙化。发生在静脉内有大量钙盐沉积的血栓称为静脉石（phlebolith）。

四、血栓对机体的影响

血栓形成能对破裂的血管起堵塞裂口和阻止出血的作用。然而，在多数情况下血栓会对机体造成不利的影响。

1. 阻塞血管

动、静脉血栓会阻塞血管，其后果决定于器官和组织内有无充分的侧支循环。在缺乏或不能建立有效侧支循环的情况下，动脉血栓形成会引起相应器官的缺血性坏死（梗死），如心、脑、肾、脾和下肢大动脉粥样硬化合并的血栓形成，常导致梗死。

2. 栓塞

血栓部分脱落成为栓子，随血流运行引起血栓栓塞。

3. 心瓣膜变形

心内膜炎时，心瓣膜上较大的赘生物和因赘生物机化可引起瓣膜纤维化和变形，从而造成瓣口狭窄或关闭不全。

4. 出血

见于 DIC，微循环内广泛的血栓形成，消耗大量的凝血因子和血小板，从而造成血液的低凝状态，导致全身广泛出血。

第四节　栓　塞

在循环血液中出现的不溶于血液的异常物质，随血流至远处阻塞血管，这种现象称为栓塞。阻塞血管的异常物质称为栓子。以脱落的血栓栓子引起的栓塞为最常见，进入血流的脂肪滴、羊水、气体较为少见。侵入血管的肿瘤细胞团（瘤栓）亦可引起栓塞。

一、栓子的运行途径

栓子的来源不同其栓塞部位不同（图 4-2）。

（1）来自于左心和动脉系统的栓子　左心和体循环动脉内的栓子，最终阻塞于口径与其相当的动脉分支。如二尖瓣或主动脉瓣的赘生物，心房内附壁血栓以及动脉粥样硬化斑块的物质等阻塞于相应大小的动脉分支。常见于脑、脾、肾及下肢等。

（2）来自于体循环静脉和右心的栓子　体循环静脉和右心的栓子随血流栓塞肺动脉主干或其分支，引起肺栓塞。

（3）进入门静脉的栓子　来自于肠系膜静脉或脾静脉等门静脉系统的栓子引起肝内门静脉分支的栓塞。

二、栓塞的类型和对机体的影响

1. 血栓栓塞

由血栓引起的栓塞称为血栓栓塞，是栓塞中最为常见的一种。

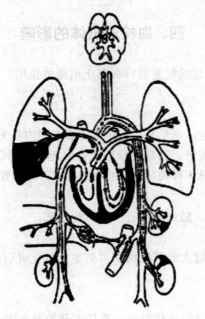

图 4-2 栓子运行途径与栓塞部位

(1) 肺动脉栓塞　血栓栓子95%以上来自下肢深静脉，少数为盆腔静脉，偶尔来自右心。肺动脉栓塞的后果取决于栓子的大小、数量和心肺功能的状况。肺有肺动脉和支气管动脉双重血液供应，一般情况下肺动脉小分支的栓塞不会引起明显的后果。若栓塞前已有左心衰竭和肺淤血，此时肺静脉压明显升高，单一支气管动脉不能克服其阻力而供血，因此造成局部肺组织缺血而发生出血性梗死。若栓子巨大，栓塞在肺动脉主干或其大分支内，或肺动脉分支有广泛的多数性栓塞时，则会造成严重后果。患者出现突发性呼吸困难、发绀、休克等表现，患者大多因呼吸-循环衰竭而死亡或猝死。

(2) 体循环动脉栓塞　栓子大多来自左心，常见有亚急性感染性心内膜炎时左心瓣膜上的赘生物，以及二尖瓣狭窄的左心房和心肌梗死时合并的附壁血栓。少数来自动脉，如动脉粥样硬化和动脉瘤内的附壁血栓。动脉栓塞的后果视栓塞部位动脉供血状况而定，在肾、脾、脑（大脑中、前动脉区域），因是终末动脉供血，缺乏侧支循环，动脉栓塞多造成局部梗死。下肢大动脉以及肠系膜动脉主干栓塞亦会造成梗死。上肢动脉吻合支异常丰富，肝脏有肝动脉和门静脉双重供血，故很少发生梗死。

2. 气体栓塞

气体栓塞是一种由多量空气迅速进入血循环或溶解于血液内的气体迅速游离形成气泡，阻塞血管所引起的栓塞。前者为空气栓塞，后者是在高气压环境急速转到低气压环境的减压过程中发生的气体栓塞，故又称为减压病。

(1) 空气栓塞　多发生于静脉破裂后空气的进入，尤其在静脉内呈负压的部位，如头颈、胸壁和肺的创伤或手术时容易发生。分娩时，子宫的强烈收缩亦有可能将空气挤入破裂的静脉窦内。少量空气随血流进入肺组织后会溶解，不引起严重后果，偶尔部分空气泡经肺循环进入动脉而造成脑栓塞，引起患者抽搐和昏迷。若迅速进入静脉的空气量超过100mL，此时空气在右心聚集，因心脏跳动，空气和血液经搅拌，形成可压缩的泡沫血，阻塞于右心和肺动脉出口，会导致循环中断而猝死。

(2) 减压病　深潜水或沉箱作业者迅速浮出水面或航空者由地面迅速升入高空时发

生。当气压骤减时，溶解于血液和组织液中的氧、二氧化碳和氮迅速游离，形成气泡。氧和二氧化碳易再溶于体液，但氮气泡溶解迟缓，在血管内形成广泛性气体栓塞，当影响心、脑、肺和肠等器官时，可造成缺血和梗死，引起相应的症状，甚至危及生命。

3. 羊水栓塞

羊水栓塞是在分娩过程中子宫的强烈收缩，尤其是在羊膜破裂又逢胎儿头阻塞阴道口时，可能会将羊水压入破裂的子宫壁静脉窦内，并进入肺循环，造成羊水栓塞。显微镜下，在肺等毛细血管和小血管内有角化上皮、胎毛、胎脂和胎粪等羊水成分。少量羊水也可通过肺毛细血管到左心，引起全身各器官的栓塞。本病很少见，但发病急，后果严重。表现为在分娩过程中或分娩后产妇突然出现严重呼吸困难、发绀、休克、抽搐和昏迷，大多数死亡。

4. 脂肪栓塞

循环血流中出现脂滴，并阻塞血管，称为脂肪栓塞（fat embolism）。长骨骨折、严重脂肪组织挫伤或脂肪肝挤压伤时，脂肪细胞破裂，游离出的脂滴经破裂的小静脉进入血流而引起脂肪栓塞。脂肪栓子从静脉入右心，再到达肺，直径大于 $20\mu m$ 的脂滴栓子引起肺动脉分支、小动脉或毛细血管的栓塞；直径小于 $20\mu m$ 的脂滴栓子可通过肺泡壁毛细血管经肺静脉至左心达体循环的分支，引起全身多器官的栓塞，如脑、肾、皮肤等处的栓塞。

5. 其他栓塞

肿瘤细胞侵入血管造成远处器官肿瘤细胞的栓塞，可能形成转移瘤。寄生虫及其虫卵，如寄生于门静脉的血吸虫，它本身及其排出的虫卵可栓塞肝内门静脉小分支，或逆血流栓塞于肠壁小静脉内。偶尔异物可进入血循环引起栓塞。

第五节 梗 死

器官或局部组织由于血管阻塞、血流停止引起组织缺氧而发生坏死称为梗死。由动脉阻塞引起的梗死最为多见且重要。

一、梗死形成的原因和条件

任何引起血管管腔阻塞，导致局部组织血液循环中止和缺血的原因均可引起梗死。

1. 梗死形成的原因

（1）血栓形成 是梗死最常见的原因。主要发生在冠状动脉、脑、肾、脾和下肢大动脉的粥样硬化合并血栓形成时。伴有血栓形成的动脉炎如血栓闭塞性脉管炎，可引起下肢梗死。静脉内血栓形成一般只引起淤血、水肿，梗死偶见于肠系膜静脉主干血栓形成而无有效的侧支循环时。

（2）动脉栓塞 是梗死常见的原因，大多为血栓栓塞，亦见于气体、羊水、脂肪栓塞等。在肾、脾和肺的梗死中，由血栓栓塞引起者远比血栓形成者常见。

（3）动脉痉挛 在冠状动脉粥样硬化的基础上，冠状动脉可发生强烈和持续的痉挛，而引起心肌梗死。在尸检中发现，有的心肌梗死者并无血管阻塞，其心肌梗死的发生与动脉持续性痉挛有关。多数是在动脉粥样硬化管腔狭窄的基础上再发生血管持续性痉挛（如情绪激动、寒冷等因素刺激），可导致血流阻断引起心肌梗死。

（4）血管受压闭塞　多见于静脉，嵌顿性肠疝、肠套叠、肠扭转时先有肠系膜静脉受压，血液回流受阻，静脉压升高，进一步肠系膜动脉亦会不同程度受压而使输入血量减少和阻断，静脉和动脉先后受压造成梗死。动脉受肿瘤或其他机械性压迫而致管腔闭塞时亦可引起相应器官或组织的梗死。

2. 梗死形成的条件

血管的阻塞是否造成梗死，主要取决于以下因素。

（1）供血血管的类型　有双重血液供应的器官，其中一条动脉阻塞，因有另一条血管可以维持供血，通常不易发生梗死。如肺有肺动脉和支气管动脉供血，肺动脉小分支的血栓栓塞不会引起梗死。肝梗死也很少见，因有肝动脉和门静脉双重供血，肝内门静脉阻塞一般不会发生肝梗死。有些器官动脉吻合支较少，如脾、肾及脑等，一旦这些器官动脉阻塞，不易建立有效的侧支循环，容易发生梗死。

（2）局部组织对缺血缺氧的耐受性　大脑神经元耐受性最低，3～4min血流中断即引起梗死。心肌纤维对缺氧亦敏感，缺血20～30min会死亡。骨骼肌，尤其是纤维组织耐受性最强。

二、梗死的病变和类型

根据含血量的多少，梗死可分为贫血性梗死和出血性梗死两种。

1. 贫血性梗死

发生于动脉阻塞，常见于心、肾、脾等组织结构比较致密和侧支血管细而少的器官。当梗死灶形成时，从邻近侧支血管进入坏死组织的出血很少，故称贫血性梗死。梗死灶呈灰白色，因而又称白色梗死。当这些器官的动脉血流中断后，该供血区内的动脉分支发生反射性痉挛，使该区原有的血液被排挤到周围组织中，发生于脾、肾的梗死灶呈锥形，颜色灰白，尖端指向血管阻塞的部位，底部位于脏器表面，浆膜面常有纤维性渗出物被覆。发生于心肌的梗死灶呈不规则的地图状。梗死的早期，在梗死灶边缘因炎症反应常可见一充血出血带围绕，数日后因血红蛋白分解转变为含铁血黄素而变成一棕色带。显微镜下，梗死灶呈凝固性坏死，细胞出现核固缩、核碎裂、核溶解的改变，胞质呈嗜酸性颗粒状，但组织结构轮廓尚保存。脑梗死一般为贫血性梗死，因含脂质多，呈液化性坏死，易形成囊腔。

2. 出血性梗死

主要见于肺和肠等有双重血液供应或血管吻合支丰富的器官。梗死处有明显的出血，故称出血性梗死。梗死灶呈红色，所以又称红色梗死。出血性梗死除有动脉阻塞外还有以下条件。

① 严重淤血：当器官淤血时，静脉和毛细血管内压增高，难以建立有效的侧支循环，引起局部组织缺血坏死。如肺淤血影响了有效的肺动脉和支气管动脉侧支循环，致肺出血性梗死。

② 组织疏松：肠和肺的组织较疏松，梗死初期疏松的组织间隙内可容纳多量漏出的血液，当组织坏死吸收水分而膨胀时，也不能把漏出的血液挤出梗死灶外，因而梗死灶为出血性。若肺因有炎症而实变时，所发生的肺梗死一般为贫血性梗死。

肺有双重血液供应，一般情况下肺动脉分支的血栓栓塞不引起梗死。但如果在肺淤血的情况下，单以支气管动脉的压力不足以克服肺静脉压力增高的阻力，以致血流中断而发生梗死（图 4-3）。

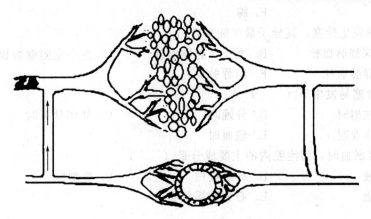

图 4-3　肺动脉栓塞血流变化
左肺动脉和支气管动脉，右肺静脉和支气管静脉

肠出血性梗死常见于肠套叠、肠扭转和嵌顿性疝，初时受累肠段因肠系膜静脉受压而淤血，以后受压加剧，同时伴有动脉受压而使血流减少或中断，肠段缺血坏死，淤积于丰富血管网中的红细胞大量漏出，造成出血性梗死。肠梗死多发生于小肠，肠梗死灶呈节段性暗红色，肠壁因淤血、水肿和出血呈明显增厚，随之肠壁坏死，质脆易破裂，肠浆膜面可有纤维素性脓性渗出物被覆。镜下见，肠各层组织坏死及弥漫性出血。肠梗死早期由于肠组织缺血，肠壁肌肉发生痉挛性收缩，患者出现剧烈腹痛、呕吐。该段肠壁坏死后，肠蠕动消失，出现腹胀，甚至肠穿孔，导致弥漫性腹膜炎。

三、梗死的影响和结局

梗死对机体的影响决定于梗死的器官和梗死灶的大小与部位。肾、脾的梗死一般影响较小。肾梗死通常出现腰痛和血尿，不影响肾功能；肺梗死有胸痛和咯血；肠梗死常出现剧烈腹痛、血便和腹膜炎的症状；心肌梗死影响心脏功能，严重者可导致心力衰竭甚至猝死。脑梗死出现其相应部位的功能障碍，梗死灶大者可致死。四肢、肺、肠梗死等会继发腐败菌感染而造成坏疽。

梗死灶形成时，病灶周围扩张充血，并有白细胞和巨噬细胞渗出，继而出现肉芽组织，在梗死发生后 24～48h 内，肉芽组织已开始从周围长入梗死灶内，梗死灶逐渐被肉芽组织所取代，日后形成瘢痕。较大的梗死灶不能完全机化时，形成纤维包裹，病灶内部发生钙化。较大的脑梗死灶则可液化形成囊腔，周围包绕神经胶质纤维。

━━━━ 形成性考核 ━━━━

一、单选题

1. 栓塞最常见的类型是（　　　）

A. 气体栓塞　　　　　　　B. 血栓栓塞　　　　　　　C. 羊水栓塞

D. 脂肪栓塞　　　　　　　　　　E. 瘤细胞栓塞

2. 贫血性梗死不会发生在 （　　　）

A. 心脏　　　　　　　　B. 肾脏　　　　　　　　C. 脑

D. 肺脏　　　　　　　　E. 脾

3. 脑动脉发生栓塞，其栓子最可能来自 （　　　）

A. 下肢深静脉血栓　　　B. 下肢浅静脉血栓　　　C. 左心室附壁血栓

D. 盆腔静脉血栓　　　　E. 门静脉血栓

4. 脂肪栓塞易发生于 （　　　）

A. 静脉注射时　　　　　B. 分娩时　　　　　　　C. 外伤骨折时

D. 潜水作业时　　　　　E. 输血时

5. 急性肺淤血时，肺泡腔内的主要成分是 （　　　）

A. 水肿液　　　　　　　B. 纤维蛋白　　　　　　C. 炎细胞

D. 红细胞　　　　　　　E. 心力衰竭细胞

二、简答题

1. 慢性肝淤血的原因及后果各是什么？

2. 试述肺动脉栓塞的途径和后果。

（李英　程建青）

第五章 炎 症

学习提示：认识炎症局部的基本病理变化，包括变质、渗出和增生；炎症的局部表现和全身反应；急性炎症过程渗出性变化中的血管反应、血管通透性变化、组织渗透压改变及白细胞的渗出和作用；急性炎症的类型和病理变化。本章名词有：炎症、变质、渗出、增生、白细胞边集、趋化作用、趋化因子、炎症介质、卡他性炎、假膜、溃疡、窦道、瘘管、蜂窝织炎、菌血症、毒血症、败血症、脓毒血症、肉芽肿性炎、出血性炎。了解疾病发生的条件、疾病发生发展的一般规律、疾病发生发展的基本机制、疾病的转归。通过完成以下题目预习本章内容。

    1. 引起炎症最常见的原因是_____因素。

    2. 纤维素性炎症好发部位为_____、_____、_____。

    3. 化脓性炎的类型有_____、_____、_____。

    4. 炎症局部的临床表现是_____、_____、_____、_____、_____。

    5. 炎症时影响液体渗出的主要因素是_____、_____、_____。

课堂讨论：

1. 急性炎症过程影响渗出的因素有哪些？
2. 急性炎症与慢性炎症病理特点有何不同？

第一节 概 述

一、炎症的概念

    炎症（inflammation）是具有血管系统的活体组织对损伤因子所发生的以防御反应为主的局部病理反应。它包括组织的变质、渗出和增生三种病变，常伴有发热、白细胞增多、代谢增强和特异性免疫反应等。任何炎症都有内源性和外源性损伤因子所引起的细胞和组织的损伤，同时机体的局部和全身也发生一系列复杂的反应，以局限和消灭损伤因子，消除和吸收坏死组织和细胞，并通过实质细胞和间质的再生，修复损伤组织。炎症实质上是以损伤起始、愈复告终的复杂病理过程，损伤和抗损伤贯穿炎症反应的全过程。

炎症是人类疾病中的一种常见的病理过程，可以发生于机体的任何部位和任何组织，人类的大多数疾病都与炎症过程有关。炎症也是最重要的保护性反应，没有炎症反应，感染就无从控制，器官和组织的损伤会持续发展，创伤不能愈合。但是在某些情况下，炎症反应对机体也具有不同程度的危害。如喉部急性炎症水肿可引起窒息，心包腔内纤维素性渗出物的机化可形成缩窄性心包炎，限制心脏搏动；纤维性修复所形成的瘢痕可导致肠梗阻或关节活动受限等。因此，在治疗炎症性疾病时，既要采取积极措施，消除致炎因子，减轻组织损伤，也要防止和控制炎症对机体造成的不利影响。

二、炎症的原因

任何能够引起组织损伤的因素都可成为炎症的原因，即致炎因子。因此，炎症的原因很多，根据这些原因本身的性质可归纳为以下几类。

1. 物理性因子

高热、低温、电离辐射、紫外线、切割、撞击挤压等造成组织损伤后均可引起炎症反应，属非感染性炎症。

2. 化学性因子

包括外源性化学物质和内源性化学物质。外源性化学物质有强酸、强碱及松节油、芥子气等。内源性化学物质如组织坏死所生成的分解产物及在某些病理条件下堆积于体内的代谢产物如尿素等。

3. 生物性因子

细菌、病毒、立克次体、支原体、真菌、螺旋体和寄生虫等为炎症最常见的原因。细菌和病毒不仅能产生毒素或在细胞内繁殖导致组织损伤，而且也可通过其抗原性诱发免疫反应导致炎症。由生物因子引起的炎症称为感染，生物因子的致病作用与病原体的数量、毒力及机体的反应性有关。

4. 免疫反应

除上述内源性化学物质外，异常免疫反应也可导致炎症。当机体免疫反应状态异常时，可引起不适当或过度的免疫反应，造成组织损伤，主要是抗原和抗体复合物引起的免疫性损伤。如免疫复合物性肾小球肾炎和对花粉过敏的个体出现过敏性炎症；某些自身免疫性疾病也表现为炎症反应，例如结节性多动脉炎、溃疡性结肠炎等。

三、炎症介质

有些致炎因子可直接损伤内皮细胞，引起血管通透性升高，但许多致炎因子并不直接作用于局部组织，而主要是通过内源性化学因子的作用而导致炎症，这种内源性化学因子称之为化学介质或炎症介质（inflammatory mediator）。

炎症介质可分为细胞释放的炎症介质和血浆中激活的炎症介质两大类。其作用主要有扩张血管、增强血管通透性、促进炎细胞渗出和趋化因子的作用。来自血浆的炎症介质是以前体形式存在，需经蛋白酶裂解才能激活。来自细胞的炎症介质或以细胞内颗粒形式贮存于细胞内，在有需要时释放到细胞外；或在某些致炎因子的刺激下新合成的。重要炎症介质的来源和主要作用见表 5-1。

表 5-1 重要炎症介质及其主要作用

| 炎症介质 | 来源 | 作用 | | | | | 发热 |
		扩张血管	血管通透性升高	趋化作用	组织损伤	致痛作用	
组胺	肥大细胞、嗜碱粒细胞	+	+				
前列腺素	各种组织细胞		+	+		+	+
白三烯	各种组织细胞		+	+			
细胞因子	淋巴细胞、单核细胞		+		+		
活性氧代谢产物	中性粒细胞、单核细胞		+		+		
溶酶体酶	巨噬细胞	+	+	+	+		
缓激肽	血浆中激肽系统	+	+		+		
C3a	补体激活	+	+				
C5a	补体激活	+	+				
纤维蛋白多肽	纤维蛋白降解	+	+				

第二节　炎症的基本病理变化

炎症的基本病理变化包括局部组织的变质、渗出和增生。在炎症过程中，这些病理变化综合出现，但基本是按照一定的序列先后发生，一般早期以变质和渗出变化为主，后期以增生为主，三者相互密切联系。变质属于损伤过程，而渗出和增生则属于抗损伤过程。

一、变　　质

炎症局部组织所发生的变性或坏死称为变质。变质既可发生在实质细胞，也可见于间质细胞。实质细胞常出现的变化为水变性和脂肪变性以及凝固性坏死或液化性坏死等。间质结缔组织可发生黏液变性、纤维素样变性和坏死崩解等。变质的轻重取决于致炎因子和机体反应性两个方面。因为致炎因子的直接损伤作用及炎症过程中所发生的局部血液循环障碍和炎症反应产物共同作用的结果造成局部组织的变性或坏死。

二、渗　　出

炎症局部组织血管内的液体和细胞成分通过血管壁进入组织间质、体腔、黏膜表面和体表的过程称为渗出（exudation）。所渗出的液体和细胞成分总称渗出物（exudate）。炎症是以血管反应为中心的渗出病变。渗出的液内含有较高的蛋白质和较多的细胞成分以及它们的崩解产物。渗出的成分在局部具有重要的防御作用，对消除病原因子和有害物质起着积极作用。影响渗出的主要因素为血流动力学改变（图 5-1）、血管通透性增高、组织渗透压增高，血管通透性增高是液体渗出的主要因素。

（一）血流动力学改变

（1）炎性充血　炎症最初阶段迅速出现持续几秒的细动脉痉挛，随后在局部炎症介质

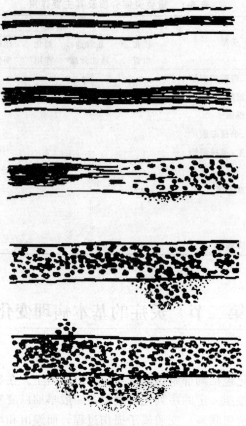

图 5-1　炎症渗出的血流动力学变化

及代谢产物的作用下，炎性病变局部细动脉和毛细血管扩张，血流量增多，发生炎症充血。

（2）血流速度减慢　由于炎症介质的作用，血管通透性增高，血管内富含蛋白质的液体向血管外渗出，造成小血管内血液浓缩、黏稠性增加，血流变慢，血液轴流状态消失。

（二）血管壁通透性增高

1. 内皮细胞收缩

内皮细胞收缩在组胺、缓激肽和其他炎症介质与内皮细胞受体结合后，可迅速引起内皮细胞收缩，致使内皮细胞间出现间隙，这是造成血管通透性升高的最常见原因。通常发生在 $20\sim60\mu m$ 口径的细静脉，不累及毛细血管和细动脉，这和细静脉的内皮细胞具有较多上述化学介质的受体有关。由于这些炎症介质的半衰期较短，仅 $15\sim30min$，称速发短暂反应。

2. 内皮细胞损伤

较为强烈的致炎因子可直接造成内皮细胞损伤，使之坏死和脱落，如创伤、低温、高热、紫外线、X 线、细菌毒素等，血管通透性增加发生迅速，并在高水平上持续几小时到几天，直到受损血管形成血栓或内皮细胞再生修复为止，这个过程称为速发持续反应。这种损伤可累及所有微循环血管，包括毛细血管、细静脉和细动脉。如果比较轻度或中等度热损伤，或物理因素如 X 线和紫外线照射；或某些细菌毒素所引起的血管通透性增加发生较晚，常在 $2\sim12h$ 之后，但可持续几小时到几天，这种过程称为迟发延续反应，主要累及毛细血管和细静脉。

3. 新生毛细血管壁的高通透性

其内皮细胞连接发育不成熟，并且具有较多的化学介质受体，因而新生毛细血管具有高通透性。这可说明修复阶段的炎症也有液体外渗表现。

4. 穿胞通道开放

内皮细胞一些胞浆的囊泡相互连接所形成。通过穿胞通道所显示的穿胞作用增加了血管的通透性，使富含蛋白质的液体溢出。研究证明血管内皮生长因子是促成这一机制发生的因素，是通过增加穿胞通道的数目和大小而实现的。

（三）组织渗透压增高促进液体渗出

炎症过程中由于血管通透性增高，渗出液内蛋白质含量较高，使血管外的组织胶体渗透压增高，局部组织坏死的实质细胞、间质细胞以及炎细胞最终都降解小分子的有机物和无机物，这些小分子物质使组织中的胶体渗透压和晶体渗透压都大大增高。因渗出液中含有较多的细胞及其碎屑，因此，渗出液的比重高，外观浑浊。

渗出液具有防御作用，局部炎性水肿可稀释毒素，减轻对局部的损伤作用，为局部浸润的白细胞带来葡萄糖、氧等营养物质，并带走代谢产物，渗出物所含的抗体和补体等物质有利于消灭病原体等。

渗出液也有不利影响。如果渗出液过多，则可影响器官功能和压迫邻近器官，例如肺泡内渗出物堆积可影响换气功能。过多的心包或胸腔积液可压迫心脏或肺脏；严重的喉头水肿可引起窒息。渗出物中的纤维素如吸收不良可发生机化，可引起浆膜粘连甚至浆膜腔闭锁。在另外一些情况下，由于血液循环障碍、血管壁内外流体静力压平衡失调可造成液体漏出于体腔或组织间隙，称为漏出液。渗出液与漏出液的区别在临床上具有鉴别诊断意义，见表5-2。

表 5-2   渗出液与漏出液的区别

区别点	渗出液	漏出液
蛋白质含量	>30g/L	<25g/L
Rivalta 试验	+	—
比重	>1.018	<1.018
细胞数	$>500 \times 10^6/L$	$<100 \times 10^6/L$
凝固性	自凝	不自凝
透明度	浑浊	澄清
纤维素	有	无

（四）白细胞的渗出和作用

炎症反应的最重要功能是将炎症细胞输送到炎症局部，白细胞的渗出是炎症反应最重要的特征。中性粒细胞和单核细胞渗出可吞噬和降解细菌、免疫复合物和坏死组织碎片，构成炎症反应的主要防御环节。但白细胞也可通过释放酶、化学介质和毒性自由基等引起组织损伤并可能延长炎症过程。

1. 白细胞的渗出

（1）白细胞边集、附壁　随着血管扩张、血管通透性增加和血流缓慢甚至血流停滞，白细胞离开轴流，到达血管的边缘部，称为白细胞边集。开始白细胞沿内皮细胞表面滚动，随后白细胞黏附于内皮细胞上出现附壁现象。

（2）黏着　黏着是内皮细胞和白细胞表面黏附分子相互识别引起的。黏附分子包括四大类：选择蛋白类、免疫球蛋白类、整合蛋白类和黏液样蛋白类。黏附分子有些存在于内皮细胞，有些存在于白细胞。

（3）游出和趋化作用　白细胞通过血管壁进入周围组织的过程称为游出。黏着于内皮细胞表面的白细胞沿内皮表面缓慢移动，在内皮细胞连接处伸出伪足，整个白细胞逐渐以阿米巴运动方式从内皮细胞缝隙逸出，到达内皮细胞与基底膜之间，白细胞分泌胶原酶，降解血管基底膜，最终穿过基底膜到达血管外。中性粒细胞、单核细胞、淋巴细胞、嗜酸粒细胞和嗜碱粒细胞都是以此方式游出。血管壁受损严重时红细胞也可漏出，但这是被动过程，是流体静力压把红细胞沿白细胞游出的途径或内皮细胞破坏崩解的裂口推出血管外。

在炎症的不同阶段，游出的白细胞也不同。在急性炎症的早期，中性粒细胞首先游出，48h以后以单核细胞浸润为主（已经证实中性粒细胞能释放单核细胞趋化因子，因此中性粒细胞游出后必然引起单核细胞的游出）。慢性炎症以淋巴细胞、成纤维细胞为主。由于致炎因子不同，渗出的白细胞也不同。葡萄球菌和链球菌感染以中性粒细胞渗出为主；病毒感染以淋巴细胞为主；过敏反应则以嗜酸粒细胞渗出为主。

趋化作用是指白细胞向着化学刺激物所在部位做定向移动，这些化学刺激物称为趋化因子。趋化因子具有特异性，有些趋化因子只吸引中性粒细胞，而另一些趋化因子则吸引单核细胞或嗜酸粒细胞。不同的炎症细胞对趋化因子的反应不同，粒细胞和单核细胞对趋化因子的反应较明显，而淋巴细胞对趋化因子的反应较弱。

白细胞与趋化因子通过受体相互结合，结合后可引起一系列信号传导活动和生物化学反应，最终结果导致细胞伸出伪足以阿米巴运动方式移动。

2. 白细胞的作用

（1）吞噬作用　是指白细胞游出到炎症病灶吞噬病原体以及组织碎片的过程。完成此功能的细胞有中性粒细胞和单核-巨噬细胞。中性粒细胞又称小吞噬细胞，胞质内含有中性颗粒，能吞噬大多数病原微生物和细小的组织崩解产物；单核-巨噬细胞又称大吞噬细胞，它能吞噬中性粒细胞不能吞噬的某些病原微生物（如结核杆菌、伤寒杆菌等）和较大的组织碎片、异物及变质的细胞等。吞噬过程包括三个连续步骤。①识别及附着：吞噬细胞表面有Fc受体和C3b受体，能识别细菌等被抗体或补体包被的颗粒状物，此过程称为调理素化。当细菌表面裹以调理素（Fc段和C3b等）后，容易与白细胞表面相应受体结合，这种结合是通过调理素的作用来识别并黏着被吞噬物的。调理素是存在于血清中的一类能增强吞噬细胞吞噬功能的蛋白质。这类蛋白质包括免疫球蛋白Fc段、补体C3b等。抗体或补体与相应受体结合，就有利于细菌被黏着在吞噬细胞的表面。②吞入：识别附着后，在细菌或异物颗粒附着的表面向内陷入形成小凹，把其接触的细菌或异物包围在内，这个过程是通过周围胞浆的微丝收缩而逐渐完成的。随后凹口封闭形成吞噬体，并与溶酶体融合，形成次级溶酶体。③杀灭或降解：大多数被吞噬的细菌和组织碎片能被杀灭和降解，但有少数微生物（如结核杆菌、伤寒杆菌等）不仅不能被杀灭和降解，而且能在吞噬细胞内繁殖生长，并随着吞噬细胞的游走而造成细菌在体内的繁殖和播散。

（2）免疫反应　免疫反应需淋巴细胞、浆细胞和吞噬细胞的协同作用。抗原进入机体后，巨噬细胞将其吞噬处理，再把抗原递呈给T细胞和B细胞，使其致敏。免疫活化的淋巴细胞分别产生淋巴因子和抗体，发挥其杀伤病原微生物的作用。自然杀伤细胞（NK

细胞）约占外周血循环中淋巴细胞的 10％～15％，无需先致敏，就可溶解病毒感染的细胞。

（3）组织损伤　在某些情况下，白细胞激活后可释放溶酶体酶、活性氧自由基、前列腺素和白三烯等物质引起内皮细胞和局部组织损伤。

三、增　生

炎症时也表现出机体对损伤的修复，具体表现为炎症组织的实质细胞和间质细胞数量增多，其本质是对损伤的防御型反应，具有限制炎症扩散的作用也是机体进行再生和修复的过程。实质细胞的增生如鼻黏膜上皮细胞和腺体的增生，慢性肝炎中肝细胞的增生。间质成分的增生包括巨噬细胞、内皮细胞和成纤维细胞，成纤维细胞增生可产生大量胶原纤维。炎症增生具有限制炎症扩散和修复作用。

第三节　炎症的局部表现和全身反应

任何炎症均有程度不等的局部临床表现和全身反应，了解这些表现有利于对炎症性疾病的诊断和治疗。

一、炎症的局部表现

以体表炎症时最为显著，常表现为红、肿、热、痛和功能障碍。炎症初期由于动脉性充血，局部血液内氧合血红蛋白增多，组织呈鲜红色；以后因静脉性充血，血液内还原血红蛋白增多，组织变为暗红色。炎症时渗出和增生均可引起局部肿胀。热是由于动脉性充血及代谢增强所致，白细胞产生的白介素 1（IL-1）、肿瘤坏死因子（TNF）及前列腺素 E（PGE）等均可引起发热。引起炎症局部疼痛的因素与多种因素有关。局部炎症病灶内钾离子、氢离子的积聚，尤其是炎症介质诸如前列腺素、5-羟色胺、缓激肽等的刺激是引起疼痛的主要原因。炎症病灶内渗出物造成组织肿胀，张力增高，压迫神经末梢可引起疼痛，故疏松组织发炎时疼痛相对较轻，而牙髓和骨膜的炎症往往引起剧痛；此外，发炎的器官肿大，使富含感觉神经末梢的被膜张力增加，神经末梢受牵拉而引起疼痛。

二、炎症的全身反应

炎症病变发生在局部，但局部病变不是孤立的，它既受整体的影响，同时又影响整体。炎症时出现的全身反应如下。

1. 发热

即体温升高，特别是急性炎症常伴有发热，多见于病原微生物感染。引起发热的化学物质主要是内源性致热源和外源性致热源。外源性致热源主要有细菌毒素、某些病毒、抗原抗体复合物；内源性致热源主要来自中性粒细胞、嗜酸粒细胞和单核-巨噬细胞。它们都能产生一种蛋白质性的内源性致热源。在正常情况下，单核细胞和巨噬细胞并不释放内源性致热源，当其进行吞噬或受细菌内毒素、免疫复合物、致敏淋巴细胞分泌的致热源性淋巴因子的刺激时，则释放内源性致热源性淋巴因子。它们通过不同的机制引起体温升高。一定程度的发热可促进抗体的形成、单核-巨噬细胞增生和吞噬作用加强，从而增强机体的防御功能。但是，过高热（如体温达 41℃以上）则将降低并影响机体的代谢过程，导致各系统的功能紊乱，特别是神经系统的功能障碍。尤其是小儿高热，容易诱发惊厥，要及早预防，以防发生严重后果，甚至危及生命。在某些严重感染性疾病时，由于抵抗力低下，机体反应状态极差，体温可以不升高，这是预后不佳的征兆，护理中应注意观察体温变化，分析原因，及时采取适当措施。

2. 白细胞增多

炎症时，由于内毒素、白细胞崩解产物等可促进骨髓干细胞增殖、生成并释放白细胞进入血流，使外周血液中白细胞总数明显增多。增多的白细胞种类与感染的病原体有关。在急性炎症的早期和化脓性炎症时以中性粒细胞增多为主；一些慢性炎症和病毒感染则常见淋巴细胞增多；过敏性炎症和寄生虫感染时又以嗜酸粒细胞增多为主。在伤寒杆菌、流感病毒感染时，血中白细胞数常减少。

白细胞数增多是机体防御功能的一种表现，往往可反映机体的抵抗力和感染的严重程度。严重感染，中性粒细胞数的增多和"核左移"（即出现不成熟的中性粒细胞）现象特别明显，患者抵抗力低下或感染特别严重时，白细胞数无明显增多甚至不增多，其预后较差。

3. 单核-巨噬细胞系统增生

主要表现为局部淋巴结、肝、脾大。骨髓、肝、脾、淋巴结中的巨噬细胞增生，吞噬消化能力增强。淋巴组织中的 T 淋巴细胞和 B 淋巴细胞也增生，同时释放淋巴因子和分泌抗体的功能增强。单核-巨噬细胞系统和淋巴组织的细胞增生是机体防御反应的表现。

第四节　炎症的类型

炎症通常可依病程经过分为两大类：急性炎症（acute inflammation）和慢性炎症（chronic inflammation）。急性炎症起病急骤，持续时间短，仅几天到 1 个月，以渗出病变为其特征，炎症细胞浸润以粒细胞为主。慢性炎症持续时间较长，常数月到数年，常以增生病变为主，其炎症细胞浸润则以巨噬细胞和淋巴细胞为主。

一、急 性 炎 症

由于致炎因子的不同、组织反应轻重程度的不同和炎症的发生部位不同，急性炎症的病理形态也不同。根据渗出物的主要成分，急性炎症分为浆液性炎、纤维素性炎、化脓性炎和出血性炎。

1. 浆液性炎

浆液性炎（serous inflammation）以血清渗出为其特征，渗出的主要成分为浆液，其中混有少量白细胞和纤维素。浆液内含有 3%～5%的蛋白质，主要是白蛋白。浆液性炎常发生于疏松结缔组织、浆膜和黏膜等处。浆液性渗出物弥漫地浸润于组织内，局部出现明显的炎性水肿，如毒蛇咬伤、皮肤Ⅱ度烧伤时渗出液蓄积于表皮内，形成水疱。体腔的浆液性炎造成炎性积液，浆液不仅来自血管渗出，而且也来自间皮细胞的分泌增加，如结核性胸膜炎、风湿性关节炎等。发生于黏膜的浆液性炎伴有大量的黏液分泌时又称卡他性炎，如感冒初期的鼻炎。

浆液性炎一般较轻，易于消退。但有时因浆液渗出过多可导致严重后果，如胸腔和心包腔内有大量浆液时，可影响呼吸和心功能。

2. 纤维素性炎

纤维素性炎（fibrinous inflammation）以纤维蛋白原渗出并在炎症灶内形成纤维素为主。光镜下，苏木素-伊红染色可见大量红染的纤维素交织成网状，间隙中有中性粒细胞及坏死细胞的碎屑。大片纤维素在镜下表现为片状、红染、质地均匀的物质。纤维蛋白原的大量渗出说明血管壁损伤较重，多由于某些细菌毒素（如白喉杆菌、痢疾杆菌和肺炎双球菌的毒素）或各种内源性或外源性毒物质（如尿毒症时的尿素和汞中毒）所引起。病变常发生于黏膜、浆膜和肺。在黏膜的纤维素性炎（如白喉、细菌性痢疾），纤维素、白细胞和坏死的黏膜上皮常混合在一起，形成灰白色的膜状物，称为假膜。因此，黏膜的纤维素性炎又称为假膜性炎。由于局部组织结构的特点不同，有的假膜牢固附着于黏膜面不易脱落（如咽白喉），有的假膜却与黏膜损伤部联系松散，容易脱落（如气管白喉），脱落的假膜可堵塞支气管而引起窒息。浆膜的纤维素性炎常见于胸膜腔和心包腔，如肺炎双球菌引起的纤维素性胸膜炎及风湿性心包炎。在心包的纤维素性炎时，由于心脏的搏动，使心外膜上的纤维素形成绒毛状物，覆盖于心表面，因而又有"绒毛心"之称。此外，大叶性肺炎的红色和灰色肝样变期均有大量纤维蛋白原渗出。少量的纤维素可以被中性粒细胞释放的蛋白溶解酶溶解吸收。如果纤维素较多，加之中性粒细胞所释出的蛋白溶解酶较少，纤维素不可能被完全溶解吸收，结果发生机化（organization），引起浆膜增厚和粘连，甚至浆膜腔闭锁，严重影响器官功能。

3. 化脓性炎

化脓性炎（suppurative or purulent inflammation）以中性粒细胞大量渗出并伴有不同程度的组织坏死和脓液形成为特征。多由葡萄球菌、链球菌、脑膜炎双球菌、大肠杆菌等化脓菌引起，亦可因某些化学物质（如松节油）和机体坏死组织所致。临床上常见的化脓性炎症有疖、痈、化脓性阑尾炎和化脓性脑膜炎等。脓性渗出物称为脓液（pus），是一种浑浊的凝乳状液体，呈灰黄色或黄绿色。由葡萄球菌引起的脓液，其质浓稠，而由链球菌引起的脓液，则较稀薄。脓液中的中性粒细胞除少数仍可保持其吞噬能力外，大多数已发生变性和坏死，即变为脓细胞。脓液中除脓细胞外，还含有细菌、被溶解的坏死组织碎屑和少量浆液。根据化脓性炎症发生的原因和部位的不同，可将其分为下列三类。

（1）表面化脓和积脓　表面化脓是指浆膜或黏膜的化脓性炎。中性粒细胞主要向黏膜表面渗出，深部组织没有明显的炎性细胞浸润，如化脓性尿道炎或化脓性支气管炎，渗出的脓液可通过尿道、气管而排出体外。黏膜化脓性炎又称脓性卡他。当这种病变发生在浆膜或胆囊、输卵管的黏膜时，脓液则在浆膜腔或胆囊、输卵管腔内蓄积，称为积脓（empyema）。

（2）脓肿（abscess）　为局限性化脓性炎症，伴有组织坏死溶解，形成脓腔，称为脓肿。可发生在皮下或内脏，常由金黄色葡萄球菌引起。这些细菌能产生毒素使局部组织坏死，继而大量中性粒细胞浸润，以后粒细胞崩解释出酶将坏死组织液化，形成含有脓液的空腔。金黄色葡萄球菌还产生血浆凝固酶，能使渗出的纤维蛋白原转变为纤维素，因而病变比较局限。最近发现，金黄色葡萄球菌有层粘连蛋白受体，因而容易通过血管壁并引起转移性脓肿。小脓肿可以吸收消散，较大脓肿则由于脓液过多，吸收困难，需要切开排脓或穿刺抽脓，而后由肉芽组织修复，形成瘢痕。

疖是毛囊、皮脂腺及其附近组织所发生的脓肿。疖中心部分液化、变软后，脓肿就可以穿破。痈是多个疖的融集，在皮下脂肪、筋膜组织中形成的许多互相沟通的脓肿，必须及时切开引流排脓后，局部才能修复愈合。在皮肤或黏膜的化脓性炎，由于皮肤或黏膜坏死、崩解脱落，可形成局部缺陷，即溃疡（ulcer）。深部脓肿如向体表或自然管道穿破，可形成窦道（sinus）或瘘管（fistula）。窦道是指只有一个开口的病理性盲管，瘘管是指连接于体外与有腔器官之间或两个有腔器官之间的、有两个以上开口的病理性管道。例如肛门周围组织的脓肿，可向皮肤穿破，形成脓性窦道，也可既向皮肤穿破，又向肛管穿破，形成脓性瘘管。脓性窦道或脓性瘘管不断排出脓性渗出物，长期不愈。

（3）蜂窝织炎（phlegmonous inflammation）　疏松组织中弥漫性化脓称为蜂窝织炎，常见于皮肤、肌肉和阑尾。蜂窝织炎主要由溶血性链球菌引起。链球菌能分泌透明质酸酶，降解结缔组织基质的透明质酸；分泌链激酶，溶解纤维素。因此，细菌易于通过组织间隙和淋巴管蔓延扩散造成弥漫性浸润。

4. 出血性炎症

出血性炎（hemorrhagic inflammation）不是一种独立的炎症类型，只是当炎症灶内的血管壁损伤较重时，渗出物中才有大量红细胞，形成出血性炎症。常见于流行性出血热、钩端螺旋体病或鼠疫等。

上述各种类型的炎症可单独发生，在有些炎症过程中两种不同类型可以并存，如浆液纤维素性炎或纤维素性化脓性炎等。此外，在炎症发展过程中，一种类型炎症可转变为另一种类型，如从浆液性炎开始，可进一步发展成为纤维素性或化脓性炎。

二、慢 性 炎 症

慢性炎症的病程较长，数月至数年以上。可由急性炎症迁延而来，或由于致炎因子的刺激较轻并持续时间较长，一开始即呈慢性经过，如结核病或自身免疫性疾病等。慢性炎症时，局部病变多以增生改变为主，变质和渗出较轻；炎细胞浸润多以淋巴细胞、巨噬细胞和浆细胞为主。根据形态学特点，慢性炎症可分为非特异性慢性炎和肉芽肿性炎两大类。

1. 非特异性慢性炎

非特异性慢性炎，病变主要表现为成纤维细胞、血管内皮细胞和组织细胞增生，伴有淋巴细胞、浆细胞和巨噬细胞等慢性炎细胞浸润，同时局部的被覆上皮、腺上皮和实质细胞也可增生。如慢性扁桃体炎时的扁桃体肿大。慢性炎症还可伴有肉芽组织的形成，这类炎症常见于有较大的组织缺损，此时肉芽组织在慢性脓肿、瘘管和慢性黏膜溃疡的吸收和分解上起着重要作用。

2. 肉芽肿性炎

炎症局部以巨噬细胞及其衍生细胞增生形成境界清楚的结节状病灶，称为肉芽肿性炎（granulomatous inflammation）。这是一种特殊类型的增生性炎。肉芽肿中巨噬细胞来源于血液的单核细胞和局部增生的组织细胞。巨噬细胞可转化为特殊形态的上皮样细胞和多核巨细胞等。

（1）感染性肉芽肿（infective granuloma）　由生物病原体如结核杆菌、伤寒杆菌、麻风杆菌、梅毒螺旋体、霉菌和寄生虫等引起，能形成具有特殊结构的细胞结节。例如：结核性肉芽肿（结核结节）主要由上皮样细胞和一个或几个朗汉斯（Langhans）巨细胞组成；伤寒肉芽肿（伤寒小结）主要由伤寒细胞组成。

（2）异物性肉芽肿（foreign body granuloma）　由外科缝线、粉尘、滑石粉、木刺等异物引起。病变以异物为中心，围以数量不等的巨噬细胞、异物巨细胞、成纤维细胞和淋巴细胞等，形成结节状病灶。

肉芽肿的组成成分以典型的结核结节为例，结核性肉芽肿中心为干酪样坏死，坏死灶周围可见大量上皮样细胞和朗汉斯多核巨细胞，外层淋巴细胞浸润，周边有成纤维细胞和胶原纤维分布。其中上皮样细胞是结核性肉芽肿中最重要的成分。

① 干酪样坏死：结核结节中心的干酪样坏死，内含坏死的组织细胞、白细胞和结核杆菌，组织坏死彻底，镜下仅见一些无定形的颗粒状物质，这可能是细胞介导免疫反应的结果。

② 上皮样细胞（epithelioid cell）：上皮样细胞胞体较大，胞浆丰富，细胞之间境界不清，多分布于干酪样坏死灶周围，其胞核呈圆形或卵圆形，染色质少，呈空泡状，可见核仁，因这种细胞形态与上皮细胞类似，故有上皮样细胞之称。上皮样细胞是因巨噬细胞吞噬一些不能被消化的细菌或受到其他抗原物质的长期刺激转化而来的。

③ 多核巨细胞（multinucleated giant cell）：在上皮样细胞之间散在多核巨细胞，结核结节中多核巨细胞又称为朗汉斯巨细胞（Langhans giant cell）。胞体很大，直径达 40～50μm。细胞核形态与上皮样细胞相似，数目可达几十个甚至百余个，排列在细胞周边呈马蹄形或环形，胞浆丰富。朗汉斯巨细胞一般由上皮样细胞融合而成。

多核巨细胞还常见于不易被消化的较大异物（如手术缝线、石棉纤维等）和代谢产物（如痛风的尿酸盐结晶）周围。多个巨噬细胞围绕在刺激物周围并互相融合，形成异物多核巨细胞（foreign body multinucleated giant cell），多见于异物刺激引起的慢性肉芽肿性炎。在类上皮细胞周围可见大量淋巴细胞浸润。结核结节周边常有成纤维细胞及胶原纤维分布。

3. 炎性息肉和炎性假瘤

炎性息肉（inflammatory polyp）是在致炎因子长期作用下，局部黏膜上皮和腺体及肉芽组织增生而形成的突出于黏膜表面的肉芽肿块。常见于鼻黏膜和宫颈。炎性息肉大小不等，从数毫米至数厘米，基底部常有蒂，镜下可见黏膜上皮、腺体和肉芽组织明显增生，并有数量不等的淋巴细胞和浆细胞浸润。炎性假瘤（inflammatory pseudotumor）是指炎性增生时形成境界清楚的瘤样肿块，常发生于眼眶和肺。组织学上炎性假瘤由肉芽组织、炎细胞、增生的实质细胞及纤维组织构成。X 线检查时，其外形与肿瘤结节相似，因而被称为炎性假瘤。

第五节　炎症的结局

1. 痊愈

（1）完全愈复　在炎症过程中，清除病因，溶解吸收少量的坏死物和渗出物，通过周围健康细胞的再生达到修复，最后完全恢复组织原来的结构和功能。

（2）不完全愈复　如炎症灶的坏死范围较广，则由肉芽组织修复，留下瘢痕，不能完全恢复组织原有的结构和功能。

2. 转为慢性

当机体抵抗力较低，致炎因子持续存在且不断损害组织，或因自身免疫应答，可使炎症迁延不愈，转为慢性。如急性病毒性肝炎演变为慢性病毒性肝炎和肝硬化。

3. 蔓延扩散

在机体抵抗力低下或病原微生物毒力强、数量多的情况下，病原微生物可不断繁殖并沿组织间隙或脉管系统向全身组织和器官扩散。

（1）局部蔓延　经组织间隙或器官的自然通道向周围组织和器官扩散蔓延，可形成糜烂、溃疡、瘘管和窦道。

（2）淋巴道扩散　引起淋巴管炎和部属淋巴结炎。如足部感染时，下肢因淋巴管炎可出现红线，腹股沟淋巴结炎表现为局部肿大、疼痛，严重时病原体可通过淋巴入血，引起血道扩散。

（3）血道扩散　炎症灶的病原微生物或某些毒性产物可侵入血循环或被吸收入血，引起菌血症、毒血症、败血症和脓毒败血症。

① 菌血症（bacteremia）：细菌由局部病灶入血，但全身并无中毒症状，从血液中可查到细菌，称为菌血症。在菌血症阶段，肝、脾和骨髓的吞噬细胞可组成一道防线，以清除细菌。

② 毒血症（toxemia）：细菌的毒素或毒性产物被吸收入血，称为毒血症。临床出现寒战、高热，伴有心、肝、肾等实质细胞变性、坏死，严重时出现中毒性休克。

③ 败血症（septicemia）：毒力强的细菌进入血中不仅未被清除而且大量繁殖产生毒素，引起全身中毒症状和病理变化，称为败血症。患者除了有毒血症的临床表现外，还常见皮肤、黏膜的多发性出血斑点及脾脏和淋巴结肿大等。血液中可培养出病原菌。

④ 脓毒败血症（pyemia）：化脓菌引起的败血症可进一步发展为脓毒败血症，此时除败血症的表现外，可在全身一些脏器中出现多发性细菌栓塞性脓肿。

形成性考核

一、单选题

1. 在慢性炎症中，下列哪种细胞最常见（　　　）

A. 嗜酸粒细胞 　　　　B. 淋巴细胞 　　　　C. 中性粒细胞

D. 肥大细胞 　　　　　E. 巨噬细胞

2. 炎症时，渗出产生最主要的原因是（　　　）

A. 血管内流体静压升高 　　B. 血管内胶体渗透压降低 　　C. 血管通透性升高

D. 组织静水压升高 　　　　E. 组织液的胶体渗透压升高

3. 溶血性链球菌最常引起（　　　）

A. 蜂窝织炎 　　　　　B. 假膜性炎 　　　　C. 坏死性炎

D. 脓肿 　　　　　　　E. 出血性炎

4. 下列哪一种细胞是化脓性炎症时的特征性细胞（　　　）

A. 浆细胞 　　　　　　B. 朗汉斯巨细胞 　　　　C. 嗜酸粒细胞

D. 变性坏死的中性粒细胞　　E. 嗜碱粒细胞

5. 以变质为主的炎症，其实质细胞的主要变化是（　　　）

A. 增生和再生　　　　　　　B. 萎缩和变性　　　　　　　C. 变性和坏死

D. 增生和变性　　　　　　　E. 坏死和萎缩

二、简答题

1. 炎症过程中影响血管内皮通透性的因素有哪些？

2. 炎症时白细胞的作用是什么？

（李英）

第六章　肿　瘤

学习提示： 肿瘤是一大类以细胞异常增殖为特点的疾病。有良性肿瘤和恶性肿瘤之分，两者在细胞分化程度、核分裂像、生长速度、生长方式、转移、复发等方面有明显区别。肿瘤的命名能反映肿瘤的组织来源和良恶性之分。掌握以下名词概念：肿瘤的分化与异型性、癌前病变、非典型增生、原位癌、恶病质、角化珠。通过完成以下题目预习本章内容。

1. 肿瘤的定义：机体细胞_____形成的_____，常表现为_____。这种异常增殖一般是_____。
2. 肿瘤的实质是指_____，间质由_____和_____组成。
3. 恶性肿瘤转移途径有_____、_____、_____。
4. 肿瘤细胞的异型性表现为_____、_____。
5. 上皮组织的恶性肿瘤统称为_____，间叶组织的恶性肿瘤统称为_____。

课堂讨论：

1. 肿瘤的分化程度与异型性的关系是什么？
2. 肝脏和肺脏转移肿瘤的临床病理特点有哪些？

　　肿瘤是一类常见病、多发病，其中恶性肿瘤是目前危害人类健康最严重的一类疾病。在我国，随着人口的老龄化，肿瘤的发病率和死亡率都有增加。我国最为常见和危害性严重的肿瘤按照死亡率排列为胃癌、肝癌、肺癌、食管癌、大肠癌、白血病及淋巴瘤、子宫颈癌、鼻咽癌、乳腺癌等。特别是肺癌发生率近年来有明显增加，值得重视。这些肿瘤的病因学、发病学及其防治均是我国肿瘤研究的重点。

第一节　肿瘤的概念

　　肿瘤是机体在各种致瘤因素作用下，局部组织细胞在基因水平失去对其生长的调控，导致细胞异常增殖形成的新生物，常表现为局部肿块。这种异常增生是克隆性的。正常细胞转变为肿瘤细胞后具有异常的形态、代谢和功能，并在不同程度上失去了分化成熟的能力。它生长旺盛，并具有相对的自主性，即使致瘤因素已不存在，仍能持续性生长，说明肿瘤细胞的遗传异常可以传给其子代细胞。根据肿瘤的生物学特性及其对机体危害性的不同，一般分为良性肿瘤和恶性肿瘤两大类，这种分类在肿瘤的诊断、治疗和判断预后上均有十分重要的意义。

第二节　肿瘤的形态结构

一、肿瘤的大体形态

（1）肿瘤的数量和体积　通常一个，有时可为多个。小者极小，甚至在显微镜下才能发现，如原位癌。大者很大，可重达数千克乃至数十千克。一般说来，肿瘤的大小与肿瘤的性质（良性、恶性）、生长时间和发生部位有一定的关系。肿瘤极大者通常生长缓慢，生长时间较长，且多为良性。恶性肿瘤生长迅速，短期内即可带来不良后果，常长得不大。

（2）肿瘤的形状　肿瘤的形状多种多样，有乳头状、菜花状、绒毛状、蕈状、息肉状、结节状、分叶状、浸润性包块状、弥漫肥厚状、溃疡状和囊状等形状。肿瘤形状上的差异一般与其发生部位、组织来源、生长方式和肿瘤的良恶性质密切相关。

（3）肿瘤的颜色　一般肿瘤的切面多呈灰白色或灰红色，但可因其含血量的多寡、有无变性、坏死、出血以及是否含有色素等而呈现各种不同的颜色。

（4）肿瘤的硬度　肿瘤的硬度与肿瘤的种类、肿瘤实质与间质的比例以及有无变性坏死等有关。如骨瘤很硬，脂肪瘤质软；实质多于间质的肿瘤一般较软，反之则较硬。良性肿瘤一般有完整包膜，与周围组织分界清楚。恶性肿瘤无包膜或包膜不完整，常侵袭周围致边界不清。

二、肿瘤的组织结构

肿瘤的组织结构多种多样，但任何一个肿瘤的组织成分都可分为实质和间质两部分。

（1）肿瘤的实质　肿瘤实质是肿瘤细胞的总称，是肿瘤的主要成分。通常根据肿瘤的实质形态来识别各种肿瘤的组织来源并进行肿瘤的分类、命名、组织学诊断；并根据其分化成熟程度和异型性大小来确定肿瘤的良恶性和肿瘤的恶性程度。

（2）肿瘤的间质　肿瘤的间质成分不具特异性，一般系由结缔组织和血管组成，有时还可有淋巴管，起着支持和营养肿瘤实质的作用。通常生长迅速的肿瘤，其间质血管多较丰富而结缔组织较少；生长缓慢的肿瘤，其间质血管则较少。此外，肿瘤间质内往往有或多或少的淋巴细胞等单个核细胞浸润，这是机体对肿瘤组织的免疫反应。

第三节　肿瘤的异型性

肿瘤组织无论在细胞形态还是组织结构上，都与其发源的正常组织有不同程度的差异，这种差异称为异型性。肿瘤异型性的大小反映了肿瘤组织的成熟程度（即分化程度）。

异型性小者，说明它与有关的正常细胞、组织相似，肿瘤组织成熟程度高（分化程度高）；异型性大者，表示瘤细胞、组织成熟程度低（分化程度低）。分化是指肿瘤组织或细胞与其来源正常的组织或细胞的相似程度。异型性越大，分化程度越低。

1. 肿瘤细胞的异型性

恶性肿瘤细胞常具有高度的异型性，表现为以下特点。

（1）瘤细胞的多形性　恶性肿瘤细胞一般比正常细胞大，各个瘤细胞的大小和形态又很不一致，有时出现瘤巨细胞。但少数分化很差的肿瘤，其瘤细胞较正常细胞小、圆形，大小也比较一致。

（2）瘤细胞核的多形性　瘤细胞核的体积增大（核肥大），使细胞核与细胞浆的比例比正常增大［正常为 $1:(4\sim6)$，恶性肿瘤细胞则接近 $1:1$］，核大小、形状和染色不一，并可出现巨核、双核、多核或奇异形的核，核多染色深（由于核内 DNA 增多），染色质呈粗颗粒状，分布不均匀，常堆积在核膜下，使核膜增厚。核仁肥大，数目也常增多（可达 $3\sim5$ 个）。核分裂像常增多，特别是出现不对称性、多极性，对于诊断恶性肿瘤具有重要的意义。

2. 肿瘤组织结构的异型性

肿瘤的组织结构的异型性是指肿瘤组织在空间排列方式上（包括极向、器官样结构及其与间质的关系等方面）与其来源的正常组织的差异。

第四节　肿瘤的生长与扩散

具有局部浸润和远处转移的能力是恶性肿瘤最重要的特点，并且是恶性肿瘤致患者死亡的主要原因。因此对肿瘤生长与扩散的研究已成为肿瘤病理学的重要内容。

一、肿瘤的生长

细胞遗传学的研究证实肿瘤是由一个转化细胞不断增生繁衍形成的，即肿瘤性增生是一种单克隆性增生而非多克隆性增生。

肿瘤的生长方式有膨胀性、外生性和浸润性三种。

（1）膨胀性生长　是大多数良性肿瘤所表现的生长方式。肿瘤逐渐增大，不侵袭周围正常组织，宛如逐渐膨胀的气球，推开或挤压四周组织。因此，肿瘤往往呈结节状，有完整包膜，与周围组织分界清楚。对周围组织的影响主要是挤压和阻塞，一般不明显破坏器官的结构和功能。临床检查时肿瘤移动性良好，手术容易切除，切除后也常不复发。

（2）外生性生长　发生在体表、体腔或管道器官（如消化道、泌尿道等）的肿瘤，向表面生长，形成乳头状、息肉状、蕈状或菜花状肿物。良、恶性肿瘤都可呈现外生性生长。但恶性肿瘤在向表面呈外生性生长的同时，其基底部往往呈浸润性生长，常由于其生长迅速，血液供应不足，容易发生坏死脱落而形成底部不平、边缘隆起的恶性溃疡。

（3）浸润性生长　为大多数恶性肿瘤的生长方式。肿瘤细胞分裂增生，侵入周围组织间隙、淋巴管和血管内，像树根长入土壤一样，浸润并破坏周围组织。因此以这类方式生长的肿瘤无包膜，与邻近组织紧密连接在一起而无明显界限。临床检查时移动性差或固定，手术切除范围应扩大，否则术后易复发。

二、肿瘤的扩散

具有浸润性生长的恶性肿瘤，不仅可以在原发部位继续生长、蔓延（直接蔓延），而且还可以通过多种途径扩散到身体其他部位（转移）。

1. 直接蔓延

随着肿瘤的不断长大，瘤细胞常常连续地沿着组织间隙、淋巴管、血管或神经束支浸润，破坏邻近正常器官或组织，并继续生长，称为直接蔓延。例如晚期子宫颈癌可蔓延到直肠和膀胱；晚期乳腺癌可穿过胸肌和胸腔甚至到达肺脏。

2. 转移

恶性肿瘤细胞从原发部位侵入淋巴管、血管或体腔，迁徙到他处而继续生长，形成与原发瘤同样类型的肿瘤，这个过程称为转移，所形成的肿瘤称为转移瘤或继发瘤。良性肿瘤不转移，只有恶性肿瘤才可能发生转移。但也有例外，如皮肤的基底细胞癌多在局部造成破坏而很少发生转移。常见的转移途径有以下几种。

（1）淋巴道转移 瘤细胞侵入淋巴管后，随淋巴流首先到达局部淋巴结。例如乳腺外上象限发生的乳腺癌首先到达同侧腋窝淋巴结；肺癌首先到达肺门淋巴结。瘤细胞到达局部淋巴结后，先聚集于边缘窦，以后生长繁殖而累及整个淋巴结，使淋巴结肿大，质地变硬，切面常呈灰白色。有时有转移的淋巴结由于瘤组织侵出被膜而相互融合成团块。局部淋巴结发生转移后，可继续转移至下一站的其他淋巴结，最后可经胸导管进入血流再继发血道转移。

（2）血道转移 瘤细胞侵入血管后可随血流到达远隔器官继续生长，形成转移瘤。由于静脉壁较薄，同时管内压力较低，故瘤细胞多经静脉入血。少数亦可经淋巴管入血。血道转移的运行途径与血栓栓塞过程相似，即侵入体循环静脉的肿瘤细胞经右心到肺，在肺内形成转移瘤，例如骨肉瘤等的肺转移；侵入门静脉系统的肿瘤细胞，首先发生肝的转移，例如胃肠癌的肝转移等；侵入肺静脉的原发性肺肿瘤细胞，以及肺内转移瘤通过肺毛细血管而进入肺静脉的瘤细胞，可经左心随主动脉血流到达全身各器官，常转移到脑、骨、肾及肾上腺等处。因此，这些器官的转移瘤常发生在肺内已有转移之后。此外，侵入胸、腰、骨盆静脉的肿瘤细胞也可以通过吻合支进入脊椎静脉丛，例如前列腺癌就可通过此途径转移到脊椎，进而转移到脑，这时可不伴有肺的转移。

血道转移虽然可见于许多器官，但最常见的是肺，其次是肝。故临床上判断有无血道转移以确定患者的临床分期和治疗方案时，做肺及肝的影像学检查是非常必要的。转移瘤在形态上的特点是边界清楚并常为多个散在分布且多接近器官的表面。位于器官表面的转移瘤，由于瘤结节中央出血、坏死而下陷，可形成所谓"癌脐"。

（3）种植性转移 体腔内器官的肿瘤蔓延至器官表面时，瘤细胞可以脱落，并像播种一样种植在体腔内各器官的表面，形成多数的转移瘤。这种转移的方式称为种植性转移或播种。种植性转移常见于腹腔器官的癌瘤。如胃癌破坏胃壁侵及浆膜后，可种植到大网膜、腹膜、腹腔内器官表面甚至卵巢等处。

第五节　肿瘤的命名与分类

一、肿瘤的命名原则

一般根据肿瘤组织发生即组织来源和生物学行为来命名。良性瘤在其来源组织名称后加一"瘤"字，例如来源于纤维结缔组织的良性瘤称为纤维瘤，来源于腺上皮的良性瘤称为腺瘤等。有时还结合肿瘤的形态特点命名，如腺瘤呈乳头状生长并有囊腔形成者称为乳头状囊腺瘤。恶性肿瘤一般亦根据其组织来源来命名。来源于上皮组织的统称为癌，命名时在其来源组织名称之后加一"癌"字，如来源于鳞状上皮的恶性肿瘤称为鳞状细胞癌；来源于腺上皮呈腺样结构的恶性肿瘤称为腺癌。从间叶组织（包括纤维结缔组织、脂肪、肌肉、脉管、骨、软骨组织等）发生的恶性肿瘤统称为肉瘤，其命名方式是在来源组织名称之后加"肉瘤"二字，例如纤维肉瘤、横纹肌肉瘤、骨肉瘤等。恶性肿瘤的外形具有一定的特点时，则又结合形态特点而命名，如形成乳头状及囊状结构的腺癌，则称为乳头状囊腺癌。如一个肿瘤中既有癌的结构，又有肉瘤的结构，则称癌肉瘤。

在病理学上癌是指上皮组织来源的恶性肿瘤，但一般人所说的"癌症"习惯上常泛指所有恶性肿瘤。

有少数肿瘤不按上述原则命名，如将有些来源于发育十分幼稚组织的肿瘤称为母细胞瘤，恶性者如神经母细胞瘤、髓母细胞瘤和肾母细胞瘤等；良性者如骨母细胞瘤、软骨母细胞瘤和脂肪母细胞瘤等。

二、肿瘤的分类

肿瘤的分类通常是以它的组织发生（即来源于何种组织）为依据。每一类别又按其分化成熟程度及对机体影响的不同而分为良性与恶性两大类，不同组织良恶性肿瘤的主要类型见表 6-1。

三、肿瘤的分级与分期

肿瘤的分级（grading）和分期（staging）一般都用于恶性肿瘤。恶性肿瘤的分级是病理学上根据其分化程度的高低、异型性的大小及核分裂像的多少来确定恶性程度的级别。现在多数人采用简单易掌握的三级分级法，即Ⅰ级为高分化，属低度恶性；Ⅱ级为中分化，属中度恶性；Ⅲ级为低分化，属高度恶性。这种分级法虽有优点，对临床治疗和判断预后有一定参考意义，但缺乏定量标准，不能排除主观因素。如何准确分级尚需进一步研究。

肿瘤分期目前有不同的方案，其主要原则是根据原发肿瘤的大小、浸润的深度和范围、局部和远处淋巴结有无转移、有无血源性或其他远处转移等来确定肿瘤的分期。目前

表 6-1　常见肿瘤的分类

组织来源	良性肿瘤	恶性肿瘤
上皮组织		
鳞状上皮	乳头状瘤	鳞状细胞癌
基底细胞		基底细胞癌
腺上皮	腺瘤	腺癌
	乳头状瘤	乳头状癌
	囊腺瘤	囊腺癌
	多形性腺瘤	恶性多形性腺瘤
移行上皮	乳头状瘤	移行上皮癌
间叶组织		
纤维结缔组织	纤维瘤	纤维肉瘤
纤维组织细胞	纤维组织细胞瘤	恶性纤维组织细胞瘤
脂肪组织	脂肪瘤	脂肪肉瘤
平滑肌组织	平滑肌瘤	平滑肌肉瘤
横纹肌组织	横纹肌瘤	横纹肌肉瘤
血管组织	血管瘤	血管肉瘤
淋巴管组织	淋巴管瘤	淋巴管肉瘤
骨组织	骨瘤	骨肉瘤
软骨组织	软骨瘤	软骨肉瘤
淋巴造血组织		
淋巴组织		恶性淋巴瘤
造血组织		各种白血病
神经组织		
神经鞘膜组织	神经纤维瘤	神经纤维肉瘤
神经鞘细胞	神经鞘瘤	恶性神经鞘瘤
胶质细胞	胶质细胞瘤	恶性胶质细胞瘤
原始神经细胞		髓母细胞瘤
脑膜组织	脑膜瘤	恶性脑膜瘤
交感神经节	节细胞神经瘤	神经母细胞瘤
其他肿瘤		
黑色素细胞	色素痣	恶性黑色素瘤
胎盘滋养叶细胞	葡萄胎	绒毛膜上皮癌,恶性葡萄胎
生殖细胞		精原细胞瘤、无性细胞瘤、胚胎性癌
性腺或胚胎剩件中全能细胞	畸胎瘤	恶性畸胎瘤

国际上广泛使用的是 TNM 分期系统。T 指肿瘤原发病灶，随着肿瘤的增大依次用 $T_1 \sim T_4$ 来表示；N 指局部淋巴结受累及，无淋巴结转移时用 N_0 表示，随着淋巴结受累及程度和范围的扩大，依次用 $N_1 \sim N_3$ 表示；M 指血道转移，无血道转移者用 M_0 表示，有血道转移者用 M_1 或 M_2 表示。

　　肿瘤的分级和分期对临床医师制订治疗方案和评估预后有一定参考价值，特别是肿瘤的分期更为重要，但不同的恶性肿瘤的生物学特性以及患者的全身情况等因素也必须综合加以考虑。

第六节　良性肿瘤与恶性肿瘤的区别

　　良性肿瘤和恶性肿瘤在生物学特性和对机体的影响上有明显不同。良性肿瘤一般对机体影响小,易于治疗,疗效好;恶性肿瘤危害较大,治疗措施复杂,疗效也不够理想。如果把恶性肿瘤误诊为良性肿瘤,就会延误治疗或治疗不彻底,造成复发、转移。相反,如把良性肿瘤误诊为恶性肿瘤,由于不必要的治疗,使患者遭受不应有的痛苦、伤害和精神负担。因此,区别良性肿瘤与恶性肿瘤对于正确的诊断和治疗具有重要的实际意义。对于大多数肿瘤,尚未发现可以区别良恶性肿瘤的特异性单项形态学和分子生物学指标,目前二者的区别主要依据病理形态学上的异型性,并结合其生物学行为(浸润、转移)等多项指标,良恶性肿瘤的主要区别见表 6-2。

表 6-2　良性肿瘤与恶性肿瘤的区别

区别点	良性肿瘤	恶性肿瘤
组织分化程度	分化好,异型性小,与原有组织的形态相似	分化不好,异型性大,与原有组织的形态差别大
核分裂像	无或稀少,不见病理核分裂像	多见,并可见病理性核分裂像
生长速度	缓慢	较快
生长方式	膨胀性或外生性生长,前者常有包膜形成,与周围组织一般分界清楚,故通常可推动	浸润性或外生性生长,前者无包膜,一般与周围组织分界不清楚,通常不能推动;后者每伴有浸润性生长
继发改变	很少发生坏死、出血	常发生出血、坏死、溃疡
转移	不转移	常有转移
复发	手术切除后很少复发	手术切除等治疗后较多复发
对机体影响	较小,主要为局部压迫或阻塞。如发生在重要器官也可引起严重后果	较大,除压迫、阻塞外,还可以破坏原发处和转移处的组织,引起坏死、出血、合并感染,甚至造成恶病质

第七节　癌前病变、非典型性增生及原位癌

正确识别癌前病变、非典型性增生及原位癌是防止肿瘤发生发展及早期诊断肿瘤的重要环节。

1. 癌前病变

癌前病变是指某些具有癌变的潜在可能性的病变,如长期存在即有可能转变为癌。因此,早期发现与及时治愈癌前病变,对肿瘤的预防具有重要的实际意义。癌前病变可分为遗传性和获得性。常见的癌前病变有以下几种。

(1) 黏膜白斑　常发生在口腔、外阴和阴茎等处黏膜。主要病理改变是黏膜的鳞状上皮过度增生和过度角化,并出现一定的异型性。肉眼上呈白色斑块,故称白斑。如长期不愈就有可能转变为鳞状细胞癌。

(2) 慢性子宫颈炎伴子宫颈糜烂　是妇女常见的疾病。在慢性子宫颈炎的基础上子宫颈阴道部的鳞状上皮被来自子宫颈管内膜的单层柱状上皮所取代,使该处呈粉红色或鲜红色,好像发生了黏膜上皮的缺损,称为子宫颈糜烂。随后,局部又可被再生的鳞状上皮所替代,称为糜烂愈复。如果上述过程反复进行,则少数病例可变为子宫颈鳞状细胞癌。

(3) 乳腺增生性纤维囊性变　本病由内分泌失调引起,常见于 40 岁左右的妇女,主要表现为乳腺小叶导管和腺泡上皮细胞的增生、大汗腺化生及导管囊性扩张,间质纤维组

织也有增生。伴有导管内乳头状增生者较易发生癌变。

（4）结肠、直肠的息肉状腺瘤　较为常见，可以单发或多发，均可发生癌变（尤其是绒毛状腺瘤）。多发性者常有家族史，更易发生癌变。

（5）慢性萎缩性胃炎及胃溃疡　慢性萎缩性胃炎时，胃黏膜腺体可有肠上皮化生，这种肠上皮化生与胃癌的发生有一定关系，如久治不愈可发生癌变。慢性胃溃疡时溃疡边缘的黏膜因受刺激而不断增生，可能转变为癌，其癌变率大约为1%。另外，近年发现胃的慢性幽门螺杆菌性胃炎可能引发胃的黏膜相关淋巴组织来源的B细胞性淋巴瘤。

（6）慢性溃疡性结肠炎　在反复溃疡和黏膜增生的基础上可发生结肠腺癌。

（7）皮肤慢性溃疡　经久不愈的皮肤溃疡和瘘管，特别是小腿的慢性溃疡，由于长期慢性刺激，表皮鳞状上皮增生，有的可发生癌变。

（8）肝硬化　由慢性病毒性肝炎所致的肝硬化患者，相当的一部分进展为肝细胞性肝癌。

但必须指出，癌的形成往往经历一个漫长逐渐演进的过程，平均为15～20年，而且并非所有癌前病变都必然转变为癌，还取决于很多因素。

2. 非典型性增生

非典型性增生指增生上皮细胞的形态呈现一定程度的异型性，但还不足以诊断为癌。镜下表现为增生的细胞大小不一，形态多样，核大而浓染，核浆比例增大，核分裂可增多但多属正常核分裂像。细胞排列较乱，极向消失。非典型增生多发生于皮肤或黏膜表面被覆的鳞状上皮，也可发生于腺上皮。根据其异型性程度和（或）累及范围可分为轻、中、重三级。轻度和中度的非典型性增生（分别累及上皮层下部的1/3处和2/3处），在病因消除后可恢复正常。而累及上皮2/3以上尚未达到全层的重度非典型性增生则很难逆转，常转变为癌。上述癌前病变多通过非典型增生而发生癌变。近年来提出的上皮内瘤变的概念，将轻度、中度和重度非典型增生分别称为上皮内瘤变的Ⅰ、Ⅱ和Ⅲ级，并将原位癌也列入上皮内瘤变Ⅲ级内。

3. 原位癌

原位癌一般指黏膜鳞状上皮层内或皮肤表皮层内的重度非典型增生或累及上皮的全层（上皮内瘤变Ⅲ级）但尚未侵破基底膜而向下浸润生长者。例如子宫颈、食管及皮肤的原位癌。此外，当乳腺小叶腺泡发生癌变而尚未侵破基底膜者，亦可称为小叶原位癌。原位癌是一种早期癌，因而早期发现和积极治疗可防止其发展为浸润性癌，从而提高肿瘤的治愈率。

第八节　肿瘤的病因学

肿瘤病因学研究引起肿瘤的始动因素，肿瘤发病学则研究肿瘤的发病机制与肿瘤发生的条件。要治愈肿瘤和预防肿瘤的发生，关键问题是查明肿瘤的病因及其发病机制。

一、肿瘤发生的分子生物学基础

近年来分子生物学迅速发展，特别是对癌基因和肿瘤抑制基因的研究，已初步地揭示了某些肿瘤的病因与发病机制。目前的研究表明，肿瘤从本质上来说是基因病。各种环境的和遗传的致癌因素可能以协同或序贯的方式引起细胞非致死性的 DNA 损害，从而激活原癌基因和（或）灭活肿瘤抑制基因，加上凋亡调节基因和（或）DNA 修复基因的改变，使细胞发生转化。在此，原癌基因的突变是显性的，而肿瘤抑制基因和 DNA 修复基因的突变是隐性的（二次突变）。凋亡调节基因的改变可以是隐性或者显性的。被转化的细胞可先呈多克隆性的增生，经过一个漫长的多阶段的演进过程，其中一个克隆相对无限制地扩增，通过附加突变，选择性地形成具有不同特点的亚克隆（异质化），从而获得浸润和转移的能力（恶性转化），形成恶性肿瘤。

1. 癌基因

（1）原癌基因、癌基因及其产物　现代分子生物学的重大成就之一是发现了原癌基因和原癌基因具有转化成致癌的癌基因的能力。Bishop 和 Varmus 因此获得 1989 年的诺贝尔奖。癌基因可以理解为具有潜在的转化细胞能力的基因。

癌基因是首先在反转录病毒（RNA 病毒）中发现的。某些反转录病毒能在动物体内迅速诱发肿瘤并能在体外转化细胞，其含有的能够转化细胞的 RNA 片断称为病毒癌基因。后来在正常细胞的 DNA 中也发现存在与病毒癌基因几乎完全相同的 DNA 序列，称为细胞癌基因（cellular oncogene，c-onc），如 *c-ras*、*c-myc* 等。由于细胞癌基因在正常细胞中以非激活的形式存在，故又称为原癌基因。原癌基因可因多种因素的作用而被激活成为癌基因。

原癌基因编码的蛋白质大多都是对正常细胞生长十分重要的细胞生长因子和生长因子受体，如血小板衍生生长因子（PDGF）、成纤维细胞生长因子（FGF）、表皮细胞生长因子受体（EGF-R），重要的信号转导蛋白质（如酪氨酸激酶、丝氨酸-苏氨酸激酶等）以及核调节蛋白质（如转录激活蛋白）等。

（2）原癌基因的激活　原癌基因的激活有两种方式：①发生结构改变（突变），产生具有异常功能的癌蛋白；②基因表达调节的改变（过度表达），产生过量的结构正常的生长促进蛋白。基因水平的改变继而导致细胞生长刺激信号的过度或持续出现，使细胞发生转化。

引起原癌基因突变的 DNA 结构改变有：①点突变，如 *ras* 原癌基因第 1 外显子的第 12 号密码子从 GGC 突变为 GTC，相应编码的氨基酸从甘氨酸变为缬氨酸，转录产生异常蛋白；②染色体易位，如伯基特淋巴瘤的 *t*（8；14）使得 *c-myc* 基因和 *IgH* 基因拼接，造成 *c-myc* 基因的过度表达；③基因扩增，如神经母细胞瘤的 *N-myc* 原癌基因可复制成多达几百个拷贝，在细胞遗传学上表现为染色体出现双微小体和均染区。

突变的癌基因编码的蛋白质（癌蛋白，oncoprotein）与原癌基因的正常产物有结构上的不同，并失去正常产物的生长调节作用。可通过以下方式影响其靶细胞：①生长因子增加；②生长因子受体增加；③产生突变的信号转导蛋白；④产生与 DNA 结合的转录因子等。癌蛋白调节其靶细胞的代谢、促使细胞逐步转化，成为肿瘤。如正常细胞的生长因子受体受到刺激后，ras 蛋白从非活化的与 GDP 结合的状态变为活化的与 GTP 结合状态，从而引起核内的转录活化，产生 c-myc 蛋白，细胞进入周期，然后，GTP 被水解，ras 蛋白失活，细胞又可以恢复静止；而在 *ras* 原癌基因发生点突变后，产生的 ras 癌蛋白一旦与 GTP 结合后，便不能水解，使得细胞持续地处于增殖状态，从而为肿瘤的产生提供了条件。

2. 肿瘤抑制基因

与原癌基因编码的蛋白质促进细胞生长相反，在正常情况下细胞内的另一类基因——肿瘤抑制基因（tumor suppressor gene）——的产物能抑制细胞的生长。其功能的丧失则可能促进细胞的肿瘤性转化。与原癌基因的激活不同的是，肿瘤抑制基因的失活多数是通过等位基因的两次突变或缺失（纯合子）的方式实现的。目前了解最多的两种肿瘤抑制基因是 *Rb* 基因和 *p53* 基因。它们的产物都是以转录调节因子的方式调节核转录和细胞周期的核蛋白。其他的肿瘤抑制基因还有神经纤维瘤病-1 基因（neurofibromatosis I，*NF-1*）、结肠腺瘤性息肉基因（adenomatous polyposis coli，*APC*）、结肠癌丢失基因（deleted in colon carcinoma，*DCC*）、p16 基因和 Wilm 瘤-1 基因（*WT-1*）等。

（1）*Rb* 基因　*Rb* 基因是随着对一种少见的儿童肿瘤——视网膜母细胞瘤——的研究而最早发现的一种肿瘤抑制基因。其纯合性缺失见于所有的视网膜母细胞瘤及部分的骨肉瘤、乳腺癌和小细胞肺癌等肿瘤。*Rb* 基因定位于染色体 13q14，编码一种核磷蛋白（pRb）。在调节细胞周期中起重要作用。它在细胞核中以活化的脱磷酸化和失活的磷酸化的形式存在。活化的 Rb 蛋白对于细胞从 G_0/G_1 期进入 S 期有抑制作用。当细胞受到刺激开始分裂时，Rb 蛋白被磷酸化失活，使细胞进入 S 期。当细胞分裂成两个子细胞时，失活的（磷酸化的）Rb 蛋白通过脱磷酸化再生使得子细胞处于 G_1 期或 G_0 期的静止状态。现在已知，活化的 Rb 蛋白对于细胞进入 G_1 停滞的机制是由于脱磷酸的 Rb 蛋白可以和转录因子 E2F 家族结合，因而阻断了 DNA 上的 S 期基因的转录。反之，磷酸化的 Rb 蛋白与 E2F 分离，使得 E2F 与 DP1 蛋白形成异二聚体，活化 S 期基因的转录。如由于点突变或 13q14 的缺失使 *Rb* 基因失活，则 Rb 蛋白表达出现异常，受累细胞就无障碍地进入 S 期，而可能由此恶变。*Rb* 的两个等位基因必须都发生突变或缺失才能产生肿瘤，因此，*Rb* 基因也被称为隐性癌基因。

（2）*p53* 基因　*p53* 基因定位于染色体 17p13.1。编码的正常 p53 蛋白（野生型）存在于核内，是一种核结合蛋白。正常的 p53 蛋白在 DNA 损伤或缺氧时活化，使依赖 p53 的周期素依赖激酶（cyclin-dependent kinase，CDK）抑制者 p21 和 DNA 修复基因（growth arrest and DNA damage 45，GADD45）上调性转录，细胞在 G_1 期出现生长停滞，进行 DNA 修复。如修复成功，细胞进入 S 期；如修复失败，则通过活化 *bax* 基因使细胞进入凋亡，以保证基因组的遗传稳定。因此，正常的 p53 蛋白又被称为"分子警察"。而在 *p53* 基因缺失或发生突变的细胞，DNA 的损伤后不能通过 p53 的介导进入 G_1 停滞和 DNA 修复，因此遗传信息受损的细胞可以进入增殖，最终可以发展成恶性肿瘤。

在超过 50％的人类肿瘤中发现有 *p53* 基因的突变，尤其在结肠癌、肺癌、乳腺癌和胰腺癌的突变更为多见。*p53* 基因异常方式包括纯合缺失和点突变。在大多数肿瘤两个 *p53* 等位基因均有失活。具有遗传性的一个 *p53* 基因突变的患者，称为 Li-Fraumeni 综合征，发生第二次突变产生恶性肿瘤的可能性高于 *p53* 基因正常的人群 25 倍。主要发生肉瘤、乳腺癌、白血病等。近来还发现某些 DNA 病毒，例如 HPV 和 SV-40，其致癌作用是通过它们的癌蛋白与活化的 Rb 蛋白或 p53 蛋白结合而使得转录因子 E2F 活化实现的。

3. 凋亡调节基因和 DNA 修复调节基因

除了原癌基因的激活与肿瘤抑制基因的失活外，近年来还发现调节细胞进入程序性细胞死亡（programmed cell death，PCD）的基因及其产物在某些肿瘤的发生上也起着重要的作用。如 B 细胞淋巴瘤/白血病（B-cell lymphoma/leukemia，Bcl）家族中的 Bcl-2 蛋白可以抑制凋亡，而 bax 蛋白则可以促进细胞凋亡。正常情况下 Bcl-2 和 bax 在细胞内保持平衡。如 Bcl-2 蛋白增多，细胞则长期存活；如 bax 蛋白增多，细胞则进入凋亡。在此，野生型的 p53 蛋白可以诱导 bax 的合成，而促使 DNA 受损的细胞进入凋亡。在 85% 的滤泡型恶性淋巴瘤，存在 t（14；18）（q32；q21）。这一染色体易位使位于 14 号染色体长臂的免疫球蛋白重链基因和位于 18 号染色体的 *Bcl-2* 基因的转录活性位点拼接，造成 *Bcl-2* 基因的过度表达，使 B 淋巴细胞免于凋亡而长期存活，并可能附加其他基因的突变而发展成淋巴瘤。

人类在生活中接触到许多致癌物，如电离辐射、化学物质等。这些致癌物引起的 DNA 损害如果超过细胞能够忍受的范围，受损细胞会以凋亡的形式死亡；如果引起轻微的 DNA 损害，正常细胞内的 DNA 修复机制可及时修复。这对维持机体遗传基因组的稳定非常重要。一些有遗传性 DNA 修复调节基因有突变或缺失的人中，肿瘤的发病率极高。例如，遗传性非息肉性结肠癌综合征患者的 DNA 错配修复基因发生缺失。一段单链 DNA 在复制时，碱基的错配，如正确的 A 与 T 配对变成 G 与 T 配对，通常由 DNA 错配修复基因更正。而在上述患者错配不能更正而可积累起来，造成原癌基因或者肿瘤抑制基因的突变，形成结肠癌。

4. 端粒和肿瘤

正常细胞分裂一定次数后就进入老化阶段，失去了复制的能力。现在已知，细胞的复制次数是由一种位于染色体末端的叫做端粒（telomeres）的 DNA 重复序列控制的。细胞复制一次，其端粒就缩短一点，细胞复制一定次数后，端粒缩短使得染色体相互融合，导致细胞死亡。所以端粒可以称为细胞的生命计时器。在生殖细胞，由于端粒酶的存在可使缩短的端粒得以恢复，因此生殖细胞有十分强大的自我复制能力。而在大多数体细胞中不含有端粒酶，因此体细胞只能复制大约 50 次。肿瘤细胞能够几乎无限制的复制，肯定存在某种使其端粒不会缩短的机制。实验表明，绝大多数的恶性肿瘤细胞都含有一定程度的端粒酶活性。因此，端粒的缩短也可以看成是一种肿瘤抑制机制。对于肿瘤细胞的端粒酶抑制的研究可能为肿瘤的治疗开辟一个新的领域。

5. 多步癌变的分子基础

恶性肿瘤的发生是一个长期的多因素形成的分阶段的过程。这已由流行病学、遗传学和化学致癌的动物模型以及分子遗传学研究所证明。单个的基因改变尚不足以造成细胞的完全恶性转化。要使得细胞完全恶性转化，需要多个基因的改变，包括几个癌基因的激活、两个或更多肿瘤抑制基因的失活以及凋亡调节和 DNA 修复基因的改变。以结肠癌的发生为例，在从结肠上皮过度增生到结肠癌的演进过程中，关键性的步骤是癌基因的突变和肿瘤抑制基因的失活。这些阶梯性积累起来的不同基因水平的改变，可以通过形态学改变反映出来。

二、环境致癌因素及其作用机制

（一）化学致癌因素

到目前为止，已经确定了对动物有致癌作用的化学致癌物有 1000 多种，其中有些可能与人类肿瘤密切相关。经研究表明，化学致癌物致癌的方式有：①少数化学致癌物不需在体内进行代谢转化直接致癌，称为直接作用的化学致癌物，如烷化剂。②绝大多数化学致癌物需经体内（肝脏）进行代谢，活化后才能致癌，称为间接作用的化学致癌物，如

3,4-苯并芘是间接致癌物，其代谢活化产物是环氧化物，为终末致癌物。③所有化学致癌物都具有亲电子结构基团（如环氧化物、硫酸酯基团），能与细胞大分子的亲核基团（如 DNA 中的鸟嘌呤 N-7、C-8，胞嘧啶 N-3）共价结合，形成加合物，导致 DNA 突变。④某些化学致癌物可以由其他无致癌作用的物质的协同作用而加大。这种增加致癌效应的物质称之为促癌物（promoter），如巴豆油、激素、酚和某些药物。致癌物引发的初始变化称为激发作用（initation），而促癌物的协同作用称为促进作用（promotion）。

1. 间接作用的化学致癌物

（1）多环芳烃　主要存在于石油、煤焦油中。致癌性特别强的有 3,4-苯并芘、1,2,5,6-双苯并蒽、3-甲基胆蒽及 9,10-二甲基苯蒽等。3,4-苯并芘是煤焦油的主要致癌成分，还可由于有机物的燃烧而产生。近几十年肺癌发病率日益增加，与吸烟和城市大气污染有密切关系。烟熏和烧烤的鱼、肉等食品也含有较多的多环芳烃，据调查与某些地区胃癌的发病率较高有一定关系。多环芳烃在肝脏经细胞色素氧化酶 P450 系统氧化成环氧化物，后者以其亲电子基团（不饱和的 C—C 键）与核酸分子共价键结合而引起 DNA 突变。

（2）芳香胺类与氨基偶氮染料　致癌的芳香胺类有乙萘胺、联苯胺、4-氨基联苯等，与印染工人和橡胶工人的膀胱癌发生率高有关。芳香胺是在肝脏经细胞色素氧化酶 P450 系统使其 N 端羟化形成羟胺衍生物，再与葡萄糖醛酸结合成葡萄糖苷酸从泌尿道排出。在膀胱，葡萄糖苷酸被水解释放出活化的羟胺而致癌。氨基偶氮染料有奶油黄（人工奶油染料）和猩红，主要在肝脏代谢，经氧化后形成致癌物。

（3）亚硝胺类　具有较强烈致癌作用，并且致癌谱广。普遍存在于水与食物中，在变质的蔬菜和食物中含量更高。亚硝酸盐可作为肉和鱼类食品保存剂与着色剂进入人体；也可由细菌分解硝酸盐产生。亚硝酸盐和二级胺可在胃内的酸性环境中合成亚硝胺。亚硝胺在体内经过羟化作用而活化，形成具有很强反应性的烷化碳离子而致癌。我国河南林县的流行病学调查表明，该地区食管癌发病率高与食物中亚硝胺含量高有关。

（4）真菌毒素　目前已知有数十种真菌毒素具有致癌性，研究最多的是黄曲霉毒素（aflatoxin）。黄曲霉毒素广泛存在于高温潮湿地区霉变食品中，尤以霉变的花生、玉米及谷类含量最多，其致癌性最强。其化学结构为异环芳烃，在肝脏通过肝细胞内的混合功能氧化酶氧化成环氧化物而致癌。这种毒素主要诱发肝细胞性肝癌。我国和南非肝癌高发地区的调查都显示，黄曲霉毒素 B_1 在谷物中的污染水平与肝癌的发生有密切关系。但这些地区同时也是乙型肝炎病毒感染的高发区。分子生物学的研究表明，黄曲霉毒素 B_1 的致癌作用是使肿瘤抑制基因 *p53* 发生点突变而失去活性，而 HBV 感染所致的肝细胞慢性损伤和由此引起的肝细胞持续增生为黄曲霉毒素的致癌作用提供了有利条件。因此，HBV 感染与黄曲霉毒素 B_1 污染之间的协同作用可能是我国肝癌高发地区的主要致癌因素。

2. 直接作用的化学致癌物

此类化学致癌物不需要体内代谢活化即可致癌，但一般致癌作用较弱，致癌时间长。

（1）烷化剂与酰化剂　抗癌药物中的环磷酰胺、氮芥、苯丁酸氮芥、亚硝基脲等均属此类。其在应用相当长时间后可诱发第二种肿瘤。如在化学治疗痊愈或已控制的白血病、霍奇金淋巴瘤和卵巢癌的患者，数年后可发生粒细胞白血病。应用此类药物治疗其他疾病，如类风湿关节炎和韦格纳肉芽肿等自身免疫性疾病，以后发生恶性肿瘤的概率大大高于正常人。

（2）其他直接致癌物　金属元素如镍、铬、镉、铍等对人类也有致癌作用，如铬可致肺癌、镉可致前列腺癌、镍可致鼻癌和肺癌等。其原因可能是金属的二价阳离子是亲电子的，可与细胞大分子尤其是 DNA 结合反应而致癌。一些非金属元素和有机化合物也有致癌性，如砷可致皮肤癌、氯乙烯可致塑料工人的肝血管肉瘤、苯致白血病等。

（二）物理性致癌因素

已证实的物理性致癌因素主要是电离辐射。电离辐射系指 X 线、γ 射线和带亚原子微粒的辐射以及紫外线照射。长期接触 X 线及镭、铀、氢、钴、锶等放射性同位素可引起各种肿瘤。如长期接触 X 线而无必要防护措施的放射线工作者，易发生皮肤癌和白血病；开采放射性物质（钴、铀、氢等）的矿工易患肺癌。日本长崎、广岛受原子弹爆炸影响的居民，经过长期观察发现白血病、甲状腺癌、乳腺癌及肺癌的发病率明显增高。

（三）病毒和细菌

1. RNA 致瘤病毒

这类病毒可通过转导（transduction）或插入突变（insertional mutagenesis）这两种机制将其遗传物质整合到宿主细胞 DNA 中，并使宿主细胞发生转化。①急性转化病毒：这类病毒含有病毒癌基因，如 *v-src*、*v-abl*、*v-myb* 等，感染细胞后，将以其 RNA 为模板通过反转录酶合成 DNA 片段，并整合（integration）到宿主的 DNA 链中并进行表达，导致细胞的转化。②慢性转化病毒：这类病毒（如鼠乳癌病毒）本身不含有癌基因，但感染宿主细胞后，其病毒基因也可由于反转录酶的作用合成 DNA，并插入到宿主细胞 DNA 链中原癌基因附近，引起原癌基因过度表达，使宿主细胞转化。

人类 T 细胞白血病/淋巴瘤病毒 1（human T-cell leukemialymphoma virus 1，HTLV-1）是与人类肿瘤发生密切相关的一种 RNA 病毒，与发生于日本和加勒比地区的 T 细胞白血病/淋巴瘤有关。HTLV-1 病毒与 HIV 一样，在人类通过性交、血液制品和哺乳传播。其转化的靶细胞是 $CD4^+$ 的 T 细胞亚群（辅助 T 细胞）。受染人群发生白血病的概率为 1%，HTLV-1 转化 T 细胞的机制还不完全清楚。但其转化活性与一个称为 *Tax* 的基因有关。*Tax* 基因编码蛋白可激活几种宿主基因（如编码 P55 蛋白的 *c-fos* 基因、编码 PDFG 的 *c-sis* 基因、编码 IL-2 及其受体的基因、编码髓样生长因子的基因）的转录，它们可使 T 细胞发生转化而形成肿瘤。

2. DNA 致瘤病毒

DNA 病毒中有 50 多种可引起动物肿瘤。DNA 病毒感染细胞后出现两种后果：①如果病毒 DNA 未能被整合到宿主的基因组中，病毒的复制不会受到干扰，大量的病毒复制最终使细胞死亡；②如果病毒基因被整合到宿主的 DNA 中，并且作为细胞的基因加以表达，则可引起细胞的转化。与人类肿瘤发生密切相关的 DNA 病毒有以下三种。

（1）人类乳头状瘤病毒（human papilloma virus，HPV）　HPV 与人类上皮性肿瘤，主要是子宫颈和肛门生殖器区域的鳞癌的关系，近年来已得到证实。在约 85% 的子宫颈癌以及其癌前病变（重度非典型增生和原位癌）的病例中发现 HPV 的 16 型、18 型的 DNA 序列，并已整合到宿主细胞的 DNA 中。

（2）Epstein-Barr 病毒（EBV）　与之有关的人类肿瘤有 Burkitt 淋巴瘤、鼻咽癌、某些霍奇金淋巴瘤和 B 细胞淋巴瘤。EBV 主要感染人类的口腔上皮细胞和 B 淋巴细胞。EBV 对 B 细胞有很强的亲和性，能使受感染的 B 细胞发生多克隆性增生。在此基础上若再发生附加的突变，最终导致单克隆性增生，形成淋巴瘤。

（3）乙型肝炎病毒（hepatitis B virus，HBV）　慢性 HBV 感染与肝细胞性肝癌发生关系密切。在癌细胞中，HBV 的整合是克隆性的，但其本身不含有编码癌蛋白的基因，其 DNA 也不接近任何癌基因或肿瘤抑制基因。

3. 幽门螺杆菌（helicobacter pylori，HP）

许多研究报道指出，幽门螺杆菌引起的慢性胃炎与胃癌和胃低度恶性 B 细胞性淋巴瘤的发生有关。理由是绝大多数的胃癌和胃淋巴瘤都伴有幽门螺杆菌的感染，但 HP 与胃癌和胃淋巴瘤的发生因果关系和作用机制尚不十分清楚。有人用抗生素预防胃癌和治疗胃淋巴瘤收到了一定的效果。

第九节　常见肿瘤举例

一、上皮性肿瘤

上皮组织包括覆盖上皮、腺上皮和导管上皮，由此发生的肿瘤最为常见。人体的恶性肿瘤大部分来源于上皮组织，故癌对人体的危害最大。

1. 良性上皮组织肿瘤

（1）乳头状瘤（papilloma）　由复层的覆盖上皮如鳞状上皮或移行上皮发生的良性肿瘤。肿瘤向表面呈外生性生长，形成许多手指样或乳头状突起，并可呈菜花状或绒毛状外观。肿瘤根部常有细蒂与正常组织相连。镜下，每一乳头表面覆盖增生的鳞状上皮或者移行上皮，乳头轴心由具有血管的分支状结缔组织间质构成。

（2）腺瘤（adenoma）　是腺上皮发生的良性肿瘤，多见于甲状腺、卵巢、乳腺、涎腺和肠等处。黏膜腺的腺瘤多呈息肉状，腺器官内的腺瘤则多呈结节状，且常有包膜，与周围正常组织分界清楚。腺瘤的腺体与其起源的腺体不仅在形态上相似，而且常具有一定的分泌功能，但排列结构不同。

2. 恶性上皮组织肿瘤

（1）鳞状细胞癌（squamous cell carcinoma）　简称鳞癌，常发生在身体原有鳞状上皮覆盖的部位，如皮肤、口腔、唇、子宫颈、阴道、食管、喉、阴茎等处，也可发生在有鳞状上皮化生的其他非鳞状上皮覆盖部位，如支气管、胆囊、肾盂等处。肉眼上常呈菜花状，也可因坏死脱落而形成溃疡状，癌组织同时向深层浸润性生长。镜下，癌细胞呈巢状分布，与间质界限清楚。分化好的鳞癌癌巢，细胞间可见到细胞间桥，在癌巢的中央可出现层状的角化物，称为角化珠（keratin pearl）或癌珠。分化较差的鳞癌无角化珠形成，甚至也无细胞间桥，细胞异型性明显并见较多的核分裂像。

（2）基底细胞癌（basal cell carcinoma）　由表皮原始上皮芽或基底细胞发生，多见于老年人面部如眼睑、颊及鼻翼等处。癌巢主要由浓染的基底细胞样癌细胞构成。此癌生长缓慢，表面常形成溃疡，并可浸润破坏深层组织。但几乎不发生转移，对放射治疗很敏感，临床上呈低度恶性经过。

（3）移行细胞癌（transitional cell carcinoma）　来自膀胱或肾盂等处的移行上皮，肿瘤常为多发，呈乳头状或菜花状，可溃破形成溃疡或广泛浸润深层组织。镜下，癌细胞似移行上皮，呈多层排列，有异型性。

（4）腺癌（adenocarcinoma）　是从腺体、导管或分泌上皮发生的恶性肿瘤。根据其形态结构和分化程度，可分为管状或乳头状腺癌、实性癌和黏液癌。

二、间叶组织肿瘤

间叶组织包括纤维结缔组织、脂肪组织、肌组织、骨和软骨组织。

1. 良性间叶组织肿瘤

这类肿瘤分化程度高，其组织结构、细胞形态、质地和颜色等均与其来源的正常组织相似。肿瘤多呈膨胀性生长，生长缓慢有包膜。

（1）纤维瘤（fibroma） 外观呈结节状，有包膜，切面灰白色，可见编织状的条纹，质地韧硬，常见于四肢及躯干的皮下。瘤细胞由分化良好的纤维细胞构成，呈编织状排列，瘤细胞间有丰富的胶原纤维。此瘤生长缓慢，手术切除后不再复发。

（2）脂肪瘤（lipoma） 常见于背、肩、颈及四肢近端的皮下组织。外观为扁圆形或分叶状，有包膜，质地柔软，切面色淡黄，有油腻感。肿瘤大小不一，常为单发性，亦可为多发性。镜下与正常脂肪组织的主要区别在于有包膜和纤维间隔。脂肪瘤一般无症状，极少恶变，手术易切除。

（3）脉管瘤 分为血管瘤（hemangioma）及淋巴管瘤（lymphangioma）两类，其中血管瘤最常见，多为先天性，常见于儿童的头面部皮肤。内脏血管瘤以肝脏最多见。病理学将血管瘤分为毛细血管瘤（由增生的毛细血管构成）、海绵状血管瘤（由扩张的血窦构成）及混合型血管瘤（即两种改变并存）三种。肉眼上无包膜，呈浸润性生长，在皮肤或黏膜可呈突起的鲜红斑块，或呈暗红色、紫红色斑，内脏血管瘤多呈结节状。血管瘤一般随身体发育而长大，成年后即停止发展，较小者可自然消退。淋巴管瘤由增生的淋巴管构成，内含淋巴液。淋巴管可呈囊性扩大并互相融合，内含大量淋巴液，称为囊状水瘤（cystic hydroma），多见于小儿颈部。

（4）平滑肌瘤（leiomyoma） 最多见于子宫，其次为胃肠道。瘤组织由形态比较一致的梭形平滑肌细胞构成。瘤细胞互相编织呈束状或呈栅状排列，核呈长杆状，两端钝圆，核分裂像少见。

（5）骨瘤（osteoma） 好发于头面骨和颌骨，也可累及四肢骨，表现为局部隆起。镜下见肿瘤由成熟骨质组成，但失去正常骨质的结构和排列方向。

（6）软骨瘤（chondroma） 自骨膜发生并向外突起者，称外生性软骨瘤。发生于手足短骨和四肢长骨等骨干的骨髓腔内者，称为内生性软骨瘤。肉眼切面呈淡蓝色或银白色，半透明，可有钙化或囊性变。镜下见瘤组织由成熟透明软骨组成，呈不规则分叶状。位于盆骨、胸骨、肋骨、四肢长骨或椎骨的软骨瘤易恶变；发生在指（趾）骨的软骨瘤极少恶变。

2. 恶性间叶组织肿瘤

恶性间叶组织肿瘤统称肉瘤。肉瘤比癌少见，多发于青少年。肉眼呈结节状或分叶状。由于其生长较快，除浸润性生长外，也可挤压周围组织形成假包膜。肉瘤体积常较大，质软，切面多呈灰红色或灰白色，质地细腻，湿润，似鱼肉状，故称肉瘤。肉瘤易发生出血、坏死、囊性变等继发改变。镜下，肉瘤细胞大多弥漫分布，不形成细胞巢，与间质分界不清，肉瘤细胞间有纤细的网状纤维。肿瘤间质结缔组织少，但血管丰富，故肉瘤先易发生血道转移。癌与肉瘤的区别见表 6-3，对肿瘤的病理诊断及临床治疗均有实际意义。

表 6-3　癌与肉瘤的区别

区别点	癌	肉瘤
组织来源	上皮组织	间叶组织
发病情况	较常见,约为肉瘤的 9 倍,多见于 40 岁以上成人	较少见,大多见于青少年
大体特点	质较硬、色灰白、较干燥	质软、色灰红、湿润、鱼肉状
组织学特点	多形成癌巢,实质与间质分界清楚,纤维组织常有增生	肉瘤细胞多弥漫分布,实质与间质分界不清,间质内血管丰富,纤维组织少
网状纤维	癌细胞间多无网状纤维	肉瘤细胞间多有网状纤维
转移	多经淋巴道转移	多经血道转移

（1）纤维肉瘤（fibrosarcoma）　来自纤维结缔组织的肉瘤,其发生部位与纤维瘤相似,以四肢皮下组织为多见。分化好的纤维肉瘤,瘤细胞多呈棱形,异型性小,与纤维瘤有些相似;分化差者有明显异型性。纤维肉瘤分化好者生长缓慢,转移及复发少见;分化差者生长快,易发生转移,切除后易复发。

（2）脂肪肉瘤（liposarcoma）　是肉瘤中较常见的一种。多见于 40 岁以上的成人,常发生在大腿及腹膜后等深部软组织。肉眼观大多数肿瘤呈结节状或分叶状,表面常有一层假包膜,黄红色,有油腻感,有时可呈鱼肉状或黏液样外观。镜下,肿瘤细胞大小形态各异,可见分化差的星形、梭形、小圆形或呈明显异型性和多样性的脂肪母细胞,胞浆内含有大小不等的脂肪空泡,也可见成熟的脂肪细胞。以分化成熟的脂肪细胞为主时,称为高分化脂肪肉瘤;间质有明显黏液变性和大量血管网形成者,称为黏液样型脂肪肉瘤;当以分化差的小圆形脂肪母细胞为主时,称为圆形细胞型脂肪肉瘤;以多形性脂肪母细胞为主时,称为多形性脂肪肉瘤。后二者恶性程度高,易有复发和转移。

（3）横纹肌肉瘤（rhabdomyosarcoma）　是儿童中除白血病以外最常见的恶性肿瘤。主要见于 10 岁以下婴幼儿和儿童,少见于青少年和成人。儿童好发于鼻腔、眼眶、泌尿生殖道等腔道器官,成人见于头颈部及腹膜后,偶可见于四肢。肿瘤由不同分化阶段的横纹肌母细胞组成。

（4）平滑肌肉瘤（leiomyosarcoma）　较多见于子宫及胃肠道,偶可见于腹膜后、肠系膜,大网膜及皮下软组织。患者多见于中老年人。肉瘤细胞多呈梭形,呈轻重不等的异型性。免疫组化显示结蛋白（desmin）和平滑肌性肌动蛋白［actin（SM）］阳性。核分裂像的多少对判定其恶性程度有重要意义。

（5）血管肉瘤（hemangiosarcoma）　血管肉瘤起源于血管内皮细胞,有时又称恶性血管内皮瘤,可发生在各器官和软组织。发生于软组织者多见于皮肤,尤以头面部为多见。肿瘤多隆起于皮肤,呈结节状或丘疹状,暗红或灰白色。肿瘤极易坏死出血。镜下,分化好者瘤组织形成大小不一,形状不规则管腔,肿瘤性血管内皮细胞有不同程度异型性,可见核分裂像;分化差者瘤细胞常呈团片状增生,血管腔可不明显,瘤细胞异型性明显,核分裂像多见。血管肉瘤一般恶性程度较高,常在局部淋巴结、肝、肺和骨等处形成转移。

（6）骨肉瘤（osteosarcoma）　起源于骨母细胞,是最常见的骨恶性肿瘤。常见于青少年。好发于四肢长骨,尤其是股骨下端和胫骨上端。肉眼观肿瘤位于长骨干骺端,呈梭形膨大,切面灰白色鱼肉状,常见出血坏死,侵犯破坏骨皮质,并可侵犯周围组织。骨肉瘤呈高度恶性,生长迅速,常在发现时已经有血行转移至肺。

三、神经外胚层源性肿瘤

神经外胚层起源的肿瘤种类繁多，包括中枢神经系统肿瘤、周围神经系统肿瘤、能分泌多肽激素及胺的 APUD 系统来源的肿瘤、视网膜母细胞瘤、色素痣和黑色素瘤等。现仅将后三者分述如下，其余见各论中有关章节。

1. 视网膜母细胞瘤（retinoblastoma）

是来源于视网膜胚基的恶性肿瘤。绝大多数发生在 3 岁以内的婴幼儿，6 岁以上罕见。7%在出生时即已存在。大约 40%的患者具有家族性，是一种常染色体的显性遗传性疾病。另 60%的患者是散发的。多为单侧，双侧者占 26%～30%。肉眼观肿瘤为灰白色或黄色的结节状物，切面有明显的出血及坏死，并可见钙化。肿瘤最初在视网膜上生长，以后向周围浸润性生长。镜下见肿瘤细胞呈小圆形，核圆形、深染，核分裂像多见。如发生转移时多经血道转移至骨、肝、肺、肾等处。淋巴道转移只在眼眶软组织被累及时才发生，多转移到耳前及颈淋巴结。预后不良，多在发病后一年半左右死亡。偶见自发性消退。

2. 色素痣与黑色素瘤

（1）皮肤色素痣（pigmented nevus）　来源于表皮基底层的黑色素细胞（痣细胞），为良性错构性增生性病变，但有的可恶变成为黑色素瘤。根据其在皮肤组织内发生的部位不同，可分为交界痣（即痣细胞在表皮和真皮的交界处生长，形成痣细胞巢，此型较易恶变）、皮内痣（是最常见的一种，痣细胞在真皮内呈巢状或条索状排列）和混合痣（即交界痣和皮内痣兼而有之）三种。如色素痣的色素加深，体积增大，生长加快或破溃，发炎或出血等可能是恶变的象征。

（2）黑色素瘤（melanoma）　是一种能产生黑色素的高度恶性肿瘤。大多见于 30 岁以上成人，发生于皮肤者以足底、外阴及肛门周围多见。可以一开始即为恶性，但通常由交界痣恶变而来。此瘤也可发生于黏膜和内脏器官。镜下黑色素瘤的组织结构呈多样性，瘤细胞可呈巢状、条索状或腺泡样排列。瘤细胞可呈多边形或梭形，核大，常有粗大的嗜酸性核仁。胞浆内可有黑色素颗粒。无黑色素的黑色素瘤，免疫组织化学染色黑色素瘤和 S-100 蛋白阳性有助于诊断。黑色素瘤的预后多数较差，晚期可有淋巴道及血道转移。

四、多种组织构成的肿瘤

由两种或两种以上不同类型的组织构成的肿瘤，称为混合瘤。最复杂的混合瘤是畸胎瘤，由来源于多个胚层的各种类型组织混杂在一起构成，有如一个畸形的胎儿。此外，肾母细胞瘤和癌肉瘤因成分多样也属于混合瘤。

（1）畸胎瘤（teratoma）　是来源于性腺或胚胎剩件中的全能细胞，多含有两个以上胚层的多种多样组织成分，排列结构错乱。根据外观又可分为囊性和实性两种；根据其组织分化成熟程度不同，又分为皮样囊肿（也称成熟畸胎瘤或良性畸胎瘤）和不成熟畸胎瘤（恶性畸胎瘤）。畸胎瘤常发生于卵巢和睾丸，偶尔可见于纵隔、骶尾部、腹膜、松果体等部位。实性者多为恶性。

（2）肾母细胞瘤（nephroblastoma）　又称 Wilms 瘤由肾内残留的未成熟胚胎组织发

展而来。多见 5 岁以下儿童。肿瘤成分多样，瘤细胞呈巢状细胞团排列，形成幼稚的肾小球或肾小管样结构。间质中可见疏松的黏液样组织，有时也可见到横纹肌、软骨、骨或脂肪组织。

（3）癌肉瘤（carcinosarcoma） 同一肿瘤中既有癌又有肉瘤成分者称为癌肉瘤。癌的成分可为鳞癌、移行细胞癌、腺癌或未分化癌等；肉瘤成分可为纤维肉瘤、平滑肌肉瘤、横纹肌肉瘤、骨肉瘤、软骨肉瘤等。癌和肉瘤成分可按不同比例混合，通常含癌和肉瘤成分各一种，偶尔不止一种，如腺癌与平滑肌肉瘤和骨肉瘤混合。癌肉瘤的发生有多种假说，如上皮组织和间叶组织同时恶变；多能干细胞向癌和肉瘤两种方向分化；癌细胞诱导其间质成分恶变等。一些低分化癌，癌细胞可以表现为梭形或多形性，有瘤巨细胞出现，类似于肉瘤样形态，免疫组织化学染色瘤细胞仅上皮细胞标记阳性，则不属于癌肉瘤，而称为肉瘤样癌（carcinoma sareomatodes）。

第十节　肿瘤对机体的影响

肿瘤因其良恶性、大小及发生部位不同，对机体的影响也有所不同。早期或微小肿瘤，常无明显临床表现，有时在死者尸体解剖时才被发现，如微小子宫平滑肌瘤和甲状腺隐匿癌。

一、良性肿瘤

良性肿瘤由于分化较成熟，生长缓慢，无浸润和转移，一般对机体影响较小。但因其发生部位或有相应的继发改变，有时也可引起较为严重的后果。主要表现如下。

（1）局部压迫和阻塞　这是良性肿瘤对机体的主要影响，如消化道良性肿瘤（如突入管腔的平滑肌瘤）可引起肠梗阻或肠套叠；呼吸道良性肿瘤（如支气管壁的平滑肌瘤）可引起严重的呼吸困难；颅内良性肿瘤（如脑膜瘤）压迫脑组织可引起相应的神经系统症状。

（2）继发性改变　良性肿瘤也可发生继发性改变，并对机体造成不同程度的影响。如肠的乳头状腺瘤、膀胱的乳头状瘤和子宫黏膜下肌瘤等肿瘤，表面可发生溃疡而引起出血和感染；支气管壁的良性肿瘤阻塞气道后引起分泌物潴留可导致肺内感染。

（3）激素增多症状　内分泌腺的良性肿瘤因能引起某种激素分泌过多而对全身产生影响，如垂体前叶腺瘤可分泌大量的生长激素而引起巨人症或肢端肥大症；胰岛细胞瘤可分泌过多的胰岛素而引起阵发性低血糖；甲状旁腺瘤可产生过多的甲状旁腺激素而导致纤维囊性骨病等。

二、恶性肿瘤

恶性肿瘤由于分化不成熟，生长快，浸润破坏器官的结构，引起功能障碍，并可发生转移，因而对机体的影响严重。恶性肿瘤除可引起与上述良性瘤相似的局部压迫和阻塞症状外，还可引起更为严重的后果。

1. 继发性改变

肿瘤可因浸润、坏死而并发出血、穿孔、病理性骨折及感染。出血是引起医生或患者警觉的信号。例如：肺癌的咯血，大肠癌的便血，鼻咽癌的涕血，子宫颈癌的阴道流血，肾癌、膀胱癌的无痛性血尿，胃癌的大便潜血等。坏死可导致自然管道之间的瘘管形成（如食管癌的食管气管瘘）。胃肠道癌的穿孔可导致急性腹膜炎。肿瘤可压迫、浸润局部神经而引起顽固性疼痛。恶性肿瘤晚期患者因机体免疫力低下，常并发严重肺内感染而致死。

2. 恶病质

恶性肿瘤晚期，机体严重消瘦、无力、贫血和全身衰竭的状态称为恶病质（cachexia），可导致患者死亡。其机制尚未完全阐明，可能由于进食减少、出血、感染、发热或因肿瘤组织坏死所产生的毒性产物等引起机体的代谢紊乱所致。此外，恶性肿瘤所致的顽固性疼痛，肿瘤快速生长消耗大量营养物质等，也是导致恶病质的重要因素。近年来发现巨噬细胞产生的肿瘤坏死因子（TNF）可降低食欲和增强分解代谢，与恶病质的发病也有一定关系。

3. 异位内分泌肿瘤

有些非内分泌腺发生的肿瘤能产生或分泌激素或激素类物质，能引起内分泌紊乱而出现相应的临床症状，称为异位内分泌综合征（ectopic endocrine syndrome）。此类肿瘤称为异位内分泌肿瘤，且大多数为恶性肿瘤，其中以癌为多。如肺癌、胃癌、肝癌、胰腺癌、结肠癌；也可见于纤维肉瘤、平滑肌肉瘤、横纹肌肉瘤和未分化肉瘤等。这类肿瘤可产生促肾上腺皮质激素（ACTH）、甲状旁腺素（PTH）、胰岛素（INS）、抗利尿激素（ADH）、人绒毛膜促性腺激素（HCG）、促甲状腺素（TSH）、生长激素（GH）、降钙素（Calcitonin）等十多种，可引起相应激素过多的临床症状。

形成性考核

一、单选题

1. 血道转移的确切根据是（　　）

A. 恶性肿瘤已侵入静脉　　　　B. 恶性肿瘤已侵入动脉

C. 血液中发现肿瘤细胞　　　　D. 在远隔器官中形成同一类型肿瘤

E. 局部淋巴结肿大

2. 光镜下区分癌和肉瘤的主要依据是（　　）

A. 病理性核分裂的多少　　　　B. 细胞异型性的大小

C. 组织来源的不同　　　　　　D. 实质与间质分界是否清楚

E. 瘤细胞大小

3. 下列哪一种肿瘤与 EB 病毒关系密切（　　）

A. 乳癌　　　　　　B. 肝癌　　　　　　C. 宫颈癌

D. 胃癌　　　　　　E. 鼻咽癌

4. 原位癌是指（　　）

A. 未发生转移的癌　　　　　　B. 近基底膜处的上皮发生癌变

C. 近表面上皮发生癌变　　　　D. 癌细胞仅限于上皮层内，尚未突破基底膜

E. 重度非典型增生

5. 肿瘤分化越高 （　　）

A. 恶性程度越高 　　　　　　B. 恶性程度越低

C. 转移越早 　　　　　　　　D. 对放射治疗越敏感

E. 预后越差

二、简答题

1. 试述良恶性肿瘤的区别。

2. 肿瘤的转移方式有哪些？

（李英　齐晓薇　程建青）

第七章 水、电解质代谢紊乱

学习提示： 水和电解质广泛分布于细胞内外，是构成机体的主要成分，参与机体许多重要功能代谢活动，对正常生命活动的维持至关重要。水和电解质平衡是通过神经-体液调节实现的。外界环境的某些变化、许多疾病状态以及神经-体液功能异常，都可引起水、电解质代谢紊乱。这些紊乱破坏了内环境的恒定，使机体各器官系统功能代谢发生相应障碍，特别是对心血管系统和中枢神经系统危害最严重。临床上常见的水、电解质代谢紊乱有脱水、水中毒、钾代谢紊乱。先通过完成以下题目预习本章内容。

1. ADH 的分泌主要受_____和_____调控。

2. 正常成年男性体液总量约占体重的_____，其中细胞内液占_____，细胞外液占_____。

3. 细胞外阳离子以_____含量最多，阴离子以_____含量最多。细胞内阳离子以_____含量最多，阴离子以_____含量最多。

4. 体液的渗透压主要由_____产生，其正常值为_____。

5 细胞膜两侧的渗透压主要由_____和_____的浓度决定。膜两侧渗透压的平衡维持着_____和_____容量的动态平衡。

课堂讨论：

1. 试述水肿发病的基本机制。

2. 临床上引起低钾血症的常见原因有哪些？这些原因又是怎样引起低钾血症的？

第一节 水、钠代谢紊乱

一、正常水、钠代谢

人体的新陈代谢是在体液环境中进行的。体液是由水和溶解于其中的电解质、低分子有机化合物以及蛋白质等组成，广泛分布于组织细胞内外，构成了人体的内环境。分布于细胞内的液体称细胞内液（intracellular fluid，ICF），它的容量和成分与细胞的代谢和生理功能密切相关。细胞周围的是组织间液（interstitial fluid），其与血浆（血管内液）共同构成细胞外液（extracellular fluid，ECF），细胞外液是沟通组织细胞之间及机体与外界环境之间的媒介。为了保证新陈代谢的正常进行和各种生理功能的发挥，维持内环境相对稳定是必需的。

疾病和外界环境的剧烈变化常会引起水、电解质平衡的紊乱，从而导致体液的容量、分布、电解质浓度和渗透压的变化。这些紊乱得不到及时纠正，常会引起严重后果，甚至危及生命，故水和电解质问题在临床上具有十分重要的意义，纠正水和电解质紊乱的输液疗法是临床上经常使用和极为重要的治疗手段。

(一) 体液的容量和分布

水是机体内含量最多且作用重要的构成成分。体内的水与溶解在其中的物质称为体液。机体的各种功能代谢活动都是在体液中进行的。

正常成年男性体液总量约占体重的 60%，其中细胞内液占 40%，细胞外液占 20%；在细胞外液中，血浆占 5%，组织间液占 15%。血浆、组织间液和细胞内液三者不断地进行液体交换，体液还通过器官、组织与外界进行交换，但各部分体液的容量和分布保持动态平衡。

体液的容量和分布受生理因素的影响，如因年龄、性别和体型胖瘦不同存在明显的个体差异。新生儿体液总量最多，约占体重的 80%，婴幼儿次之，约占体重的 70%，随着年龄的增长逐渐减少。体液随机体脂肪含量的增多而减少，脂肪组织含水量较少，肌肉组织含水量较多，妇女平均脂肪含量高，所以成年妇女和成年男子相比，体液总量百分率较低，肥胖者体液总量百分率也低。

(二) 体液的电解质成分

体液中主要的电解质有 Na^+、K^+、Ca^{2+}、Mg^{2+}、Cl^-、HCO_3^-、HPO_4^{2-} 和 SO_4^{2-} 等。细胞外液主要的阳离子是 Na^+，主要的阴离子是 Cl^-，其次是 HCO_3^-、HPO_4^{2-}、SO_4^{2-} 及有机酸和蛋白质，组织间液和血浆电解质的主要区别在于血浆含有较高的蛋白质 (7%)，而组织间液中蛋白质仅为 0.05%～0.35%，这与蛋白质不易透过毛细血管进入组织间液有关。血浆中的蛋白质对维持血浆胶体渗透压、稳定血管内液（血容量）有重要意义。细胞内液主要的阳离子是 K^+，主要的阴离子是 HPO_4^{2-}，Na^+ 的浓度远低于细胞外液。细胞膜两侧的电荷梯度为神经及肌肉动作电位的产生所必需的，细胞膜两侧 K^+ 和 Na^+ 浓度的悬殊差异依靠细胞膜上的 Na^+-K^+-ATP 酶的作用得以保持，在这种电荷梯度的维持中起重要作用。不同部位体液中电解质的组成及各自的浓度各不相同，但正常情况下，所含阴、阳离子数的总和是相等的，并保持电中性，如果以总渗透压计算，细胞内、外液也是基本相等的。绝大多数电解质在体液中呈游离状态，均处于动态平衡，保持相对稳定。

(三) 体液的渗透压

溶液的渗透压取决于溶质的分子或离子的数目，体液内起渗透作用的溶质主要是电解质。血浆和组织间液的渗透压 90%～95% 来源于单价离子 Na^+、Cl^- 和 HCO_3^-，剩余的 5%～10% 由其他离子、葡萄糖、氨基酸、尿素以及蛋白质等构成。血浆蛋白质所产生的渗透压极小，仅占血浆总渗透压的 1/200，与血浆晶体渗透压相比微不足道，但由于其不能自由通过毛细血管壁，因此对于维持血管内外液体的交换和血容量具有十分重要的作用。通常血浆渗透压在 280～310mmol/L，在此范围内称等渗，低于此范围的称低渗，高于此范围的称高渗。

维持细胞内液渗透压的离子主要是 K^+，其次是 HPO_4^{2-}。

（四）水的生理功能和平衡

1. 水平衡

正常人每天水的摄入和排出处于动态平衡之中。水的来源有饮水、食物水、代谢水。成人每天饮水量波动于 $1000\sim1300mL$，食物水含量为 $700\sim900mL$。糖、脂肪、蛋白质等营养物质在体内氧化生成的水称为代谢水，每天约 $300mL$（每 $100g$ 糖氧化时产生 $60mL$，每 $100g$ 脂肪可产生 $107mL$，每 $100g$ 蛋白质可产生 $41mL$），在严重创伤如挤压综合征时大量组织破坏可使体内迅速产生大量内生水。每破坏 $1kg$ 肌肉约可释放水 $850mL$。

机体排出水分的途径有四个，即消化道（粪）、皮肤（显性汗和非显性汗）、肺（呼吸蒸发）和肾（尿）。每天由皮肤蒸发的水（非显性汗）约 $500mL$，通过呼吸蒸发的水分约 $350mL$。前者仅含少量电解质，而后者几乎不含电解质，故这两种不断蒸发排出的水分可以当作纯水来看待。在显性出汗时汗液是一种低渗溶液，含 $NaCl$ 约为 0.2%，并含有少量的 K^+，因此，在炎夏或高温环境下活动导致大量出汗时，会伴有电解质的丢失。

健康成人每日经粪便排出的水分约为 $150mL$，由尿排出的水分为 $1000\sim1500mL$。必须指出，正常成人每天至少必须排出 $500mL$ 尿液才能清除体内的代谢废物。因为成人每日尿液中的固体物质（主要是蛋白质代谢终产物以及电解质）一般不少于 $35g$，尿液最大浓度为 $6\sim8g/100mL$，所以每天排出 $35g$ 固体溶质的最低尿量为 $500mL$，再加上非显性汗和呼吸蒸发以及粪便排水量，则每天最低排出的水量为 $1500mL$。要维持水分出入量的平衡，每天需水 $1500\sim2000mL$，称日需要量。在正常情况下每日的出入量保持平衡（表7-1）。尿量则视水分的摄入情况和其他途径排水的多少而增减。

表 7-1 正常人每日水的摄入量和排出量

项目	水的摄入量/mL	项目	水的排出量/mL
饮水	$1000\sim1500$	尿量	$1000\sim1500$
食物水	$700\sim900$	皮肤蒸发	500
代谢水	300	呼吸蒸发	350
		粪便水	150
合计	$2000\sim2500$		$2000\sim2500$

2. 水的生理功能

水是机体中含量最多的组成成分，是维持人体正常生理活动的重要物质之一，水的生理作用是多方面的。

（1）促进物质代谢 水既是一切生化反应进行的必需物，又是良好的溶剂，能够溶解物质，加速化学反应，有利于营养物质及代谢产物的运输和代谢废物的排泄。

（2）调节体温 水能维持产热与散热的平衡，$1g$ 水在 $37℃$ 完全蒸发时需要吸收 $2407J$ 热量，水的流动性大，体液各部分中水的交换非常迅速，因而对体温调节起重要作用等。

（3）润滑作用 泪液、唾液、关节囊的滑液、胸膜腔和腹膜腔的浆液等对于所在部位生理功能起到润滑作用，如防止眼球干燥有利于眼球转动，保持口腔和咽部湿润有利于吞咽，有利关节转动及减少组织间的摩擦等。

（五）钠平衡

正常成人体内含钠总量为 $40\sim50mmol/L$，其中 $60\%\sim70\%$ 是可以交换的，约 40%

是不可交换的，主要结合于骨骼的基质。总钠的 50% 左右存在于细胞外液，10% 左右存在于细胞内液。血清 Na^+ 浓度的正常范围是 $130\sim150mmol/L$，细胞内液中的 Na^+ 浓度仅为 $10mmol/L$。成人每天饮食摄入钠为 $100\sim200mmol/L$。天然食物中含钠甚少，故人们摄入的钠主要来自食盐。摄入的钠几乎全部由小肠吸收，Na^+ 主要经肾随尿排出。摄入多，排出亦多；摄入少，排出亦少。正常情况下排出和摄入钠量几乎相等。此外，随着汗液的分泌也可排出少量的钠，钠的排出通常也伴有氯的排出。

(六) 水和钠的调节

① 细胞外液容量和渗透压相对稳定是通过神经-内分泌系统调节实现。

② 渗透压感受器主要分布在下丘脑视上核和室旁核。

③ 水分不足或摄入较多食盐→细胞外液渗透压升高→渗透压感受器兴奋→口渴感觉→主动饮水以补充不足。

④ 细胞外渗透压升高→ADH 分泌增多，激化远端小管和集合管上皮细胞膜腺苷酸环化酶→cAMP 仍升高→激活上皮细胞的蛋白激酶→水通道通透性增加，水排出减少，抑制醛固酮分泌→在细胞外液 Na^+ 浓度降低→细胞外液渗透压降至正常。

⑤ 心房肽或称心房钠尿肽 (ANP) 由心房肌细胞产生。作用：a. 减少肾素分泌；b. 抑制醛固酮分泌；c. 对抗血管紧张素的缩血管效应；d. 拮抗醛固酮的滞 Na^+ 作用。

⑥ 水通道蛋白 (AQP) 是一组构成水通道的细胞膜转运蛋白，分两类：a. 对水有选择性；b. 水、甘油、尿素等小分子物质的共同通道。

ADH 调节集合管重吸收水而浓缩尿液的过程与 ADH 受体 V_2 受体和 AQP_2 关系密切。

二、水、钠代谢紊乱

机体体液内水与钠具有相互依存的关系。水、钠代谢紊乱常常是同时或相继发生的，且相互影响。常见的水、钠代谢紊乱有脱水、水肿、水中毒。

各种原因引起的体液容量减少称脱水 (dehydration)，由于脱水时水、钠丢失比例不同，导致细胞外液渗透压变化不同。按脱水后细胞外液渗透不同分高渗性脱水、低渗性脱水、等渗性脱水三种类型。

(一) 高渗性脱水

高渗性脱水 (hypertonic dehydration) 又称失水性脱水。其特点是失水大于失钠，血钠浓度高于 $150mmol/L$，血浆渗透压大于 $310mmol/L$。

1. 原因

(1) 水摄入减少

① 水源断绝：如沙漠中迷路，航海途中淡水用尽。

② 不能饮食：如口腔、咽喉、食管疾病伴有吞咽困难、频繁呕吐的患者等。

③ 丧失渴感：如中枢神经系统损伤，极度衰竭及昏迷患者。此时一方面水摄入减少，而且肺、皮肤不感蒸发仍在不断丢失水分，造成失水多于失钠。

(2) 失水过多

① 经皮肤失水：如高热、大量出汗和甲状腺功能亢进。发热时，体温每升高 10℃，

皮肤不感蒸发每天增加 200～300mL。

② 经肺失水：任何原因引起过度换气都会使呼吸道黏膜蒸发水增加。如癔症、代谢性酸中毒。

③ 经胃肠失水：呕吐、腹泻丢失含钠量低的消化液。如婴幼儿腹泻，排出水样便。

④ 经肾失水：如尿崩症，由于抗利尿激素分泌减少或肾远曲小管和集合管对 ADH 失去反应，肾浓缩功能障碍，排出大量低渗性尿液。反复使用脱水药如甘露醇、山梨醇、高渗葡萄糖溶液，以及昏迷患者鼻饲高蛋白饮食等，均可产生渗透性利尿导致失水。

2. 对机体的影响

失水大于失钠，血钠含量和细胞外液渗透压升高是机体变化的基本环节。

（1）细胞外液渗透压升高，机体动员一系列代偿反应使细胞外液恢复等渗。

① 细胞外液高渗，细胞内液向渗透压高的细胞外转移，使细胞内液明显减少，而导致细胞脱水。

② 刺激下丘脑渗透压感受器引起 ADH 分泌增多，使肾远曲小管和集合管重吸收水增加，导致少尿和尿比重升高。

③ 刺激下丘脑口渴中枢产生渴感。唾液腺细胞脱水，唾液腺分泌减少引起口干舌燥，也是引起渴感的原因。

通过以上代偿，饮水增加，排尿减少，细胞内液向细胞外移动使细胞外液得到补充。因此，脱水早期血容量减少不明显，发生循环障碍少。

（2）细胞脱水

① 细胞脱水引起代谢紊乱，甚至细胞结构分解破坏。

② 汗腺细胞脱水，分泌汗液减少，皮肤蒸发水分减少，这种因脱水导致机体散热障碍引起的体温升高称脱水热。

③ 脑细胞脱水，严重时脑体积显著缩小，颅骨和脑皮质之间空隙增大，导致血管扩张甚至破裂，出现脑内出血和蛛网膜下腔出血，并引起烦躁、抽搐、昏迷等中枢神经系统功能紊乱。

（3）尿钠含量　随脱水的程度及病期的早晚而有差别。早期或轻度的脱水由机体的代偿反应血容量减少不明显，血钠的升高而抑制醛固酮分泌及肾小管重吸收水增加使尿钠增高。在晚期或重症患者，血容量及肾血流量减少，醛固酮分泌增多而使尿钠排出减少，尿钠含量降低。

3. 防治原则

① 首先防治发病。

② 合理补液，不能进食者可以静脉给 5%葡萄糖。但应注意细胞脱水时分解代谢增强，电解质解离，吸水性增强，输入低渗溶液过多易引起水中毒。

③ 脱水仍有失钠，应补充一定量的含钠溶液。

（二）低渗性脱水

低渗性脱水（hypotonic dehydration）又称失盐性脱水。其特点是失钠大于失水，血钠浓度小于 130mmol/L，血浆渗透压小于 280mmol/L，伴细胞外液量减少。

1. 原因

常见于肾内或肾外丢失大量液体后处理措施不当，只补充水而不补充电解质导致低渗性脱水。

（1）肾外丢失钠

① 丢失消化道液，如呕吐、腹泻、胃肠引流等导致大量含钠消化液丢失。

② 大量出汗，可失钠每小时 30～40mmol。

③ 大面积烧伤时，血浆由烧伤创面外渗引起失水失钠。

④ 体腔内液体聚积后，大量或反复抽放腹水和胸腔积液。

（2）经肾失钠

① 长期连续使用排钠利尿药，如呋塞米、依他尼酸、噻嗪类等，能抑制髓袢升支对钠的重吸收。

② 肾上腺皮质功能不全，由于醛固酮分泌减少，肾小管对钠的重吸收减少。

③ 急性肾功能衰竭多尿期，由于原尿中溶质浓度升高引起渗透性利尿，使肾小管对钠、水重吸收减少。

④ 慢性间质性肾脏疾病，髓质结构破坏，髓袢功能受损，影响钠的重吸收。

2. 对机体影响

因失钠大于失水，细胞外液低渗是机体变化的基本环节。

（1）细胞外液明显减少　细胞外液渗透压降低，水分由细胞外液向渗透压相对较高的细胞内转移及 ADH 分泌减少，肾小管上皮细胞重吸水减少，使细胞外液显著减少，表现为：①血容量减少，脱水早期就可以表现为外周循环衰竭，如血压下降、脉搏细数、静脉塌陷、四肢厥冷、血液浓缩等休克的表现。②组织间液减少，由于血浆中蛋白质形成的胶体渗透压比组织间液高，表现出组织间液比血容量减少更明显。组织间液减少出现组织脱水征，如皮肤弹性降低、眼窝下陷等。

（2）细胞内液变化　因细胞外液向细胞内移动，使细胞内液渗透压降低而容量增加，严重时导致细胞水肿。脑细胞水肿引起神经系统功能障碍。

（3）尿的变化　①尿量：低渗性脱水早期，细胞外液渗透压降低，ADH 分泌减少，肾小管对水重吸收减少，尿量增多，尿比重降低；严重时，由于血容量减少，刺激容量感受器使 ADH 分泌增多，导致尿量减少，比重升高。②尿钠：血钠浓度降低，引起醛固酮分泌增加，肾小管重吸收钠增多，尿钠减少。

3. 防治原则

积极防治原发病，纠正不适当的补液种类。原则上补给等渗盐水，恢复细胞外液容量及渗透压。出现休克时按休克的处理方式积极抢救。

高渗性脱水与低渗性脱水的比较见表 7-2。

表 7-2　高渗性脱水与低渗性脱水的比较

比较点	高渗性脱水	低渗性脱水
原因	饮水不足,失水过多	丢失体液只补水未补钠,经肾失钠
血浆(Na^+)	>145mmol/L	<135mmol/L
细胞外液渗透压	>310mmol/L	<280mmol/L
主要失水部位	细胞内液	细胞外液
口渴	明显	早期轻症无
脱水征	无	明显
外周循环衰竭	早期轻症无	早期可发生
尿量	减少	早期不减少,中晚期减少
尿钠	早期较高,严重时较低	极低
治疗	补水为主,补钠为辅	补生理盐水为主

（三）等渗性脱水

等渗性脱水（isotonic dehydration）的特点是水钠按其在正常血浆中的含量等比例丢失或虽不等比例丢失，通过机体调节后，血钠浓度在 130～140mmol/L，血浆渗透压保持在 280～310mmol/L。

1. 原因

任何等渗性体液大量丢失引起的脱水在短期内均属于等渗性脱水。此型脱水在临床上最常见。等渗性体液丢失的原因如下。

① 消化液丢失：如腹泻、小肠瘘、小肠梗阻、肠引流等均可导致等渗性体液丢失。

② 大量胸腹水形成及抽放。

③ 大面积烧伤、严重创伤血浆或血液丢失。

2. 机体变化

① 等渗性体液丢失：首先是细胞外液容量减少，血浆容量及组织间液减少。严重者出现皮肤弹性下降，眼窝和婴儿囟门下陷，血压下降，外周循环衰竭等低渗性脱水的表现。

② 细胞外液渗透压正常，所以细胞内液变化不大。

③ 细胞外液容量减少，使醛固酮和抗利尿激素分泌增多，肾对钠、水的重吸收增强，细胞外液得到补充，患者尿量减少、尿钠下降、尿比重增高。

④ 因治疗不及时，随肺、皮肤不感蒸发继续丢失水可转变为高渗性脱水，也可以因治疗不当如只补水、不补盐转变为低渗性脱水。

3. 防治原则

首先防治原发病，以补等渗溶液为主恢复细胞外液容量。补液以 2/3 张的等渗液为宜。

（四）水中毒

水中毒（water intoxication）是肾排水功能降低，摄入水分过多引起大量低渗性体液在体内潴留，导致细胞内外液量增多，重要器官功能严重障碍。水中毒的特点是水潴留使体液量明显增多，血钠下降，血钠浓度<130mmol/L，血浆渗透压<280mmol/L。

1. 原因和机制

水中毒临床多见于水代谢调节机制障碍及肾的排水能力受损，使水分在体内潴留。

（1）肾功能不全　肾脏排水能力下降致水潴留，因此肾功能不全的患者尤其要注意限制水的入量。

（2）ADH 分泌异常增多　①急性应激状态（外伤、手术）时可刺激下丘脑的视上核使 ADH 分泌增多；②某些药物的作用，如镇痛药、异丙肾上腺素、某些抗癌药、口服降血糖药、前列腺素抑制剂、调脂药等可促进 ADH 的释放或增强 ADH 对肾远曲小管和集合管的作用；③肾上腺皮质功能低下，肾上腺皮质激素分泌减少，对下丘脑分泌 ADH 的抑制作用减弱，ADH 分泌增多；④ADH 分泌异常增多综合征，某些恶性肿瘤，特别是中枢神经系统和肺部的某些恶性肿瘤，肿瘤组织可生成并释放 ADH 样物质，或病变直接刺激下丘脑使 ADH 分泌增多。由于 ADH 分泌过多，使肾小管对水的重吸收增加，水的排出减少，潴留于体内。

（3）医源性 ADH 用量过多　临床上在治疗尿崩症时，过量使用 ADH 或在使用

ADH 后未注意控制水的出入平衡，可引起水潴留。

2. 对机体的影响

（1）细胞水肿　水中毒时细胞外液水过多和钠降低，渗透压下降，水由细胞外移向细胞内使细胞内液量也增多。细胞水肿导致细胞功能代谢障碍，尤其是脑细胞水肿致中枢神经系统功能障碍最突出，可出现头痛、恶心、呕吐、视盘水肿、定向障碍、意识障碍，甚至可出现小脑幕裂孔疝、枕骨大孔疝，导致呼吸、心跳停止而死亡。

（2）低钠血症　血钠浓度下降可出现厌食、恶心、呕吐、腹泻、肌无力等症状。

（3）尿液变化　尿量减少，尿钠增多。尿量减少系原发病所致。虽然细胞外液的渗透压降低可促进 ALD 的分泌释放，使尿钠减少，但由于血容量的增多可抑制 ALD 的分泌释放，使 ANP 的分泌释放增多并减少近曲小管对钠的重吸收，所以总的来说尿钠的排出是增加的。

（4）体重增加　因过多水分在体内滞留致患者体重增加。

3. 防治的病理生理基础

① 防治原发病。

② 禁水并加强水的排出，促进细胞内液的水分外移。轻症患者，停止进水即可恢复；重症患者需输注脱水药并加强利尿。

（五）水肿

过多的液体在组织间隙或体腔内积聚称为水肿（edema）。水肿不是独立的疾病，而是一种重要的病理过程。水肿发生于体腔内，一般称之为积水（hydrops），如心包积水、胸腔积水、腹腔积水、脑积水等。

水肿的分类：①按水肿波及的范围可分为全身性水肿（anasarca）和局部性水肿（local edema）；②按发病原因可分为肾性水肿、肝性水肿、心性水肿、营养不良性水肿、淋巴性水肿、炎性水肿等；③按发生水肿的器官组织可分为皮下水肿、脑水肿、肺水肿等。

水肿是由多种原因引起的。全身性水肿多见于充血性心力衰竭（心性水肿）、肾病综合征和肾炎（肾性水肿）以及肝脏疾病（肝性水肿），也见于营养不良（营养不良性水肿）和某些内分泌疾病。有的水肿至今原因不明，称"特发性水肿"。局部性水肿常见于器官组织的局部炎症（炎性水肿）、静脉阻塞及淋巴管阻塞（淋巴性水肿）等情况。比较少见的血管神经性水肿（angioneurotic edema）也属局部水肿。

1. 水肿的发病机制

正常人体液容量和组织液容量是相对恒定的，这种恒定依赖于机体对体内外液体交换平衡和血管内外液体交换平衡的完善调节。当平衡失调时，就为水肿的发生奠定了基础。

（1）血管内外液体交换平衡失调　正常情况下组织间液和血浆之间不断进行液体交换，使组织液的生成和回流保持动态平衡，而这种平衡主要决定于有效流体静压、有效胶体渗透压和淋巴回流等几个因素。a. 驱使血管内液体向外滤出的力量是平均有效流体静压，毛细血管的平均血压为 2.33kPa，组织间隙的流体静压为 $-0.87kPa$，两者之差约为 3.20kPa，即为有效流体静压。b. 促使液体回流至毛细血管内的力量是有效胶体渗透压，正常人血浆胶体渗透压为 3.72kPa，组织间液的胶体渗透压为 0.67kPa，两者之差为有效胶体渗透压，约 3.05kPa。有效流体静压减去有效胶体渗透压之差值是平均实际滤过压。可见，正常情况下组织液的生成略大于回流。c. 淋巴回流：组织液回流剩余的部分需经淋巴系统回流进入血液循环，当组织间隙的流体静压为－0.87kPa 时，淋巴回流为每小时 0.1mL/100g 组织，组织间隙流体静压增至 0 时，淋巴回流可增加 10～50 倍。另外，淋巴管壁的通透性较高，蛋白质易通过。因此，淋巴回流不仅可把略多生成的组织液送回体循环，而且，可把毛细血管调出的蛋白质、细胞代谢产生的大分子物质重新吸收进入体循环。上述一个或一个以上的因素同时或相继失调，都可能成为水肿发生的重要原因。

① 毛细血管流体静压增高：毛细血管流体静压增高可致有效流体静压增高，平均实际滤过压增大。于是，组织液生成增多，当后者超过淋巴回流的代偿能力时，便可引起水肿。毛细血管流体静压增高的常见原因是静脉压增高。充血性心力衰竭时静脉压增高可成为全身水肿的重要原因；肿瘤压迫静脉或静脉的血栓形成可使毛细血管的流体静压增高，引起局部水肿。动脉充血也可引起毛细血管流体静压增高，成为炎性水肿发生的重要原因之一。

② 血浆胶体渗透压降低：血浆胶体渗透压主要取决于血浆白蛋白的含量。当血浆白蛋白含量减少时，血浆胶体渗透压下降，而平均实际滤过压增大，组织液生成增加，超过淋巴代偿能力时，可发生水肿。引起血浆白蛋白含量下降的原因主要有：a. 蛋白质合成障碍，见于肝硬化和严重的营养不良；b. 蛋白质丧失过多，见于肾病综合征时大量的蛋白质随尿液丧失；c. 蛋白质分解代谢增强，见于慢性消耗性疾病，如慢性感染、恶性肿瘤等。

③ 微血管壁通透性增加：正常时，毛细血管允许微量蛋白质滤出，因此，在毛细血管内外形成了很大的胶体渗透压梯度。当微血管壁通透性增高时，血浆蛋白从毛细血管和微静脉壁滤出。于是，毛细血管静脉端和微静脉内的胶体渗透压下降，组织间液的胶体渗透压上升，促使溶质及水分滤出。见于各种炎症，包括感染、烧伤、冻伤、化学伤以及昆虫咬伤等。这些因素可直接损伤微血管壁或通过释放炎性介质的作用而使微血管壁的通透性增高。这类水肿液的特点是所含蛋白量较高，可达 3～6g/100mL。

④ 淋巴回流受阻：正常情况下，淋巴回流不仅能把组织液及其所含蛋白回收到血液循环，而且在组织液生成增多时还能代偿回流，具有重要的抗水肿作用。在某些病理条件下，当淋巴干道被堵塞，淋巴回流受阻或不能代偿性加强回流时，含蛋白的水肿液在组织间隙中积聚，形成淋巴性水肿。常见的原因有，恶性肿瘤侵入并堵塞淋巴管、乳腺癌根治术等摘除主要的淋巴管，可致相应部位水肿；丝虫病时，主要的淋巴管道被成虫堵塞，可引起下肢和阴囊的慢性水肿。这类水肿液的特点也是蛋白含量较高，可达 4～5g/100mL，其原因是水和晶体物质透过血管壁回吸收到血管内，以致蛋白浓缩。

(2) 体内外液体交换平衡失调——钠、水潴留　正常人钠、水的摄入量和排出量处于动态平衡状态，从而保持体液量的相对恒定。这种平衡的维持依赖于排泄器官正常的结构和功能以及体内的容量及渗透压调节。肾在调节钠、水平衡中起重要的作用，平时经肾小球通过的钠、水总量只有 0.5%。1% 左右排出体外，99%～99.5% 被肾小管重吸收，60%～70% 由近曲小管主动吸收。远曲小管和集合管对钠、水的吸收主要受激素调节，这些调节因素保证了球-管平衡，某些因素导致球-管平衡失调时，便可导致钠、水潴留，成为水肿发生的重要原因。

① 肾小球滤过率下降：当肾小球滤过钠、水减少，在不伴有肾小管重吸收相应减少时，就会导致钠、水的潴留。引起肾小球滤过率下降的常见原因有：a. 广泛的肾小球病变，如急性肾小球肾炎，炎性渗出物和内皮细胞肿胀或慢性肾小球肾炎肾单位严重破坏，肾小球滤过面积明显减少等；b. 有效循环血量明显减少，如充血性心力衰竭、肾病综合

征等使有效循环血量减少、肾血流量下降，以及继发于此的交感-肾上腺髓质系统、肾素-血管紧张素系统兴奋，使入球小动脉收缩，肾血流量进一步减少，肾小球滤过率下降，导致钠、水潴留。

② 近曲小管重吸收钠、水增多：当有效循环血量减少时，近曲小管对钠、水的重吸收增加使肾排水减少，成为某些全身性水肿发病的重要原因。

a. 心房肽分泌减少：正常人血液循环中存在低浓度的 ANP，表明平时就有 ANP 从心肌细胞贮存的颗粒中释放出来。当血容量、血压、血 Na^+ 含量等影响 ANP 释放的因素发生变化时，就会影响 ANP 的分泌和释放；如有效循环血量明显减少时，心房的牵张感受器兴奋性降低，致使 ANP 分泌减少，近曲小管对钠、水的重吸收增加，从而导致或促进水肿的发生。

b. 肾小球滤过分数 (filtration fraction, FF) 增加：FF 增加是肾内物理因素的作用。FF＝肾小球滤过率/肾血浆流量，正常时约有 20％的肾血浆流量经肾小球滤过。充血性心力衰竭或肾病综合征时，肾血流量随有效循环血量的减少而下降，由于出球小动脉收缩比入球小动脉收缩明显，肾小球滤过率相对增高，因此 FF 增加，此时由于无蛋白滤液相对增多，而通过肾小球后，流入肾小管周围毛细血管的血液的蛋白和血浆胶体渗透压也相应增高，同时由于血流量减少，流体静压下降，于是，近曲小管重吸收钠和水增加，导致钠、水潴留。

③ 远曲小管和集合管重吸收钠、水增加：远曲小管和集合管重吸收钠、水受激素调节。

a. 醛固酮分泌增多：醛固酮的分泌作用是促进远曲小管重吸收钠，进而引起钠、水潴留。醛固酮增加的常见原因如下。ⓐ分泌增加：当有效循环血量下降或其他原因使肾血流减少时，肾血管灌注压下降，可刺激入球小动脉壁的牵张感受器及肾小球滤过率降低使流经致密斑的钠量减少，均可使近球细胞肾素分泌增加，肾素-血管紧张素-醛固酮系统被激活。临床上见于充血性心力衰竭、肾病综合征及肝硬化腹水。ⓑ灭活减少：肝硬化患者肝细胞灭活醛固酮的功能减迟，也是血中醛固酮含量增高的原因。

b. 抗利尿激素分泌增加：ADH 的作用是促进远曲肾小管和集合管对钠、水的重吸收，是引起钠、水潴留的重要原因之一。引起 ADH 分泌增加的原因如下。ⓐ充血性心力衰竭发生时，有效循环血量减少使左心房和胸腔大血管的容量感受器所受的刺激减弱，反射性地引起 ADH 分泌增加。ⓑ肾素-血管紧张素-醛固酮系统被激活后，血管紧张素Ⅱ生成增多，进而导致醛固酮分泌增加，并促使肾小管对钠的重吸收增多，血浆渗透压增高，刺激下丘脑渗透压感受器，使 ADH 的分泌与释放增加。

2. 水肿的特点及对机体的影响

(1) 水肿的特点

① 水肿液的性状：水肿液含有血浆的全部晶体成分，根据蛋白含量的不同分为漏出液和渗出液。a. 漏出液 (transudate) 的特点是水肿液的相对密度低于 1.015；蛋白质的含量低于 2.5g％；细胞数少于 500/100mL。b. 渗出液 (exudate) 的特点是水肿液的相对密度高于 3.018；蛋白质含量可达 3～5g/100mL；可见多数的白细胞。后者由于毛细血管通透性增高所致，见于炎性水肿，但也有例外，如淋巴性水肿时虽微血管通透性不增高，水肿液相对密度可不低于渗出液，原因已于前述。

② 水肿的皮肤特点：皮下水肿是全身或躯体局部水肿的重要体征。当皮下组织有过多的液体积聚时，皮肤肿胀、弹性差、皱纹变浅，用手指按压时可能有凹陷，称为凹陷性

水肿（pitting edema），又称为显性水肿（frank edema）。实际上，全身性水肿患者在出现凹陷之前已有组织液增多，并可达原体重的10%，称为隐性水肿（recessive edema）。那么，为什么在组织间隙下已有液体的积聚而无凹陷呢？这是因为分布在组织间隙中的胶体网状物（化学成分是透明质酸胶原及黏多糖等）对液体有强大的吸附能力和膨胀性。只有当液体的积聚超过胶体网状物的吸附能力时，才游离出来形成游离的液体，后者在组织间隙中具有高度的移动性，当液体积聚到一定量时，用手指按压该部位皮肤，游离的液体就从按压点向周围散开，形成凹陷，数秒后凹陷自然平复。

③ 全身性水肿的分布特点：最常见的全身性水肿是心性水肿、肾性水肿和肝性水肿。水肿出现的部位各不相同。心性水肿首先出现在低垂部位；肾性水肿先表现为眼睑或面部水肿；肝性水肿则以腹水为多见。这些特点与下列因素有关。a. 重力效应：毛细血管流体静压受重力影响，距心脏水平面垂直距离越远的部位，外周静脉压与毛细血管流体静压越高。因此，右心衰竭时体静脉回流障碍，首先表现为下垂部位的流体静脉压增高与水肿。b. 组织结构特点：一般来说，组织结构疏松、皮肤伸展度大的部位容易容纳水肿液；组织结构致密的部位如手指和足趾等，皮肤较厚而伸展度小不易发生水肿。因此，肾性水肿由于不受重力的影响最先发生在组织疏松的眼睑部。c. 局部血流动力学因素参与水肿的形成：以肝性水肿的发生为例，肝硬化时由于肝内广泛的结缔组织增生与收缩，以及再生肝细胞结节的压迫，肝静脉回流受阻，进而使肝静脉压和毛细血管流体静压增高，成为肝硬化时易伴发腹水的原因。

（2）水肿对机体的影响　除炎性水肿具有稀释毒素、运送抗体等抗损伤作用外，其他水肿对机体都有不同程度的不利影响，其影响的大小取决于水肿的部位、程度、发生速度及持续时间。

① 细胞营养障碍：过量的液体在组织间隙中积聚，使细胞与毛细血管间的距离增大，增加了营养物质在细胞间弥散的距离。受包膜限制的器官和组织，急速发生重度水肿时，压迫微血管使营养血流减少，可致细胞发生严重的营养障碍，如脑水肿等。

② 水肿对器官组织功能活动的影响：水肿对器官组织功能活动的影响取决于水肿发生的速度及程度。急速发展的重度水肿因来不及适应及代偿，可能引起比慢性水肿重得多的功能障碍。若为生命活动的重要器官，则可造成更为严重的后果。如脑水肿引起颅内压升高，甚至脑疝致死；喉头水肿可引起气道阻塞，严重者窒息死亡。

第二节　钾代谢紊乱

一、正常钾代谢

（一）钾的体内分布

钾是体内最重要的无机阳离子之一。正常人体内的含钾量为 $50\sim55mmol/kg$。其中90%存在于细胞内，骨钾约占总钾量的7.6%，跨细胞液（消化液）约占1%，仅1.4%的总钾量存在于细胞外液中。细胞内液的钾浓度为 $140\sim160mmol/L$，是细胞内最主要的阳离子。细胞外液的钾浓度为 $(4.2\pm0.3)mmol/L$。

正常膳食中通常都合有较丰富的钾，成人每天的钾摄入量为 $50\sim200$ mmol/L，即每天的钾摄入量常大于其细胞外液的总钾量。因此机体必须有完善的排钾机制，以免钾在体内潴留而引发威胁生命的高钾血症。反之，机体每天最低的排钾量（尿、粪）也在10mmol 以上，可达细胞外液总钾量的 1/4 左右，因此，钾摄入的停止或过少也会很快导致缺钾和低钾血症。

（二）钾的生理功能

（1）维持细胞新陈代谢　钾参与多种新陈代谢过程，与糖原和蛋白质合成有密切关系。细胞内一些与糖代谢有关的酶类，如磷酸化酶和含巯基酶等必须有高浓度钾存在才具有活性。糖原合成时有定量钾进入细胞内，分解时则释出，其比例为 1g 糖原：$(0.36\sim0.45)$mmol 钾，蛋白质合成亦需一定量的钾，1g 蛋白质约需 30mmol 钾。

（2）保持细胞静息膜电位　钾是维持细胞膜静息电位的物质基础。静息膜电位主要决定于细胞膜对钾的通透性和膜内外钾浓度差。由于安静时细胞膜只对钾有通透性，随着细胞内钾向膜外的被动扩散，造成内负外正的极化状态，形成了静息电位，此电位对神经肌肉组织的兴奋性是不可缺少的。

（3）调节细胞内外的渗透压和酸碱平衡　由于大量钾离子贮存于细胞内，不仅维持了细胞内液的渗透压和酸碱平衡，也影响了细胞外液的渗透压和酸碱平衡。

（三）钾平衡的调节

机体对钾平衡的调节主要依靠两大机制，肾的调节和钾的跨细胞转移。在一些特殊的情况下，结肠也成为重要的排钾场所。

1. 钾的跨细胞转移

血浆钾浓度虽然仅为 4.2mmol/L 左右，但由于它与静息膜电位及许多重要生命功能密切相关，因此，机体对快速变动的钾负荷的首要调节目标即是维持血浆钾浓度的恒定，这主要依靠细胞内外钾离子的转移来实现。由于细胞内液含有丰富的钾离子，并具有迅速储备大量钾离子的能力，因此，通过钾离子在细胞内外的转移可迅速、准确地维持细胞外液的钾浓度。调节钾跨细胞转移的基本机制被称为泵-漏机制（pump-leak mechanism）。泵指钠钾泵，即 $Na^+\text{-}K^+\text{-}ATP$ 酶，将钾逆浓度差摄入细胞内；漏指钾离子顺浓度差通过各种钾离子通道进入细胞外液。

2. 肾对钾排泄的调节

肾排钾的过程可大致分为三个部分：肾小球的滤过；近曲小管和髓袢对钾的重吸收；远曲小管和集合小管对钾排泄的调节。

钾可自由通过肾小球滤过膜，因此，除非发生肾小球滤过率的明显下降，肾小球滤过作用不会对钾的平衡产生影响。近曲小管和髓袢重吸收滤过钾的 $90\%\sim95\%$，该吸收比通常也无调节作用，即无论机体缺钾或钾过多，该段肾小管对钾的重吸收率始终维持在滤过钾量的 $90\%\sim95\%$。对不断变动的钾摄入量，机体主要依靠远曲小管和集合小管对钾的分泌和重吸收来调节，从而维持体钾的平衡。

（1）远曲小管、集合小管调节钾平衡的机制　根据机体的钾平衡状态，该两段小管即可向小管液中分泌排出钾，在极端高钾膳食的情况下，分泌排泄的钾量甚至可超过肾小球滤过的排钾量；也可重吸收小管液中的钾，使终尿中的钾排出量降至肾小球滤过量的 1% 以下。

（2）影响远曲小管、集合小管排钾的调节因素

① 醛固酮：醛固酮具有显著的促排钾功效，它可使 Na^+-K^+ 泵的活性升高，并增加主细胞腔面脑膜对钾的通道性。血钾升高可直接刺激肾上腺皮质分泌醛固酮，从而对血钾产生反馈调节作用。

② 细胞外液的钾浓度：细胞外液的钾浓度升高可明显增加远曲小管和集合小管的泌钾速率，因其对主细胞泌钾的三个调节机制都有促进作用，即细胞外液钾浓度升高可刺激 Na^+-K^+ 泵的活性；增大管腔面脑膜对钾的通透性；降低肾间质液钾浓度与小管细胞内液钾浓度的差，从而也减少小管细胞内液钾离子向肾间质的反流。

③ 远曲小管的原尿流速：远曲小管原尿流速增大可促进钾的排泄，因加快的流速可迅速移去从小管细胞泌出的钾，降低小管腔中的钾浓度，这有利于钾离子的进一步泌出。

④ 酸碱平衡状态：H^+ 浓度升高可抑制主细胞的 Na^+-K^+ 泵，使主细胞的泌 K^+ 功能受阻，因此，急性酸中毒时肾排钾减少；碱中毒时则肾排钾增多。但慢性酸中毒患者却常显示尿钾增多，其原因系慢性酸中毒可使近曲小管的水、钠重吸收受抑制，从而使远曲小管的原尿流速增大，该作用可超过 H^+ 对远曲小管、集合小管主细胞 Na^+-K^+ 泵的抑制作用，从而出现慢性酸中毒时肾排钾反增多的现象。

二、低钾血症

低钾血症（hypokalemia）是指血清浓度低于 3.5mmol/L。

（一）原因及机理

1. 钾摄入减少

一般饮食含钾都比较丰富，故只要能正常进食，机体就不致缺钾。消化道梗阻、昏迷、手术后较长时间禁食的患者，不能进食。如果给这些患者静脉内输入营养时没有同时补钾或补钾不够，就可导致缺钾和低钾血症。然而，如果摄入不足是唯一原因，则在一定时间内缺钾程度可以因为肾的保钾功能而不十分严重。当钾摄入不足时，在 4～7 天可将尿钾排泄量减少到 20mmol/L 以下，在7～10 天则可降至 5～10mmol/L（正常时尿钾排泄量为 38～150mmol/L）。

2. 钾排出过多

（1）经胃肠道失钾　这是小儿失钾最重要的原因，常见于严重腹泻、呕吐等伴有大量消化液丧失的患者。腹泻时粪便中 K^+ 的浓度可达 30～50mmol/L。此时随粪丢失的钾可比正常时多 10～20 倍。粪钾含量之所以增多，一方面是因为腹泻而使钾在小肠的吸收减少，另一方面是由于腹泻所致的血容量减少可使醛固酮分泌增多，而醛固酮不仅可使尿钾排出增多，也可使结肠分泌钾的作用加强。由于胃液含钾量只有 5～10mmol/L，故剧烈呕吐时，胃液的丧失并非失钾的主要原因，而大量的钾是经肾随尿丧失的，因为呕吐所引起的代谢性碱中毒可使肾排钾增多，呕吐引起的血容量减少也可通过继发性醛固酮增多而促进肾排钾。

（2）经肾失钾　这是成人失钾最重要的原因。引起肾排钾增多的常见因素如下。

① 利尿药的长期连续使用或用量过多：例如，抑制近曲小管钠、水重吸收的利尿药（碳酸酐酶抑制药乙酰唑胺），抑制髓袢升支粗段 Cl^- 和 Na^+ 重吸收的利尿药（呋塞米、依他尼酸、噻嗪类等）都能使到达远侧肾小管的原尿流量增加，而此处的流量增加是促进肾小管钾分泌多的重要原因。上述利尿药还能使到达远曲小管的 Na^+ 量增多，从而通

过 Na^+-K^+ 交换加强而导致失钾。许多利尿药还有一个引起肾排钾增多的共同机制：通过血容量的减少而导致醛固酮分泌增多。呋塞米、依他尼酸、噻嗪类的作用在于抑制髓袢升支粗段对 Cl^- 的重吸收，从而也抑制了 Na^+ 的重吸收。所以，这些药物的长期使用既可导致低钠血症，又可导致低氯血症。已经证明，任何原因引起的低氯血症均可使肾排钾增多。其可能机制之一是低氯血症直接刺激远侧肾小管的泌钾功能。

② 某些肾脏疾病：如远侧肾小管性酸中毒时，由于远曲小管泌氢功能障碍，因而 H^+-Na^+ 交换减少而 Na^+-K^+ 交换增多而导致失钾。近侧肾小管性酸中毒时，近曲小管 HCO_3^- 的重吸收减少，到达远曲小管的 HCO_3^- 增多是促进远曲小管排钾增多的重要原因。急性肾小管坏死的多尿期，由于肾小管液中尿素增多所致的渗透性利尿，以及新生肾小管上皮对水、电解质重吸收的功能不足，故可发生排钾增多。

③ 肾上腺皮质激素过多：原发性和继发性醛固酮增多时，肾远曲小管和集合管 Na^+-K^+ 交换增加，因而起排钾保钠的作用。库欣综合征时，糖皮质激素皮质醇的分泌大量增多。皮质醇也有一定的盐皮质激素样的作用。大量、长期的皮质醇增多也能促进远曲小管和集合管的 Na^+-K^+ 交换而导致肾排钾增多。

④ 远曲小管中不易重吸收的阴离子增多：HCO_3^-、SO_4^{2-}、HPO_4^{2-}、NO_3^-、β-羟丁酸、乙酰乙酸、青霉素等均属此种因素。它们在远曲小管液中增多时，由于不能被重吸收而增大原尿的负电荷，因而 K^+ 易从肾小管上皮细胞进入管腔液而随尿丧失。

⑤ 镁缺失：镁缺失常常引起低钾血症。髓袢升支的钾重吸收有赖于肾小管上皮细胞中的 Na^+-K^+-ATP 酶，而这种酶又需 Mg^{2+} 的激活。缺镁时，可能因为细胞内 Mg^{2+} 缺失而使此酶失活，因而该处钾重吸收发生障碍而致失钾。动物实验还证明，镁缺失还可引起醛固酮增多，这也可能是导致失钾的原因。

⑥ 碱中毒：碱中毒时，肾小管上皮细胞排 H^+ 减少，H^+-Na^+ 交换加强，故随尿排钾增多。

(3) 经皮肤失钾　汗液含钾只有 9mmol/L。在一般情况下，出汗不致引起低钾血症。但在高温环境中进行重体力劳动时，大量出汗亦可导致钾的丧失。

3. 细胞外钾向细胞内转移

细胞外钾向细胞内转移时，可发生低钾血症，但在机体的含钾总量并不因而减少。

(1) 低钾性周期性麻痹　发作时细胞外钾向细胞内转移，是一种家族性疾病。

(2) 碱中毒　细胞内 H^+ 移至细胞外以起代偿作用，同时细胞外 K^+ 进入细胞。

(3) 过量胰岛素　用大剂量胰岛素治疗糖尿病酮症酸中毒时，发生低钾血症的机制有二。

① 胰岛素促进细胞糖原合成，糖原合成需要钾，血浆钾乃随葡萄糖进入细胞以合成糖原。

② 胰岛素有可能直接刺激骨骼肌细胞膜上的 Na^+-K^+-ATP 酶，从而使肌细胞内 Na^+ 排出增多而细胞外 K^+ 进入肌细胞增多。

(4) 钡中毒　现已确证，钡中毒引起瘫痪的机制在于钡中毒引起了低钾血症。钡中毒时，细胞膜上的 Na^+-K^+-ATP 酶继续活动。故细胞外液中的钾不断进入细胞。但钾从细胞内流出的孔道却被特异地阻断，因而发生低钾血症。引起钡中毒的是一些溶于酸的钡盐如醋酸钡、碳酸钡、氯化钡、氢氧化钡、硝酸钡和硫化钡等。

(二) 对机体的影响

低钾血症对机体的影响个体差异很大，一般取决于血清钾降低的程度和速度，更重要的是降低的速度。血清钾浓度越低，降低的速度越快，对机体影响越大。慢性失钾者，虽然血钾也降低，但临床症状较不明显。

1. 对神经肌肉的影响

（1）急性低钾血症　由于细胞外 K^+ 浓度急剧降低，细胞内外钾含量比值（K^+）i/[K^+]e 增大，细胞内 K^+ 外流增大，静息电位负值增大，静息电位与阈电位之间差距增大，细胞处于超极化阻滞状态，神经肌肉兴奋性降低。①骨骼肌出现肌无力甚至软瘫，通常以四肢肌肉最常见，且下肢重于上肢，重者累及躯干，甚至导致呼吸肌麻痹。②平滑肌兴奋性降低，胃肠蠕动减弱，轻者食欲缺乏、恶心、呕吐、消化不良、腹胀、便秘，严重者出现麻痹性肠梗阻。

（2）慢性低钾血症　缓慢失钾，使细胞内 K^+ 逐渐向细胞外移出，细胞内外 K^+ 浓度比值接近正常，使膜静息电位变化不明显，故神经肌肉兴奋性变化不大。

2. 对心血管系统的影响

低钾血症使心肌细胞静息电位发生改变，而影响心肌细胞电生理特性。表现为心肌兴奋性增高、心肌自律性增高、心肌传导性降低、心肌收缩性增强。因此在临床上引起各种心律失常，如心动过速、期前收缩，甚至心室纤颤，心电图也有变化。见图 7-1。

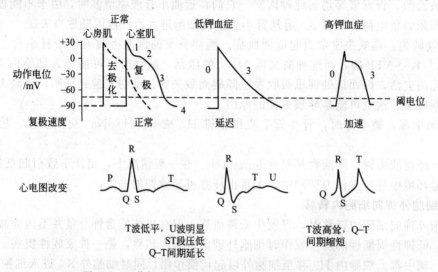

图 7-1　血浆钾浓度对心肌细胞膜电位及心电图的影响

（1）对心肌电生理特性影响

① 急性低钾血症时，虽然心细胞膜内外 K^+ 浓度差增大，但心肌细胞膜钾电导降低。细胞内 K^+ 外流减少，静息膜电位降低，静息电位和阈电位之间的距离接近，兴奋所需要的阈刺激小，心肌兴奋性增高。

② 低钾血症时，心肌细胞膜对 K^+ 的通透性降低，达到最大复极后，细胞内 K^+ 外流减慢，Na^+ 内流相对加速，快反应自律细胞复极期除极加速，心肌自律性增高。

③ 低钾血症，由于静息电位减小，除极时 Na^+ 内流缓慢，0 期除极的速度和幅度变小，兴奋扩布减慢，因此心肌的传导性降低。

④ 细胞外液含钾量降低，对 Ca^{2+} 内流的抑制作用减弱，复极 2 期 Ca^{2+} 内流加速，心肌细胞 Ca^{2+} 浓度增高，兴奋-收缩耦联增强，心肌收缩性增强。但严重的慢性缺钾时，心肌细胞内缺钾，细胞代谢障碍可引起心肌细胞变性，坏死导致心肌收缩性减弱。见图 7-2。

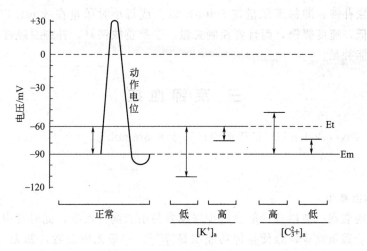

图 7-2　细胞外 K^+ 及 Ca^{2+} 浓度和正常骨骼肌静息膜
电位（Em）与阈电位（Et）的关系

（2）心电图变化　与心肌细胞在低钾血症时的电生理特性为变化密切相关。

① 低钾血症因膜对 K^+ 的通透性降低，K^+ 外流减少，使极化 3 期延缓，超常期延长，心电图表现为 T 波低平增宽，出现 U 波和 Q-T 间期延长。

② 低钾血症膜对 K^+ 的通膜上下降，出现 Ca^{2+} 内流加速而致复极 2 期缩短，心电图表现为 ST 段压低。

③ 0 期除极化速度减慢，兴奋扩布延迟，传导性降低，引起心电图出现 P-R 期延长，QRS 综合波增宽。

（3）对血管的影响　低钾血症使血管对儿茶酚胺及其他升压物质反应减弱，呈现血管紧张性下降，外周循环阻力降低，易引起低血压。

3. 对中枢神经系统的影响

主要为中枢神经系统兴奋性降低，表现为表情淡漠、全身倦怠或精神萎靡，甚至反应迟钝、嗜睡、昏迷。其发生机制是：①低钾血症对脑细胞膜静息电位降低，使神经兴奋性降低。②缺钾使糖代谢障碍、ATP 生成减少及 Na^+-K^+-ATP 酶活性下降，造成中枢神经系统功能受影响。

4. 对肾的影响

慢性缺钾可引起肾浓缩功能和结构变化。主要为集合管和远曲小管上皮细胞受损，对 ADH 反应性降低和髓袢升支受损，对 Na^+、Cl^- 重吸收减少而影响肾髓质渗透梯度形成，造成肾的尿浓缩功能障碍，出现多尿、低比重尿。

5. 对酸碱平衡的影响

低钾血症容易发生代谢性碱中毒。低血钾时细胞内 K^+ 移至细胞外，细胞外 H^+ 移到细胞内，结果使细胞外液中 H^+ 浓度降低，细胞外碱中毒。而肾小管上皮细胞内 K^+ 浓度降低，H^+ 浓度增大，导致肾小管上皮 Na^+-K^+ 交换减弱，H^+-Na^+ 交换加强，尿中排 H^+ 增多呈酸性。这种低钾血症碱中毒时尿液呈酸性，称反常性酸性尿。

（三）治疗原则

（1）治疗原发病和尽早恢复正常饮食。

（2）补钾　口服补钾最好，不能口服者由静脉补钾，但要注意以下几方面：①密切注意肾功能。见尿补钾，即每天尿量在 500mL 以上或每小时尿量在 30mL 以上才可补钾。②补钾浓度要低，速度要慢，而且要控制总量。③严重缺钾时，补钾要经过一段时间，一般需要几天才能补足。

三、高 钾 血 症

高钾血症（hyperkalemia）是指血清钾高于 5.5mmol/L。

（一）原因

1. 尿钾排出减少

（1）肾功能衰竭　急性肾功能衰竭少尿期容易引起高钾血症，此时肾内尿流速率降低及功能性肾小管数量减少，致使排钾功能明显障碍。一般无尿患者，如无分解代谢亢进，其血清钾增加的速度不快于 $0.5mEq/(L \cdot d)$。但急性肾衰竭患者合并严重创伤、烧伤、感染或横纹肌溶解时，又增添了分解代谢加强导致内源性钾负荷增多这一因素。如伴有代谢性酸中毒则血清钾可急剧上升。此外，肾功能衰竭患者突然接受外源性钾负荷（如 KCl、库存血等），亦可导致严重高钾血症。

慢性肾衰竭时尿钾排出可很好代偿，只要残存少量肥大肾单位即足以排出每天正常的钾负荷而不出现明显的高钾血症。有些研究表明慢性肾功能衰竭时醛固酮水平增高，这在促进尿钾排出方面也可能起到一定的代偿作用。动物实验提示集合管及髓袢内 Na^+-K^+-ATP 酶活性增高可能与这种代偿机制有关。此外，肾外代偿机制也有助于维持慢性肾衰竭时钟的自稳调节，晚期肾衰竭患者从肠道排钾增多，甚至高达 75% 的钾可经粪便排出。但尽管有这些代偿机制，慢性肾炎还是可能因排钾障碍而呈明显的高钾血症，这类患者常有醛固酮减少症或钠及水运送至远端肾单位不足。

（2）钠及水运送至远端肾单位不足　远端肾小管及集合管对钾的排泌与钠在此区的吸收有关，钠及水释放到远端肾小管的多少影响钾的排泌率。当近端肾小管对钠的重吸收增加时，钠及水运送到远端不足，致使远端肾小管排钾减少，可导致高钾血症。如在失代偿性充血性心力衰竭及肝硬化时就常伴有显著的远端肾小管钠释放障碍。

（3）醛固酮减少症　醛固酮的主要作用是促使钠从远端曲管及集合管重吸收和 K^+ 和 H^+ 的排泌。这种保钠排钾作用系通过诱导蛋白合成、促进产能代谢、推动钠泵运转、增强 Na^+-K^+ 交换而实现的。除肾小管外，醛固酮对结肠黏膜、汗腺、涎腺亦具有同样作用。醛固酮分泌减少必然导致高钾血症，醛固酮减少的原因如下。

① 醛固酮合成减少：由于先天性缺乏醛固酮生物合成所需的羟化酶所致。常见的是 18-羟化酶或 21-羟化酶活性减低引起的单纯醛固酮减少症，或醛固酮及皮质类固醇二者均有合成障碍。

② 低肾素血症性醛固酮减少症：其特征是醛固酮缺乏、高钾血症、轻至中度的肾功能衰竭及低肾素血症。高钾血症的原因可能是：a. 肾功能衰竭；b. 醛固酮减少；c. 肾素减少。血管紧张素Ⅱ及血清钾浓度升高是醛固酮分泌的主要刺激物。它们作用于肾上腺皮质球状带，使皮质类固醇变成醛固酮。低肾素血症将导致血管紧张素生成不足，从而使醛固酮分泌减少。至于这种肾及肾上腺疾病的发病机制还不清楚，有人认为可能源于前列腺素生成缺陷所致的分泌，从而通过血管紧张素Ⅰ增强醛固酮的释放。

③ 盐、糖皮质类固醇减少症：如垂体疾病时 ACTH 分泌减少；艾迪生病时由于双侧

肾上腺皮质病变引起慢性肾上腺皮质机能减退，导致盐及糖皮质类固醇分泌减少。其特征性的变化有皮肤黏膜色素沉着、低血压、高钾血症等。高钾血症的产生主要是由于肾上腺皮质球状带破坏所致的醛固酮减少症。醛固酮的缺乏使肾小管对 Na^+ 的重吸收减少，尿钠排出增加，水及 Cl^- 相继丧失，而 K^+ 及 H^+ 则排出减少，致在体内潴留。由于细胞外液容量减少，可导致少尿及肾前性氮质血症，又加重了肾的排泄障碍。此外，先天缺乏21-羟化酶亦可引起盐及糖皮质类固醇的缺乏。

④ 肾小管对钾的排泌缺陷：这是一种肾小管排钾功能的原发性缺陷，或因肾素-醛固酮轴缺陷所致，与肾功能衰竭无关。表现为肾小管排钾障碍，远端肾小管钠释放不足。有人称之为假性醛固酮缺乏症，即指那些对醛固酮的利钾效应有抵抗作用的病例。

2. 细胞内钾外流过多

(1) 酸中毒 酸中毒时细胞外液 H^+ 浓度增高，过多的 H^+ 流入细胞内而细胞内 K^+ 则外移，引起高钾血症。此外，H^+ 内流及 K^+ 外移导致细胞内 H^+ 增多及 K^+ 减少。致使远端曲管细胞排 H^+ 增多而排 K^+ 减少。

(2) 胰岛素缺乏 胰岛素缺乏时的高钾血症主要由于 K^+ 进入细胞减少，细胞内 K^+ 的跨膜外移，可能还有高血糖引起的细胞外液高渗所致。糖尿病性酮症酸中毒时的高血糖及酸中毒均为高钾血症产生的原因。胰岛素能促进细胞对钾的摄取，实验证明血浆胰岛素只需少量增高即可刺激肌肉、肝、脂肪等组织摄钾增多。所以，能引起胰岛素缺乏的各种情况均能降低对 K^+ 的耐受性，使血清钾浓度升高。

(3) 输入儿茶酚胺 兴奋 α 受体可提高血清 K^+ 水平，这主要是由于肝脏将 K^+ 释放入细胞外液引起。兴奋 β 受体可促进骨骼肌及肝脏对 K^+ 的摄取，这可能是通过 Na^+-K^+-ATP 酶活性增高所致。

(4) 组织损伤 多种类型的组织损伤，如挤压伤、烧伤、非创伤性横纹肌溶解及对淋巴细胞白血病或恶性淋巴瘤化疗后，由于细胞内 K^+ 含量极高，细胞快速崩解时，大量 K^+ 被释放入细胞外，引起高钾血症，特别是存在肾功能障碍的情况下更是如此。而这种大量组织崩解也极易导致急性肾功能障碍。

(5) 药物 高钾血症是重症急性洋地黄中毒的一个特征性变化，静脉注射 200mg 地高辛一般可使血清钾超过 13mEq/L。引起高钾血症的机制是由于洋地黄引起了 Na^+-K^+-ATP 酶的普通抑制之故。

β 肾上腺素能药物可促进 K^+ 进入细胞内，而 β 受体阻滞剂则能干扰它的这种作用，可引起暂时的高钾血症。

此外，琥珀酰胆碱、精氨酸盐等也能引起高钾血症。

3. 钾摄取过多

正常人口服钾盐过多可使血清钾暂时升高，但只要肾排钾功能及细胞摄钾功能没有障碍，大部分钾均可经肾排出，一过性高钾血症很快复原。钾摄取过多的渠道有：膳食、口服补钾、用作食盐代用品、含钾药物、大量输血（尤其是库存血）、食土癖、静脉输入含 K^+ 溶液过快。

(二) 对机体的影响

高钾血症对机体的影响取决于血清钾升高的速度和程度。

1. 对神经肌肉的影响

(1) 急性高钾血症 ①血清钾轻度升高时，细胞内外 K^+ 离子浓度比值减小，K^+ 外流减少，因此静息膜电位减小，静息膜电位与阈电位距离变小，神经肌肉兴奋性增高。临床上出现手足感觉异常、肌肉轻度震颤。②严重高钾血症时，静息膜电位极度降低，甚至等于或低于阈电位，细胞膜快钠通道失活，不易形成动作电位，处于去极化阻滞，神经肌肉兴奋性降低。表现为四肢软弱无力，腱反射减弱甚至消失，甚至四肢软瘫，呼吸肌麻痹。

（2）慢性高钾血症　由于血清钾缓慢潴留，过量 K^+ 逐渐转入细胞内，细胞内外 K^+ 浓度比值变化不大，一般不出现神经肌肉症状。

2. 对心脏的影响

高钾血症时机体最大危害是对心脏的毒性作用，主要表现为严重的心律失常（心室纤颤、传导阻滞）甚至心搏骤停。

（1）对心肌电生理特性影响　主要引起心肌细胞静息膜电位、动作电位的变化，从而使心肌兴奋性先升高后降低、自律性降低、传导性和收缩性降低。

① 心肌兴奋性呈双向变化：轻度高钾血症时心肌细胞静息膜电位变小，与阈电位的差距缩小，心肌兴奋性升高；重度高钾血症时，因静息电位过小，钠通道失活，不易形成动作电位，心肌兴奋性降低甚至消失。

② 传导性降低：由于心肌细胞静息膜电位减小，钠内流不足，动作电位零期除极化速度减慢，幅度降低，心肌传导性下降。

③ 自律性降低：高钾血症时，心肌细胞膜对 K^+ 通透性升高，快反应自律细胞复极 4 期 K^+ 外流加快，Na^+ 内流相对减慢，导致自动除极化缓慢，心肌自律性降低。

④ 收缩性减弱：细胞外 K^+ 浓度增高，对 Ca^{2+} 内流抑制作用加强，动作电位 2 期 Ca^{2+} 内流减少，细胞内 Ca^{2+} 浓度降低，兴奋-收缩耦联减弱，心肌收缩性降低。

（2）心电图的表现

① T 波狭窄高耸和 Q-T 间期缩短：由于高钾血症时，心肌细胞膜对 K^+ 通透性升高，K^+ 外流加速，复极 3 期也加速，使动作电位和有效不应期缩短，心电图显示 T 波狭窄高耸和 Q-T 间期缩短。

② 由于心肌传导性降低，可发生不同程度的传导延缓或传导阻滞。心房内传导减慢表现为 P 波压低，增宽。心房和心室间传导延缓可使 P-R 间期延长。心室内传导延缓使 QRS 波群增宽，出现 R 波降低。

3. 对酸碱平衡的影响

高钾血症时，细胞外 K^+ 进入细胞内，H^+ 由细胞内移出到细胞外，使细胞外液 H^+ 增高，导致细胞内碱中毒和细胞外酸中毒。然而，肾小管上皮细胞内 K^+ 含量升高，H^+-Na^+ 交换减弱，尿排 H^+ 减少呈碱性。高钾血症酸中毒时，尿液呈碱性，故称反常性碱性尿。

（三）防治原则

1. 急性高钾血症

（1）逆转心肌毒性　依据 K^+ 和 Ca^{2+}、Na^+ 对心脏作用相互拮抗的原理，可快速（<5min）减轻高钾的心肌毒性。

① 提高血清 Ca^{2+} 浓度：注射葡萄糖酸钙，使 Ca^{2+} 竞争性地抑制细胞外 K^+ 的内流，限制细胞外 K^+ 对心肌细胞的除极化作用，有利于纠正心律失常。还可对抗高钾减弱收缩力的作用，而使心肌收缩增强。

② 提高血清 Na^+ 浓度：对合并酸中毒者可给高张 $NaHCO_3$，对碱中毒者可输入 $3\%\sim5\%$ NaCl。因提高细胞外液的 Na^+ 浓度能使到达远端曲管的 Na^+ 增多，以促进尿 K^+ 的排出。Na^+ 还可增强心肌兴奋性，加速兴奋的传导，以对抗高钾引起的兴奋性及传导性的降低。

③ 经静脉起搏：以纠正心律失常的影响。

（2）将 K^+ 移入细胞（需 $30\sim60min$）

① 高张 $NaHCO_3$ 可中和细胞外液中的 H^+，有助于使 K^+ 移入细胞内。

② 葡萄糖及胰岛素：输 10% 葡萄糖 500mL 及注射胰岛素 $15\sim20U$ 以促使细胞外 K^+ 移入细胞内。

（3）减少 K^+ 摄入。

（4）增加 K^+ 排出（需 $2\sim12h$） 可通过：①尿排出；②透析；③山梨醇。

2. 慢性高钾血症

① 针对病因的特异疗法（如胰岛素、醛固酮、前列腺素抑制剂、停用保钾利尿药等）。

② 限制摄钾，服药（山梨醇等）。

形成性考核

一、单选题

1. 成人失钾最重要的途径是（　　）

A. 经肾失钾　　　　　B. 经胃失钾　　　　　C. 经皮肤失钾

D. 经肠失钾　　　　　E. 经肺失钾

2. 造成全身体循环静脉压增高的常见原因是（　　）

A. 右心衰竭　　　　　B. 血栓阻塞静脉　　　C. 左心衰竭

D. 肿瘤压迫静脉　　　E. 水肿

3. 细胞内外渗透压的平衡主要靠以下哪种物质的移动来维持（　　）

A. Na^+　　　　　　　B. 水　　　　　　　　C. K^+

D. Ca^{2+}　　　　　　E. 蛋白质

4. 机体在摄水多时主要通过以下哪种途径排出水也多（　　）

A. 肾排尿　　　　　　B. 出汗　　　　　　　C. 不感蒸发

D. 排稀便　　　　　　E. 肺

5. 血容量变化时首先通过下列哪项调节水、钠平衡（　　）

A. 压力感受器　　　　B. 口渴感　　　　　　C. 醛固酮

D. ADH　　　　　　　E. 化学感受器

二、简答题

1. 调节水、钠代谢的激素主要有哪些？对机体水、钠代谢有什么调节作用？

2. 试比较高渗性脱水与低渗性脱水。

（柴高尚）

第八章 酸碱平衡和酸碱平衡紊乱

在正常情况下，人体血浆 pH 值平均为 7.4，变动范围很小（pH 7.35～7.45）。而机体每日代谢产酸量是很大的，例如，非挥发酸可达 50～100mEq，CO_2 可达 400L。这些酸性物质必须及时处理，否则血浆 pH 值不能保持正常。正常状态下，机体产生许多非常精细的生理调控系统来维持内环境平衡，它们协调工作，调节着细胞内与细胞外的水、电解质和 pH 的平衡。一般情况下，机体通过化学缓冲物质、肺、肾脏的代偿功能纠正动态平衡的紊乱；疾病过程中，尽管有酸碱物质的增减变化，一般不易发生酸碱平衡紊乱；只有在严重情况下，机体内产生或丢失的酸碱过多而超过机体调节能力，或机体对酸碱调节机制出现障碍时，进而导致酸碱平衡失调。故因各种原因使细胞外液酸碱度的相对稳定性遭到破坏就称为酸碱平衡紊乱（acid-base disturbance）。

第一节 酸碱平衡及其调节机制

体液中的酸性物质和碱性物质主要是组织细胞在物质分解代谢过程中产生的，其中产生最多的是酸性物质，仅小部分为碱性物质。

一、酸性物质的来源

（1）挥发酸（volatile acid）　碳酸（H_2CO_3）是体内唯一的挥发酸，是机体在代谢过程中产生最多的酸性物质，因其分解产生的 CO_2 可由肺呼出而被称为挥发酸。通过肺进行的 CO_2 呼出量调节也称为酸、碱的呼吸性调节。糖、脂肪和蛋白质等物质在代谢过程中产生大量的 CO_2，在安静状态下，成年人每天产生的 CO_2 为 $300\sim400L$。机体在代谢过程中所产生的 CO_2 可以通过两种方式与水结合生成碳酸。

① 一种方式是 CO_2 与组织间液和血浆中的水直接结合生成 H_2CO_3，即 CO_2 溶解于水生成 H_2CO_3。该反应过程不需要碳酸酐酶（carbonic anhydrase，CA）参与。

$$CO_2 + H_2O \rightleftharpoons H_2CO_3 \rightleftharpoons H^+ + HCO_3^-$$

② 另一种方式是 CO_2 在红细胞、肾小管上皮细胞、胃黏膜上皮细胞和肺泡上皮细胞内经碳酸酐酶（CA）的催化与水结合生成 H_2CO_3。其反应过程如下。

$$CO_2 + H_2O \xrightarrow{CA} H_2CO_3 \rightleftharpoons H^+ + HCO_3^-$$

（2）固定酸（fixed acid）　固定酸是体内除碳酸外所有酸性物质的总称，因不能由肺呼出，而只能通过肾脏由尿液排出故又称非挥发酸（unvolatile acid），也称为酸、碱的肾性调节。机体产生的固定酸有：含硫氨基酸分解代谢产生的硫酸；含磷有机物（磷蛋白、核苷酸、磷脂等）分解代谢产生的磷酸；糖酵解产生的乳酸；脂肪分解产生的乙酰乙酸、β-羟丁酸等。但是，人体每天生成的固定酸所离解产生的 H^+ 与挥发酸相比要少得多。

二、碱性物质的来源

体内通过三大营养物质的分解代谢产生的碱性物质并不多。但人们摄入的蔬菜和水果中含有有机酸盐（如柠檬酸盐、苹果酸盐等），在体内经过生物氧化可生成碱性物质。

三、机体内酸碱平衡的调节机制

机体对酸碱平衡的调节主要是由三大调节体系共同作用来完成的，即血液缓冲系统的缓冲、肺对酸碱平衡的调节和肾对酸碱平衡的调节。

（一）血液缓冲系统的缓冲作用

血液中有一系列缓冲物质，血液缓冲系统包括血浆缓冲系统和红细胞缓冲系统，都是由弱酸和其相对应的弱酸盐所组成。其中弱酸为酸性物质，对进入血液的碱起缓冲作用；弱酸盐为碱性物质，对进入血液的酸起缓冲作用。血浆缓冲系统由碳酸氢盐缓冲对（$NaHCO_3/H_2CO_3$）、磷酸氢盐缓冲对（Na_2HPO_4/NaH_2PO_4）和血浆蛋白缓冲对（NaPr/HPr）组成。红细胞缓冲对则由还原血红蛋白缓冲对（KHb/HHb）、氧合血红蛋白缓冲对（$KHbO_2/HHbO_2$）、碳酸氢盐缓冲对（$KHCO_3/H_2CO_3$）和磷酸氢盐缓冲对（K_2HPO_4/KH_2PO_4）等组成。碳酸氢盐缓冲对占血浆缓冲对含量的 50% 以上，血浆中 50% 以上的缓冲作用由它完成；当血浆中的酸性物质（如盐酸）过多时，由碳酸氢盐缓冲对中的碳酸氢钠对其缓冲。经过缓冲系统缓冲后，强酸（盐酸）变成了弱酸（碳酸），固定酸变成了挥发酸，挥发酸分解成 H_2O 和 CO_2，CO_2 由肺呼出体外。因此，也有人称碳酸氢盐缓冲对为开放性缓冲对，医学实践中将血浆中碳酸氢盐称为碱储备，以二氧化碳结合力表示之。正常值为 27mmol/L 或 60%。其缓冲目的是使血液酸碱度维持稳定，减小 pH 变动。

血液缓冲系统具有很强且很迅速的缓冲酸碱度改变的能力。例如，我们将 10mmol 的 HCl 加入 1000mL 中性蒸馏水中，其 pH 值可从 7 降至 2，但同量酸加于 1000mL 血浆中，其 pH 值的变化却很小，几乎测不出来。

（二）肺对酸碱平衡的调节

肺对酸碱平衡的调节是通过改变肺泡通气量来改变 CO_2 的排出量，并以此调节体内挥发酸 H_2CO_3 的浓度。这种调节受延髓呼吸中枢的控制。［H^+］增高和［CO_2］增高，均能刺激呼吸中枢，呼吸中枢通过整合中枢化学感受器和外周化学感受器传入的刺激信号，以改变呼吸频率和呼吸幅度的方式来改变肺泡通气量。此外，H^+ 增高还对颈动脉体和主动脉体的化学感受器起刺激作用，这都可引起呼吸加深加快，使 CO_2 排出增加。即每排出一个 CO_2 分子，也就等于清除了一个 H^+ 离子。

$$H^+ + HCO_3^- \longrightarrow H_2CO_3 \longrightarrow H_2O + CO_2 \uparrow （增多）碱储 \qquad （呼出）$$

肺对酸碱平衡的调节是非常迅速的，通常在数分钟内就开始发挥作用，并在很短时间内达到高峰，一般 $10 \sim 30 min$ 即可将轻度的一次性变动代偿过来。

（三）肾脏对酸碱平衡的调节

肾脏对酸碱平衡的调节过程实际上就是一个排酸保碱的过程。机体内产生的酸只有 CO_2 可以通过呼吸排出体外（CO_2 即可代表可挥发酸 H_2CO_3，因为 $CO_2 + H_2O \longrightarrow H_2CO_3$），而其他如乳酸、丙酮酸、$\beta$-羟丁酸、乙酰乙酸、硫酸、磷酸、尿酸、草酸等均为非挥发酸，最终均需通过肾脏把前面三项调节所造成的变动调整过来，把过多的排出，把不足的保留。因此肾脏调节机体酸碱平衡的功能正常与否关系重大。

肾脏对酸碱平衡的调节方式主要有以下四种。

1. 近曲小管泌 H^+、进行 H^+-Na^+ 交换，对 $NaHCO_3$ 进行重吸收

肾小球滤过的 $NaHCO_3$ 有 $80\% \sim 85\%$ 被近曲小管重吸收，主要是由近曲小管上皮细胞主动分泌 H^+，并通过 H^+-Na^+ 交换实现的。肾小球滤过的 $NaHCO_3$ 在小管液中解离为 Na^+ 和 HCO_3^-，其中的 Na^+ 与近曲小管上皮细胞内 H^+ 进行转运交换，Na^+ 进入细胞后即与近曲小管上皮细胞内的 HCO_3^- 一同转运至血液。H^+-Na^+ 交换是一个继发性耗能过程，所需的能量是由基侧膜上 Na^+-K^+-ATP 酶通过消耗 ATP 将细胞内 Na^+ 的泵出，并多于 K^+ 泵入，使细胞内 Na^+ 处于一个较低的浓度，这样有利于小管液中 Na^+ 与细胞内 H^+ 转运交换。

由于小管液中的 HCO_3^- 不易透过管腔膜，因而很难进入细胞，于是小管液中的 HCO_3^- 先与近曲小管上皮细胞分泌的 H^+ 结合，生成 H_2CO_3，然后 H_2CO_3 分解，生成 H_2O 和 CO_2。高度脂溶性 CO_2 能迅速通过管腔膜进入近曲小管上皮细胞，并在细胞内 CA 的催化下与 H_2O 结合生成 H_2CO_3。H_2CO_3 解离为 HCO_3^- 和 H^+，H^+ 由近曲小管上皮细胞分泌进入小管液中，与小管液中的 Na^+ 进行交换。然后，近小管上皮细胞内的 HCO_3^- 与通过 H^+-Na^+ 交换进入细胞内的 Na^+ 一起被转运到血液内，从而完成 $NaHCO_3$ 的重吸收。见图 8-1。

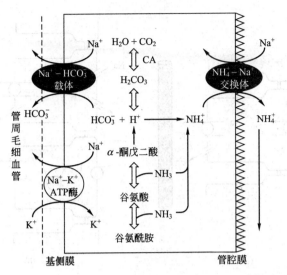

图 8-1　近曲小管进行 H^+-Na^+、NH_4^+-Na^+ 交换的机制

2. 远曲小管和集合管泌 H^+、泌 K^+ 进行 H^+-Na^+ 交换和 K^+-Na^+ 交换

由于肾小管管腔侧细胞膜上存在着主动转运 H^+ 和 K^+ 的载体，因而远曲小管和集合管既可泌 H^+，进行 H^+-Na^+ 交换；也可泌 K^+，进行 K^+-Na^+ 交换。因为肾小管细胞内的 H^+ 和 K^+ 是竞争性地与管腔侧细胞膜上的同一载体相结合，所以泌 H^+ 和泌 K^+ 是竞争性进行的，H^+-Na^+ 交换与 K^+-Na^+ 交换过程也是相互竞争的。当 H^+-Na^+ 交换增加时，则 K^+-Na^+ 交换减少；而当 K^+-Na^+ 交换增加时，则 H^+-Na^+ 交换减少。例如酸中毒时，远曲小管和集合管上皮细胞泌 H^+ 增加，使 H^+-Na^+ 交换过程加强，结果导致 H^+ 排出增多和 $NaHCO_3$ 的重吸收增加，使尿液酸化。此时，远曲小管和集合管泌 K^+ 减少，并可因 K^+ 的排出减少而导致高钾血症。相反，碱中毒时，远曲小管和集合管上皮细胞泌 H^+ 减少，H^+-Na^+ 交换减少，结果引起 H^+ 的排出和 $NaHCO_3$ 的重吸收减少。与此同时，肾小管泌 K^+ 增加，K^+-Na^+ 交换增加，并由于 K^+ 的排出增加而导致血清钾浓度降低。此外，高钾血症时，K^+-Na^+ 交换增加而 H^+-Na^+ 交换减少，易造成 H^+ 在体内潴留而引起酸中毒。而低钾血症时，K^+-Na^+ 交换减少而 H^+-Na^+ 交换增加，易导致 H^+ 从尿中丢失而引起碱中毒。见图 8-2。

3. 近曲小管的 NH_4^+-Na^+ 交换与远曲小管泌 NH_3

近曲小管上皮细胞是产氨的主要场所，细胞内含有谷氨酰胺酶（glutaminase，GT），可催化谷氨酰胺（glutamine）水解而释放出 NH_3，谷氨酰胺$\longrightarrow$ 谷氨酸＋NH_3、谷氨酸$\longrightarrow$ α-酮戊二酸 ＋ NH_3。产生 NH_3 具有脂溶性，它可以通过非离子扩散泌 NH_3 进入小管液中；也可以与细胞内的 H^+ 结合生成 NH_4^+，然后由近曲小管分泌入小管液中，并以 NH_4^+-Na^+ 交换方式将小管液中的 Na^+ 换回。进入近曲小管细胞内的 Na^+ 与细胞内的 HCO_3^- 一起通过基侧膜的协同转运进入血液。GT 的活性受 pH 值影响，酸中毒越严重，酶的活性也越高，产生 NH_3 和 α-酮戊二酸也越多。

远曲小管和集合管上皮细胞内也有 GT，可使谷氨酰胺分解而释放 NH_3，NH_3 被扩散泌入小管液中，并与小管液中的 H^+ 结合生成 NH_4^+，然后与 Cl^- 结合生成 NH_4Cl 从尿中排出。酸中毒时，GT 活性增加，近曲小管的 NH_4^+-Na^+ 交换与远曲小管泌 NH_3 作用加强，从而加速了 H^+ 的排出和 HCO_3^- 的重吸收。

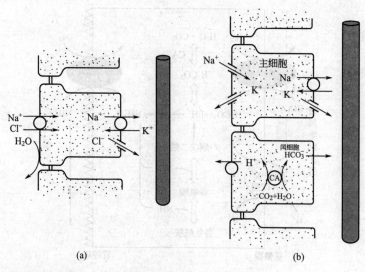

图 8-2　远曲小管和集合管重吸收 NaCl，分泌 H^+、K^+ 的机制

4. 小管液中磷酸盐的酸化

肾小球滤液中存在两种形式的磷酸盐，即 Na_2HPO_4 和 NaH_2PO_4，在肾小球滤液 pH 为 7.4 的时候，两者的比值为 4∶1。当肾小管上皮细胞分泌 H^+ 增加时，分泌的 H^+ 与肾小球滤液中的 Na_2HPO_4 分离出的 Na^+ 进行交换，结果使 NaH_2PO_4 产生增加，这便是磷酸盐的酸化。通过磷酸盐的酸化加强，可使 H^+ 的排出增加，结果导致尿液 pH 降低。当尿液 pH 为 5.5 时，小管液中几乎所有的 Na_2HPO_4 都已转变成了 NaH_2PO_4。因此，磷酸盐的酸化在促进 H^+ 的排出过程中起一定作用，但作用有限。

肾脏对酸碱平衡的调节较之血液缓冲系统和肺的调节来说是一个比较缓慢的过程，通常要在数小时后才开始发挥作用，3～5 天后才达到高峰。肾脏对酸碱平衡的调节作用一旦发挥，其作用强大且持久，是酸碱平衡调节的最终保证。见图 8-3。

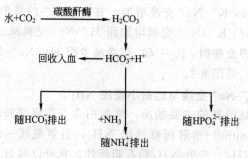

图 8-3　肾脏排酸保碱的机制

（四）组织细胞对酸碱平衡的调节

除了血液缓冲系统、肺和肾脏对酸碱平衡的调节以外，组织细胞对酸碱平衡也起一定的调节作用，这也是缓冲方式之一。组织细胞对酸碱平衡的调节作用主要是通过细胞内外离子交换的方式来保持细胞外液的 pH 值，如 H^+-K^+ 交换、K^+-Na^+ 交换和 H^+-Na^+ 交换等。例如，酸中毒时，细胞外液中的 H^+ 向细胞内转移，使细胞外液中 H^+ 浓度有所减少，为了维持电中性则细胞内液中的 K^+ 向细胞外转移，使细胞外液中 K^+ 浓度升高，故

常导致高钾血症。

进入细胞内的 H^+ 可与组织细胞内的化学缓冲物质起化学反应而被缓冲。根据实验研究估算，酸或碱在细胞外液增加后，一般经 2～4h，将有 1/2 的量进入细胞内。所以尽管细胞内液量大于细胞外液量 1 倍，但二者化学缓冲总能力却大致相等，可见细胞外液中缓冲物质的浓度是高于细胞内液的。因此临床上，在纠正酸碱中毒、计算输液量时应考虑离子转移这一变化。

此外，肝脏可以通过合成尿素清除 NH_3 调节酸碱平衡，骨骼的钙盐分解有利于 H^+ 的缓冲。见图 8-4。

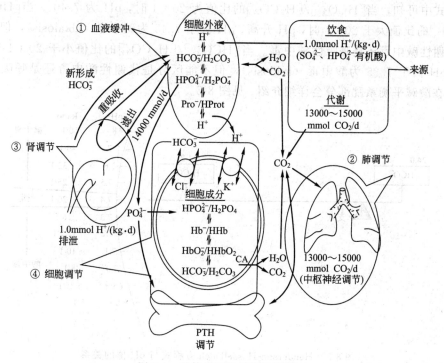

图 8-4　机体内酸的来源及调节

第二节　反映酸碱平衡状况的常用指标及意义

近 20 年来由于对酸碱平衡理论认识的不断深入、检测技术的不断提高以及血气分析仪器的广泛使用，使有关酸碱测定不仅准确快速而且微量化，现已成为临床日常重要的诊疗手段。为了正确诊断酸碱中毒，需要掌握有关的酸碱中毒诊断指标的理论及临床意义。

一、血液 pH 值

血液 pH 值易于测定，是酸碱平衡障碍的一个很有用的指标。它反映体液中的氢离子浓度 $[H^+]$，其值是以 $[H^+]$ 的负对数表示。婴幼儿低于儿童，儿童低于成人。例如新生儿血浆 pH 值为 7.3～7.35，就处于成人 pH 值 7.35～7.45 的下限以下。这是因为年龄越小血浆二氧化碳分压越高，乃属正常生理范围。正常人动脉血 pH 在 7.35～7.45，其平均值是 7.40，比静脉血液者高 0.02～0.1，组织间液 pH 值与血浆者近似，细胞内液 pH 比细胞外液者低（视细胞代谢旺盛程度而不同，其范围为 6.0～7.4，平均 7.0）。

血浆的 pH 值主要取决于血浆中 $[NaHCO_3]/[H_2CO_3]$ 的比值，其间的相互关系可用 Henderson-Hasselbalch 方程式表达（式中 pK_a 是 H_2CO_3 解离常数的负对数值）。

$$pH = pK_a + log[HCO_3^-]/[H_2CO_3] = pK_a + log[HCO_3^-]/(0.03 \times PCO_2)$$

则 $[H_2CO_3] = 40 \times 0.03 = 1.2 mmol/L$ （代入上式）

$$pH = 6.1 + log[24/1.2] = 6.1 + log20 = 6.1 + 1.3 = 7.4$$

从式中可知，当 $[HCO_3^-]/[H_2CO_3]$ 的比值为 20:1 时，pH 为 7.40。当 $[HCO_3^-]/[H_2CO_3]$ 的比值大于 20:1 时，pH 升高。pH 大于 7.45 为碱中毒（alkalosis），但不能区分是代谢性碱中毒还是呼吸性碱中毒。当 $[HCO_3^-]/[H_2CO_3]$ 的比值小于 20:1 时，pH 下降。pH 低于 7.35 为酸中毒（acidosis），但不能区分是代谢性酸中毒还是呼吸性酸中毒，这在酸碱平衡紊乱部分会详细介绍。见图 8-5。

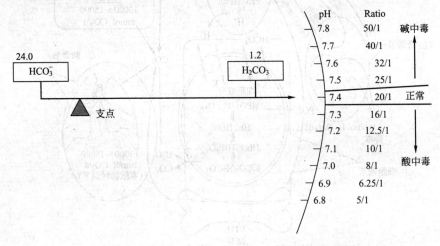

图 8-5　Henderson-Hasselbalch 方程式与 pH 值的关系

pH 值处于正常范围内，也可能存在酸碱平衡障碍。因为 pH 正常的情况有三种：一是机体没有酸碱平衡紊乱；二是机体有酸碱平衡紊乱但代偿良好，为完全代偿性酸碱平衡紊乱，因为在酸碱中毒时，通过机体的上述调节作用，尽管 $[HCO_3^-]$ 和 $[H_2CO_3]$ 的绝对值已经发生改变，但二者的比值仍维持在 20:1 附近，pH 值则可保持于正常范围内；三是机体可能存在相抵消型的混合型酸碱平衡紊乱，正好相抵消时 pH 正常。

二、动脉血二氧化碳分压

二氧化碳分压（PCO_2）是指物理溶解于动脉血浆中的 CO_2 分子所产生的压力（即张力）。由于 CO_2 通过肺泡膜的弥散能力很强，因而动脉血 PCO_2（$PaCO_2$）与肺泡气 PCO_2 几乎相同。其正常平均值为 5.33kPa（40mmHg），波动范围 4.39～6.25kPa（33～47mmHg）。PCO_2 是反映呼吸性酸碱平衡障碍的重要指标。由于通气过度，CO_2 排出过多，其值低于正常，是为呼吸性碱中毒的变化。由于通气不足，CO_2 排出过少而在体内潴留，其值高于正常，是为呼吸性酸中毒的变化。在代谢性酸中毒时，由于呼吸加深加快的代偿反应，可使患者 PCO_2 值下降而低于正常。也就是说当 $[HCO_3^-]$ 原发性下降时，HCO_3^- 有代偿性继发的下降以使 $NaHCO_3/H_2CO_3$ 比值变动尽量减少或仍能维持 20:1。在代谢性碱中毒时，则与此相反，PCO_2 值可上升而高于正常。单纯代谢性酸碱平衡紊乱经肺代偿所造成的 $PaCO_2$ 下降或上升，其值一般不会低于 2kPa（15mmHg）或高于 8kPa（60mmHg）。超出该范围时，常提示有原发性呼吸性酸碱平衡紊乱存在。

三、标准碳酸氢盐和实际碳酸氢盐

标准碳酸氢盐（standard bicarbonate，SB）是指动脉血液标本标准条件下，即在38℃和血红蛋白完全氧合的条件下，用 PCO_2 为 5.33kPa 的气体平衡后所测得的血浆 HCO_3^- 浓度。因为这种方法已排除呼吸因素的影响，故为判断代谢性酸碱中毒的指标。正常平均值为 24mmol/L，范围为 22～27mmol/L。代谢性酸中毒时 SB 降低，代谢性碱中毒时则 SB 升高。但在慢性呼吸性酸中毒中或碱中毒时，由于代偿作用（肾脏长时间调节）也可在前者有所升高，后者有所降低。

实际碳酸氢盐（actual bicarbonate，AB）是指隔绝空气的血液标本，在保持其原有 PCO_2 和血氧饱和度不变的条件下测得的血浆碳酸氢盐浓度。因此 AB 受代谢和呼吸两方面因素的影响。AB 的正常值同 SB，因为正常人的条件和测定 SB 的人工条件是相同的。但 AB 与 SB 的差值能反映呼吸因素对酸碱平衡的影响。患者有 CO_2 蓄积时，AB>SB，指示呼吸性酸中毒；患者有 CO_2 呼出过多即通气过度时，AB<SB，指示呼吸性碱中毒。若两者数值均低于正常表明有代谢性酸中毒或代偿后的呼吸性碱中毒；而两者数值均高于正常则表明有代谢性碱中毒或代偿后的呼吸性酸中毒。

四、缓 冲 碱

缓冲碱（buffer base，BB）是指血液中一切具有缓冲作用的碱性物质的总和，即人体血液中具有缓冲作用的阴离子的总和。这些阴离子包括 HCO_3^-、Pr^-、HPO_4^{2-}、Hb^- 和 HbO_2^- 等，它们都能结合 H^+。BB 通常以氧饱和的全血测定，正常值为 45～55mmol/L $[(50\pm5)mmol/L]$。

BB 是反映代谢因素的指标，呼吸因素所造成 PCO_2 升高或降低对它没有明显影响。BB 减少表明代谢性酸中毒或代偿后的呼吸性碱中毒；BB 增高表明代谢性碱中毒或是代偿后的呼吸性酸中毒。

五、碱 剩 余

碱剩余（base excess，BE）指在标准条件下，即在 38℃、PCO_2 为 5.32kPa、Hb 为 15g/dL、100% 氧饱和的情况下，用酸或碱将 1L 全血滴定至 pH 为 7.40 时所用的酸或碱的物质的量（mol/L）。若需用酸滴定，显然指示血中碱量多于正常，即称为碱过剩。BE 用正值（BE+）表示；若需用碱滴定则表示血液中碱缺失，BE 用负值（BE-）表示。BE 代表全血缓冲碱总量的变化，是反映代谢因素的指标，正常人的 BE 值在 0 附近，正常范围为（0±3）mmol/L。BE 正值增大见于代谢性碱中毒，亦见于经肾代偿后的呼吸性酸中毒；BE 负值增大见于代谢性酸中毒。但在慢性呼吸性酸中毒或碱中毒时，由于肾脏的长时间代偿作用，BE 也可以分别增加或减少。

碱剩余也分全血与血浆（代表细胞外液）两种测法。细胞外液碱过剩（BE ecf）是反映代谢性因素的较好指标。因为测定时血浆或其他细胞外液需经 PCO_2 为 5.33kPa 的气体平衡，可以排出血液中 PCO_2 升降的影响；全血缓冲碱（BEb）由于包括 Hb 在内，故受患者 Hb 的量的影响，Hb 是全血缓冲碱的重要成分，所以测定后要视患者 Hb 浓度按照方便的公式予以校正。

六、阴离子间隙

阴离子间隙(anion gap，AG)指血浆中未测定的阴离子(undetermined anion，UA)量减去未测定的阳离子(undetermined cation，UC)量的差值，即 AG＝UA－UC。UA 包括蛋白质阴离子 Pr^-（15mEg/L）、HPO_4^{2-}（2mEg/L）、SO_4^{2-}（1mEg/L）和有机酸根阴离子（5mEg/L）；UC 包括 K^+（4.5mEg/L）、Ca^{2+}（5mEg/L）和 Mg^{2+}（1.5mEg/L）。血浆中的阳离子总量 ＝Na^+＋UC，阴离子总量＝Cl^-＋HCO_3^-＋UA。血浆中的阳离子和阴离子的总当量数相等，均约为 151mEg/L。即 AG＝Na^+－（Cl^-＋HCO_3^-），AG 的正常值为 10～14mEg/L[(12±2)mEg/L]。

AG 对于区分不同类型的代谢性酸中毒具有重要意义。根据 AG 变化，代谢性酸中毒可分为 AG 增高型代谢性酸中毒和 AG 正常型代谢性酸中毒两类。这在代谢性酸中毒中将予以详细介绍。

以上介绍的六项常用的反映酸碱平衡障碍的指标，是当前临床上经常使用的，要熟悉其含义及在诊断上的意义。尽管如此，现在有不少临床工作者认为测定 pH、PCO_2 和 HCO_3^- 三个指标即可区别呼吸性或代谢性酸/碱中毒，并且也可以区别代偿性或失代偿性酸/碱中毒。至于 SB、BB、BE 等指标，由于排除了呼吸因素的影响，且抽血不需隔绝空气，有其优点，临床工作者也非常重视。它们对于诊断有特殊的帮助。不过需注意的是这些指标都是在体外用全血测定，滴定结果与体内的情况有些差别。例如，在急性 PCO_2 改变时，同样的 PCO_2 水平在体外作用于全血后可形成较多的 HCO_3^-，而在体内则是作用于全血后可形成较多的 HCO_3^-，而在体内则是作用于全身细胞，形成的 HCO_3^- 就较少，这是由于红细胞比体内的其他细胞具有更大的缓冲 CO_2 增加的能力，故能形成较多 HCO_3^-。不过这点差别还不至于影响临床实用所要求的精确性，故目前普遍在实际中应用。

第三节　单纯型酸碱平衡紊乱

酸碱平衡紊乱可分为单纯型酸碱平衡紊乱（simple acid-base disturbance）和混合型酸碱平衡紊乱（mixed acid-base disturbance）。传统的单纯性酸碱平衡紊乱分为四种，即代谢性酸中毒、代谢性碱中毒、呼吸性酸中毒及呼吸性碱中毒。

血浆 HCO_3^-/H_2CO_3 比值＜20/1，pH 值有低于正常下限（7.35）的倾向或＜7.35，称为酸中毒（acidosis）。由于 HCO_3^-/H_2CO_3 比值＞20/1，pH 有高于正常上限（7.45）的倾向或＞7.45，称为碱中毒（alkalosis）。要区分代谢性和呼吸性酸/碱中毒，还需要知道 [HCO_3^-] 和 [H_2CO_3] 何者是原发性变化者，即谁是先起变化的。血中酸碱异常总会伴随电解质参数的改变，根据酸碱紊乱产生的原因进一步分类，因血浆 HCO_3^- 水平下降造成的酸中毒称为代谢性酸中毒（metabolic acidosis），HCO_3^- 增多产生的碱中毒称为代谢性碱中毒（metabolic acidosis），如因 H_2CO_3 增多使血浆 pH 值下降者称为呼吸性酸中毒（respiratory acidosis），因 H_2CO_3 减少所造成的碱中毒称为呼吸性碱中毒（respiratory alkalosis）。在发生酸碱紊乱后，机体的调节机制势必加强，以恢复 HCO_3^-/H_2CO_3 比值到正常水平，此为代偿过程。经过代偿后，如果 HCO_3^-/H_2CO_3 比值恢复到 20/1，血浆 pH 值仍可维持在正常范围，称为代偿型酸碱中毒，属于临床认为的轻型酸碱中毒。如果经过代偿仍不能恢复到正常比值，血浆 pH 值必将发生明显变化。并超出正常值范围，称为失代偿型酸碱中毒。具体见表 8-1。

表 8-1　酸碱紊乱分类及参数

分类	最初改变	代偿性响应	预期代偿
代谢性酸中毒	↓$cHCO_3^-$	↓PCO_2	$PCO_2 = 1.5(cHCO_3^-) + 8 \pm 2$
			$cHCO_3^-$ ↓1mmol/L，PCO_2 ↓1～1.3mmHg
			pH 的后两位数=PCO_2（如 $PCO_2 = 28$，pH=7.28）
			$cHCO_3^- + 15$=pH 的后两位数（$cHCO_3^- = 15$，pH=7.30）
碱中毒	↑$cHCO_3^-$	↑PCO_2	$cHCO_3^-$ ↑10mmol/L，PCO_2 ↑6mmHg
			$cHCO_3^- + 15$=pH 的后两位数（$cHCO_3^- = 35$，pH=7.50）
呼吸性酸中毒			
急性	↑PCO_2	↑$cHCO_3^-$	PCO_2 ↑10mmHg，$cHCO_3^-$ ↑1mmol/L
慢性	↑PCO_2	↑$cHCO_3^-$	PCO_2 ↑10mmHg，$cHCO_3^-$ ↑3.5mmol/L
碱中毒			
急性	↓PCO_2	↓$cHCO_3^-$	PCO_2 ↓10mmHg，$cHCO_3^-$ ↓2mmol/L
慢性	↓PCO_2	↓$cHCO_3^-$	PCO_2 ↓10mmHg，$cHCO_3^-$ ↓5mmol/L

单一的酸中毒应有以下三种机制之一：①附加酸增加；②酸排泌减少；③碱的丢失增加。单一碱中毒应有以下机制之一：①附加碱增加；②碱排泌减少；③酸丢失增加。

一、代谢性酸中毒

代谢性酸中毒（metabolic acidosis）是指由于体内固定酸生成过多，或肾脏排酸减少，以及 HCO_3^- 大量丢失，导致血浆 HCO_3^- 浓度原发性降低。

代谢性酸中毒又可根据阴离子间隙 AG 是否增加分为两类：AG 增加类代谢性酸中毒，患者血浆 [Cl^-] 水平正常，亦即正常血氯性代谢性酸中毒；AG 正常类代谢性酸中毒，患者血浆 [Cl^-] 水平却升高，亦即高血氯性代谢性酸中毒。

（一）原因和机制

1. 酸性物质产生过多

（1）乳酸性酸中毒（lactic acidosis）　正常人血浆乳酸浓度为 0.5～1.5mmol/L，当血浆乳酸浓度超过 5mmol/L 时，称为乳酸性酸中毒。造成乳酸性酸中毒的原因包括乳酸产生过多和乳酸利用障碍。乳酸产生过多主要是由于组织绝对或相对缺氧，导致细胞内糖无氧酵解增强，使乳酸生成增加。休克、心力衰竭、呼吸衰竭、严重贫血、CO 中毒、酒精中毒、急性肺水肿等造成组织供氧严重不足，或者癫痫发作、抽搐、剧烈运动、白血病等导致高代谢状态，使氧消耗过多而造成组织相对缺氧，这些情况均可引起糖无氧酵解过程增强而产生大量乳酸，导致乳酸性酸中毒。乳酸利用障碍主要见于严重肝脏疾病，尤其是严重肝硬化。严重肝脏疾病时，由于肝功能障碍导致乳酸转变为丙酮酸减少，乳酸的利用发生障碍而引起血浆乳酸浓度过高，产生乳酸性酸中毒。

乳酸性酸中毒的特点如下。

① 血液中乳酸浓度升高，例如严重休克患者动脉血乳酸水平升高 10 倍以上。

② 血液中［乳酸$^-$］/［丙酮酸$^-$］比值增大（正常血浆乳酸浓度约 1mmol/L，丙酮酸浓度约 0.1mmol/L，二者比值为 10∶1）。

③ AG 增大，血氯正常。故属于 AG 增加类正常血氯性代表谢性酸中毒。此种酸中毒血浆乳酸浓度常可超过 6mmol/L，高者可达 12mmol/L。乳酸根离子的浓度也是未测定负离子之一，其增加当使负离子间隙增加。这种患者丙酮酸也有增加。

（2）酮症酸中毒（ketoacidosis） 酮症酸中毒是在体脂大量动用的情况下，如糖尿病、饥饿、妊娠反应较长时间有呕吐症状者、酒精中毒呕吐并数日少进食物者，脂肪酸在肝内氧化加强，酮体生成增加并超过了肝外利用量，因而出现酮血症。酮体包括丙酮、β-羟丁酸、乙酰乙酸，后两者是有机酸，导致代谢性酸中毒。这种酸中毒也是 AG 增加类正常血氯性代谢性酸中毒。

因胰岛素缺乏而发生糖尿病的患者，可以出现严重的酮症酸中毒，甚至致死。因为正常时人体胰岛素对抗脂解激素，使脂解维持常量。当胰岛素缺乏时，脂解激素如 ACTH、皮质醇、胰高血糖素及生长激素等的作用加强，大量激活脂肪细胞内的脂肪酶，使甘油三酯分解为甘油和脂肪酸的过程加强，脂肪酸大量进入肝脏，肝脏则生酮显著增加。

肝脏生酮增加与肉毒碱酰基转移酶活性升高有关。因为正常时胰岛素对比酶具有抑制性调节作用，当胰岛素缺乏时此酶活性显著增强。这时进入肝脏的脂肪酸形成脂肪酰辅酶A（fatty acyl-CoA）之后，在此酶作用下大量进入线粒体，经 β-氧化而生成大量的乙酰辅酶 A，乙酰辅酶 A 是合成酮体的基础物质。正常情况下，乙酰辅酶 A 经柠檬酸合成酶的催化与草酰乙酸缩合成柠檬酸而进入三羧酸循环，或经乙酰辅酶 A 羧化酶的作用生成丙二酰辅酶 A 而合成脂肪酸，因此乙酰辅酶 A 合成酮体的量是很少的，肝外完全可以利用。此外，糖尿病患者肝细胞中增多的脂肪酰辅酶 A 还能抑制柠檬酸合成酶和乙酰辅酶 A 羧化酶的活性，使乙酰辅酶 A 进入三羧酸循环的通路不畅，同时也不易合成脂肪酸。这样就使大量乙酰辅酶 A 肝内缩合成酮体。见图 8-6。

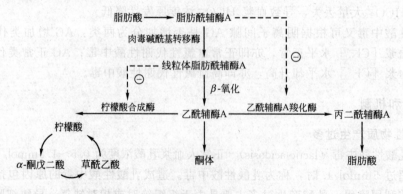

图 8-6　糖尿病时酮体生成增多的机制

非糖尿病患者的酮症酸中毒是糖原消耗补充不足，机体进而大量动用脂肪所致，如饥饿等。

2. 肾脏排酸保碱功能障碍

不论肾小管上皮细胞 H^+ 排泌减少和碳酸氢盐生成减少还是肾小球滤过率严重下降，不论急性或慢性肾功能衰竭，均能引起肾性代谢性酸中毒。由于肾脏是机体酸碱平衡调节的最终保证，故肾衰竭时酸中毒更为严重，也是不得不采取血液透析措施的临床危重情况之一。

（1）肾功能衰竭　如果肾功能衰竭主要是由于肾小管功能障碍所引起的，则此时的代谢性酸中毒主要是因小管上皮细胞产 NH_3 及排 H^+ 减少所致。正常肾小管上皮细胞内谷氨酰胺及氨基酸由血液供应，在谷氨酰胺酶及氨基酸化酶的催化作用下不断生成 NH_3，NH_3 弥散入管腔与肾小管上皮细胞分泌的 H^+ 结合形成 NH_4^+，使尿液 pH 值升高，这就能使 H^+ 不断分泌入管腔，完成排酸过程。原尿中的 Na^+ 被 NH_4^+ 不断换回，与 HCO_3^- 相伴而重新入血为 $NaHCO_3$。这就是肾小管的主要排酸保碱功能。当肾小管发生病变从而引起此功能严重障碍时，即可发生酸中毒。此类酸中毒因肾小球滤过功能无大变化，并无酸类的阴离子因滤过障碍而在体内潴留，其特点为 AG 正常类高血氯性代谢性酸中毒。也就是说 HPO_4^{2-}、SO_4^{2-} 等阴离子没有潴留，故 AG 不增加，而 HCO_3^- 重吸收不足，则由另一种容易调节的阴离子 Cl^- 代替，从而血氯上升。

肾功能衰竭如果主要是肾小球病变而使滤过功能障碍，则一般当肾小球滤过率不足正常的 20% 时，血浆中未测定阴离子 HPO_4^{2-}、SO_4^{2-} 和一些有机酸均可因潴留而增多。这时的特点是 AG 增加类正常血氯性代谢性酸中毒。HPO_4^{2-} 滤出减少，可以使可滴定酸排出减少，从而导致 H^+ 在体内潴留。

（2）碳酸酐酶抑制剂　例如使用乙酰唑胺作为利尿时，由于该药物抑制了肾小管上皮细胞中的碳酸酐酶活性，使 $CO_2 + H_2O \longrightarrow H_2CO_3 \longrightarrow H^+ + HCO_3^-$ 反应减弱，H^+ 分泌减少，HCO_3^- 重吸收减少，从而导致 AG 正常类高血氯性酸中毒。此时 Na^+、K^+、HCO_3^- 从尿中排出高于正常，可起利尿作用，用药时间长时要注意上述类型酸中毒。

（3）肾小管性酸中毒　肾小管性酸中毒（renal tubular acidosis，RTA）是肾脏酸化尿液的功能障碍而引起的 AG 正常类高血氯性代谢性酸中毒。目前按其发病机理可分为以下四型。

① I 型：远端肾小管性酸中毒（distal RTA），是远端小管排 H^+ 障碍引起的。此时远端小管不能形成并维持正常管内与管周液的 H^+ 陡峭浓度差。小管上皮细胞形成 H_2CO_3 障碍，且管腔内 H^+ 还可弥散回管周液。它可能是肾小管上皮细胞排 H^+ 的一系列结构、功能和代谢的不正常引起的。其病因有原发性、自身免疫性、肾钙化、药物中毒（两性霉素 B、甲苯、锂化合物、某些镇痛药及麻醉药）、肾盂肾炎、尿路阻塞、肾移植、麻风病、遗传性疾病、肝硬化等。

② II 型：近端肾小管性酸中毒（proximal RTA），是近端小管重吸收 HCO_3^- 障碍引起的。此时尿中有大量 HCO_3^- 排出，血浆 HCO_3^- 降低。如果我们人为地将这类患者的血浆 HCO_3^- 升至正常水平并维持之，即肾丢失 HCO_3^- 超过滤过量的 15%，这是一个很大的量，因此可导致严重酸中毒。当血浆 HCO_3^- 显著下降，酸中毒严重时，患者尿中 HCO_3^- 也就很少了，用上述办法方可观测到其障碍之所在。此型 RTA 的发病机制可能系主动转运的能量不足所致，多系遗传性的代谢障碍。

③ III 型：I-II 混合型，既有远端小管酸化尿的功能障碍，也有近端曲管重吸收 HCO_3^- 的障碍。

④ Ⅳ型：据目前资料认为系远端曲管阳离子交换障碍所致，此时管腔膜对 H^+ 通过有障碍。患者有低肾素性低醛固酮血症、高钾血症。K^+ 高时，与 H^+ 竞争，也使肾 NH_4^+ 排出下降，H^+ 潴留。常见于醛固酮缺乏症、肾脏对醛固酮反应性降低或其他如 Ⅰ 型或 Ⅱ 型的一些原因引起。

（4）肾上腺皮质功能低下（艾迪生病）　一方面由于肾血流量下降，缓冲物质滤过减少，形成可滴定酸少；另一方面由于 Na^+ 重吸收减少，NH_3 和 H^+ 的排出也就减少，因为 Na^+ 的重吸收与 NH_3 及 H^+ 的排出之间存在着一个交换关系。

3. 肾外失碱

肠液、胰液和胆汁中的 $[HCO_3^-]$ 均高于血浆中的 $[HCO_3^-]$ 水平。故当腹泻、肠瘘、肠道减压吸引等时，可因大量丢失 $[HCO_3^-]$ 而引起 AG 正常类高血氯性代谢性酸中毒。输尿管乙状结肠吻合术后亦可丢失大量 HCO_3^- 而导致此类型酸中毒，其机理可能是 Cl^- 被动重吸收而 HCO_3^- 大量排出，即 Cl^--HCO_3^- 交换所致。

4. 酸或成酸性药物摄入或输入过多

氯化铵在肝脏内能分解生成氨和盐酸，用此祛痰药日久量大可引起酸中毒。$NH_4Cl \longrightarrow NH_3+H^++Cl^-$，为 AG 正常类高血氯性代谢性酸中毒。氯化钙使用日久量大亦能导致此类酸中毒，其机制是 Ca^{2+} 在肠中吸收少，而 Cl^- 与 H^+ 相伴随而被吸收，其量多于 Ca^{2+}，Ca^{2+} 能在肠内与缓冲碱之一的 HPO_4^{2-} 相结合，使 HPO_4^{2-} 吸收减少。Ca^{2+} 也能与 $H_2PO_4^-$ 相结合生成不吸收的 $Ca_3(PO_4)_2$ 和 H^+，而 H^+ 伴随 Cl^- 而被吸收。

水杨酸制剂如阿司匹林（乙酰水杨酸）在体内可迅速分解成水杨酸，它是一个有机酸，消耗血浆的 CH_3^-，引起 AG 增加类正常血氯性代谢性酸中毒。

甲醇中毒时由于甲醇在体内代谢生成甲酸，可引起严重酸中毒，有的病例报告血 pH 可降至 6.8。误饮含甲醇的工业酒精或将甲醇当作酒精饮用者可造成中毒。我国 1987 年曾发生过大批中毒病例。除甲醇的其他中毒危害外，AG 增加类正常血氯性代谢性酸中毒是急性中毒的重要死亡原因之一。积极使用 $NaHCO_3$ 抢救的道理就在于此。

酸性食物如蛋白质代谢最终可形成硫酸、酮酸等，当然，在正常人并无问题。但是当肾功能低下时，高蛋白饮食是可能导致代谢性酸中毒的。这也是 AG 增加类正常血氯性代谢性酸中毒。

输注氨基酸溶液或水解蛋白溶液过多时，亦可引起代谢性酸中毒，特别是氨基酸的盐酸盐，在代谢中会分解出 HCl 来。这些溶液制备时 pH 值均调至 7.4，但其盐酸盐能在代谢中分解出盐酸这一点仍需注意。临床上根据情况给患者补充一定量 $NaHCO_3$ 的道理就在于此。

5. 稀释性酸中毒

大量输入生理盐水，可以稀释体内的 HCO_3^- 并使 Cl^- 增加，因而引起 AG 正常类高血氯性代谢性酸中毒。

（二）机体的代偿调节

机体发生代谢性酸中毒时，前面所提到的一整套调节机构将发挥代偿调节作用。如能保持 pH 值在正常范围内则称代偿性代谢性酸中毒，pH 值低于正常下限则为失代偿性代谢性酸中毒。

1. 缓冲体系的缓冲调节

细胞外液中固定酸增加后，血浆缓冲体系中的各种缓冲碱立即对其进行缓冲，造成

HCO_3^- 和其他缓冲碱被不断消耗而减少。在缓冲过程中 H^+ 与 HCO_3^- 作用所形成的 H_2CO_3 可分解为 H_2O 和 CO_2，CO_2 可由肺呼出体外。缓冲体系的缓冲调节作用不但非常迅速，而且十分有效。但是，如果因为缓冲调节而被消耗的缓冲碱不能迅速地得到补充，就可能使持续增加的 H^+ 不能被充分中和而引起血液 pH 降低，反映酸碱平衡的代谢性指标 AB、SB、BB 均降低，BE 负值增大。

2. 肺的代偿调节

肺的代偿调节就是通过改变呼吸的频率和幅度来改变肺泡通气量，从而改变 CO_2 的排出量，并以此调节血浆中 H_2CO_3 的浓度。经过肺的调节后，若 $[HCO_3^-]/[H_2CO_3]$ 的比值接近于 20∶1，则 pH 进入正常范围，AB 和 SB 在原发性降低的基础上呈现 AB＝SB，为代偿性代谢性酸中毒（compensated metabolic acidosis）；若 $[HCO_3^-]/[H_2CO_3]$ 的比值仍明显低于 20∶1，则 pH 仍低于正常，为失代偿性代谢性酸中毒（decompensated metabolic acidosis）。AB 和 SB 在原发性降低的基础上呈现 AB＜SB。呼吸的代偿反应比较迅速，在代谢性酸中毒发生后几分钟内即可出现呼吸运动的明显增加，并能在数小时内达到代偿高峰。但是肺的代偿调节是有限度的，主要原因是 H^+ 浓度增加引起肺的呼吸运动加深加快，使 CO_2 排出增加的同时也降低了 $PaCO_2$，而 $PaCO_2$ 下降则会反射性引起肺的呼吸运动减慢变浅，这部分抵消掉因血液 H^+ 浓度增加对呼吸中枢的兴奋作用。

3. 肾脏的代偿调节

酸中毒发生数小时后肾脏便开始进行代偿调节，通常在 3～5 天内达到代偿高峰。肾脏的代偿机制如下。

（1）$NaHCO_3$ 的重吸收增加　酸中毒时，肾小管上皮细胞内 CA 活性增加，使肾小管上皮细胞内 H_2O 与 CO_2 结合生成 H_2CO_3 增加，H_2CO_3 分解为 H^+ 和 HCO_3^- 后，H^+ 由肾小管上皮细胞分泌进入小管液中，或经 H^+-Na^+ 运转交换机制将小管中的 Na^+ 换回，换回的 Na^+ 与留在肾小管上皮细胞内的 HCO_3^- 一起经基侧膜转运进入血液。代谢性酸中毒时肾脏以这种代偿方式使 $NaHCO_3$ 重吸收增加。

（2）NH_4^+ 排出增加　肾小管上皮细胞内有 GT，酸中毒时该酶活性增加，促使谷氨酰胺释放 NH_3 增加。在近曲小管上皮细胞内 NH_3 与 H^+ 结合生成 NH_4^+，并以 NH_4^+-Na^+ 交换方式进入小管液中；在远曲小管上皮细胞内产生的 NH_3 则直接弥散进入小管液中与小管液中的 H^+ 结合生成 NH_4^+，接着小管液中的 NH_4^+ 与 Cl^- 结合形成 NH_4Cl 并从尿中排出。铵盐随尿排出增加，实际上增加了 H^+ 的排出。近曲小管 NH_4^+-Na^+ 交换所换回的 Na^+ 与肾小管上皮细胞内的 HCO_3^- 一起转运入血液，使血液 $NaHCO_3$ 有所增加。

（3）磷酸盐的酸化加强　酸中毒时肾小管上皮细胞分泌到小管液中的 H^+ 增加，与肾小球滤过的 Na_2HPO_4 中的一个 Na^+ 进行交换，结果导致小管液中 NaH_2PO_4 生成增加，NaH_2PO_4 最终随尿排出从而加速了 H^+ 的清除。关系式如下：$Na_2HPO_4 + H^+ \longrightarrow NH_2PO_4 + Na^+$。

除了肾功能衰竭引起的代谢性酸中毒和肾小管性酸中毒外，其他各种原因引起的代谢性酸中毒，肾脏都能充分发挥其排酸保碱的代偿调节作用。肾脏的这种代偿调节作用是强大而持久的，但也是有限度的。

4. 细胞外离子交换

H^+ 进入细胞，K^+ 出至细胞外。H^+ 离子在细胞内与缓冲物质 Pr^-、HPO_4^{2-}、Hb^- 等结合而被缓冲。H^+ 亦能与骨内阳离子交换而缓冲。

(三) 对机体的影响

代谢性酸中毒对心血管和神经系统的功能有影响。特别是严重的酸中毒，发展急速时可由于这两大重要系统的功能障碍而导致死亡。慢性酸中毒还能影响骨骼系统。

(1) 心血管系统功能障碍　H^+ 离子浓度升高时，心血管系统可发生下述变化。

① 心律失常：代谢性酸中毒时心率的变化为双向性，即轻度酸中毒时心率加快，严重酸中毒时心率减慢。心率加快可能是因为血浆 H^+ 增加，对外周化学感受器的刺激作用加强，反射性引起交感-肾上腺髓质系统兴奋，使儿茶酚胺分泌增加所致。另外，心率加快还可能与酸中毒引起的轻度高钾血症有关，因为轻度高钾血症使心肌兴奋性增加。心率减慢可能是由于严重酸中毒使乙酰胆碱酯酶活性降低，引起乙酰胆碱积聚所致。此外，心率减慢也可能与酸中毒导致的重度高钾血症有关，因为严重高钾血症时心肌兴奋性降低，可造成心率减慢甚至心跳停止。

② 心肌收缩力减弱：酸中毒时心肌收缩力减弱的可能机制如下：a. 酸中毒时生物氧化酶受到抑制，ATP 生成减少导致肌质网钙泵功能障碍，因而使肌质网对 Ca^{2+} 的摄取、贮存和释放发生障碍，最终导致心肌兴奋-收缩耦联障碍而使心肌收缩力减弱；b. 酸中毒时血浆 H^+ 浓度增加，抑制细胞外 Ca^{2+} 内流，造成心肌细胞除极化时胞浆中 Ca^{2+} 浓度降低，发生兴奋-收缩耦联障碍使心肌收缩力减弱；c. 酸中毒时心肌细胞内 H^+ 增加，H^+ 与 Ca^{2+} 竞争肌钙蛋白上的钙结合位点，从而阻碍 Ca^{2+} 与肌钙蛋白的结合，造成兴奋-收缩耦联障碍也使心肌收缩力减弱；d. 酸中毒时生物氧化酶活性降低，ATP 生成减少，可因能量生成障碍导致心肌收缩力减弱。

③ 小血管舒张：酸中毒时 H^+ 的显著增加可使血管平滑肌对儿茶酚胺的反应性下降而发生松弛，引起小血管舒张，这在毛细血管前括约肌最为明显。阻力血管舒张使外周阻力降低，动脉血压下降，严重者可导致休克。毛细血管前括约肌松弛引起真毛细血管网大量开放，使血管容量增加，造成微循环淤血，可导致或加重休克。

(2) 神经系统功能障碍　代谢性酸中毒时，中枢神经系统主要表现为中枢抑制，轻者意识障碍，重者嗜睡、昏迷。这可能与下列因素有关。①γ-氨基丁酸增加：代谢性酸中毒时脑组织中谷氨酸脱羧酶活性增强，使 γ-氨基丁酸生成增加，γ-氨基丁酸为抑制性神经递质对中枢神经系统具有抑制作用。②ATP 生成减少：酸中毒时生物氧化酶的活性受抑制，使 ATP 生成减少，导致脑组织能量缺乏而出现抑制状态。

(3) 对呼吸系统的影响　代谢性酸中毒时，由于 H^+ 对中枢化学感受器及外周化学感受器的刺激作用增强，从而引起呼吸中枢兴奋，导致呼吸运动加深加快。

(4) 对钾代谢的影响　一般来说，酸中毒与高钾血症互为因果关系，即酸中毒引起高钾血症，高钾血症引起酸中毒。酸中毒时细胞外液 H^+ 增加并向细胞内转移，为了维持电荷平衡细胞内的 K^+ 以 H^+-K^+ 交换方式向细胞外转移，引起血清钾增高；此外，酸中毒时肾泌 H^+ 增加，泌 K^+ 减少导致钾在体内潴留，也引起高钾血症。但也有酸中毒与低钾血症同时并存的情况存在，如肾小管性酸中毒因肾排泌 K^+ 较多，可出现低钾血症；又如严重腹泻导致酸中毒时，既有 HCO_3^- 随肠液的大量丢失，也有 K^+ 随肠液的大量丢失，故可出现低钾血症。

(5) 骨骼系统的变化　慢性代谢性酸中毒如慢性肾功能衰竭、肾小管性酸中毒均可长时间存在达数年之久，由于不断从骨骼释放出钙盐，影响小儿骨骼的生长发育并可引起纤维性骨炎和佝偻病。在成人则可发生骨质软化病。

（6）代谢性酸中毒时，反映代谢性因素的指标（如 SB、AB、BB）均降低，BE 负值增大；反映呼吸因素的指标 $PaCO_2$ 可因机体的代偿活动而减小；pH＜7.35（机体失代偿）或在正常范围（酸中毒得到机体的完全代偿）。

除以上几个主要方面的影响外，其他功能也有所改变，如在代谢方面因许多酶的活性受抑制而有代谢紊乱。

（四）防治原则

（1）积极防治引起代谢性酸中毒的原发病，纠正水、电解质紊乱，恢复有效循环血量，改善组织血液灌流状况，改善肾功能等。

（2）给碱纠正代谢性酸中毒　严重酸中毒危及生命，则要及时给碱纠正。一般多用 $NaHCO_3$ 以补充 HCO_3^-，去缓冲 H^+。乳酸钠也可用，不过在肝功能不全或乳酸性酸中毒时不用，因为乳酸钠经肝代谢方能生成 $NaHCO_3$。

三羟甲基氨基甲烷近来常用。它不含 Na^+、HCO_3^- 或 CO_2。它可以用于代谢性酸中毒、呼吸性酸中毒，也可用于混合性酸中毒患者。它的缺点是用得过多过快，患者呼吸抑制能导致缺氧及 CO_2 重新积累。因为它能同时迅速降低 H^+ 和 PCO_2 之故。此外，此药输注时不可漏出血管外，因为刺激性强能引起组织坏死。这些均应在使用中加以注意。

（3）处理酸中毒时的高钾血症和患者失钾时的低钾血症：酸中毒常伴有高钾血症，在给碱纠正酸中毒时，H^+ 从细胞内移至细胞外不断被缓冲，K^+ 则从细胞外重新移向细胞内从而使血钾回降。但需注意，有的代谢性酸中毒患者因有失钾情况存在，虽有酸中毒但伴随着低钾血。纠正其酸中毒时血清钾浓度更会进一步下降引起严重甚至致命的低钾血。这种情况见于糖尿病患者渗透性利尿而失钾、腹泻患者失钾等。纠正其酸中毒时需要依据血清钾下降程度适当补钾。

严重肾功能衰竭引起的酸中毒，则需进行腹膜透析或血液透析方能纠正其水、电解质、酸碱平衡以及代谢尾产物潴留等代谢紊乱。

二、呼吸性酸中毒

呼吸性酸中毒（respiratory acidosis）是指因 CO_2 呼出减少或 CO_2 吸入过多，导致血浆 H_2CO_3 浓度原发性增高。根据其发生速度的快慢可分为急性呼吸性酸中毒和慢性呼吸性酸中毒两大类。

（一）原因和机制

1. 呼吸中枢抑制

一些中枢神经系统的病变如延脑肿瘤、延脑型脊髓灰质炎、脑炎、脑膜炎、椎动脉栓塞或血栓形成、颅内压升高、颅脑外伤等时，呼吸中枢活动可受抑制，使通气减少而 CO_2 蓄积。此外，一些药物如麻醉药、镇静药（吗啡、巴比妥钠等）均有抑制呼吸的作用，剂量过大亦可引起通气不足。碳酸酐酶抑制剂如乙酰唑胺能引起代谢性酸中毒前已述及。它也能抑制红细胞中的碳酸酐酶而使 CO_2 在肺内从红细胞中释放减少，从而引起动脉血 PCO_2 升高。有酸中毒倾向的患者应慎用此药。

2. 呼吸神经、肌肉功能障碍

见于脊髓灰质炎、急性感染性多发性神经炎（Guillain-Barre 综合征）、肉毒中毒、重症肌无力、低钾血症或家族性周期性麻痹、高位脊髓损伤等。严重者呼吸肌可麻痹。

3. 胸廓异常胸廓异常

影响呼吸运动常见的有脊柱后凸、侧凸，连枷胸，强直性脊柱炎，心肺性肥胖综合征（Picwick 综合征）等。

4. 气道阻塞

常见的有异物阻塞、喉头水肿和呕吐物的吸入等。

5. 广泛性肺疾病

这是呼吸性酸中毒最常见的原因。它包括慢性阻塞性肺疾病、支气管哮喘、严重间质性肺疾病等。这些病变均能严重妨碍肺泡通气。

6. CO_2 吸入过多

指吸入气中 CO_2 浓度过高，如坑道、坦克等空间狭小、通风不良的环境中。此时肺泡通气量并不减少。

（二）机体的代偿调节

因为呼吸性酸中毒主要由呼吸障碍引起，所以呼吸系统不能对其发挥代偿调节作用。又由于血浆碳酸氢盐缓冲对不能缓冲血浆中增加的 H_2CO_3，故当血浆碳酸浓度增加时，只能通过血浆非碳酸氢盐缓冲对进行缓冲调节，但是血浆非碳酸氢盐缓冲对的缓冲调节能力十分有限，故所起的代偿作用不大。呼吸性酸中毒时，机体的主要代偿调节机制如下。

1. 细胞内外离子交换和细胞内缓冲

这是急性呼吸性酸中毒的主要代偿调节。急性呼吸性酸中毒时，CO_2 大量潴留使血浆 H_2CO_3 浓度升高，H_2CO_3 分解为 H^+ 和 HCO_3^-，导致血浆内的 H^+ 和 HCO_3^- 增加。然后 H^+ 迅速进入细胞并与细胞内的 K^+ 进行交换（这可导致高钾血症），H^+ 进入细胞后由细胞内的蛋白质缓冲对缓冲。留在血浆中的 HCO_3^- 使血浆 HCO_3^- 浓度有所增加，具有一定的代偿作用。此外，急性呼吸性酸中毒时，由于血浆 CO_2 潴留使 CO_2 迅速弥散进入红细胞，并在红细胞内的 CA 催化下生成 H_2CO_3，H_2CO_3 进而解离为 H^+ 和 HCO_3^-。红细胞内增加的 H^+ 不断被血红蛋白缓冲对缓冲，红细胞内增加的 HCO_3^- 则不断从红细胞进入血浆与血浆中的 Cl^- 进行交换，结果导致血浆 HCO_3^- 浓度有所增加，而血浆 Cl^- 浓度有所降低。急性呼吸性酸中毒时，经以上代偿方式可使血浆 HCO_3^- 浓度继发性增加，但增加的量非常有限，反映酸碱的代谢性指标增加不明显，而呼吸性指标：$PaCO_2$ 降低、$AB>SB$；血浆 $[HCO_3^-]/[H_2CO_3]$ 的比值仍然处于低于 $20:1$ 的状态，pH 仍低于正常，因而急性呼吸性酸中毒通常是失代偿的。

急性呼吸酸中毒时 PCO_2 升高，H_2CO_3 增多，$[HCO_3^-]$ 升高代偿，PCO_2 与 $[HCO_3^-]$ 二者关系如下式所示。

$$\Delta[HCO_3^-]=\Delta PCO_2 \times 0.07 \pm 1.5$$

例如从 $5.33kPa(40mmHg)$ 迅速升高至 $10.7kPa(80mmHg)$ 时，血浆 $[HCO_3^-]$ 仅上升约 $3mmol(mEq)/L$，且 $[HCO_3^-]$ 的代偿性增加还有一定限度。在急性呼吸性酸中毒时，AB 增加也不会超过 $30mmol（mEq）/L$，因此常为失代偿性者。

2. 肾脏代偿

这是慢性呼吸性酸中毒的主要代偿措施。慢性呼吸性酸中毒时，肾脏的代偿调节与代谢性酸中毒时相似，肾小管上皮细胞内 CA 和谷氨酰胺酶活性均增加，肾脏泌 H^+、排

NH_4^+ 和重吸收 $NaHCO_3$ 的作用显著增强。肾脏是酸碱平衡调节的最终保证，但它的调节活动却比较缓慢，$6 \sim 12h$ 显示其作用，$3 \sim 5$ 日达最大效应。慢性呼吸性酸中毒指持续 $24h$ 以上的 CO_2 蓄积，它也有急性呼吸性酸中毒时的离子交换和细胞内缓冲，但肾脏却可发挥其产 $NH_3 \uparrow$、排 $H^+ \uparrow$ 及重吸收 $NaHCO_3 \uparrow$ 的功能，使代偿更为有效。通过肾脏等代偿后，反映酸碱的代谢性指标 AB、SB、BB 值均升高，BE 正值加大，AB＞SB。

慢性呼吸性酸中毒血浆 $[HCO_3^-]$ 与 PCO_2 之间的关系如下式所示。

$$\Delta[HCO_3^-] = \Delta PCO_2 \times 0.4 \pm 3$$

例如，PCO_2 每升高 $1.33kPa$（$10mmHg$），血浆 $[HCO_3^-]$ 浓度可升高 4mmol（mEq）/L 左右。这比急性呼吸性酸中毒的代偿要有效得多，能在一定时期内维持 pH 值于正常范围呈代偿性呼吸性酸中毒。

（三）对机体的影响

呼吸性酸中毒对机体的影响，就其体液 $[H^+]$ 升高的危害而言，与代谢性酸中毒是一致的。但呼吸性酸中毒特别是急性者因肾脏的代偿性调节比较缓慢，故常呈失代偿而更显严重。具体对机体的影响有以下几个方面。

（1）对心血管系统的影响　呼吸性酸中毒对心血管系统的影响与代谢性酸中毒时相似。也有微循环容量增大、血压下降，心肌收缩力减弱、心排血量下降和心律失常。因为这两类酸中毒时 $[H^+]$ 升高并能导致高钾血症是一致的。

（2）对中枢神经系统功能的影响　急性呼吸性酸中毒通常有明显的神经系统症状。早期症状为头痛、视物模糊、烦躁不安、疲乏无力等；进一步发展则出现震颤、精神错乱、神志模糊、谵妄、嗜睡甚至昏迷。呼吸性酸中毒时，高浓度的 CO_2 引起脑血管扩张和脑血流增加，可导致颅内压和脑脊液压力明显升高。眼底检查可见视盘水肿。此外，CO_2 分子为脂溶性，能迅速透过血脑屏障并引起脑脊液中 H_2CO_3 增加；而 HCO_3^- 为水溶性很难透过血脑屏障进入到脑脊液内，结果造成脑脊液内 $[HCO_3^-]/[H_2CO_3]$ 的比值显著降低，导致脑脊液 pH 比血浆 pH 更低，这可能是呼吸性酸中毒时神经系统功能紊乱比代谢性酸中毒时更为显著的原因之一。

（3）对呼吸系统的影响　临床表现主要是呼吸困难，呼吸急促或呼吸抑制。而呼吸性酸中毒患者常可能伴有缺氧，这也是使病情加重的一个因素。

（4）对电解质代谢的影响　呼吸性酸中毒往往伴有高钾血症和低氯血症。

（5）呼吸性酸中毒时，反映呼吸性因素的指标增高，$PaCO_2 > 6.25kPa$（$47mmHg$），AB↑、AB＞SB；反映代谢性因素的指标则因肾脏是否参与代偿而发生不同的变化。急性呼吸性酸中毒时 pH 值常小于 7.35，由于肾脏来不及代偿，反映代谢性因素的指标（如 SB、BE、BB）可在正常范围或轻度升高；慢性呼吸性酸中毒时，由于肾脏参与了代偿则 SB、BB 增高，BE 正值增大，pH＜7.35（机体失代偿）或在正常范围（酸中毒得到机体的完全代偿）。

（四）防治原则

（1）积极防治引起的呼吸性酸中毒的原发病。

（2）改善肺泡通气，排出过多的 CO_2。根据情况可行气管切开、人工呼吸、解除支气管痉挛、祛痰、给氧等措施。

人工呼吸要适度，因为呼吸性酸中毒时 $NaHCO_3/H_2CO_3$ 中 H_2CO_3 原发性升高，NaH_2CO_3 呈代偿性继发性升高。如果通气过度则血浆 PCO_2 迅速下降，而 $NaHCO_3$ 仍在高水平，则患者转化为细胞外液碱中毒，脑脊液的情况也如此。可以引起低钾血症、血浆 Ca^{2+} 下降、中枢神经系统细胞外液碱中毒、昏迷甚至死亡。

（3）酸中毒严重时如患者昏迷、心律失常，可给 THAM 治疗以中和过高的 $[H^+]$。$NaHCO_3$ 溶液亦可使用，不过必须保证在有充分的肺泡通气的条件下才可作用。因为给 $NaHCO_3$ 纠正呼吸性酸中毒体液中过高的 $[H^+]$，能生成 CO_2 如不能充分排出，会使 CO_2 深度升高。

三、代谢性碱中毒

代谢性碱中毒（metabolic alkalosis）指由于 H^+ 丢失过多，H^+ 转入细胞内过多，以及碱性物质输入过多等原因，导致血浆 HCO_3^- 浓度原发性增高。

按给予盐水治疗是否有效分为两种类型，即盐水反应性碱中毒（saline-responsive alkalosis）和盐水抵抗性碱中毒（saline-resistant alkalosis）。前者主要见于频繁呕吐、胃液引流时，后者主要见于原发性醛固酮增多症及严重低钾血症等。

（一）原因和机制

1. 氢离子丢失过多

（1）胃液丢失　常见于幽门梗阻或高位肠梗阻时的剧烈呕吐及胃管引流引起富含 HCl 的胃液大量丢失，使 H^+ 丢失过多。胃液中 H^+ 是由胃黏膜壁细胞主动分泌的，最大浓度可达 150mmol/L，比血液高三四百万倍。这是因为胃黏膜壁细胞含有足够的 CA，能将 CO_2 和 H_2O 催化生成 H_2CO_3，H_2CO_3 解离为 H^+ 和 HCO_3^-，然后 H^+ 与来自血浆的 Cl^- 合成 HCl，并以 H^+ 和 Cl^- 的形式被分泌入胃液；壁细胞内由 H_2CO_3 解离生成的 HCO_3^- 则进入血浆。进入小肠后 HCl 与肠液、胰液、胆汁等碱性消化液中的 $NaHCO_3$ 中和。碱性液的分泌是受 H^+ 入肠的刺激引起的。因此，如果 HCl 因呕吐而丢失，则肠液中 $NaHCO_3$ 分泌减少，体内将有潴留；再者，已分泌入肠的 $NaHCO_3$ 不被 HCl 中和，势必引起肠液中 $[HCO_3^-]$ 升高而使其重吸收增加。这就使血中 $[HCO_3^-]$ 上升而导致代谢性碱中毒。

当胃液大量丢失后，进入十二指肠的 H^+ 减少，刺激胰腺向肠腔分泌 HCO_3^- 的作用减弱，造成血浆 HCO_3^- 潴留；与此同时，肠液中的 $NaHCO_3$ 因得不到 HCl 的中和而被吸收入血，也使血浆 HCO_3^- 增加，导致代谢性碱中毒。此外，胃液丢失使 K^+ 丢失，可致低钾血症，引起低钾性碱中毒；而胃液中的 Cl^- 大量丢失又可致低氯血症，引起低氯性碱中毒。

（2）肾脏排 H^+ 过多　肾脏排出 H^+ 过多主要是由于醛固酮分泌增加引起的。醛固酮能促进远曲小管和集合管排出 H^+ 及 K^+，而加强 Na^+ 的重吸收。H^+ 排出增多则由于 $H_2COH_3 \longrightarrow H^+ + HCO_3^-$ 的反应，HCO_3^- 生成多，与 Na^+ 相伴而重吸收也增加，从而引起代谢性碱中毒，同时也伴有低钾血症。

醛固酮分泌增加见于下列情况：①原发性醛固酮增多症。②库欣综合征，常由垂体分泌 ACTH 的肿瘤、原发性肾上腺皮质增生或肿瘤等所引起。皮质醇等激素的生成和释放增多，皮质醇也有盐皮质激素的活性，故亦能导致代谢性碱中毒。③先天性肾上腺皮质增生，可分为两型，17-羟化酶缺乏型（非男性化）和11-羟化酶缺乏型（男性化）。因为这些酶缺乏而导致皮质醇合成减少，血中皮质醇水平下降反馈地引起垂体分泌过多 ACTH，促进肾上腺皮质合成并分泌更多去氧皮质酮和皮质酮。去氧皮质酮则具有明显的盐皮质激素活性。④Bartter 综合征，这是以近球装置增生而肾素分泌增多为特点的综合征。通过肾素-血管紧张素-醛固酮系统引起醛固酮分泌增多，患者无高血压是因为其血管对血管紧张素 II 的反应性降低。由于患者前列腺素分泌增多，故近年也提出交感神经兴奋而使前列腺素增多从而导致肾素分泌增多的机制。例如使用吲哚美辛抑制前列腺素合成，可以降低患者肾素及醛固酮水平，并使代谢性碱中毒及 Na^+、K^+ 恢复正常。⑤近球装置肿瘤，其细胞能分泌大量肾素，引起高血压及代谢性碱中毒。⑥甘草及其制剂长期大量使用时，由于甘草酸具有盐皮质激素活性，故能引起类似醛固酮增多症时的代谢性碱中毒。⑦细胞外液容量减少时引起醛固酮分泌增多以加强 Na^+ 重吸收而保容量，可引起代谢性碱中毒。常见于呋塞米、依他尼酸等髓袢利尿药利尿时或大量胃液丧失时。此种情况下，细胞外液每减少 1L，血浆 $[HCO_3^-]$ 约增加 1.4mmol/L。呋塞米可使细胞外液减少外，其抑制肾小管髓袢升支对 Cl^-、Na^+ 的重吸收能导致到达远端曲管的 Na^+ 增多而使远端曲管排 H^+ 换 Na^+ 过程加强，这也与代谢性碱中毒的发生有关。⑧创伤和手术时的应激反应时有肾上腺皮质激素分泌增多，常伴以代谢性碱中毒。

2. 碱性物质摄入过多

（1）碳酸氢盐摄入过多　例如溃疡病患者服用过量的碳酸氢钠，中和胃酸后导致肠内 $NaHCO_3$ 明显升高时，特别是肾功能有障碍的患者由于肾脏调节 HCO_3^- 的能力下降可导致碱中毒。此外，在纠正酸中毒时，输入碳酸氢钠过量也同样会导致碱中毒。

（2）乳酸钠摄入过多　经肝脏代谢生成 HCO_3^-。见于纠正酸中毒时输乳酸钠溶液过量。

（3）柠檬酸钠摄入过多　输血时所用液多用柠檬酸钠抗凝。每 500mL 血液中有柠檬酸钠 16.8mEq，经肝代谢性可生成 HCO_3^-。故大量输血时（例如快速输入 3000～4000mL）可发生代谢性碱中毒。

3. 低钾血症

各种原因引起的血清钾减少，可引起血浆 $NaHCO_3$ 增多而发生代谢性碱中毒。其机理有：①血清 K^+ 下降时，肾小管上皮细胞排 K^+ 相应减少而排 H^+ 增加，换回 Na^+、HCO_3^- 增加。此时的代谢性碱中毒，不像一般碱中毒时排碱性尿，它却排酸性尿，称为反常酸性尿。②血清钾下降时，由于离子交换，K^+ 移至细胞外以补充细胞外液的 K^+，而 H^+ 则进入细胞内以维持电中性，故导致代谢性碱中毒（此时细胞内却是酸中毒，当然细胞内物质可以缓冲进入细胞内的 H^+）。

4. 低氯血症

由于 Cl^- 是肾小管中唯一的容易与 Na^+ 相继重吸收的阴离子，当原尿中 $[Cl^-]$ 降低时，肾小管便加强 H^+、K^+ 的排出以换回 Na^+，HCO_3^- 重吸收增加，从而生成 $NaHCO_3$。因此低氯血症时由于失 H^+、K^+ 而 $NaHCO_3$ 重吸收有增加，故能导致代谢性碱中毒。此时患者尿 Cl^- 是降低的。另外，前述之呋塞米及依他尼酸能抑制髓袢升支粗段对 Cl^- 的主动重吸收从而造成缺 Cl^-。此时远端曲管加强排 H^+、K^+ 以换回到达远端曲管过多的 Na^+。故同样可导致代谢性碱中毒。此时患者尿 Cl^- 是升高的。

另外，当呕吐失去 HCl 时，同时也失去大量 Cl^-，血浆及尿中 Cl^- 下降，通过上述原尿中 Cl^- 降低机制促使代谢性碱中毒发生。

（二）机体的代偿调节

1. 血液缓冲系统的缓冲和细胞内外的离子交换

代谢性碱中毒时，血浆 $[H^+]$ 降低，$[OH^-]$ 升高，$OH^- + H_2CO_3 \longrightarrow HCO_3^- + H_2O$，$OH^- + HPr^- \longrightarrow Pr^- + H_2O$，$OH^-$ 可被血浆缓冲系统中的弱酸中和。经过血浆缓冲系统的缓冲调节后，强碱变成弱碱，并使包括 HCO_3^- 在内的缓冲碱增加。此外，体液中 $NaHCO_3$ 升高可与其他缓冲对起缓冲反应虽可使 $NaHCO_3$ 有所降低，但其他缓冲碱却有所增加。$NaHCO_3 + HPr \longrightarrow NaPr + H_2CO_3$，$NaHCO_3 + Na_2HPO_4 \longrightarrow Na_2HPO_4 + H_2CO_3$。因而其缓冲效果不明显，因为缓冲碱总量并不能减少，主要还是要靠肾脏的代偿调节。

2. 离子交换

代谢性碱中毒时细胞外液 H^+ 浓度降低，细胞内液的 H^+ 向细胞外转移，细胞外液的 K^+ 进入细胞，使细胞外液的 K^+ 减少，从而引起低钾血症。

3. 肺的代偿调节

代谢性碱中毒时，由于细胞外液 H^+ 浓度下降，对延髓中枢化学感受器以及颈动脉体和主动脉体外周化学感受器的刺激减弱，反射性引起呼吸中枢抑制，使呼吸变浅变慢，肺泡通气量减少，导致 CO_2 排出减少，$PaCO_2$ 升高，血浆 H_2CO_3 浓度继发性升高。AB 和 SB 在原发性增加的基础上呈现 AB＞SB，反映酸碱平衡的代谢性指标 AB、SB、BB 均增加，BE 正值加大。

4. 肾脏的代偿调节

肾脏的代偿是最主要的，它是代偿调节的最终保证。代谢性碱中毒时，血浆 H^+ 浓度下降，pH 升高使肾小管上皮细胞内的 CA 和 GT 活性减弱，肾小管上皮细胞产生 H^+ 和 NH_3 减少，因而肾小管泌 H^+、泌 NH_4^+ 减少，对 $NaHCO_3$ 的重吸收也相应减少，导致血浆 HCO_3^- 浓度有所降低。由于 HCO_3^- 从尿中排出增加，在代谢性碱中毒时尿液呈现碱性，但在低钾性碱中毒时，肾小管上皮细胞内酸中毒导致泌 H^+ 增多，尿液呈酸性。肾对 HCO_3^- 排出增多的最大代偿时限需要 3～5 天，所以，急性代谢性碱中毒时肾代偿不起主要作用。

通过以上各种代偿调节，若能使 $[HCO_3^-]/[H_2CO_3]$ 的比值维持于 20：1，则血浆 pH 可维持在正常范围，这称为代偿性代谢性碱中毒。若 $[HCO_3^-]/[H_2CO_3]$ 的比值仍高于 20：1，则血浆 pH 仍高于正常，这称为失代偿性代谢性碱中毒。

（三）对机体的影响

（1）神经肌肉功能障碍 急性代谢性碱中毒患者常有神经肌肉应激性增高和手足搐搦症。因血浆 pH 迅速升高，血浆游离钙（Ca^{2+}）迅速下降所致，其机制是血浆 pH 值升高时血浆结合钙增多而游离钙减少。当代谢性碱中毒导致明显低钾血症时，患者可发生肌肉无力或麻痹，腹胀甚至肠麻痹。

（2）对中枢神经系统的影响 严重代谢性碱中毒可引起烦躁不安、精神错乱，有时甚至发生谵妄等中枢神经系统兴奋症状。这与碱中毒时中枢神经系统抑制性神经递质

γ-氨基丁酸减少有关。γ-氨基丁酸是中枢神经系统的一种起抑制作用的物质，参与维持中枢兴奋抑制的平衡。碱中毒时，谷氨酸脱羧酶活性降低使γ-氨基丁酸生成减少，而碱中毒时γ-氨基丁酸转氨酶活性增高又使γ-氨基丁酸分解加强。γ-氨基丁酸减少导致对中枢神经系统的抑制作用减弱，因而使中枢神经系统兴奋作用加强。但同时，由于血浆pH增高使血红蛋白氧离曲线左移，氧合血红蛋白解离和释放氧的能力降低，组织供氧不足，且脑组织对缺氧十分敏感，发生中枢神经系统功能障碍，故易引起精神症状甚至昏迷。

（3）组织缺氧　碱中毒时因pH升高导致氧离曲线左移。此时，PaO_2、CaO_2、CO_2max、SaO_2均在正常范围，但由于氧合血红蛋白结合的氧不易释放，因而可造成组织缺氧。缺氧导致ATP生成减少，如脑ATP减少既可使脑细胞Na^+-K^+-ATP酶活性下降而引起脑细胞水肿，也可引起其他脑功能障碍，严重时甚至发生昏迷。

（4）对呼吸系统的影响　代谢性碱中毒时细胞外液H^+浓度下降，呼吸运动变浅变慢（见肺的代偿）。

（5）低钾血症　代谢性碱中毒经常伴有低钾血症。其机制是离子转移造成的，代谢性碱中毒时，细胞外液H^+浓度下降，细胞内H^+向细胞外转移，而细胞外K^+向细胞内转移，引起低钾血症。另外，代谢性碱中毒时，肾小管上皮细胞内CA下降使泌H^+减少、H^+-Na^+交换减少、K^+-Na^+交换增强，K^+从尿中排出增多而引起低钾血症。从前面所介绍的全部情况看，低钾血症是代谢性碱中毒的原因之一，而代谢性碱中毒又能导致低钾血症，二者可以互为因果。

（6）代谢性碱中毒时，反映代谢性因素的指标（如SB、AB、BB）均增大，BE正值增大；反映呼吸性因素的指标$PaCO_2$可因机体的代偿活动而增大，机体失代偿时，pH＞7.45，碱中毒得到机体的完全代偿时，pH值可在正常范围内。

（四）防治原则

（1）积极防治引起代谢性碱中毒的原发病。

（2）纠正低钾血症或低氯血症，如补充KCl、NaCl、$CaCl_2$、NH_4Cl等。其中NH_4Cl既能纠正碱中毒也能补充Cl^-，不过肝功能障碍患者不宜使用，因NH_4Cl需经肝代谢。

（3）纠正碱中毒可使用碳酸肝酶抑制剂如乙酰唑胺以抑制肾小管上皮细胞中H_2CO_3的合成，从而减少H^+的排出和HCO_3^-的重吸收。也可使用稀HCl以中和体液中过多的$NaHCO_3$。大约1mEq的酸可降低血浆〔HCO_3^-〕5mEq/L左右。醛固酮拮抗剂可减少H^+、K^+从肾脏排出，也有一定疗效。

四、呼吸性碱中毒

呼吸性碱中毒（respiratory alkalosis）指因通气过度使CO_2呼出过多，导致血浆H_2CO_3浓度原发性降低。呼吸性碱中毒可分为急性呼吸性碱中毒和慢性呼吸性碱中毒两类。

（一）原因和机制

（1）精神性过度通气　这是呼吸性碱中毒的常见原因，但一般均不严重。严重者可以有头晕、感觉异常，偶尔有搐搦。常见于癔症发作患者。

（2）代谢性过程异常　甲状腺功能亢进症及发热等时，通气可明显增加，超过了应排出的 CO_2 量。可导致呼吸性碱中毒，但一般也不严重。但都说明通气量并非单单取决于体液中 $[H^+]$ 和 PCO_2，也与代谢强度和需氧情况有关。此时的通气过度可能是肺血流量增多通过反射性反应引起的。

（3）乏氧性缺氧　乏氧性缺氧时的通气过度是对乏氧的代偿，但同时可以造成 CO_2 排出过多而发生呼吸性碱中毒。常见于进入高原、高山或高空的人；胸廓及肺病变如肺炎、肺栓塞、气胸、肺淤血等引起胸廓、肺血管或肺组织传入神经受刺激而反射性通气增加的患者；此外，有些先天性心脏病患者，由于右至左分流增加而导致低张性低氧血症也能出现过度通气。这些均引起血浆 H_2CO_3 下降而出现呼吸性碱中毒。

（4）中枢神经系统疾病　脑炎、脑膜炎、脑肿瘤、脑血管意外及颅脑损伤患者中有的呼吸中枢受到刺激而兴奋，出现通气过度。

（5）水杨酸中毒　水杨酸能直接刺激呼吸中枢使其兴奋性升高，对正常刺激的敏感性也升高。因而出现过度通气。

（6）革兰氏阴性杆菌败血症　革兰氏阴性杆菌进入血液而繁殖的患者，在体温、血压还没有发生变化时即可出现明显的通气过度。PCO_2 有低至 17mmHg 者。此变化非常有助于诊断。其机理尚不清楚，因为动物实验中未能成功复制此一现象。

（7）人工呼吸过度。

（8）肝硬化　肝硬化有腹水及血 NH_3 升高者可出现过度通气。可能系 NH_3 对呼吸中枢的刺激作用引起的。当然，腹水上抬横膈也有刺激呼吸的作用，但是非肝硬化的腹水患者却无过度通气的反应。

（9）代谢性酸中毒突然被纠正　例如使用 $NaHCO_3$ 纠正代谢性酸中毒，细胞外液 $[HCO_3^-]$ 浓度迅速升至正常，但通过血脑浆屏障很慢，12～24h，此时脑内仍为代谢性酸中毒，故过度通气仍持续存在。这就造成 H_2CO_3 过低的呼吸性碱中毒。

（10）妊娠　有中等程度的通气增加，它超过 CO_2 产量，目前认为系黄体酮对呼吸中枢的刺激作用，一些合成的黄体酮制剂也有此作用。妊娠反应期因呕吐、饮食不足可发生酮症酸中毒，妊娠反应期过后则可发生呼吸性碱中毒，有时引起手足搐搦。

（二）机体的代偿调节

呼吸性碱中毒是由通气过度所致，故肺不能有效发挥其代偿作用。呼吸性碱中毒的主要代偿方式如下。

1. 细胞内外离子交换和细胞内缓冲

急性呼吸性碱中毒细胞内外离子交换是 H^+ 自细胞内液转移至细胞外液以补充减少了的 H^+，而 K^+ 及 Na^+ 则自细胞外液转移至细胞内液。$H^+ + HCO_3^- \longrightarrow H_2CO_3$，补充细胞外液的 HCO_3^- 使之有所升高，而 HCO_3^- 则有所降低。

细胞内缓冲是当血浆 PCO_2 降低时，H_2CO_3 下降，HCO_3^-/H_2CO_3 比值增大，H_2CO_3 相对增多，它可进入细胞内进行缓冲，以进入红细胞为例其反应如下：HCO_3^- 自血浆向红细胞转移，同时 Cl^- 自红细胞向血浆转移。血浆 $NaHCO_3$ 有所减少以维持 pH 值不致明显升高。H^+ 可由细胞内缓冲物质如酸性磷酸盐或 HPr、HHb 提供以补充细胞外液下降了的水平。这种细胞内缓冲大约红细胞担负 1/3，其他细胞担负 2/3。

急性呼吸性碱中毒时血浆 PCO_2 与 $[HCO_3^-]$ 二者的关系如下式所示。

$$\Delta[HCO_3^-] = \Delta PCO_2 \times 0.2 \pm 2.5$$

例如血浆 PCO_2 迅速下降 1.33kPa(10mmHg) [即从正常的 5.33kPa(40mmHg) 降至 4.00kPa(300mmHg)]，则 $[HCO_3^-]$ 降低 2mmol(mEq)/L 左右。且 $[HCO_3^-]$ 降低也有一定代偿限度，一般急性患者下降不超过 6mmol(mEq)/L，即 AB 不低于 18mmol(mEq)/L，因此常为失代偿者。

2. 肾脏代偿

肾脏代偿是慢性呼吸性碱中毒的主要代偿措施。当血液 PCO_2 下降、HCO_3^- 减少时，肾小管上皮细胞碳酸酐酶活性降低，H^+ 的生成和排出下降。$NH_3 \longrightarrow NH_4^+$ 也因排出的 H^+ 下降而减少。与此同时 HCO_3^- 重吸收减少而排出增多。

呼吸性碱中毒不能依靠呼吸代偿。当然，如精神性过度通气，当碱中毒发展至 PCO_2 明显降低，$[H^+]$ 亦随之下降时，呼吸中枢的兴奋性将受抑制而使呼吸减慢变浅，这是发病环节中的反馈性自我调控，不属代偿。如癔症的发作此时可能就过去了。

在慢性呼吸性碱中毒时，血浆 $[HCO_3^-]$ 与 PCO_2 之间的关系如下式所示。

$$\Delta[HCO_3^-] = \Delta PCO_2 \times 0.5 \pm 2.5 mmol(mEq)/L$$

例如血浆 PCO_2 每降低 1.33kPa(10mmHg)，$[HCO_3^-]$ 可下降约 5mmol(mEq)/L。这比急性者的代偿反应明显，概因慢性者有较充分的代偿时间。但其代偿也有限度，一般患者血浆 $[HCO_3^-]$ 不会低于 12mmol (mEq)/L。

(三) 对机体的影响

急性呼吸性碱中毒患者临床表现较为明显，常有诸如窒息感、气促、眩晕、易激动、四肢及口周围感觉异常等。严重者有意识障碍，其机理可能系 $PCO_2\downarrow$ 导致脑血管收缩而缺血，手足搐搦是血浆 $[Ca^{2+}]$ 下降所致。

慢性呼吸性碱中毒症状轻，因代偿发挥较好。

呼吸性碱中毒与代谢性碱中毒一样，也能导致低钾血症和组织缺氧。

(四) 防治原则

① 防治原发病。
② 降低患者的通气过度，如精神性通气过度可用镇静药。
③ 吸入含 5%CO_2 的混合气体，以提高血浆 H_2CO_3 浓度。
④ 手足搐搦者可静脉适量补给钙剂以增加血浆 $[Ca^{2+}]$。
表 8-2 为各型酸碱平衡紊乱的指标变化比较。

表 8-2　各型酸碱平衡紊乱的指标变化比较

分类	pH	PaCO₂	SB	AB	BB	BE
代谢性酸中毒	↓	↓	↓	↓	↓	负值加大
呼吸性酸中毒	↓	↑	↑	↑	↑	正值加大
代谢性碱中毒	↑	↑	↑	↑		正值加大
呼吸性碱中毒	↑	↓	↓	↓	↓	负值加大

图 8-7 为各种类型酸碱平衡紊乱时血浆 pH、PCO_2、HCO_3^- 变化。

$$\Delta HCO_3^- = \Delta PCO_2 \times 0.2 \pm 2.5$$

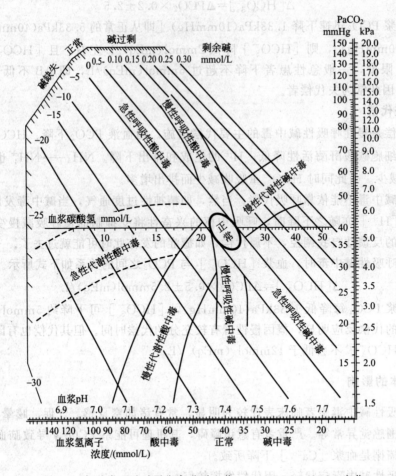

图 8-7 各种类型酸碱平衡紊乱时血浆 pH、PCO₂、HCO₃⁻ 变化

第四节 混合型酸碱平衡障碍

混合型酸碱平衡障碍（mixed acid-base disturbances）是指两种或两种以上的原发性酸碱平衡障碍同时并存。当两种原发性障碍使 pH 向同一方向变动时，则 pH 偏离正常更为显著，例如代谢性酸中毒合并呼吸性酸中毒的患者其 pH 值比单纯一种障碍更低。当两种障碍使 pH 向相反的方向变动时，血浆 pH 值取决于占优势的一种障碍，其变动幅度因受另外一种抵消而不及单纯一种障碍那样大。如果两种障碍引起 pH 相反的变动正好互相抵消，则患者血浆 pH 值可以正常，例如代谢性酸中毒合并呼吸性碱中毒。

一、双重性酸碱失衡

双重性酸碱平衡障碍是指机体在同一时期出现了两种酸碱平衡紊乱，共有以下五种。

1. 呼吸性酸中毒合并代谢性酸中毒

呼吸性酸中毒合并代谢性酸中毒见于：①慢性呼吸性酸中毒如阻塞性肺疾病同时发生中毒性休克伴有乳酸性酸中毒；②心跳、呼吸骤停发生急性呼吸性酸中毒和因缺氧发生乳酸性酸中毒。此种混合型酸碱平衡障碍可使血浆 pH 值显著下降，血浆 $[HCO_3^-]$ 可下降，PCO_2 可上升。例如患者血浆 pH 为 7.0，PCO_2 为 11.3kPa(85mmHg)，$[HCO_3^-]$ 为 14.4mmol(mEq)/L，BE 为 -12mmol(mEq)/L。

2. 呼吸性酸中毒合并代谢性碱中毒

呼吸性酸中毒合并代谢性碱中毒见于慢性阻塞性肺疾病发生高碳酸血症，又因肺源性心脏病心力衰竭而使用利尿药如呋塞米、依他尼酸等引起代谢性碱中毒的患者。这也是呼吸、心肾科室中常遇到的情况。患者血浆 pH 可以正常或轻度上升或下降，但 $[HCO_3^-]$ 和 PCO_2 均显著升高。$[HCO_3^-]$ 升高是代谢性碱中毒的特点而 PCO_2 升高是呼吸性酸中毒的特点，二者比值却可保持不变或变动不大。例如患者血浆 pH 为 7.4，PCO_2 为 60mmHg，血浆 $[HCO_3^-]$ 为 34mEq/L，BE$+14$mEq/L。

3. 呼吸性碱中毒合并代谢性酸中毒

此种混合型酸碱平衡障碍可见于：①肾功能不全患者有代谢性酸中毒，又因发热而过度通气引起呼吸性碱中毒，如革兰氏阴性杆菌败血症引起的急性肾功能衰竭并伴有高热。②肝功能不全患者可因 NH_3 的刺激而过度通气，同时又因代谢障碍致乳酸性酸中毒。③水杨酸剂量过大引起代谢性酸中毒，同时刺激呼吸中枢而导致过度通气。其血浆 pH 值可以正常、轻度上升或下降，但血浆 $[HCO_3^-]$ 和 PCO_2 均显著下降。$[HCO_3^-]$ 下降是代谢性酸中毒的特点，PCO_2 是呼吸性碱中毒的特点。二者比值却可保持不变或变动不大。例如患者血浆 pH 为 7.36，PCO_2 为 20mmHg，血浆 $[HCO_3^-]$ 为 14mEq/L，BE 为 -12mEq/L。

4. 呼吸性碱中毒合并代谢性碱中毒

此种混合型酸碱平衡障碍可见于：①发热呕吐患者，有过度通气引起的呼吸性碱中毒和呕吐引起的代谢性碱中毒。②肝硬化患者有腹水，因 NH_3 的刺激而通气过度，同时使用利尿药或有呕吐时，此型血浆 pH 值明显升高，血浆 $[HCO_3^-]$ 可升高，PCO_2 可降低。$[HCO_3^-]$ 升高是代谢性碱中毒的特点，PCO_2 降低是呼吸性碱中毒的特点。例如患者血浆 pH 为 7.68，PCO_2 为 29mmHg，血浆 $[HCO_3^-]$ 为 38mEq/L，BE 为 $+14$mEq/L。

5. 代谢性酸中毒合并代谢性碱中毒

呼吸性酸碱中毒不能同时存在，但代谢性酸碱中毒却可并存。例如急性肾衰竭患者有呕吐或行胃吸引术时，则可既有代谢性酸中毒也有代谢性碱中毒的病理过程存在。但血浆 pH、$[HCO_3^-]$、PCO_2 都可在正常范围内或稍偏高或偏低。

二、三重性酸碱失衡

若同一机体在同一时期有三种原发性酸碱平衡紊乱同时并存，则称为三重性酸碱失衡 (triple acid-base disorders)。三重性酸碱失衡只存在两种类型，即代谢性酸中毒合并代谢性碱中毒、呼吸性酸中毒，及代谢性酸中毒合并代谢性碱中毒、呼吸性碱中毒。其机制较复杂，这里暂且不提。

三、酸碱平衡紊乱的常用判断方法

对于酸碱平衡紊乱的实验室诊断，主要依赖于血气分析检测的系列指标。除测定指标pH、PCO_2、PO_2外，还有计算指标12～16项之多。根据这些指标，结合患者临床症状，对其酸碱中毒的类型、代偿程度以及治疗经过的观察，可以得到有价值的诊断。

(一) 酸碱平衡紊乱的一般判断

当pH、PCO_2和$[HCO_3^-]$以及AG值均在参考值范围内时，可认为机体尚无酸碱平衡紊乱发生。

1. 一般判断

下列有关数据是诊断酸碱紊乱的依据之一。$PCO_2 < 4.66kPa$，应考虑呼吸性碱中毒；$PCO_2 > 5.99kPa$，应考虑呼吸性酸中毒；$[HCO_3^-] < 22mmol/L$，应考虑代谢性酸中毒；$[HCO_3^-] > 27mmol/L$，应考虑代谢性碱中毒；$AG > 16mmol/L$，应考虑代谢性酸中毒。其结果与临床症状一致，可考虑单纯性酸碱平衡紊乱。

2. 评价

若临床症状不明显而pH异常，则可从PCO_2(mmHg)与$[HCO_3^-]$(mmol/L)变化程度进行区别，其方法如下。

① $pH < 7.4$，$[HCO_3^-] \times PCO_2 > 1000$，应考虑呼吸性酸中毒(因$PCO_2 \uparrow \uparrow \uparrow$及$[HCO_3^-] \uparrow$)。

② $pH < 7.4$，$[HCO_3^-] \times PCO_2 < 1000$，应考虑代谢性酸中毒(因$PCO_2 \downarrow$及$[HCO_3^-] \downarrow \downarrow \downarrow$)。

③ $pH > 7.4$，$[HCO_3^-] \times PCO_2 < 1000$，应考虑呼吸性碱中毒(因$PCO_2 \downarrow \downarrow \downarrow$及$[HCO_3^-] \downarrow$)。

④ $pH > 7.4$，$[HCO_3^-] \times PCO_2 > 1000$，应考虑代谢性碱中毒(因$PCO_2 \uparrow$及$[HCO_3^-] \uparrow \uparrow \uparrow$)。

以上一般评估可分四种单纯性酸碱平衡紊乱，但极为粗糙，只能作为初步参考。为避免对临床上存在的大量混合型酸碱平衡紊乱的漏判或错判，必须紧密结合临床症状、完整的病史、治疗情况，充分考虑机体的代偿能力，引入"真实$[HCO_3^-]$"等概念对患者血液酸碱平衡紊乱作出较为客观全面的评价。

(二) 血液酸碱平衡紊乱综合判断

此法结合病史、血气分析及电解质测定，应用正常人群参考范围，通过酸碱平衡紊乱预计代偿公式以及电中和原理进行综合分析。

(三) 临床实例

【例1】 一患者胆道感染输用$NaHCO_3$后，血气分析结果：$pH = 7.47$，$PCO_2 = 6.65kPa$ (50mmHg)，$cHCO_3^- = 37mmol/L$。

由$pH > 7.4$，$cHCO_3^- \times PCO_2 = 1850 > 1000$，先判为原发性代谢性碱中毒。

代偿计算：$PCO_2 = 40 + (37 - 24) \times 0.9 \pm 5 = 46.7 \sim 56.7mmHg$。因测得$PCO_2$为

50mmHg 在该范围内，故 PCO_2 的升高为正常代偿。

结论：代谢性碱中毒。

【例2】 一患者胃大部切除后胃肠减压3天，血气分析结果：$pH=7.36$，$PCO_2=54.8mmHg$，$cHCO_3^-=31mmol/L$。

由 $pH<7.4$，$cHCO_3^- \times PCO_2=1798>1000$，故有呼吸性酸中毒。

根据呼吸性酸中毒代偿计算：

急性时，$cHCO_3^-=24+(54.8-40)\times0.07\pm1.5=23.5\sim26.5mmol/L$。

慢性时，$cHCO_3^-=24+(54.8-40)\times0.4\pm3=26.9\sim32.9mmol/L$。

此表示有代谢性碱中毒存在的可能。但根据病史应先有代谢性碱中毒。再根据代谢性碱中毒代偿计算：$PCO_2=40+(31-24)\times0.9\pm5=41.3\sim51.3mmHg$。因测得 PCO_2 为 54.8mmHg 高于该范围上限，表示有呼吸性酸中毒存在。

结论：代谢性碱中毒伴呼吸性酸中毒。

【例3】 某出血性休克患者，血气分析结果：$pH=7.16$，$PCO_2=50mmHg$，$cHCO_3^-=18mmol/L$。

由 $pH<7.4$，$cHCO_3^- \times PCO_2=900<1000$，故有代谢性酸中毒。

根据代谢性酸中毒代偿计算：$PCO_2=40-(24-18)\times1.2\pm2=30.8\sim34.8mmHg$。显然测得 PCO_2 高于该范围上限，表示呼吸性酸中毒存在。

结论：代谢性酸中毒伴呼吸性酸中毒。

【例4】 一肾移植术后患者，血气分析结果：$pH=7.24$，$PCO_2=37mmHg$，$cHCO_3^-=16mmol/L$。

由 $pH<7.4$，$cHCO_3^- \times PCO_2=592<1000$，故有代谢性酸中毒。

代偿计算：$PCO_2=40-(24-16)\times1.2\pm2=28.4\sim32.4mmHg$。测得 PCO_2 高于该范围上限，表示呼吸性酸中毒存在。

结论：代谢性酸中毒伴呼吸性酸中毒。

【例5】 一患者慢性肺部感染，血气分析及电解质分析结果：$pH=7.34$，$PCO_2=58.5mmHg$，$cHCO_3^-=31.6mmol/L$，$Na^+=138mmol/L$，$Cl^-=84mmol/L$。因 $AG=138-84-31.6=22.4>16mmol/L$，故有代谢性酸中毒存在。

又因 $pH<7.4$，$cHCO_3^- \times PCO_2=1848.6>1000$，故有呼吸性酸中毒。

再据真实 $cHCO_3^-=31.6+(22.4-12)=42$

及由呼吸性酸中毒慢性代偿计算：

$cHCO_3^-=24+(58.5-40)\times0.4\pm3=28.4\sim34.4mmol/L$，证实合并有代谢性碱中毒。

结论：呼吸性酸中毒伴代谢性酸中毒伴代谢性碱中毒。

总体说来，混合型酸碱平衡障碍情况还是比较复杂的，必须在充分研究分析疾病发生发展过程的基础上才能做出判断。尽管如此，有少数混合型酸碱平衡障碍仍然难以确定。目前国内设备先进的医院，临床不能作出肯定判断的仍有达 2.2% 者。可见在判断酸碱平衡障碍的原理和技术方面还需进一步研究。

酸碱数据的评价常被存在混合有代谢与呼吸因素所复杂化，要想记住不同类型酸碱紊乱变化的参数模式是很困难的。由此，利用图示描述可变的酸碱参数之间的关系，可以帮助识别酸碱紊乱的类型。这是一些研究酸碱平衡障碍的学者依据血浆 pH、PCO_2 和

［HCO_3^-］的数值之间的关系，设计了一系列线算图（nomogram），知道其中两个值便可从图上查出有关的其他指标的数值，并可迅速判断酸碱平衡障碍的性质。其中 Siggaard-Anderson 所设计的列线算图比较常用，图 8-8 以供参考。

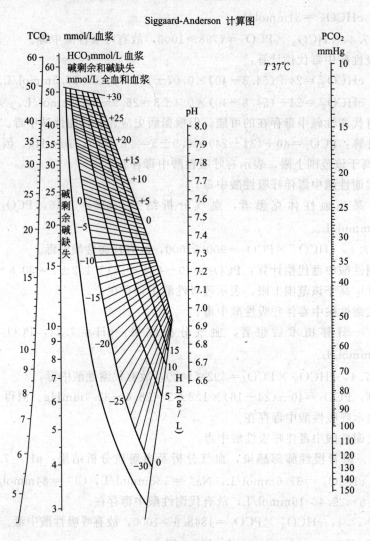

图 8-8　Siggaard-Anderson 列线算图

形成性考核

一、单选题

1. 血浆中最重要的缓冲对是（　　　）

A. HCO_3^-/H_2CO_3　　　　　B. Pr^-/HPr　　　　　C. $HPO_4^{2-}/H_2PO_4^-$

D. Hb^-/HHb　　　　　E. $HbO_2^-/HHbO_2$

2. 判断酸碱平衡紊乱是否为代偿性的主要指标是（　　　）

A. 标准碳酸氢盐　　　　　B. 实际碳酸氢盐　　　　　C. pH

D. 动脉血二氧化碳分压　　　E. 碱剩余

3. 血浆 $[HCO_3^-]$ 原发性降低可见于（　　）

A. 代谢性酸中毒　　　　　　　B. 代谢性碱中毒　　　　C. 呼吸性酸中毒

D. 呼吸性碱中毒　　　　　　　E. 呼吸性碱中毒合并代谢性碱中毒

4. 代谢性酸中毒时肾的主要代偿方式是（　　）

A. 泌 H^+、泌 NH_3 减少，重吸收 HCO_3^- 减少

B. 泌 H^+、泌 NH_3 减少，重吸收 HCO_3^- 增加

C. 泌 H^+、泌 NH_3 减少，重吸收 HCO_3^- 减少

D. 泌 H^+、泌 NH_3 减少，重吸收 HCO_3^- 增加

E. 泌 H^+、泌 NH_3 减少，重吸收 HCO_3^- 增加

5. 严重低钾血症累及心肌和呼吸肌时会发生（　　）

A. 代谢性酸中毒合并代谢性碱中毒　　　B. 呼吸性酸中毒合并代谢性碱中毒

C. 呼吸性酸中毒合并代谢性酸中毒　　　D. 呼吸性碱中毒合并代谢性碱中毒

E. 呼吸性碱中毒合并代谢性酸中毒

二、简答题

1. 临床上测到 pH 正常，能否肯定该患者无酸碱平衡紊乱？为什么？

2. 剧烈呕吐易引起何种酸碱平衡紊乱？试分析其发生机制。

（柴高尚）

第九章　缺　氧

学习提示： 了解缺氧的概念、缺氧的原因和类型、缺氧时机体的机能代谢的变化、影响机体缺氧耐受性的因素。主要的名词有：缺氧、动脉血氧、静脉血氧。通过完成以下题目预习本章内容。

1. 缺氧是由于_____或_____，而引起细胞代谢、功能和形态结构异常变化的病理过程。
2. 缺氧的四种类型_____、_____、_____、_____。
3. 正常动脉血氧分压_____取决于_____。
4. 正常静脉血氧分压_____取决于_____。
5. 血氧含量定义_____，主要取决于_____；_____反映组织的摄氧功能。

课堂讨论：

1. 简述各种缺氧的类型和特征。
2. 以低张性缺氧为例简述缺氧的代偿及对机体的损伤。

第一节　缺氧的概念

缺氧（hypoxia）指组织供氧不足或用氧障碍，从而引起其代谢、功能以致形态结构发生异常变化的病理过程。

血氧的变化可以反映组织的供氧量与耗氧量。组织的供氧量＝动脉血氧含量×组织血流量，组织的耗氧量＝（动脉血氧含量－静脉血氧含量）×组织血流量。因此，血氧参数是反映组织的供氧量与耗氧量的重要指标。常用的血氧指标有以下几种。

1. 血氧分压

血氧分压（partial pressure of oxygen，PO_2）是指以物理状态溶解在血浆内的氧分子所产生的张力（故又称血氧张力）。正常人动脉血氧分压（PaO_2）约为 13.3kPa（100mmHg），取决于吸入气体氧分压和外呼吸功能；静脉血氧分压（PvO_2）约为 5.33kPa(40mmHg)，取决于内呼吸状态。

2. 血氧容量

在温度38℃，氧分压（PaO_2）19.998kPa(150mmHg)，二氧化碳分压（$PaCO_2$）5.33kPa(40mmHg) 条件下，体外100mL血液内血红蛋白所结合氧的量。物理溶解的氧量极微，一般忽略不计。正常血红蛋白在上述条件下，每克能结合氧 1.34～1.36mL。若按每 100mL 血液含血红蛋白 15g 计算，正常值约为 20mL/dL。氧容量取决于单位容积血液内血红蛋白的量和血红蛋白结合氧的能力。氧容量的高低反映血液携带氧的能力。

3. 血氧含量

血氧含量（oxygen content，CO_2）指 100mL 血液的实际带氧量，包括实际与血红蛋白结合的氧和血浆中溶解的氧。动脉血氧含量（CaO_2）约 19mL/dL，静脉血氧含量（CvO_2）约 14mL/dL。

动脉血氧含量主要取决于 PaO_2 和血红蛋白的质与量。动-静脉血氧含量差反映组织的摄氧量。

4. 血氧饱和度

血氧饱和度（oxygen saturation，SO_2）指血液中已经与氧结合的血红蛋白占血液血红蛋白总量的百分比。可用以下公式计算。

$$氧容量氧饱和度(\%)=\frac{氧含量-溶解氧量}{氧容量}\times100\%\approx\frac{氧含量}{氧容量}\times100\%$$

正常动脉血氧饱和度（SaO_2）为 95%，静脉血氧饱和度（SvO_2）约为 70%。SO_2 主要取决于 PaO_2，二者之间呈氧合 Hb 解离曲线的关系。

5. 氧解离曲线

血红蛋白结合氧的量和饱和度取决于 PO_2，PO_2 高，氧含量就高，氧饱和度上升；PO_2 降低，氧解离增多，氧饱和度下降。PO_2 与氧合血红蛋白饱和度的函数关系可通过把血液暴露在不同氧分压的环境中测知。根据所测结果，可绘制成如图 9-1 所示的曲线，称之为氧解离曲线（oxygen dissociation curve）。氧解离曲线大致呈 S 形。氧分压在 10～60mmHg(1.33～7.99kPa)，曲线较陡，氧分压稍加改变，血红蛋白的氧饱和度变化很大；而氧分压在 70～100mmHg(9.33～13.33kPa) 之间曲线较平坦，氧分压发生变化，而氧饱和度变化不多，这有利于结合氧，即使氧分压较低，下降到 80mmHg(10.66kPa) 时，动脉血的氧饱和度仍可达 95% 左右。相反，血液经组织时，毛细血管中血液氧分压降至 40mmHg(5.33kPa) 以下，此时血氧饱和度大幅度下降，解离出大量的氧供组织

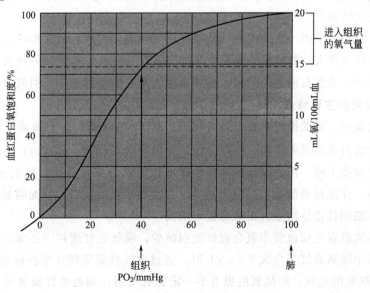

图 9-1　氧解离曲线

利用。

血红蛋白与氧亲和性的高低可用 P_{50} 表示。P_{50} 即血液温度 38℃，P_{co_2} 40mmHg（5.33kPa）的条件下，使血氧饱和度达到 50% 时的氧分压。正常人 P_{50} 约为 27mmHg（3.599kPa）。血液 pH 降低，温度升高，PCO_2 升高，红细胞内 2,3-二磷酸甘油酸（2,3-DPG）含量增加，都可使血红蛋白与氧的亲和力下降，氧解离曲线右移，P_{50} 增大。

6. 动-静脉血氧含量差

指动脉血氧含量减去静脉血氧含量所得的毫升数，说明组织对氧的利用情况，在各种类型的缺氧都有变化。正常动脉血与静脉血氧含量差约为 5mL/dL。即通常 100mL 血液流经组织时约 5mL 氧被利用。当 Hb 含量减少，Hb 与氧亲和力异常增强，组织氧化代谢减慢或存在动、静脉分流时，动、静脉血氧含量差变小；反之则可增大。

第二节 缺氧的类型和原因

缺氧是由供氧和用氧环节障碍引起的。因此，根据缺氧的原因和血氧变化的特点，可将缺氧分为四种基本类型。

一、低张性缺氧

低张性缺氧（hypotonic hypoxia）是指各种原因引起的 PaO_2 降低，使动脉氧含量减少引起的缺氧，亦称为乏氧性缺氧（hypoxic hypoxia）。

1. 原因

（1）吸入气氧分压过低　多发生于 3000m 以上的高原或高空，通风不良的矿井、坑道，潜水作业，或吸入惰性气体、麻醉药或过度稀释的空气时，因吸入气中氧分压不足，故又可称为大气性缺氧。

（2）外呼吸功能障碍　由肺的通气功能或换气功能障碍所致，又称呼吸性缺氧。

（3）静脉血分流人动脉增多　多见于某些先天性心脏病，如室间隔缺损伴肺动脉狭窄或肺动脉高压时，出现右向左的分流，静脉血掺入左心的动脉血中，引起 PaO_2 降低。

2. 血氧变化的主要特点

低张性缺氧时，最关键的改变是各种病因引起 PaO_2 降低，由于肺或组织进行气体交换时，进入血液的氧总是先溶解，提高分压，再出现化学结合，故 PaO_2 降低可直接导致氧含量、氧饱和度下降。因血液与细胞线粒体部位的氧分压差降低，使氧弥散速度减慢，引起细胞缺氧，并使动静脉血氧含量差减少。急性低张性缺氧氧容量无明显改变，慢性低张性缺氧因红细胞代偿性增生，血氧容量可增高。

低张性缺氧患者毛细血管中氧合血红蛋白减少，脱氧血红蛋白（正常时 2.6s/dL）增多，毛细血管中脱氧血红蛋白大于 5s/dL 时，透过皮肤黏膜呈现青紫色称为发绀（cyanosis）。发绀是缺氧的表现，但缺氧的患者不一定都有发绀，如血液性缺氧可无发绀；有发绀的患者也可以无缺氧，如红细胞增多症患者。

二、血液性缺氧

血液性缺氧（hemic hypoxia）是由于血红蛋白数量减少或性质改变，导致血氧含量降低、血液携氧能力降低或血红蛋白结合的氧不易释出所引起的缺氧。此型缺氧大多是动脉血氧含量降低而氧分压正常，所以亦称为等张性缺氧（isotonic hypoxemia）。

1. 原因

（1）贫血　各种原因引起贫血时，单位容积血液中红细胞数目和血红蛋白数量减少，使血液携氧减少。贫血是血液性缺氧最常见的原因。

（2）碳氧血红蛋白血症　由一氧化碳（CO）中毒引起，Hb 与 CO 结合形成碳氧血红蛋白（carboxyhemoglobin，HbCO）从而失去携氧功能。CO 还能抑制红细胞糖酵解，使 2,3-DPG 减少，氧解离曲线左移，加重组织缺氧。CO 与 Hb 结合的速率仅为 O_2 与 Hb 结合速率的 1/10，但 HbCO 的解离速率却为 HbO_2 解离速率的 1/2100。因此 CO 与 Hb 的亲和力比 O_2 大 210 倍。当吸入气中 CO 含量为 0.1% 时 HbCO 可达 50%，为重度中毒。当吸入含 0.5%CO 的气体时，血中 HbCO 仅在 20~30min 就可高达 70%，中毒者将死于心脏和呼吸衰竭。CO 主要来源于含碳物质不完全燃烧，煤、天然气、汽油、香烟等在燃烧时均可产生 CO，尤其在密闭环境中燃烧，一方面造成 CO 聚集，另一方面造成大气氧消耗，往往从这两方面导致此环境下缺氧。正常血液中 HbCO 浓度为 0.1%~0.4%，是由 Hb 中血红素分解过程中产生的 CO 引起的，现已发现生理条件下产生的 CO 是体内很重要的信号物质。

（3）高铁血红蛋白血症　血红蛋白中的二价铁，在氧化剂的作用下，可氧化成三价铁，形成高铁血红蛋白（methemoglobin，$HbFe^{3+}OH$，MHb），又称变性血红蛋白或羟化血红蛋白。因为高铁血红蛋白的 Fe^{3+} 与 OH^- 牢固结合而失去携氧能力，并且血红蛋白分子 4 个血红素中部分被氧化成 Fe^{3+} 后，还能使剩余的 Fe^{2+} 与氧的亲和力增加，导致氧解离曲线左移，使组织缺氧。正常人血液中含有极少量的 $HbFe^{3+}$，约占血红蛋白总量的 1.7%。当机体出现亚硝酸盐、过氯酸盐、磺胺等氧化剂中毒时，血中 $HbFe^{3+}$ 剧增可达 20%~50%，可出现头痛、呼吸困难、衰弱、心动过速等症状；达 60% 以上时出现痉挛、昏迷，甚至死亡。大量食用含较多硝酸盐的腌菜或残剩菜时，肠道细菌将硝酸盐还原为亚硝酸盐，经肠道吸收后形成大量的 $HbFe^{3+}$，使皮肤、黏膜呈咖啡色或灰褐色，称为肠源性发绀（enterogenous cyanosis）。

（4）血红蛋白与氧的亲和力异常增强　如输入大量碱性液体，血液 pH 升高，通过 Bohr 效应使 Hb 与 O_2 的亲和力增强；大量输库存血液，因库存血红细胞中 2,3-DPG 含量低及含有较多的柠檬酸盐（经代谢生成 HCO^-）使氧解离曲线左移；此外现已发现 30 多种血红蛋白病，由于血红蛋白肽链中存在氨基酸的替代，导致 Hb 与 O_2 的亲和力异常增高几倍以上，使结合在血红蛋白上的氧不能释出。

2. 血氧变化的主要特点

血液性缺氧，由于缺氧的始动环节发生于血红蛋白数量的减少和性质的改变，因此氧含量、氧容量均降低；动静脉氧差减小，是因血液流经毛细血管时，氧分压降低迅速，氧向组织弥散的速度很快减慢，而其他血液性缺氧患者主要因氧解离曲线左移，氧不易从血红蛋白上释出；由于这类缺氧外呼吸功能正常，PaO_2 正常；氧含量和氧容量均降低使血氧饱和度正常。需要区别的是血红蛋白与氧亲和力增强引起的血液性缺氧较特殊，其动脉血氧容量和氧含量并不降低，甚至还可高于正常。

CO 中毒时，将血取出在体外用氧充分饱和后，测得的血氧容量是正常的，因 Hb 结合的 CO 已完全被 O_2 所取代；但患者体内的血氧容量应该是降低的。

血液性缺氧的患者皮肤黏膜颜色变化因血红蛋白的改变而异。Hb 数量减少使严重贫血的患者皮肤黏膜苍白，这种患者即使合并低张性缺氧，但由于毛细血管中脱氧血红蛋白达不到 5g/dL，所以不出现发绀。HbCO 大量形成使 CO 中毒患者皮肤、黏膜呈樱桃红色，有时因 CO 中毒引起皮肤血管收缩，皮肤黏膜亦呈苍白色。$HbFe^{3+}$ 呈咖啡色或青石板色，故使高 $HbFe^{3+}$ 血症患者皮肤黏膜呈相同的颜色变化。单纯由 Hb 与 O_2 亲和力增高引起的缺氧，毛细血管中氧合血红蛋白高于正常人，因此皮肤黏膜可呈玫瑰红色。

三、循环性缺氧

因灌流组织的血液速度减慢、血流量减少所引起的缺氧称为循环性缺氧（circulatory hypoxia）或低血流动力性缺氧（hypokinetic hypoxia）。循环性缺氧可以是局部的病变，如脑血栓、冠状动脉痉挛，也可以是全身的病变如心力衰竭、休克。由动脉狭窄或阻塞，致动脉血流灌注不足而引起的缺氧又称缺血性缺氧（ischemic hypoxia）；而静脉回流受阻、血流缓慢、微循环淤血引起的缺氧称为淤血性缺氧（congestive hypoxia）。

1. 原因

（1）局部循环障碍　如局部组织器官动脉痉挛、脉管炎、动脉血栓形成或动脉粥样硬化等引起该血管供血区域的缺血性缺氧变化，若静脉栓塞或静脉受实体肿瘤压迫则可导致淤血性缺氧。

（2）全身循环障碍　见于休克和心力衰竭。休克由于微循环缺血、淤血或麻醉性扩张，微循环灌注剧减而引起缺氧；心力衰竭患者由于心泵功能降低导致动脉系统供血不足和静脉回流受阻淤血而引起循环性缺氧。

2. 血氧变化的主要特点

单纯性循环性缺氧，PaO_2、氧含量、氧容量均可正常，淤血性缺氧血流速度减慢，血液流经毛细血管的时间延长，组织细胞从单位容量血液中摄取较多的氧，因此静脉血氧含量降低，动静脉血氧含量差增大，由于毛细血管静脉端脱氧血红蛋白明显增多引起发绀。缺血性缺氧因组织器官灌流量明显减少，皮肤颜色苍白。

全身性循环障碍累及肺，如左心衰竭引起肺水肿或休克引起急性呼吸窘迫综合征时，则可合并有呼吸性缺氧，使 PaO_2 与氧含量低于正常。

四、组织性缺氧

因组织细胞利用氧障碍所引起的缺氧称为组织性缺氧（histogenous hypoxia），亦称用氧障碍性缺氧（dysoxidative hypoxia）。

1. 原因

（1）组织中毒　很多毒物如氰化物、硫化物、砷化物、磷等可引起组织中毒性缺氧，尤以氰化物中毒最具代表性。各种氰化物（HCN、KCN、NaCN 等）可通过消化道、呼吸道或皮肤进入体内，其中的 CN^- 迅速与氧化型细胞色素氧化酶的三价铁结合形成氰化高铁细胞色素氧化酶（$cytaa3Fe^{3+}$—CN），使之不能接受细胞色素 C 传递过来的电子而还原,导致呼吸链阻断,组织细胞不能利用氧。氰化物具有剧毒性,0.06g HCN 即可使人死亡。砷化物、硫化物等毒物也主要通过抑制细胞色素氧化酶而使细胞生物氧化还原障碍。

（2）维生素缺乏　不少维生素是生物氧化还原酶的辅酶或辅基,尤其是 B 族维生素（维生素 B_1、维生素 B_2、维生素 B_4、维生素 B_{12} 等）。如维生素 B_1 为丙酮酸脱氢酶的辅酶成分,烟酰胺组成的 NAD^+ 和 $NADP^+$ 以及维生素 B_2 组成的黄素辅酶。因此这些维生素缺乏时,会影响生物氧化过程。

（3）线粒体受损　生物氧化还原反应是在线粒体内完成的,各种原因如辐射、细菌毒素、高热、自由基以及缺氧本身等均可引起线粒体损伤,使生物氧化障碍。

2. 血氧变化的主要特点

组织性缺氧时,PaO_2、氧含量、氧容量和氧饱和度均可正常。因组织细胞不能利用氧,故静脉血氧含量增高,动静脉氧差减少;毛细血管静脉端氧合血红蛋白含量增高,使皮肤、黏膜颜色呈玫瑰红色。

以上所述是各种单纯性缺氧的原因和特点。但在临床上所见的缺氧常常是混合性缺氧。例如,革兰氏阴性菌感染性休克主要引起循环性缺氧,但内毒素损伤线粒体引起组织利用氧的障碍而发生组织性缺氧,并发休克肺时可出现低张性缺氧。

各型缺氧血氧变化的特点见表 9-1。

表 9-1　各型缺氧的血氧指标变化

缺氧类型	动脉血氧分压	动脉血氧饱和度	血氧容量	血氧含量	动-静脉氧差
低张性缺氧	↓	↓	N	↓	↓
血液型缺氧	N	↓ 或 N	↓ 或 N	N	↓
循环性缺氧	N	N	N	N	↑
组织性缺氧	N	N	N	N	↓

第三节　缺氧对机体的影响

缺氧对机体的影响取决于缺氧发生的程度、速度、持续时间和机体的功能代谢状态。轻度缺氧主要引起机体代偿性反应,快速严重的缺氧而机体代偿不全时,则出现代谢功能障碍,并可引起不可逆损伤,甚至死亡。机体在急性缺氧与慢性缺氧时的代偿反应有区别,急性缺氧时由于机体来不及代偿较易发生功能代谢障碍。以下以低张性缺氧为例说明缺氧对机体的影响。低张性缺氧时,动脉血氧分压（PaO_2）一般要降至 60mmHg 以下才引起机体的代偿反应;PaO_2 低于 30mmHg 可导致严重的代谢功能障碍。

一、呼吸系统的变化

1. 代偿性反应

当 PaO_2 低于 60mmHg 时可刺激颈动脉体和主动脉体化学感受器,反射性引起呼吸加深加快，从而使肺泡通气量增加，肺泡气氧分压升高，PaO_2也随之升高。胸廓呼吸运动的增强使胸内负压增大，还可促进静脉回流，增加心排血量和肺血流量，有利于氧的摄取和运输。但过度通气使PaO_2降低，减低了CO_2对延髓的中枢化学感受器的刺激，可限制肺通气的增强。最近报道缺氧直接作用于大鼠及猫的下丘脑神经元，使其发放冲动增加，可能与呼吸反应也有关。

低张性缺氧所引起的肺通气变化与缺氧持续的时间有关。如人到达海拔4000m高原后，肺通气量立即增加，但仅比在海平面高65%；数日后，肺通气量可高达海平面的5~7倍；但久居高原后，肺通气量逐渐回降，至仅比海平面者高15%左右。在急性缺氧早期肺通气增加较少，可能因过度通气形成的低碳酸血症和呼吸性碱中毒对呼吸中枢的抑制作用，使肺通气的增加受阻。2~3日后，通过肾代偿性排出HCO_3^-，脑脊液内的HCO_3^-也逐渐通过血脑屏障进入血液使脑组织中pH逐渐恢复正常，此时方能充分显示缺氧兴奋呼吸的作用。世居高原使肺通气量回降，可能与外周化学感受器对缺氧的敏感性降低有关。据观察，久居高原者颈动脉体的体积平均比世居海平面者大6.7倍，患慢性阻塞性肺病的患者的颈动脉体比正常人大1倍以上。电镜观察表明，在慢性低张性缺氧的早期，颈动脉体增大，其中Ⅰ型细胞增多，因Ⅰ型细胞中嗜锇体含儿茶酚胺类神经介质，其增多可能具代偿意义。但在缺氧晚期，在增大的颈动脉嗜锇体的中心缩小，晕轮加宽，有时整个嗜锇体被空泡所取代，这可能是颈动脉体化学感受器敏感性降低的原因。长期缺氧使肺通气反应减弱，这也是一种慢性适应过程，因为肺通气每增加1L，呼吸肌耗氧增加0.5mL，从而可加剧机体氧的供求矛盾，故长期呼吸运动增强显然是对机体不利的。

肺通气量增加是对急性缺氧最重要的代偿性反应。此反应的强弱存在显著的个体差异，代偿良好的肺通气增加较多，PaO_2比代偿不良者高，$PaCO_2$也较低。

血液性缺氧和组织性缺氧因PaO_2不低，故呼吸一般不增强；循环性缺氧如累及肺循环（如心力衰竭引起肺淤血和肺水肿时），可使呼吸加快。

2. 呼吸功能障碍

急性低张性缺氧，如快速登上海拔4000m以上的高原时，可在1~4天发生肺水肿，表现为呼吸困难、咳嗽、血性泡沫痰、肺部有湿性啰音、皮肤黏膜发绀等。因高原肺水肿的动物模型难以复制成功，故其发病机制至今尚不清楚。根据肺水肿与肺动脉高压呈正相关，有人强调肺毛细血管压力增高的作用，即缺氧引起外周血管收缩，使回心血量增加和肺血量增多，加上缺氧性肺血管收缩反应使肺血流阻力增加，导致肺动脉高压。由于肺血管收缩强度不一，致使肺血流分布不均，在肺血管收缩较轻或不收缩的部位肺泡毛细血管血流增加，毛细血管压增高，从而引起压力性肺水肿。也有人强调肺微血管壁通透性增高的作用，因为患者支气管肺泡洗出液中蛋白质含量较高，并有大量肺泡巨噬细胞，可测得补体C3a、LTB_4、TXB_2等血管活性物质。肺内血压高和流速快对微血管的切应力（流动的血液作用于血管壁的力与管壁平行方向的分力）可能是导致微血管内皮损伤和血管通透性增高的一个因素。肺水肿影响肺的换气功能，可使PaO_2进一步下降。PaO_2过低可直接抑制呼吸中枢，使呼吸抑制，肺通气量减少，导致中枢性呼吸衰竭。

二、循环系统的变化

1. 代偿性反应

低张性缺氧引起的代偿性心血管反应主要表现为心排血量增加、血流分布改变、肺血管收缩与毛细血管增生。

(1) 心排血量增加　进入高原（6100m）30天的人心排血量比平原居民高2~3倍。在高原久居后，心排血量逐渐减少。心排血量增加可提高全身组织的供氧量，故对急性缺氧有一定的代偿意义。心排血量增加主要是由于①心率加快：过去认为心率加快是颈动脉体和主动脉体化学感受器受刺激反射性地引起。但实验证明，在控制呼吸不变的情况下，缺氧刺激血管化学感受器却使心率变慢。因此缺氧时心率加快很可能是通气增加所致肺膨胀对肺牵张感受器的刺激，反射性地通过交感神经引起的。然而呼吸运动过深反而通过反射使心率减慢，外周血管扩张和血压下降。②心肌收缩性增强：缺氧作为一种应激源，可引起交感神经兴奋，作用于心脏β受体，使心肌收缩性增强。③静脉回流量增加：胸廓呼吸运动及心脏活动增强，可导致静脉回流量增加和心排血量增多。

(2) 血流分布改变　器官血流量取决于血液灌注的压力（即动静脉压差）和器官血流的阻力。后者主要取决于开放的血管数量与内径大小。缺氧时，一方面交感神经兴奋引起血管收缩；另一方面组织因缺氧产生的乳酸、腺苷、PGI_2等代谢产物则使缺氧组织的血管扩张。这两种作用的平衡关系决定该器官的血管是收缩或扩张，以及血流量是减少或增多。急性缺氧时，皮肤、腹腔器官因交感神经兴奋，缩血管作用占优势，使血管收缩；而心、脑血管因受局部组织代谢产物的扩血管作用使血流增加。这种血流分布的改变显然对于保证生命重要器官氧的供应是有利的。

(3) 肺血管收缩　肺血管对缺氧的反应与体血管相反。肺泡缺氧及混合静脉血的氧分压降低都引起肺小动脉收缩，从而使缺氧肺泡的血流量减少。由肺泡通气量减少引起的局部肺血管收缩反应有利于维持肺泡通气与血流的适当比例，使流经这部分肺泡的血液仍能获得较充分的氧，从而维持较高的PaO_2。此外，正常情况下由于重力作用，肺尖部的肺泡通气量与血流量的比值过大、肺泡气中氧不能充分被血液运走。当缺氧引起较广泛的肺血管收缩导致肺动脉压升高时，肺上部的血流增加，肺上部的肺泡通气能得到更充分的利用。

缺氧引起肺血管收缩的机制较复杂，尚未完全阐明，研究结果也有矛盾。当前倾向性的观点有二。①交感神经作用：缺氧所致交感神经兴奋可作用于肺血管的α受体引起血管收缩反应。②体液因素作用：缺氧可促使肺组织内肥大细胞、肺泡巨噬细胞、血管内皮细胞甚至血管平滑肌细胞等产生血管活性物质，其中有的能收缩肺血管，如白三烯、血栓素A_2、内皮素、血管紧张素Ⅱ（AGTⅡ）等，有的能舒张肺血管，如前列环素、一氧化氮（NO）及组胺等。在肺血管收缩反应中，缩血管物质生成与释放增加，起介导作用；扩管物质的生成释放也可增加，起调节作用。两者力量对比决定肺血管收缩反应的强度。③缺氧直接对血管平滑肌作用：缺氧使平滑肌细胞钾通道关闭使外向性K^+电流减少，膜电位下降，膜去极化，再导致电压依赖性钙通道开放，Ca^{2+}内流引起肺血管收缩。可见，缺氧性肺血管收缩反应是多因素综合作用的结果。

不同的血管对缺氧的反应不相同，还与血管平滑肌细胞的钾通道分布有关。血管平滑肌细胞上有电压依赖性钾通道（K_V），Ca^{2+}激活性钾通道（K_{Ca}）和ATP敏感性钾通道（KATP）。缺氧使K_V关闭引起平滑肌收缩；胞浆游离钙增加致K_{Ca}开放；ATP减少使KATP开放，后两者均可增加外向钾电流，引起细胞膜过极化，致平滑肌松弛和血管舒张。肺小动脉平滑肌细胞以含K_V为主的多，故对缺氧呈收缩反应；心、脑血管平滑肌细胞以含K_{Ca}和KATP为主，故对缺氧呈舒张反应。

(4) 毛细血管增生　长期缺氧可促使血管内皮生长因子（VEGF）等基因表达增加，

使毛细血管增生，尤其是脑、心和骨骼肌的毛细血管增生更显著。毛细血管的密度增加可缩短血氧弥散至细胞的距离，增加对细胞的供氧量。

2. 循环功能障碍

严重的全身性缺氧时，心脏可受累，如高原性心脏病、肺源性心脏病、贫血性心脏病等，甚至发生心力衰竭。现以高原性心脏病为例说明缺氧引起循环障碍的机制。

（1）肺动脉高压　肺泡缺氧所致肺血管收缩反应可增加肺循环阻力，导致严重的肺动脉高压。慢性缺氧使肺小动脉长期处于收缩状态，可引起肺血管壁平滑肌细胞和成纤维细胞的肥大和增生，血管硬化，从而形成持续的肺动脉高压。另外，缺氧引起红细胞增多，使血液黏度增高，也可增加肺血流阻力。肺动脉高压增加右心室射血的阻力，导致右心室肥大，甚至心力衰竭。

（2）心功能结构异常　严重缺氧可降低心肌的舒缩功能，甚而使心肌发生变性、坏死。也可引起窦性心动过缓、期前收缩，甚至发生心室纤颤致死。心动过缓可能为严重的 PaO_2 降低对颈动脉体化学感受器的刺激，反射性地兴奋迷走神经所致。期前收缩与室颤的发生与心肌细胞内 K^+ 减少、Na^+ 增加，使静息膜电位降低、心肌兴奋性及自律性增高、传导性降低有关。缺氧部位的心肌静息电位降低，使其与相邻较好的心肌之间形成电位差，而产生"损伤电流"，也可成为异位激动的起源。严重的心肌受损可导致完全的传导阻滞。

（3）静脉回流减少　脑严重缺氧时，呼吸中枢的抑制使胸廓运动减弱，可导致静脉回流减少。全身性极严重而持久的缺氧使体内产生大量乳酸、腺苷等代谢产物，后者可直接舒张外周血管，使外周血管床扩大，大量血液淤积在外周，回心血量减少，使心排血量减少。

三、血液系统的变化

缺氧可使骨髓造血增强及氧合 Hb 解离曲线右移，从而增加氧的运输和 Hb 释放氧。

1. 红细胞增多

移居到海拔 3600m 高原的男性居民红细胞计数通常约为 $6 \times 10^{12}/L(6 \times 10^6/mm^3)$，Hb 约为 210g/L；慢性缺氧所致红细胞增多主要是骨髓造血增强所致。当低氧血流经肾脏时，刺激肾小管旁间质细胞，使生成并释放促红细胞生成素（erythropoietin），后者促使干细胞分化为原红细胞，并促进其分化、增殖和成熟，加速 Hb 的合成，并使骨髓内的网织红细胞和红细胞释放入血液。当血浆中促红细胞生成素增高到一定水平时，因红细胞增多使缺氧缓解，肾促红细胞生成素的产生因而减少，通过这种反馈机制控制着血浆促红细胞生成素的含量。红细胞增多可增加血液的氧容量和氧含量，从而增加组织的供氧量。

2. 氧合 Hb 解离曲线右移

缺氧时，红细胞内 2,3-DPG 增加，导致氧离曲线右移，即 Hb 与氧的亲和力降低，易于将结合的氧释出供组织利用。但是，如果 PaO_2 低于 60mmHg，则氧离曲线的右移将使血液通过肺泡时结合的氧量减少，使之失去代偿意义。

2,3-DPG 是红细胞内糖酵解过程的中间产物。缺氧时红细胞中 2,3-DPG 增多是因为①低张性缺氧时氧合 Hb 减少，脱氧 Hb 增多，前者中央孔穴小不能结合 2,3-DPG；后者中央孔穴较大，可结合 2,3-DPG。故当脱氧 Hb 增多，红细胞内游离的 2,3-DPG 减少，使 2,3-DPG 对磷酸果糖激酶及二磷酸甘油酸变位酶（diphoglycerate mutase，DPGM）的抑制作用减弱，从而使糖酵解增强，2,3-DPG 生成增多。②低张性缺氧时出现的代偿性肺过度通气所致呼吸性碱中毒，以及缺氧时大量存在的脱氧 Hb 稍偏碱性，使 pH 增高从而激活磷酸果糖激酶，使糖酵解增强，2,3-DPG 合成增加。此外，pH 增高还可抑制 2,3-DPG 磷酸酶（2,3-DPG phosphatase，2,3-DPGP）的活性，使 2,3-DPG 的分解减少。

2,3-DPG 增多使氧离曲线右移，因为①2,3-DPG 与脱氧 Hb 结合，可稳定后者的空间构型，使之不易与氧结合；②2,3-DPG 是一种不能透过红细胞的有机酸，增多时可以降低红细胞内 pH，而 pH 下降通过 Bohr 效应可使 Hb 与氧的亲和力降低。

四、中枢神经系统的变化

在机体所有器官中，脑氧耗最高。脑重约为体重的 2%，而脑血流量约占心排血量之 15%，脑耗氧量约为总耗氧量的 23%。所以脑对缺氧十分敏感。脑灰质比白质的耗氧量多 5 倍，对缺氧的耐受性更差。正常人脑静脉血氧分压约为 34mmHg，当降至 28mmHg 以下时可出现精神错乱等，降至 19mmHg 以下时出现意识丧失，低达 12mmHg 时将危及生命。急性缺氧可引起头痛、情绪激动、思维力、记忆力、判断力降低或丧失以及运动不协调等。缺氧引起的脑组织形态学变化主要是脑细胞肿胀、变性、坏死及脑间质水肿。这些损伤往往在缺氧几分钟内发生，且不可逆。然而，也有人认为，大脑皮质的某些区域正常情况下便处于低氧状态，只要皮质神经元 PaO_2 不低于 5mmHg，尚可维持正常的脑功能。有人发现呼吸中枢和血管运动中枢虽然对缺氧最敏感，但阻断血流 30min 后功能仍可恢复。

缺氧引起中枢神经系统功能障碍的机制较复杂。神经细胞膜电位降低、神经递质合成减少、ATP 生成不足、酸中毒、细胞内游离 Ca^{2+} 增多、溶酶体酶的释放以及细胞水肿等，均可导致神经系统功能障碍，神经细胞结构破坏。PaO_2 低于 50mmHg 可使脑血管扩张。缺氧与酸中毒还使脑微血管通透性增高，从而导致脑间质水肿。脑血管扩张、脑细胞及脑间质水肿可使颅内压增高，由此引起头痛、呕吐等症状。

五、组织细胞的变化

1. 代偿性反应

在供氧不足的情况下，组织细胞可通过增强用氧能力和无氧酵解，以获取维持生命活动所必需的能量。

（1）细胞用氧能力增强　慢性缺氧时，细胞内线粒体数目和膜表面积均增加，呼吸链中的酶如琥珀酸脱氢酶、细胞色素氧化酶可增加，使细胞的内呼吸功能增强。如胎儿在母体内处于相对缺氧的环境，其细胞线粒体的呼吸功能为成年动物的 3 倍，于出生后 10～14 天，线粒体呼吸功能才降至成年动物水平。

（2）无氧酵解增强　缺氧时，ATP 生成减少，ATP/ADP 比值下降，以致磷酸果糖激酶活性增强。该酶是控制糖酵解过程最主要的限速酶，其活性增强可促使糖酵解过程加强，在一定的程度上可补偿能量的不足。

（3）肌红蛋白（Mb）增加　慢性缺氧可使肌肉中 Mb 含量增多。Mb 和氧的亲和力较大。当氧分压为 10mmHg 时，Hb 的氧饱和度约为 10%，而 Mb 的氧饱和度可达 70%，当氧分压进一步降低时，Mb 可释出大量的氧供细胞利用。Mb 增加可能具有贮存氧的作用。

（4）低代谢状态 缺氧可减弱细胞的耗能过程，如各种合成代谢和离子泵功能均降低，使细胞处于低代谢状态，有利于在缺氧下生存。细胞内酸中毒可能是合成代谢降低的原因之一。

肺通气及心脏活动的增强可在缺氧时立即发生，但这些代偿活动本身消耗能量和氧。红细胞的增生和组织用氧能力增强需较长的时间，但为较经济的代偿方式。急性缺氧时以呼吸系统和循环系统的代偿反应为主。慢性缺氧者，如久居高原的居民，主要靠增加组织用氧能力和血液运送氧的能力以适应慢性缺氧，其肺通气量、心率及心排血量并不多于居海平面者。

细胞对缺氧反应的机制这是当今研究的热点。细胞缺氧时不仅有能量代谢改变使细胞适应在缺氧环境中生存，有些组织细胞还对缺氧发生特有的反应，有利于整体的生存，例如颈动脉体化学感受器在缺氧时分泌神经介质，引起反射性呼吸运动增强；血管平滑肌细胞对缺氧发生的舒缩反应可改变血流分布；肾小管间质细胞缺氧时产生促红细胞生成素，使骨髓红细胞生成增多；细胞缺氧时血管内皮生长因子等基因表达增强，促进血管增生等，这些细胞反应可提高机体对缺氧的适应能力。至于细胞如何感受缺氧的刺激又如何对缺氧产生反应，近年不少研究提示，缺氧通过改变细胞的氧化还原状态，活性氧生成的减少、NAD(P)H/NAD(P)和 GSH/GSSH 比例增高，使胞浆内缺氧诱导因子-1（hypoxia induced factor-1，HIF-1）活性增高，进入核内与促红细胞生成素基因的 3′端增强子结合，从而增强组织红细胞生成素的基因表达，致促红细胞生成素增多。已测得 HIF-1 不仅存在于肾间质细胞，几乎存在于所有被测的各种器官的细胞，不仅与促红细胞生成素的生成有关，也可诱导其他与细胞缺氧反应有关的基因，如 VEGF、血红素氧合酶-1、一氧化氮合酶、糖酵解酶、醛缩酶 A、烯醇化酶、乳酸脱氢酶 A、磷酸果糖激酶、磷酸葡萄糖酸激酶-1、环氧合酶、血栓素合酶等基因表达。除 HIF-1 外，细胞缺氧时还可能有肝脏因子-4（HNF-4）和其他转录因子被激活，与基因增强子或启动子结合，对基因表达起促进作用，基因表达导致蛋白质合成的改变，从而影响细胞的代谢功能，引起细胞的缺氧反应。此外，缺氧时细胞氧化还原状态改变也可能直接影响离子通道的开关，导致细胞膜电位及功能变化。

2. 细胞损伤

缺氧性细胞损伤（hypoxic cell damage）主要为细胞膜、线粒体及溶酶体的变化。

（1）细胞膜的变化 在细胞内 ATP 含量减少以前，细胞膜电位已开始下降，其原因为细胞膜对离子的通透性增高，导致离子顺浓度差通过细胞膜。①Na^+ 内流：使细胞内 Na^+ 浓度增加，可激活 Na^+-K^+ 泵以泵出 Na^+，从而消耗 ATP，ATP 消耗增多使线粒体氧化磷酸化增强。严重缺氧时，ATP 生成减少，以致 Na^+-K^+ 泵不能充分运转，使细胞内 Na^+ 增多，促使水进入细胞致细胞水肿。血管内皮细胞肿胀可堵塞微血管，加重组织缺氧。②K^+ 外流：使细胞内缺 K^+，而 K^+ 为合成代谢所必需；细胞内缺钾导致合成代谢障碍，酶的生成减少，将进一步影响 ATP 的生成和离子泵的功能。③Ca^{2+} 内流：细胞外钙浓度比胞浆中钙约高 10000 倍，细胞内 Ca^{2+} 外流、肌浆网及线粒体摄 Ca^{2+} 均为逆浓度差的耗能过程。当严重缺氧使胞膜对 Ca^{2+} 的通透性增高时，Ca^{2+} 内增加。ATP 减少将影响 Ca^{2+} 的外流和被摄取，使胞浆 Ca^{2+} 浓度增高。Ca^{2+} 增多可抑制线粒体的呼吸功能；可激活磷脂酶，使膜磷脂分解，引起溶酶体的损伤及其水解酶的释出；还可使黄嘌呤脱氢酶转变为黄嘌呤氧化酶，从而增加自由基的形成，加重细胞的损伤。

（2）线粒体的变化　细胞内的氧有 80%～90% 在线粒体内用于氧化磷酸化生成 ATP，仅 10%～20% 在线粒体外用于生物合成、降解及生物转化作用等。轻度缺氧或缺氧早期线粒体呼吸功能是增强的。严重缺氧则降低线粒体的呼吸功能，使 ATP 生成更减少，严重时可出现线粒体肿胀、嵴崩解、外膜破碎和基质外溢等病变。

（3）溶酶体的变化　缺氧时因糖酵解增强使乳酸生成增多和脂肪氧化不全使酮体增多，导致酸中毒。pH 降低和胞浆游离钙增加可引起磷脂酶活性增高，使溶酶体膜磷脂被分解，膜通透性增高，结果使溶酶体肿胀、破裂和大量溶酶体酶释出，进而导致细胞及其周围组织的溶解、坏死。除以上所述的神经、呼吸与循环系统功能障碍外，肝、肾、胃肠道、内分泌等的功能均可因严重缺氧而受损害。

第四节　影响机体缺氧耐受性的因素

影响机体对缺氧耐受性的因素很多，可归纳为两点，即代谢耗氧率与机体的代偿能力。

1. 代谢耗氧率

基础代谢高者，如发热或甲状腺功能亢进症患者，由于耗氧多，对缺氧的耐受性较低。寒冷、体力活动、情绪激动等可增加机体耗氧量，也使对缺氧的耐受性降低。体温降低、神经系统的抑制则因能降低机体耗氧率使对缺氧的耐受性升高，故低温麻醉可用于心脏外科手术，以延长手术所必需的阻断血流的时间。

2. 机体的代偿能力

机体通过呼吸、循环和血液系统的代偿性反应能增加组织的供氧。通过组织、细胞的代偿性反应能提高利用氧的能力。这些代偿性反应存在着显著的个体差异，因而各人对缺氧的耐受性很不相同。有心、肺疾病及血液病者对缺氧耐受性低，老年人因为肺和心的功能储备降低、骨髓的造血干细胞减少、外周血液红细胞数减少，以及某些呼吸酶活性降低等，均可导致对缺氧的适应能力下降。另外，代偿能力是可以通过锻炼提高的。轻度的缺氧刺激可调动机体的代偿能力，如登高山者若采取缓慢的阶梯性上升要比快速上升者能更好地适应；慢性贫血的患者 Hb 即使很低仍能维持正常生命活动，而急性失血使 Hb 减少至同等程度就可能引起严重的代谢功能障碍。

━━━━━━ 形成性考核 ━━━━━━

一、单选题

1. 影响动脉血氧分压高低的主要因素是（　　）

A. 血红蛋白的含量　　　　　　　　B. 组织供血

C. 血红蛋白与氧的亲和力　　　　　D. 肺呼吸功能

E. 线粒体氧化磷酸化酶活性

2. 影响动脉血氧含量的主要因素是（　　）

A. 细胞摄氧的能力　　　　　　　　B. 血红蛋白含量

C. 动脉血 CO_2 分压 　　　　　D. 动脉血氧分压

E. 红细胞内 2,3-DPG 含量

3. P_{50} 升高见于下列哪种情况（　　　）

A. 氧离曲线左移 　　　　　　　B. 血温降低

C. 血液 H^+ 浓度升高 　　　　　D. 血 K^+ 升高

E. 红细胞内 2,3-DPG 含量减少

4. 检查动-静脉血氧含量差主要反映的是（　　　）

A. 吸入气氧分压 　　　　　　　B. 肺的通气功能

C. 肺的换气功能 　　　　　　　D. 血红蛋白与氧的亲和力

E. 组织摄取和利用氧的能力

5. 室间隔缺损伴肺动脉高压患者的动脉血氧变化的最主要特征是（　　　）

A. 血氧容量降低 　　　　　　　B. P_{50} 降低

C. 动脉血氧分压降低 　　　　　D. 动脉血氧饱和度降低

E. 动-静脉血氧含量差减小

二、简答题

1. 什么是呼吸性缺氧？其血氧变化的特点和发生机制是什么？

2. 什么是肠源性发绀？其血氧变化的特点和发生机制是什么？

（柴高尚）

第十章　发　热

学习提示： 人和哺乳动物具有相对稳定的体温，以适应正常生命活动的需要。一般由于发热激活物作用于机体引起体温调定点上移，导致机体温度升高，超过正常体温0.5℃即为发热。发热是机体对抗外源性致病微生物的一种表现，但是高热会造成机体的功能和代谢紊乱。应该及时采取降温措施。学习本章内容需要掌握发热和过热的概念，发热的时相和各时相的热代谢特点。熟悉发热的原因和机制，以及发热时机体的功能和代谢的改变。了解发热时的防治和护理的原则。通过完成以下题目预习本章内容。

　　1. 发热激活物是指能够激活_____细胞，使产生和释放_____的物质，后者能作用于中枢被称为_____的部位，引起体温调定点上移。较重要的细菌来源发热激活物是_____。

　　2. 发热时使体温调节中枢调定点上移的中枢性介质有_____、_____、_____。

　　3. 内生致热源是一组由_____细胞产生的_____，具有_____。

　　4. 外源性致热源_____透过血脑屏障，而内源性致热源_____透过血脑屏障。

　　5. 体温上升期是由于_____，使体内核心温度相对低于_____，下丘脑发放升温信息，使机体_____增加，_____减少，体温上升。

课堂讨论：

　　1. 何谓发热？发热与过热、生理性体温升高如何区别？

　　2. 试述 EP 引起的发热的基本机制。

第一节　发热的概念和分类

　　正常成人体温维持在37℃左右，一天中的不同时刻，体温会略有波动。体温的日常波动有明显的个体差异。早上6点为最低点，其最大为37.2℃，下午4～6时为最高点，其最大值为37.7℃（口腔温度）。但是一昼夜上下波动不超过1℃。

　　因致热源致体温调定点（set point，SP）上移而引起的调节性体温升高（超过0.5℃）称为发热（fever）。在护理中，一般认为：体温升高不超过38℃为低热；38～39℃为中等热；39～40℃为高热；超过41℃为过高热。然而在临床上体温升高超过正常值 0.5℃并不都是发热，体温升高分调节性体温升高和非调节性体温升高，前者即发热。发热时，体温调节功能仍正常，由于调定点上移，体温调节在高水平上进行。非调节性体温升高是调定点并未移动，而是由于体温调节机构失调或者障碍被动性地引起，其体温升高的程度可超过体温调定点水平。如体温调节中枢损伤，下丘脑损伤、出血等导致的体温调节中枢障碍；皮肤有广泛鱼鳞癣或是先天性汗腺缺乏所引起的散热障碍；甲状腺功能亢进症、癫痫大发作的剧烈抽搐等引起的产热异常增多；环境高温如中暑时引起的散热障碍导致的体温升高等。这一类病理性体温升高，体温调定点并未发生移动，体温调节机构不能将体温控制在与调定点相适应的水平上，这类体温升高在本质上不同于发热，应称之为过热（hyperther-mia）。

　　某些生理情况也能出现体温升高，如剧烈运动、月经前期、心理性应激等，由于它们属于生理性反应，故称之为生理性体温升高，亦称非病理性发热（图 10-1）。

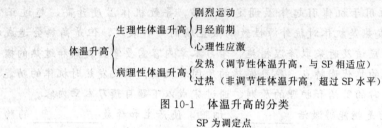

图 10-1　体温升高的分类
SP 为调定点

　　发热不是独立的疾病，而是多种疾病的重要病理过程和临床表现，也是疾病发生的重要信号。在整个病程中，体温曲线变化往往反映病情变化，对判断病情、评价疗效和估计预后，均有重要参考价值。

第二节　发热的原因和机制

　　恒定的体温是在体温调节中枢的调控下实现。体温调节的高级中枢位于视前区-下丘脑前部（POAH），目前仍以"调定点（set point）"学说解释体温中枢的调节方式。凡能引起机体体温调节性升高的因素均能成为发热的原因，其初始原因为发热激活物，通过其引起一系列变化，产生致热性因子，作用于体温中枢，从而使体温上升。通常把能引起人类或实验动物发热的物质称为致热源（pyrogen）。根据致热源在发热中的作用环节分为发热激活物和内生致热源。

一、发热激活物

　　发热激活物是指作用于机体，能激活产内生致热源细胞产生和释放内生致热源（en-dogenous pyrogen，EP）的物质。发热激活物又称 EP 诱导物，包括外致热源（exogenous pyrogen）和某些体内产物。

（一）外致热源

　　来自体外的致热物。

1. 细菌及其毒素

（1）革兰氏阴性菌与内毒素　革兰氏阴性菌（大肠杆菌、伤寒杆菌、淋球菌、脑膜炎球菌等）菌壁含有内毒素（endotoxin，ET），其活性成分是脂多糖（lipopolysaccharide，LPS）。LPS有高度水溶性，是效应很强的致热源，也是最常见的外致热源，耐热性强（干热160℃，2h才能灭活），一般方法难以清除，是血液制品和输液过程中的主要致热性污染物。

（2）革兰氏阳性菌与外毒素　革兰氏阳性菌（肺炎球菌、葡萄球菌、溶血性链球菌等）感染是常见的发热原因。实验证明这些细菌引起发热的同时，血中的EP水平增高。另外，从某些革兰氏阳性菌分离出的外毒素有明显的致热性，如从葡萄球菌分离出的肠毒素，从A型溶血性链球菌分离出的红疹毒素。

（3）分枝杆菌　典型菌群为结核杆菌。其全菌体及细胞壁中所含的肽聚糖、多糖和蛋白质都具有致热作用。

2. 病毒和其他微生物

无论是局部病毒感染如流感病毒，还是全身性病毒感染（如柯萨奇病毒）或各种病毒疫苗的免疫接种，都能引起发热。同时，血循环中出现EP。螺旋体及真菌也能激活内生致热源细胞产生和释放内生致热源而引起发热。螺旋体致热因素是代谢裂解产物、细胞因子毒素，常见的有钩端螺旋体、回归热螺旋体和梅毒螺旋体。真菌的致热因素是全菌体及菌体所含荚膜多糖和蛋白质如白色念珠菌、球孢子菌和副球孢子菌、组织胞质菌等。还有疟原虫，疟原虫感染人后，引起周期性红细胞破裂，大量裂殖子和疟色素等释放入血，引起高热。立克次体、衣原体等也可以引起发热。

（二）体内产物

1. 抗原抗体复合物

实验证明，抗原抗体复合物对产内生致热源细胞有激活作用。有人用牛血清白蛋白致敏家兔，然后其血清转移给正常家兔，再用牛血清白蛋白攻击接受血清的动物，可引起后者明显的发热反应。但牛血清白蛋白对正常家兔无致热作用。这表明抗原抗体复合物可能是产EP细胞的激活物。

2. 类固醇

体内某些类固醇（steroid）产物有致热作用，睾酮的中间代谢产物——本胆烷醇酮（etiocholanolone）是其典型代表。将本胆烷醇酮给人体肌内注射时，可引起明显的发热反应。将其与人体白细胞一起培育，则可诱导产生EP。

3. 致炎物

现已证明，硅酸盐结晶和尿酸盐结晶等在体内不仅可引起炎症反应，其本身即可激活内生致热源细胞产生和释放内生致热源。

二、内生致热源

发热激活物并不直接作用于体温调节中枢，它们通过激活免疫系统的一些细胞，使其合成、分泌某些致热细胞因子，作用于体温调节中枢引起发热。在发热激活物的作用下，体内某些细胞产生和释放的能引起体温升高的物质，称之为内生致热源。它是引起多种发热的共同基本因素，可称为发热机制中的基本信息分子。

1. 内生致热源的种类

近期研究认识到 EP 不是一种而是多种。现分述如下。

(1) 白介素-1 (interleukin-1, IL-1) 白介素-1 是由单核细胞、巨噬细胞、内皮细胞、星状细胞及肿瘤细胞等多种细胞在发热激活物的作用下所产生的多肽类物质, IL-1 受体广泛分布于脑内, 但密度最大的区域位于最靠近体温调节中枢的下丘脑外面。用微电泳法将提纯的 IL-1 导入大鼠的视前区下丘脑前部 (preoptic anterior hypothalamus, POAH), 能引起热敏神经元的放电频率下降、冷敏神经元放电频率增加, 这些反应可被水杨酸钠 (解热药) 阻断。将 IL-1 静脉内注射给鼠、家兔等动物, 均可引起典型的发热反应。

(2) 肿瘤坏死因子 (tumor necrosis factor, TNF) 肿瘤坏死因子是重要的 EP 之一, 能被内毒素诱生。TNF 也不耐热, 70℃ 30min 失活。将 TNF 给家兔、大鼠等动物静脉内注射可引起明显的发热反应, 并可被环加氧酶抑制剂布洛芬阻断。与 IL-1 相似, 给动物脑室内注射 TNF 同样可以引起明显的发热反应, 并且伴有脑室内 PGE 含量的升高。另外, TNF 在体内和体外都能刺激 IL-1 的产生。

(3) 干扰素 (interferon, IFN) 干扰素主要由白细胞产生。提纯的和人工重组的 IFN 在人和动物都具有一定的致热效应, 同时还可以引起脑内或组织切片中 PGE 含量升高。

(4) 其他 近来, 有研究报道, 白介素-6 (interleukin-6, IL-6)、白介素-2 (interleukin-2, IL-2)、巨噬细胞炎症蛋白-1 (macrophage inflammatory protein-1, MIP-1)、睫状神经营养因子 (ciliary neurotrophic factor, CNTF)、白介素-8 (interleukin-8, IL-8) 以及内皮素 (endothelin) 等被认为与发热有一定的关系。但这些因子是否都属于 EP 尚有待进一步证实。

2. 内生致热源的产生和释放

内生致热源的产生和释放是一个复杂的细胞信息传递和基因表达的调控过程。这一过程包括产 EP 细胞的激活、EP 的产生释放。

所有能够产生和释放 EP 的细胞都称为产 EP 细胞, 包括单核细胞、巨噬细胞、内皮细胞、淋巴细胞、星状细以及肿瘤胞等。当这些细胞与发热激活物如脂多糖 (lipopolysaccharide, LPS) 结合后, 即被激活, 从而启动 EP 的合成。目前的研究认为, LPS 激活细胞有两种方式: 在上皮细胞和内皮细胞首先是 LPS 与血清中 LPS 结合蛋白 (lipopolysaccharide binding protein, LBP) 结合, 形成复合物, 然后 LBP 将 LPS 转移给可溶性 CD14 (sCD14), 形成 LPS-sCD14 复合物再作用于细胞受体, 使细胞活化。而在单核巨噬细胞 LPS 则与 LBP 形成复合物后, 再与细胞表面 CD14 (mCD14) 结合, 形成三重复合物, 从而启动细胞内激活过程。较大剂量的 LPS 可不通过 CD14 途径直接激活单核巨噬细胞产生 EP。

LPS 信号转入细胞内需一种跨膜蛋白 (toll-like receptors, TLR) 参与。TLR 将信号通过类似 IL-1 受体活化的信号转导途径, 激活核转录因子 (NF-κB), 启动 IL-1、TNF、IL-6 等细胞因子的基因表达、合成内生致热源。EP 在细胞内合成后即可释放入血。

三、发热时的体温调节机制

(一) 体温调节中枢

目前一般认为体温调节中枢位于视前区下丘脑前部 (preoptic anterior hypothalamus，POAH），该区含有温度敏感神经元，对来自外周和深部温度信息起整合作用。而另外一些部位，如中杏仁核（medial amygdaloid nucleus，MAN）、腹中隔（ventral septal area，VSA）和弓状核则对发热时的体温升高呈负向影响。刺激这些部位可对抗体温的升高，使体温的上升难以逾越正常的热限。因此，发热体温调节中枢可能有两部分组成，一个是正调节中枢，主要包括 POAH 等，另一个是负调节中枢，主要包括 VSA、MAN 等。当外周致热信号通过这些途径传入中枢后，一方面通过正调节介质使体温上升，另一方面通过负调节介质限制体温升高。正负调节相互作用的结果决定调定点上移的水平及发热的幅度和时程。因此，发热体温节中枢可能是由正、负调节中枢构成的复杂的功能系统。

（二）制热信号传入中枢的途径

血液循环中的致热物质都是一些大分子蛋白，不易通过血脑屏障，主要通过以下三种方式进入中枢。

1. 通过血脑屏障转运入脑

这是一种较直接的信号传递方式。在病理情况下，当血脑屏障受损时，EP 可直接透过血脑屏障入脑。但研究中也观察到，在血脑屏障的毛细血管床部位分别存在有 IL-1、IL-6、TNF 的可饱和转运机制，推测其可将相应的 EP 信号特异性地转运入脑。另外，作为细胞因子的 EP 也可能从脉络丛部位渗入或者易化扩散入脑，通过脑脊液循环分布到 POAH。但这些推测还缺乏有力的证据，有待进一步证实。

2. 通过下丘脑终板血管器

终板血管器（organum vasulosum of lamina terminalis，OVLT）位于视上隐窝上方，紧靠 POAH，是血脑屏障的薄弱部位，此处毛细血管为有孔毛细血管，对大分子物质有较高的通透性，EP 可能由此入脑。但也有人认为，EP 并不直接进入脑内，而是被分布在此处的相关细胞（巨噬细胞、神经胶质细胞等）膜受体识别结合，产生新的信息（发热介质等），将致热源的信息传入 POAH。

3. 通过迷走神经

最近的研究发现，细胞因子可刺激肝巨噬细胞周围的迷走神经将信息传入中枢，切除膈下迷走神经（或切断迷走神经肝支）后腹腔注射小剂量 IL-1 或 LPS 不再引起发热。因为肝迷走神经节旁神经上有 IL-1 受体，肝 Kupffer 细胞又是产生这类因子的主要细胞。因此，是否存在肝产生的化学信号激活迷走神经从而将发热信号传入中枢的机制，有待进一步研究。

（三）发热中枢调节介质

大量的研究证明，EP 无论以何种方式入脑，它们仍然不是引起调定点上升的最终的物质，EP 可能是首先作用于体温调节中枢，引起发热中枢介质的释放，继而引起调定点的改变。发热中枢介质分为两类：正调节介质和负调节介质。

1. 正调节介质

（1）前列腺素 E_2（prostaglandin E_2，PGE_2）　多数研究者认为，在各种体液因子中，PGE_2，可能是发热反应中最重要的中枢介质。支持这一假说的实验依据有：①EP 性发热的同时脑脊液内 PGE_2 含量明显增加。这是因为 EP 作用于下丘脑的体温调节中枢，使其合成、释放 PGE_2 增加而使调定点上移，引起体温升高。②以 PGE_2 直接灌注第三脑室、侧脑室或下丘脑前部，可以很快引起发热，且呈剂量依赖关系。③下丘脑组织分别与 IL-1、IFN 或 TNF 进行体外培养，培养液中有高浓度的 PGE_2。④EP 静脉内注射或 IFN 脑室内注射引起发热时，脑脊液中 PGE_2 明显增高。⑤阻断 PGE_2 合成的药物，如水杨酸钠、吲哚美辛、布洛芬对 IL-1、IFN 或 TNF 性发热都有解热作用。

(2) Na^+/Ca^{2+} 比值　实验显示，给多种动物脑室内灌注 Na^+ 使体温很快升高，灌注 Ca^{2+} 则使体温很快下降；降钙剂（EGTA）脑室内灌注也引起体温升高。在用标记的 $^{22}Na^+$ 和 $^{45}Ca^{2+}$ 灌注猫脑室的研究中还发现，在致热源性发热期间，$^{45}Ca^{2+}$ 流向 CSF，而 $^{22}Na^+$ 则被保持在脑组织中。这些研究资料表明，比值改变在发热机制中可能担负着重要中介作用，EP 可能先引起体温中枢内 Na^+/Ca^{2+} 比值的升高，再通过其他环节促使调定点上移。最近有研究表明，Na^+/Ca^{2+} 比值改变不直接引起调定点上移，而是通过另一介质起作用。用降钙剂 EGTA 灌注家兔侧脑室引起发热时，脑脊液（CSF）中 cAMP 含量明显升高；预先灌注 $CaCl_2$ 可阻止 EGTA 的致热作用，同时也抑制 CSF 中 cAMP 的增高。同时，CSF 中 cAMP 含量升高被抑制的程度与体温上升被抑制的程度呈正相关。因此指出，"EP→下丘脑 Na^+/Ca^{2+} cAMP↑→调定点上移"可能是多种致热源引起发热的重要途径。

(3) 环磷酸腺苷（cAMP）　20 世纪 50 年代末一些学者注意到咖啡因和茶碱通过某种中枢机制引起体温升高，后来发现这些药物能增加脑组织内 cAMP 浓度，体温升高可能与此有关。目前已有越来越多的事实支持 cAMP 作为重要的发热介质：①外源性 cAMP（二丁酰 cAMP，Db-CAMP）注入猫、兔、鼠等动物脑室内迅速引起发热，潜伏期明显短于 EP 性发热。②Db-cAMP 的中枢致热作用可被抑制剂（减少 cAMP 分解）ZK62711 和茶碱所增强，或被磷酸二酯酶激活剂（加速 cAMP 分解）烟酸减弱。腺苷酸环化酶抑制剂（抑制 cAMP 生成）苏林金杆菌外毒素（exotoxin of bacillus thuringiensis）对外源性 cAMP 引起的发热没有影响，但能减弱致热源和 PGE 引起的发热。③在 ET、葡萄球菌、病毒、EP 以及 PGE 诱导的发热期间，动物 CSF 中 cAMP 均明显增高，后者与发热效应呈明显正相关。但高温引起的过热期间（无调定点的改变），CSF 中 cAMP 不发生明显的改变。④ET 和 EP 双相热期间，CSF 中 cAMP 含量与体温呈同步性双相变化，下丘脑组织中的 cAMP 含量也在两个高峰期明显增多。

鉴于上述研究，许多学者认为 cAMP 可能更接近终末环节的发热介质。

(4) 一氧化氮　一氧化氮（nitric oxide，NO）作为一种新型的神经递质，广泛分于中枢神经系统，在大脑皮质、小脑、海马、下丘脑视上核、室旁核、OVLT 和 POAH 等部位均含有一氧化氮合成酶（nitric oxide synthase，NOS）。目前的一些研究提示，NO 与发热有关，其机制可能涉及三个方面：①通过作用于 POAH、OVLT 等部位，介质发热时的体温上升；②通过刺激棕色脂肪组织的代谢活动导致产热增加；③抑制发热时调节介质的合成与释放。

(5) 其他　大量的研究表明，促肾上腺皮质激素释放激素（corticotrophin releasing hormone，CRH）也是一种发热体温中枢正调节介质。

2. 负调节介质

临床和实验研究均表明，发热时的体温升高极少超过 41℃，即使大大增加致热源的剂量也难越此极限，这就意味着体内必然存在自我限制发热的因素。

(1) 精氨酸加压素　精氨酸加压素（arginine vasopressin，AVP）是由下丘脑神经元合成的神经垂体肽类激素，也是一种与多种中枢神经系统功能（如心血管中枢和学习记忆功能）有关的神经递质，对其解热作用主要有以下几方面的研究：①脑内微量注射 AVP 或经其他途径注射具有解热作用，这已在大鼠、猫、兔、羊、豚鼠等多种动物实验中得到证实。②在不同的环境温度中，AVP 的解热作用对体温调节的效应器产生不同的影响。在 25℃ 中，AVP 的解热效应主要表现在加强散热，而在 4℃ 中则主要表现在减少产热。这说明 AVP 是通过中枢机制来影响体温的（有人认为是影响调定点）。③AVP 拮抗剂或受体阻断剂能阻断 AVP 的解热作用或加强致热源的发热效应。

（2）黑素细胞刺激素　黑素细胞刺激素（α-melanocyte-stimulating hormone，α-MSH）是由腺垂体分泌的多肽激素，由 13 个氨基酸组成，以下研究资料证明其有解热或降温作用。①脑室内或静脉内注射 α-MSH 都有解热作用，并且在不影响正常体温的剂量下就表现出明显的解热效应；②在 EP 性发热期间，脑室中隔区 α-MSH 含量升高，而且将 α-MSH 注射于此区可使发热减弱，说明其作用位点可能在这里；③α-MSH 的解热作用与增强散热有关，在使用 α-MSH 解热时，兔耳皮肤温度增高，说明散热加强（兔主要依靠调整耳壳皮肤血流来控制散热）；④内源性 α-MSH 能够限制发热的高度和持续时间，将 α-MSH 抗血清预先给家兔注射（以阻断内源性 α-MSH 的作用），再给 IL-1 致热，其发热高度明显增加，持续时间显著延长。

（3）脂皮质蛋白质-1（lipocordin-1）　是 20 世纪 80 年代发现的一种钙依赖性磷脂结合蛋白。它在体内分布十分广泛，但主要存在于脑、肺等器官之中。目前的研究发现糖皮质激素发挥解热作用依赖于脑内脂皮质蛋白-1 的释放。研究中观察到，向大鼠中枢内注射重组的脂皮质蛋白-1，可明显抑制 IL-1β、IL-6、IL-8、CRH 诱导的发热反应。这些资料表明，脂皮质蛋白-1 有可能是一种发热体温中枢负调节介质。

（四）体温调节的方式

调定点理论认为体温调节类似于恒温器的调节，在体温调节中枢内有一个调定点，体温调节机构围绕着这个调定点来调控体温。当体温偏离调定点时，可由反馈系统（温度感受器）将偏差信息输送到控制系统，后者将这些信息综合分析，与调定点比较，然后通过对效应器（产热和散热）的调控把中心温度维持在与调定点相适应的水平。

调定点的正常设定值在 37℃ 左右。发热时，来自体内外的发热激活物作用于产 EP 细胞，引起 EP 的产生和释放，EP 再经血液循环到达颅内，在 POAH 或 OVLT 附近，引起中枢发热介质的释放，后者相继作用于相应的神经元，使调定点上移。由于调定点高于中心温度，体温调节中枢对产热和散热进行调整，从而把体温升高到与调定点相适应的水平。在体温上升的同时，负调节中枢也被激活，产生负调节介质，进而限制调定点的上移和体温的上升。正负调节相互作用的结果决定体温上升的水平（图 10-2）。

四、发热的时相

1. 体温上升期

发热的第一时相是中心体温开始迅速或逐渐上升，快者几小时或一昼夜就达高峰，有的需几天才达高峰，称为体温上升期。主要是由于在发热开始阶段，由于正调节占优势，所以体温调定点上移，而血液温度低于调定点水平，原来正常体温变成"冷刺激"，中枢对"冷"信息发生反应，发出的指令经交感神经到达散热器官，引起皮肤血管收缩和血流减少，皮肤温度降低，散热随之减少；同时，指令到达产热器官，引起寒战和物质代谢加

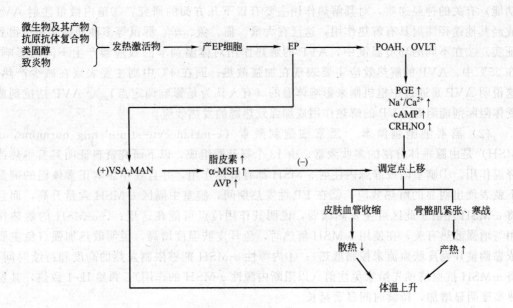

图 10-2 发热的发病学

强，产热随之增加。主要的临床表现是畏寒、皮肤苍白，严重者出现寒战和鸡皮。由于皮肤血管收缩、血流减少，表现为皮色苍白。因皮肤血流减少，皮温下降刺激冷感受器，信息传入中枢使得患者有畏寒感觉。鸡皮是经交感神经传出的冲动引起皮肤立毛肌收缩而致。寒战则是骨骼肌不随意的收缩，是下丘脑发出的冲动，经脊髓侧索的网状脊髓束和红核脊髓束，通过运动神经传递到运动终板而引起。此期因体温调定点上移，中心温度低于调定点水平，因此，热代谢特点是产热增多，散热减少，体温上升。

2. 高峰期或稽留期

当体温调节到与新的调定点水平相适应的高度，就波动于较高的水平上，称为高峰期或高热稽留期（fastigium）。此期患者自觉酷热，皮肤发红、干燥。患者的中心体温已达到或略高于体温调定点新水平，故下丘脑不再发出引起"冷反应"的冲动。皮肤血管由收缩转为舒张，浅层血管舒张使皮肤血流增多，因而，皮肤发红，散热增加。由于温度较高的血液灌注使皮温增高，热感受器将信息传入中枢而使患者有酷热感产生。高热时水分经皮肤蒸发较多，因而皮肤和口唇干燥。不同的发热性疾病，高峰期持续时间长短不一。疟疾仅为几小时，大叶性肺炎可持续几天，伤寒持续1周以上。本期热代谢特点是中心体温与上升的调定点水平相适应，产热与散热在较高水平上保持相对平衡。

3. 体温下降期

体温下降期因发热激活物在体内被控制或消失，EP及发热介质也被清除（EP主要自肾清除），加上内生解热物的作用，上升的体温调定点回降到正常水平。由于调定点水平低于中心体温，故从下丘脑发出降温指令，不仅引起皮肤血管舒张，还可引起大量出汗，故又称出汗期。由于出汗，皮肤比较潮湿。出汗是一种速效的散热反应，但大量出汗可造成脱水甚至循环衰竭，因此在护理的过程中应注意监护，补充水和电解质，尤其对心肌劳损患者更应密切注意。本期的热代谢特点是散热多于产热，故体温下降，直至与回降的调定点相适应。热的消退可快可慢，快者几小时或24h内降至正常，称为热的骤退，慢者需几天才降至正常，称为热的渐退（lysis）。

第三节　发热时机体的功能和代谢变化

除原发病所引起的各种改变外，发热时体温升高以及体温调节效应可引起机体一系列代谢及功能的变化。

一、生理功能改变

1. 心血管系统功能改变

体温每升高 1℃，心率增加约 18 次/分。这是血温增高刺激窦房结以及交感肾上腺髓质系统的结果。心率加快可以增加心排血量，从而成为增加组织血液供应的代偿性反应。但对心肌劳损或有潜在性病灶的患者，则会因加重心肌负荷而诱发心力衰竭。在体温上升期，动脉血压可轻度上升。这是由于外周血管收缩、阻力增加、心率加快等的结果。在高峰期由于外周血管舒张，动脉血压会轻度下降。但体温骤降时可因大汗而失液，严重者可导致休克。

2. 呼吸系统功能改变

发热时，由于血温增高和酸性代谢产物的刺激作用，呼吸中枢兴奋使呼吸加深加快。深而快的呼吸在增加散热的同时，也可引起呼吸性碱中毒。另外，持续的体温升高可因大脑皮质和呼吸中枢的抑制，使呼吸变浅慢或不规则。

3. 消化系统功能改变

发热时交感神经系统兴奋性增高，消化液分泌减少，胃肠蠕动减慢，使食物的消化、吸收与排泄功能异常。患者可表现为食欲低下、恶心、呕吐等。由于胰液和胆汁等分泌不足，可发生蛋白质、脂肪消化不良，加之胃肠蠕动减弱，使食物在肠道发酵和腐败，产气增多，临床表现为便秘和腹胀。

4. 中枢神经系统功能改变

发热患者可表现为不同程度的中枢神经系统功能障碍，发热时神经系统兴奋性增加，特别是高热（40～41℃）时患者神经系统的表现为烦躁不安、失眠、谵妄、幻觉。此外，发热时中枢神经系统突出的症状是头痛，机制未明。注射 EP 能诱导睡眠，可能是患者嗜睡的原因。小儿在高热时易出现全身或局部肌肉抽搐，称为热惊厥。这可能与小儿中枢神经系统尚未发育成熟、皮质下中枢兴奋性增强有关。

二、代谢改变

发热时机体的代谢变化可由两方面因素引起。在致热源作用后，体温调节中枢对产热进行调节，提高骨骼肌的物质代谢，使调节性产热增多。另外是体温升高本身的作用。一般认为，体温升高 1℃，基础代谢率提高 13％。高热稽留期的伤寒患者，其基础代谢率可增加 30％～50％。持续的发热可使物质消耗明显增加，如果营养物质补充不足，就会消耗自身物质，并易出现维生素 C 和 B 族维生素的缺乏。

1. 蛋白质代谢

高热患者蛋白质分解加强，尿素氮明显增高，此时如果未能及时补充足够的蛋白质，可出现负氮平衡。这除与体温升高有关外，还与 EP 的作用有关。实验证明，EP 可通过 PGE 合成增多使骨骼肌蛋白大量分解。但同时，蛋白质分解加强可为肝脏提供大量游离氨基酸，用于急性期反应蛋白的合成和组织修复。

2. 糖与脂肪代谢

发热时肝糖原和肌糖原分解增加，使得血糖增高，糖原储备减少。因此葡萄糖的无氧酵解也增强，组织内乳酸增加，这与糖原储备不足、摄入相对减少有关。

3. 电解质代谢

在体温上升期和高热持续期，患者排尿减少可致尿潴留。在高热后期和体温下降期，由于通过皮肤和呼吸道大量蒸发水分，出汗增多，又可引起脱水。由于发热时，组织分解增强，细胞内钾释放入血，血钾和尿钾均增高。严重者可发生代谢性酸中毒。因此，在护理过程中，应对高热患者在退热期及时补充水分和适量的电解质。

4. 维生素代谢

发热时由于糖、脂肪、蛋白质分解代谢加强，各种维生素消耗增多；患者食欲减退和消化液分泌减少，导致维生素摄取和吸收减少。患者可出现维生素 C 和 B 族维生素缺乏。对于长期发热患者，要注意及时补充维生素。

三、防御功能改变

发热对机体防御功能的影响，既有有利的一面，也有不利的一面。

1. 抗感染能力的改变

一些研究表明，有些致病微生物对热比较敏感，一定的高温可将其灭活，如淋球菌和梅毒螺旋体就可被人工发热所杀灭，一定高温也可抑制肺炎球菌。许多微生物生长繁殖需要铁，EP 可使循环内铁的水平降低，因而使微生物的生长繁殖受到抑制。已有实验证明，EP 能降低大鼠血清铁并增加其抗感染能力。感染性发热的蜥蜴血清铁也明显降低，如果给它补充外源性铁以后，其死亡率明显提高。有些研究者还证明，将天然病原感染的蜥蜴分别放置于不同的环境温度（35～42℃）中，结果在 40℃ 或 42℃ 环境中的动物都存活，而在较低的温度中的动物大部分都死亡，说明发热能提高动物的抗感染能力。发热时，某些免疫细胞功能加强。人淋巴细胞孵育在 39℃ 比在 37℃ 中有更强的代谢能力，能摄取更多的胸腺核苷。人和豚鼠的白细胞最大吞噬活性分别在 38～40℃ 和 39～41℃。发热还可促进白细胞向感染局部游走和包裹病灶。也有报道提示，中性粒细胞功能在 40℃ 时加强；巨噬细胞的氧化代谢在 40℃ 时明显增加。然而，也有资料表明，发热可降低免疫细胞功能，如抑制自然杀伤细胞（NK 细胞）的活性；降低机体抗感染能力，如人工发热可降低感染了沙门菌的大鼠的生存率、提高内毒素中毒动物的死亡率等。

2. 对肿瘤细胞的影响

发热时产 EP 细胞所产生的大量 EP（IL-1、TNF、TFN 等）除了引起发热以外，大多具有一定程度的抑制或杀灭肿瘤细胞的作用。另外，肿瘤细胞长期处于相对缺氧状态，对热比正常细胞敏感，当体温升高到 41℃ 左右时，正常细胞尚可耐受，肿瘤细胞则难以耐受，其生长受到抑制并可被部分灭活。因此，目前发热疗法已被用于肿瘤的综合治疗，尤其是对放疗或化疗产生抵抗的肿瘤，发热疗法仍能发挥一定的作用。

3. 急性期反应

急性期反应（acute phase response）是机体在细菌感染和组织损伤时所出现的一系列急性时相的反应。已经认定，EP 在诱导发热的同时也引起急性期反应。主要包括急性期蛋白的合成增多（详见炎症和应激）、血浆微量元素浓度的改变及白细胞计数的改变。实验证明，家兔静脉注射 IL-1 和 TNF 后，在体温升局的同时，伴有血浆铁和锌含量的下降、血浆铜浓度和循环白细胞计数的增高。IL-1 通过中枢和外周两种途径引起急性期反应，而 TNF 可能只通过外周靶器官起作用。TFN 静脉注射也引起铁和锌浓度的下降。急性期反应是机体一系列防御反应中的一种。

综上所述，发热对机体防御功能的影响是利弊并存，有人认为这可能与发热程度有一定的关系。中等程度的发热可能有利于提高宿主的防御功能，但高热就有可能产生不利的影响。例如多核白细胞和巨噬细胞在 40℃ 时其化学趋向性、吞噬功能及耗氧量都增加，但在 42℃ 或 43℃ 则反而降低。因此，发热对防御功能的影响不能一概而论，应全面分析，具体对待。

第四节　发热的防治

1. 防治原发病、不急于解热

发热的一般处理应与治疗原发病同时进行。发热是疾病的信号，体温曲线的变化常具有重要的诊断价值，且适度的发热有助于增强机体的免疫功能。因此，一般发热不必急于解热，以免因过早退热掩盖病情，延误诊断、治疗及抑制机体免疫功能。对于一般发热应针对发热时物质代谢增强及大汗等变化，给予足够的营养物质、维生素和水。

2. 下列情况应及时解热

① 体温过高（40℃ 以上）使患者明显不适、头痛、意识障碍和惊厥者。特别是小儿体温超过 41℃ 时，脑细胞就可能遭受损伤，甚至出现抽搐，并逐步丧失调节体温的能力。

② 恶性肿瘤患者持续发热加重机体消耗。

③ 心肌劳损或心肌梗死患者，发热时心率加快，增加心脏负荷，容易诱发心力衰竭。

④ 妊娠期妇女发热应及时解热，以免胎儿畸形，或诱发心力衰竭。

3. 解热措施

（1）药物解热

① 化学药物：水杨酸盐类。其解热机制可能是作用于 POAH 附近使中枢神经元的功能复原；阻断 PGE_2 合成；可能还以其他方式发挥作用。

② 类固醇解热药：以糖皮质激素为代表。主要原理可能是：a. 抑制 EP 的合成和释放；b. 抑制免疫反应和炎症反应；c. 中枢效应。

③ 清热解毒中草药：也有一定解热作用，可适当选用。

（2）物理降温　在高热或病情危急时，可采用物理方法降温。如用冰帽或冰袋冷敷头部、四肢大血管处用酒精擦浴以促进散热等。也可将患者置较低的温度环境中，加强空气流通，以增加对流散热。

一、单选题

1. 下列有关发热概念的叙述哪一项是正确的（　　　）

A. 体温超过正常值 0.6℃　　　B. 产热过程超过散热过程

C. 是临床上常见的疾病　　　D. 由体温调节中枢调定点上移引起的体温升高

E. 由体温调节中枢调节功能障碍引起的体温升高

2. 下述哪种物质属内生致热源（　　　）

A. 革兰氏阳性细菌产生的外毒素

B. 革兰氏阴性菌产生的内毒素

C. 体内的抗原抗体复合物

D. 体内肾上腺皮质激素代谢产物本胆烷醇酮

E. 单核细胞等被激活后释放的致热源

3. 体温上升期热代谢特点是（　　　）

A. 散热减少，产热增加，体温↑

B. 产热与散热在高水平上相对平衡，体温保持高水平

C. 产热减少，散热增加，体温↑

D. 产热减少，散热增加，体温↓

E. 散热减少，产热增加，体温保持高水平

4. 发热患者最常出现的酸碱平衡紊乱为（　　　）

A. 代谢性酸中毒　　　B. 呼吸性酸中毒　　　C. 混合性酸中毒

D. 代谢性碱中毒　　　E. 混合性碱中毒

5. 体温上升期时皮肤出现"鸡皮疙瘩"是由于（　　　）

A. 皮肤血管收缩　　　B. 皮肤血管扩张　　　C. 竖毛肌收缩

D. 竖毛肌舒张　　　E. 寒战中枢兴奋

二、简答题

1. 试述体温上升期的体温变化及其机制。

2. 发热为哪几个时相？各时相的热代谢特点及其临床表现有哪些？

（柴高尚）

第十一章 应 激

学习提示: 本章教学内容包括应激的概念、病因学、应激的神经内分泌反应、应激的细胞体液反应、应激时机体的功能代谢变化、应激损伤与应激相关疾病、应激与心理精神障碍、应激的生物学意义及临床处理原则。要求掌握：应激及相关概念；应激的神经内分泌反应，特别是蓝斑-交感-肾上腺髓质系统和下丘脑垂体-肾上腺皮质系统的反应；应激时主要的机能代谢改变；应激损伤与应激相关疾病。熟悉：全身适应综合征；急性期反应和应激的细胞反应。了解应激与心理、精神障碍；应激的生物学意义及临床处理原则。通过完成以下题目预习本章内容。

    1. 应激原分为如下四类_____、_____、_____、_____。

    2. 全身适应综合征分为如下三期_____、_____、_____。

    3. 应激反应的主要神经内分泌改变是_____、_____。

    4. 应激反应中血胰岛素和胰高血糖素的比值变化是_____。

    5. 情绪性应激原作用于下丘脑是通过_____。

课堂讨论:

1. 热休克蛋白的来源和功能如何？

2. 为什么对产生应激反应的患者有时需补充糖皮质激素？

第一节 概 述

一、应激的概念

应激（stress）是指机体在受到各种强烈因素（即应激原）刺激时所出现的以交感神经兴奋和垂体-肾上腺皮质分泌增多为主的一系列神经内分泌反应以及由此而引起的各种机能和代谢的改变。任何躯体的或情绪的刺激，只要达到一定的强度，都可以成为应激原（stressor），例如创伤、烧伤、冻伤、感染、中毒、发热、放射线的作用、出血、缺氧、环境过冷、环境过热、手术、疼痛、体力消耗、饥饿、疲劳、情绪紧张、忧虑、恐惧、盛怒、激动等。

任何应激原所引起应激，其生理反应和变化都几乎相同，因此，应激的一个重要特征是其非物异的性质（nonspecific nature）。

应激是一种全身性的适应性反应，在生理学和病理学中都有非常重要的意义。应激既可以对人有利，也可以对人有害。

在日常生活中，几乎每一个人都会遇到某些应激原的作用。只要这种作用不是过分强烈，作用的时间也不是过分持久，那么所引起的应激将有利于动员机体身心，以便更好地完成必须完成的任务或者更好地避开可能要发生的危险，也就是说，这种应激将使人们能有效地去应付日常生活中各种各样的困难局面。这种应激显然对机体是有利的。因而有人称之为良性应激（benign stress）。

如果应激原的作用过于强烈和（或）过于持久，那么所引起的应激就属于病理生理学的范畴。许多疾病或病理过程都伴有应激；这些疾病，都有其本身的特异性的变化，又有应激所引起的一系列非特异的变化，因此应激也就是这些疾病的一个组成部分。应激在疾病中，不仅有适应代偿和防御的作用，而且它本身也可以引起病理变化。创伤、烧伤、严重感染性疾病等的发生发展中，都有应激的参与，但这些还不能算是应激性疾病，只有以应激所引起的损害为主要表现的疾病中应激性溃疡等，才可称为应激性疾病。由于应激在上述的情况下可以引起病理变化，故有人称之为劣性应激（malignant stress）。

二、应 激 原

引起应激或应激反应的各种刺激因素称为应激原（stressor）。同一种应激原，甚至同样强度的同种应激原个体反应具有明显差异，有的反应强烈，有的反应较弱，有的还会产生损伤效应，表明应激原引起的应激反应还取决于机体的反应性，如免疫反应、精神、心理因素等。

应激原可分为外环境因素，内环境因素，心理、社会因素（表 11-1）。

表 11-1　常见的应激原及分类

分类	常见的应激原
外环境	物理性因素：冷、热、射线、噪声、强光、点击、创伤等
	化学性因素：酸、碱、活性氧、毒素、毒气等
	生物性因素：细菌、病毒、寄生虫等病原生物感染等
内环境	机体自稳态失衡：水电解质紊乱、酸碱平衡紊乱、心律失常、器官功能紊乱、血液成分改变、性压抑等
心理、社会因素	恐怖的环境、职业竞争和工作压力、快节奏的生活、孤独、复杂的人际关系、丧失亲人、失恋、拥挤等

第二节　应激反应的发生机制

应激反应是机体受到应激原刺激作用后做出的一种非特异性全身反应，其表现非常广泛，包括神经-内分泌反应与全身适应综合征、细胞体液反应等。

一、神经-内分泌反应

机体受到应激原刺激时，主要的神经-内分泌反应为蓝斑（locus ceruleus，LC）-交感

-肾上腺髓质（locus ceruleus-norepinephrine/sympathetic-adrenal medullaris，LC/NE）系统和下丘脑-垂体-肾上腺皮质系统（hypothalamic-pituitary-adrenocortical system，HPA）的强烈兴奋，使血浆中儿茶酚胺和糖皮质激素（glucocorticoid）含量明显增高，并由此引起生理、生化的变化和心理、行为的变化。

(一) 蓝斑-交感-肾上腺髓质系统

1. 结构基础及在应激时的效应

该系统的基本结构为脑桥的蓝斑所含的去甲肾上腺素能神经元群、交感神经、肾上腺髓质，蓝斑为该系统的中枢位点。应激时，产生的效应分为两个方面。

（1）中枢效应　引起兴奋、警觉及紧张、焦虑等情绪反应，与脑区中去甲肾上腺素的释放有关。

（2）外周效应　主要表现血浆肾上腺素、去甲肾上腺素和多巴胺等儿茶酚胺的浓度迅速升高，与交感神经兴奋主要释放去甲肾上腺素（norepinephrine，NE）、肾上腺髓质兴奋主要释放肾上腺素有关。

2. 代偿作用

蓝斑-交感-肾上腺髓质系统兴奋，在一定范围内，对机体是有利的。

应激反应是一种非特异的相当泛化的反应，是从神经内分泌、功能代谢、细胞与体液直至基因水平都有广泛的激活。

（1）中枢效应　该系统的主要中枢效应与应激时的兴奋、警觉有关，并可引起紧张、焦虑的情绪反应。

（2）外周效应　外周效应主要表现为血浆儿茶酚胺（肾上腺素、去甲肾上腺素、多巴胺）浓度迅速升高。交感神经兴奋主要释放去甲肾上腺素，肾上腺髓质兴奋主要释放肾上腺素。交感-肾上腺髓质系统的强烈兴奋主要参与调控机体对应激的急性反应，其防御意义如下。

① 增强心功能：血浆儿茶酚胺浓度增高，使心率加快，心肌收缩力加强，心排血量增加。

② 血液重新分布：由于体内各器官组织血管上交感神经及其受体分布的密度不同，对儿茶酚胺反应的敏感程度也不同。当蓝斑交感-肾上腺髓质系统兴奋时，皮肤、腹腔内脏血管收缩；冠状血管扩张；当剧烈运动或逃避时，骨骼肌血管也扩张，血流量增加；脑血管口径无明显变化，血液重新分布，保证了心脑和骨骼肌的血液供应。

③ 扩张支气管：改善肺泡通气，满足机体对氧的需求。

④ 促进糖原和脂肪的分解：儿茶酚胺作用于肝、肌肉和脂肪组织细胞膜上的 β 受体，激活腺苷酸环化酶，使 ATP 生成 cAMP 增加，促进糖原分解，血糖升高；脂肪分解增多，血浆游离脂肪酸增加，有利于向组织细胞提供能量。

⑤ 中枢神经系统兴奋性增高：应激时蓝斑区 NE 神经元激活和反应性增高，持续应激还使该脑区活性升高。蓝斑投射区（大脑边缘系统、海马、杏仁体）的 NE 水平升高，使中枢神经系统兴奋性增高，机体警觉性提高，反应更加灵敏，还可以影响记忆、情绪等。

⑥ 对其他激素分泌的影响：儿茶酚胺除对胰岛素分泌有抑制作用外，还可促进许多激素如促肾上腺皮质激素释放激素（corticotropin releasing hormone，CRH）、促肾上腺皮质激素（ACTH）、糖皮质激素（GC）、生长激素（growth factor，GH）、抗利尿激素

（ADH）等分泌，更广泛地动员机体各方面的机制来应付应激时的各种变化。

3. 不利作用

持久或过强的蓝斑-交感-肾上腺髓质系统兴奋给机体带来消极和不利影响。

（1）局部组织器官缺血　皮肤和腹腔内脏血管强烈收缩，长时间的缺血将导致肾和胃肠道功能严重障碍。肾血管收缩，肾小球滤过率降低，尿量减少。胃肠血管收缩导致黏膜缺血，可出现糜烂、溃疡、出血。有研究表明，应激时可发生胃肠运动的改变，表现为人在情绪紧张时可出现胃部不适，肠平滑肌的收缩、痉挛，出现便意、腹痛、腹泻或便秘。

（2）心血管应激性损伤　儿茶酚胺在加快心率、增强心肌收缩力的同时，使心肌耗氧量增加、供氧减少，导致心肌缺氧及损伤。若原有冠状动脉和心肌病变，强烈的心理应激可诱发心室纤颤，甚者可出现心源性猝死。

（3）能量大量消耗　应激时分解代谢增强，器官耗能增加。机体能量物质如蛋白质的过量消耗，出现负氮平衡。

（4）氧自由基生成增多　血浆中增多的肾上腺素，大部分被氧化为肾上腺素红，在此降解过程中有氧自由基生成。氧自由基可与各种细胞成分，如膜磷脂、蛋白质、核酸等发生脂质过氧化反应，造成细胞结构损伤和功能代谢障碍。

（二）下丘脑-垂体-肾上腺皮质系统（轴）

1. 结构基础及其在应激时的效应

下丘脑-垂体-肾上腺皮质系统的基本结构为下丘脑的室旁核（paraventricular nucleus，PVN）、腺垂体和肾上腺皮质，室旁核为该系统的中枢位点。应激时，应激原的刺激经边缘系统或脑干网状结构均可引起 PVN 的 CRH 神经元分泌 CRH 增多，CRH 经垂体门脉系统或经轴突运输进入腺垂体 ACTH 分泌增加，ACTH 进而刺激肾上腺皮质加速 GC 的合成释放。在应激时，该系统的兴奋所产生的效应分为两个方面。

（1）中枢效应　HPA轴兴奋释放的中枢介质为 CRH 和 ACTH，其中最核心的介质为 CRH。CRH 的功能：①刺激 ACTH 的分泌进而增加 GC 的分泌，这是 CRH 最主要的功能；②调控应激时的情绪行为反应，适量的 CRH 增多可促进适应，使机体兴奋或有愉快感；大量增加，特别是慢性应激时的持续增加则造成适应机制的障碍，出现焦虑、抑郁、食欲和性欲减退等；③促进内啡肽的释放；④刺激 LC 释放 NE。

（2）外周效应　HPA轴兴奋释放的外周介质为 GC。

2. 代偿作用

（1）升高血糖，提供能量　促进蛋白质分解和糖原异生作用，补充应激时肝糖原储备；直接抑制肌肉、脂肪、皮肤等组织对葡萄糖的利用；提高血糖水平，有利于向组织细胞提供充足的能量物质。

（2）维持心血管功能　GC 对于维持心肌和血管平滑肌对儿茶酚胺的正常反应是必备因素，当 GC 不足时，心血管系统对儿茶酚胺的反应性明显降低，表现为毛细血管前括约肌松弛，使微循环淤血，回心血量减少，心肌收缩力减弱，导致心排血量下降、血压降低，严重时可出现循环衰竭。

（3）稳定溶酶体膜　减少溶酶体酶外漏，防止或减轻组织损伤。

（4）抑制炎症反应　可抑制多种炎症介质和细胞因子的生成；释放，如前列腺素（PG）、白三烯（LT）、血栓素 A_2（TXA_2）、5-羟色胺（5-HT）等，减轻炎症反应，减少组织损伤。

3. 不利影响

(1) 免疫力下降　慢性应激时，GC 持续增加使胸腺萎缩、淋巴结缩小多种细胞因子及炎症介质的生成受抑制，使机体的免疫力下降，易发生感染。

(2) 负氮平衡　GC 引起蛋白质大量分解，导致机体出现负氮平衡。

(3) 抑制组织再生能力　使创伤的修复及愈合缓慢。

(4) 生长发育迟缓　慢性应激时，GC 的持续增加还可造成生长发育迟缓、性功能减退、月经失调等。

(5) 胰岛素抵抗　GC 的持续升高还可产生胰岛素抵抗，使靶细胞对胰岛素的反应性降低。

4. LC/NE 系统与 HPA 轴的相互关系

脑桥蓝斑的去甲肾上腺素能神经元与下丘脑室旁核分泌 CRH 的神经元之间有直接纤维联系，前者释放去甲肾上腺素后，刺激室旁核神经元上的 α 受体而使 CRH 释放增加，从而启动 HPA 轴的活化。而 CRH 还可促进蓝斑中去甲肾上腺素能神经元的活性，分泌 NE 增多，使 HPA 轴与 LC/NE 系统发挥交互作用。

（三）肾上腺糖皮质激素反应

1. 应激时糖皮质激素分泌增加

应激时几乎无例外地出现血浆糖皮质激素（glucocorticoid，GC）的浓度升高。反应迅速，升高的幅度大。例如，大面积烧伤休克期患者，血浆皮质醇（hydrocortisone 或 cortisol）含量可高达正常的 $3\sim5$ 倍$[952\sim1600nmol/L(34.5\sim58.0\mu g/dL)]$，正常血浆含量为 $69\sim276nmol/L(2.5\sim10\mu g/dL)$。同时，肾上腺皮质细胞的类脂质和维生素 C 含量减少；肾上腺肥大；外周血液嗜酸粒细胞计数减少；尿中 17-羟类固醇排出量增加。后二者，再加上上述的血浆皮质醇浓度已下降到近于正常；如术后有并发症，则血浆皮质醇持续升高。大面积烧伤患者，血浆皮质醇维持于高水平的时间可长达 $2\sim3$ 个月。死亡病例，在濒死期血浆皮质醇又极度升高。

2. 应激时糖皮质激素分泌调节

应激时糖皮质激素的分泌加强是通过下丘脑-垂体前叶-肾上腺皮质相互作用而实现的。下丘脑分泌的促肾上腺皮质激素释放因子（corticotropin releasing factor，CRF）通过垂体门脉循环进入垂体前叶，刺激 ACTH 的释放，后者作用于肾上腺皮质，促进皮质醇的分泌，皮质醇的分泌反过来又抑制 CRF 和 ACTH 的释放，即负反馈调节机制。下丘脑受大脑各部的控制，上面主要接受来自边缘系统的纤维，下面主要受脑干网状结构的影响。来自边缘系统杏仁核的纤维调节情绪应激反应，例如愤怒、恐惧、忧虑等应激原均通过此通道显著地增加 ACTH 分泌。而创伤、剧烈湿度变化等应激原则可通过外周感受器传入冲动，引起脑干网状结构的上行激动系统的兴奋，从而引起下丘脑的兴奋，激发 ACTH 的释放（图 11-1）。

3. 应激时糖皮质激素分泌增多的生理意义

GC 分泌增多是应激最重要的一个反应，对机体的抗有害刺激起着极为重要的作用。动物实验表明，去除肾上腺后，动物可以在适宜条件下生存，但如受到强烈刺激，则容易衰竭、死亡。如给摘除肾上腺的动物注射糖皮质激素，则可使动物恢复抗损害的能力。大量的临床观察也证明，肾上腺皮质功能过低的患者对应激原的抵抗力明显降低。应激时 GC 分泌增高，提高机体对刺激的抵抗力的机制目前还不完全清楚，已经知道的有以下四

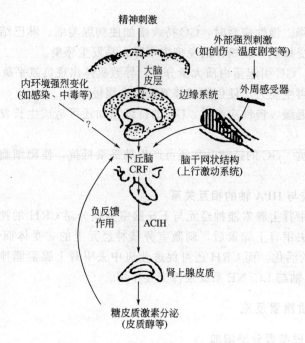

图 11-1　应激时糖皮质激素分泌的调节

方面。

① 糖皮质激素有促进蛋白质分解和糖异生作用，从而可以补充肝糖原的储备；GC 还能抑制组织对葡萄糖的利用，从而提高血糖水平。

② 糖皮质激素可提高心血管对儿茶酚胺的敏感性。肾上腺皮质功能不足时，血管平滑肌对去甲肾上腺素变得极不敏感，因而易发生血压下降，循环衰竭。

③ 已经证明，药理浓度的糖皮质激素具有稳定溶酶体膜，防止或减少溶酶体酶外漏的作用。由此可避免或减轻水解酶对细胞及其他方面的损害。但应激时糖皮质激素浓度是否有此作用，尚待有探讨。

④ 抑制化学介质的生成、释放和激活：生理浓度的糖皮质激素对许多化学介质的生成、释放和激活具有抑制作用。例如，前列腺素（PG）、白三烯（LT）、血栓素（TX）、缓激肽、5-羟色胺、纤溶酶原激活物、胶原酶和淋巴因子等。GC 与细胞内 GC 受体结合后，能诱导一种分子质量为 40～50kDa 的蛋白质，称为巨皮质素（macrocortin）或脂调蛋白（lipomodulin）。它具有抑制磷脂酶 A_2 活性的作用，因此可以减少花生四烯酸的释放，从而减少了 PG、LT 和 TX 的生成。由于应激时这些化学介质的生成过多，而 GC 则可以抑制这些介质的产生，因而可以不发生过强的炎症、变态反应等。

（四）其他激素反应

① 胰高血糖素：应激时胰高血糖素分泌增加。胰高血糖素促进糖原异生和肝糖原分解，是引起应激性高血糖的重要激素。胰高血糖素分泌增加的主要原因可能是交感神经兴奋和儿茶酚胺在血中浓度的升高。

② 生长激素：应激时生长激素分泌增多。交感神经过 α 受体可刺激生长激素的分泌。生长激素的作用是：促进脂肪的分解和动员；又能促进甘油、丙酮酸合成为葡萄糖，抑制组织对葡萄糖的利用，因而具有升高血糖的作用；生长激素还能促进氨基酸合成蛋白质，

在这一点上它可以对抗皮质醇促进蛋白质分解的作用，因而对组织有保护作用。

③ 胰岛素：应激时，血浆胰岛素含量偏低，这是由于交感神经兴奋，血浆中儿茶酚胺升高所致。尽管应激性高血糖和胰高血糖素水平升高都可刺激胰岛素分泌，但应激时胰岛素分泌减少。

④ 醛固酮：应激时血浆醛固酮水平常升高。这主要是由于交感-肾上腺髓质系统兴奋使肾血管收缩，因而肾素-血管紧张素-醛固酮系统被激活，此外，ACTH 分泌的增多也可刺激醛固酮的分泌。

⑤ 抗利尿激素：情绪紧张、运动、手术、胃肠牵拉、呕吐、缺氧、烧伤等应激原可引起抗利尿激素（ADH）分泌释放增加，使尿量减少。但有些应激原如吸入乙醚或加速度运动不伴有 ADH 分泌增加。精神刺激在一定条件下，也可因抑制 ADH 分泌而引起多尿。ADH 主要由下丘脑视上核的神经元分泌。刺激中脑网状结构，可促进视上核合成和分泌 ADH。疼痛、情绪紧张等可能通过这些途径使 ADH 分泌增加。

⑥ β-内啡肽：许多应激原（手术、分娩、电刺激、注射内毒素、放血、脊髓损伤等）可引起人血浆 β-内啡肽明显增多，可达正常的 5～10 倍。血浆 β-内啡肽水平的升高程度与 ACTH 平行。β-内啡肽在应激中起重要的作用。β-内啡肽和 ACTH 是同一前体阿片样肽黑素皮质激素原（proopiomelanocortin）的衍生物。β-内啡肽和 ACTH 都在下丘脑 CRF 的刺激下分泌入血。β-内啡肽和 ACTH 都受血浆糖皮质激素的反馈调节。向人体输入 β-内啡肽可降低血中 ACTH 和皮质醇的水平，而输入阿片受体拮抗剂纳洛酮（naloxone）则能使血中 ACTH、β-促脂解激素（β-lipotropin，β-内啡肽的前体）和皮质醇的水平升高，提示 β-内啡肽能调节 ACTH 的分泌，并且与 ACTH 一起经过短反馈或长反馈回路来抑制下丘脑 CRF 的分泌。β-内啡肽有很强的镇痛作用。应激镇痛（应激时痛阈值升高，称应激镇痛）可部分地为纳洛酮所取消，说明可能与 β-内啡肽增多有关。

二、全身适应综合征

应激是机体的非特异保护适应机制，但它也引起机体自稳态的变动，甚至导致疾病。

对大多数的应激反应，在撤除应激原后，机体可很快趋于平静，恢复自稳态。但如果劣性应激原持续作用于机体，则应激可表现为一个动态的连续过程，并最终导致内环境紊乱和疾病，Selye 将其称之为全身适应综合征（general adaptation syndrome，GAS），GAS 可分为以下三期。

（1）警觉期（alarm stage）　当应激原作用于机体后，机体迅速出现蓝斑-交感-肾上腺髓质系统的兴奋为主，并伴有下丘脑-垂体-肾上腺皮质系统兴奋的表现，血浆中去甲肾上腺素和肾上腺素明显升高，心率加快、心缩力加强，血压上升，血浆和唾液中的皮质醇增高。这些变化使机体处于最佳动员状态，有利于机体的战斗或逃避。此期时间短，如果应激原持续作用于机体，机体将进入适应阶段。

（2）抵抗期（resistance stage）　进入抵抗期后，以交感-肾上腺髓质兴奋为主的表现逐渐消退，表现出肾上腺皮质激素分泌增多为主的适应反应，临床上可见血浆和唾液中的皮质醇明显增高、代谢率升高、对损害性刺激的耐受力增强，但免疫系统开始受抑制，淋巴细胞数减少及功能减退。此期持续时间长，是应激的主要表现过程，当应激原持续强烈刺激时，机体将进入衰竭期。

（3）衰竭期（exhaustion stage）　进入衰竭期后，机体在抵抗期所形成的适应机制开始崩溃，肾上腺皮质激素持续升高，但糖皮质激素受体的数量下调和亲和力下降，出现糖皮质激素抵抗，临床上表现为一个或多个器官功能衰退、难以控制的感染，甚至死亡。

在一般的情况下，应激只引起第一期、第二期的变化，只有严重应激反应才进入第三期。

三、细胞体液反应

多种应激原，特别是非心理性应激原（如紫外线、高温、化学毒物等）可激活一系列细胞内信号转导和相关基因，表达相关的、多数具有保护作用的一些蛋白质。如热休克蛋白、急性期反应蛋白、某些酶或细胞因子等，成为机体在细胞、蛋白质和基因水平的应激反应的具体表现。

（一）热休克蛋白

热休克蛋白（heat-shock protein HSP）指热应激（或其他应激）时细胞新合成或合成增加的一组蛋白质，它们主要在细胞内发挥功能，属非分泌型蛋白质。

热休克蛋白最初是从经受热应激（从 25℃移到 30℃，20min）的果蝇唾液腺中发现的，故取名 HSP，以后发现许多对机体有害的应激因素也可诱导 HSP 的生成，故又名应激蛋白（stress protein）。现以发现 HSP 是一个大家族。而且大多数 HSP 是细胞的结构蛋白，只是 HSP 可受应激刺激而生成或生成增加。

1. HSP 的基本组成

HSP 是一组在进化上十分保守的蛋白质，这提示它对于维持细胞的生命十分重要，从原核细胞到真核细胞的各种生物体，其同类型 HSP 的基因序列有高度的同源性。目前对 HSP 的分类系根据其分子量的大小。

2. HSP 的基本功能

HSP 在细胞内含量相当高，据估计细胞总蛋白的 5％为 HSP。其功能涉及细胞的结构维持、更新、修复、免疫等，但其基本功能为帮助蛋白质的正确折叠、移位、维持和降解，被人形象地称之为"分子伴娘"（molecular chaperone）。其基本结构为 N 端的一个具 ATP 酶活性的高度保守序列和 C 端的一个相对可变的基质识别序列。后者倾向与蛋白质的疏水结构区相结合，而这些结构区在天然蛋白质中通常被折叠隐藏于内部而无法接近。也就是说 HSP 倾向于与尚未折叠或因有害因素破坏了其折叠结构的肽链结合，并依靠其 N 端的 ATP 酶活性，利用 ATP 促成这些肽链的正确折叠（或再折叠）、移位、修复或降解。一个新生蛋白质要形成正确的三维结构和正确定位．必须有正确的时空控制，目前认为该功能之要由各种"分子伴娘"完成，结构性 HSP 即是一类重要的"分子伴娘"。而诱生的 HSP 主要与应激时受损蛋白质的修复或清除有关。多种应激原如热、炎症、感染等常会引起蛋白质结构的损伤，暴露出与 HSP 的结合部位，正常时这些 HSP 与一种细胞固有表达的因子 HSF（热休克转录因子，heat shock transcription factor）相结合。HSP 与受损蛋白的结合释放出游离的 HSF，游离 HSF 倾向于聚合成三聚体，后者则具有向核内移位并与热休克基因上游的启动序列相结合的功能，从而启动 HSP 的转录合成，使 HSP 增多，增多的 HSP 可在蛋白质水平起防御、保护作用。已有的证据表明 HSP 可增强机体对多种应激原的耐受能力，如 HSP 合成的增加可使机体对热、内毒素、病毒感染、心肌缺血等多种应激原的抵抗能力增强，表明了应激反应在分子水平上的保护机制。

（二）急性期反应蛋白

应激时内于感染、炎症或组织损伤等原因可使血浆中某些蛋白质浓度迅速升高种反应称为急性期反应，这些蛋白质被称为急性期反应蛋白（acute phase protein，AP），属分泌型蛋白质。

1. AP 的主要构成及来源

AP 主要由肝细胞合成，单核-巨噬细胞、成纤维细胞可产生少数 AP。正常时血中 AP 含量很少，但在炎症、感染、发热时明显增加。少数蛋白在急性期反应时减少，被称为负急性期反应蛋白，如白蛋白、前白蛋白、运铁蛋白等。

2. AP 的生物学功能

AP 的种类很多，其功能也相当广泛。但总体来看，它是一种起动迅速的机体防御机制。机体对感染、组织损伤的反应可大致分为两个时期：一为急性反应时相，AP 浓度的迅速升高为其特征之一；另一为迟缓相或免疫时相，其重要特征为免疫球蛋白的大量生成。两个时相的总和构成了机体对外界刺激的保护性系统。

（1）抑制蛋白酶　创伤、感染时体内蛋白分解酶增多，AP 中的蛋白酶抑制剂可避免蛋白酶对组织的过度损伤。如 α_1 蛋白酶抑制剂、α_1 抗糜蛋白酶、α_2 巨球蛋白。

（2）清除异物和坏死组织　以 AP 中的 C 反应蛋白的作用最明显，它可与细菌细胞壁结合，起抗体样调理作用；激活补体经典途径，促进吞噬细胞的功能；抑制血小板的磷脂酶，减少其炎症介质的释放等。在各种炎症、感染，组织损伤等疾病中都可见 C 反应蛋白迅速升高，且其升高程序常与炎症、组织损伤的程度里正相关，因此临床上常用 C 反应蛋白作为炎症和疾病活动性的指标。

（3）抗感染、抗损伤　C 反应蛋白、补体成分的增多可加强机体的抗感染能力；凝血蛋白类的增加可增强机体的抗出血能力等。

（4）结合、运输功能　结合珠蛋白、铜蓝蛋白、血红素结合蛋白等可与相应的物质结合，避免过多的游离 Cu^{2+}、血红素等对机体的危害，并可调节它们的体内代谢过程和生理功能。

四、机体的功能代谢变化

1. 中枢神经系统

中枢神经系统（CNS）是应激反应的调控中心，机体对大多数应激原的感受都包含有认知的因素，丧失意识的动物在遭受躯体创伤时，可不出现 GAS 的内分泌改变，昏迷患者对大多数应激原包括许多躯体损伤的刺激也不出现应激反应，表明 CNS 特别是 CNS 的皮质高级部位在应激反应中的调控整合作用。

与应激原密切相关的 CNS 部位包括：边缘系统的皮质、杏仁体、海马、下丘脑的蓝斑等结构。这些部位在应激时可出现活跃的神经传导，神经递质和神经内分泌的变化并出现相应的功能改变；应激时蓝斑区 NE 神经元激活相反应性增高，持续应激还使该脑区的酪氨酸经化酶（NE 合成限速酶）活性升高。蓝斑投射区（下丘脑、海马、杏仁体）的 NE 水平升高，机体出现紧张，专注程度升高；过度时则会产生焦虑、害怕或愤怒等情绪反应。室旁核与边缘系统的皮质、杏仁体、海马结构有丰富的交互联系，与蓝斑亦有丰富的交互联络，其分泌的 CRH 是应激反应的核心神经内分泌因素之一。HPA 轴的适度兴奋有助于维持良好的认知学习能力和良好的情绪，但 HPA 轴兴奋的过度或不足都可以引起 CNS 的功能障碍，出现抑郁、厌食甚至自杀倾向等；应激时 CNS 的多巴胺神经能、5-HT 神经能、GABA 神经能以及内阿片肽能神经元等都有相应的变化，并参与应激时的神经精神反应的发生，其过度反应亦参与了适应综合征的情绪行为障碍的发生。

2. 免疫系统

目前认为，免疫系统是应激系统的重要组成部分。前述的神经内分泌变化对免疫系统有重要的调控作用，但免疫系统也对神经、内分泌系统有反向的调节和影响。

参与应激反应的大部分内分泌激素及神经递质的受体都已在免疫细胞上发现（表 11-2）。

表 11-2　神经内分泌对免疫的调控效应

因子	基本作用	具体效应
糖皮质激素	抑制	抗体、细胞因子的生成，NK 细胞活性
儿茶酚胺	抑制	淋巴细胞增殖
β-内啡肽	增强/抑制	抗体生成，巨噬细胞、T 细胞的活性
加压素	增强	T 细胞增殖
ACTH	增强/抑制	抗体、细胞因子的生成、NK、巨噬细胞的活性
GH	增强	抗体生成，巨噬细胞激活
雄性激素	抑制	淋巴细胞转化
雌激素	增强	淋巴细胞转化
CRH	增强	细胞因子生成

急性应激反应时，可见外周血吞噬细胞数目增多，活性增强，补体、C 反应蛋白等非特异性抗感染的急性期蛋白升高等。但持续强烈的应激反应常造成免疫功能的抑制甚至功能紊乱。由于应激时变化明显的激素为糖皮质激素和儿茶酚胺，而两者对免疫功能主要都显示抑制效应，因此持续应激通常会造成免疫功能的抑制甚至功能障碍，诱发自身免疫病。

免疫系统除受应激的神经内分泌反应调控外，还反过来参与对应激的调控。各种应激原引起应激反应通常需要神经系统的感知功能，病毒、细菌、毒素、抗原等刺激都不能为一般意义上的感觉系统感知，而免疫系统对此类刺激却极为敏感。当免疫细胞接受这些刺激后，通过产生抗体、细胞因子等免疫防御反应以清除有害刺激，同时免疫系统还可产生各种神经内分泌激素和细胞因子，使神经-内分泌系统得以感知这些非识别性刺激。

由于免疫细胞的游走性，这些激素可在局部产生较显著的生理或病理作用，亦可送入循环产生相似的内分泌激素样作用。

此外，免疫细胞产生的某些细胞因子亦具有神经-内分泌激素样作用。如干扰素可与阿片受体结合，产生阿片肽样的镇痛作用；TNF 可促使下丘脑分泌 CRH，可作用于肾上腺皮质产生 ACTH 样的促 GC 分泌作用，还具有 TSH 样作用和使黑色素生成（MSH 样作用）的效应；IL-1 可直接作用于 CNS，使体温升高（或通过生成 PGE_2）、代谢增加、食欲降低，促进 CRH、GH、TSH 的释放而抑制催乳素、LH 的分泌。IL-2 可促进 CRH、ACTH、内啡肽的释放等。

免疫系统对非识别性刺激（细菌、病毒等）的感受及其产生的神经-内分泌样反应和细胞因子已成为应激反应非常重要的一个领域。特别是在炎症、感染、组织损伤等应激反应中发挥重要的作用。

3. 心血管系统

心血管系统在应激时的基本变化为心率增快，心肌收缩力增强，心排血量增加，血压升高，总外周阻力视应激的具体情况不同，在某些应激状态下（如与运动、战斗有关的应激），交感兴奋引起骨骼肌血管的明显扩张，可抵消交感兴奋所引起的其他部位血管收缩导致的外周阻力上升，表现为总外周阻力下降。但在某些应激情况下，如失血、心源性休克或某些精神应激刺激下（如需高度警惕专注的环境），外周总阻力可升高；心血管系统的上述反应主要由交感-肾上腺髓质系统介导。

冠状动脉血流量在应激时通常是增加的。动物实验表明，冠状动脉血流量在夜晚熟睡时最低。白天应激时最高，一日之中波动可达 5 倍。但精神应激在某些情况下可引起冠状动脉痉挛，特别在已有冠状动脉病变的基础上，从而导致心肌缺血。

应激使心率增加，主要通过儿茶酚胺兴奋 β 受体引起。但交感-肾上腺髓质的强烈兴奋也可使心室纤颤的阈值降低，在冠状动脉和心肌已有损害的基础上，强烈的精神刺激有时可诱发心室纤颤，导致猝死。

4. 消化系统

慢性应激时，消化功能的典型变化为食欲降低，严重时甚至可诱发神经性厌食症，食欲减退可能与 CRH 的分泌增加有关。大鼠脑室内注射 CBH 拮抗剂可部分逆转应激引起的进食减少。但应激时部分人也会出现进食的增加并成为某些肥胖症的诱因，这可能与应激时内啡肽和中胺类（NE、多巴胺、5-HT）介质在下丘脑的水平升高有关。为何有些人厌食，有些人的进食增加，其机制尚不清。随着对应激反应研究的深入，已经认识到应激反应的非特异性也存在着特异性，即不同的应激原或同样的应激原作用于不同的机体时，应激的反应形式也可有重要的区别和差异，这与刺激的传入通路，机体的感受、整合及效应皆可能有关。

应激时由于交感-肾上腺髓质系统的强烈兴奋，胃肠血管收缩，血流量减少，特别是胃肠黏膜的缺血，可造成胃肠黏膜的损害，成为应激时出现胃黏膜糜烂、溃疡、出血的基本原因。胃酸分泌在应激时可升高、正常或降低，但胃黏液蛋白的分泌通常是降低的。应激时可发生胃肠运动的改变，动物实验表明，大鼠应激时可出现胃的高强度持续收缩时间明显延长；儿童在情绪紧张时可出现胃部不适；在某些个体，心理应激可诱发肠平滑肌的收缩、痉挛，出现便意、腹痛、腹泻或便秘，甚至诱发溃疡性结肠炎。

5. 血液系统

急性应激时，外周血中可见白细胞数目增多、核左移，血小板数增多、黏附力增强，纤维蛋白原浓度升高，凝血因子Ⅴ、Ⅷ、血浆纤溶酶原、抗凝血酶Ⅲ等的浓度也升高；血液表现出非特异性抗感染能力和凝血能力酌增强，全血和血浆黏度升高，红细胞沉降率增快等。骨髓检查可见髓系和巨核细胞系的增生。上述改变既有抗感染、抗损伤出血的有利方面，也有促进血栓、DIC 发生的不利方面。

慢性应激时，特别是各种慢性疾病状态下，患者常出现贫血，贫血常呈低色素性，血清铁降低，类似于缺铁性贫血。但与缺铁性贫血不同，其骨骼中的铁（含铁血黄素）含量正常或增高，补铁治疗无效，红细胞寿命常缩短至 80 天左右，其机制可能与单核-巨噬细胞系统对红细胞的破坏加速有关。

6. 泌尿生殖系统

应激时交感-肾上腺髓质的兴奋使肾血管收缩，肾小球滤过率（GFR）降低，尿量减少；肾素-血管紧张素-醛固酮系统的激活会引起肾血管收缩，GFB 降低，水钠排出减少、ADH 的分泌增多更促进水的重吸收，减少尿量。因此应激时，泌尿功能的主要变化表现为尿少、尿比重升高、水钠排泄减少。

应激对生殖功能常产生不利的影响，下丘脑分泌的促性腺激素释放激素（GnRH）在应激特别是精神心理刺激时降低，或者分泌的规律性被扰乱，表现为某些女性在遭受丧失亲人、过度的工作压力、惊吓等心理刺激后出现月经紊乱或闭经，哺乳期妇女乳汁明显减少或泌乳停止等。但泌乳素的分泌在应激时通常是增高的，且其与 ACTH 的消长常相平行，何以在催乳素增加的情况下会出现泌乳的减少或停止，其机制尚不清楚。

第三节　应激与疾病

应激对于人类生存是十分重要的。一定程度的应激反应可以通过物质代谢的增强和器官功能的改变，使机体能克服危机、增强机体的整体抗病能力。但是，应激反应本身也潜伏着一些对机体不利的因素，甚至导致应激性疾病。

应激在许多疾病的发生发展中都起着重要的作用。有人估计，50%～70%的就诊患者其所患的疾病可被应激所诱发，或是被应激所恶化。应激与疾病的关系正受到医学界越来越大的关注。

各种致病因素引起特定疾病的同时，也激起了机体的非特异性全身反应，因此各种疾病都或多或少地含着应激的成分。习惯上将那些应激起主要致病作用的疾病称为应激性疾病，如应激性溃疡。还有一些疾病，如原发性高血压、动脉粥样硬化、冠心病、溃疡性结肠炎、支气管哮喘等，应激在其发生发展中是一个重要的原因和诱因，对这些疾病，暂称为应激相关疾病。

与应激相关的疾病可粗略地分为两大类，一类是应激诱发或加剧的躯体疾病，另一类则是应激诱发的心理、精神障碍。

一、应激与躯体疾病

与应激相关的躯体疾病种类繁多，但通常多见于心血管系统（如原发性高血压、冠心病）。消化系统（如应激性溃疡、神经性呕吐、溃疡性结肠炎等）；免疫系统（如多种自身免疫性疾病、SLE、类风湿关节炎、哮喘等）和内分泌系统（如甲亢、糖尿病、月经紊乱、发育迟缓等）。

应激因素在躯体疾病发生发展中的作用早已为人们所认识。但由于应激反应的非特异性，在实际的医疗工作中，对应激的处置措施远不如传统的生物医学处置措施成熟，这在一定程度上影响了医务人员对应激因素的关注，但应该认识到对应激状态的适当处置，避免新的应激刺激，尽可能平复应激所带来的内环境扰乱，对许多疾病的康复都会产生非常积极的效果。甚至在诸如麻醉、外科手术、危重病抢救中，处理好应激反应都会有非常好的效果。

1. 应激性溃疡

应激时常出现消化系统功能障碍，但各种应激原所致的消化道变化并不一致。应激引起的消化道溃疡称为应激性溃疡（stress ulcer）。烧伤、严重创伤、败血症、大手术、低血容量、寒冷等应激原都可引起应激性溃疡。烧伤、严重创伤和败血症患者经内镜检查发现，应激性溃疡的发生率高达80%～100%。应激性溃疡主要发生在胃和十二指肠，也可发生于食管。由烧伤引起的十二指肠溃疡称为库欣溃疡。

应激性溃疡主要表现为胃、十二指肠黏膜的糜烂、溃疡、渗血等，单个或多发。溃疡直径可达 20mm。溃疡周围无水肿、炎性细胞或纤维化。由于黏膜损伤表浅，不侵及胃和十二指肠的肌层，因此临床很少引起疼痛，穿孔极为罕见。这种溃疡可在数天内愈合，不留瘢痕。应激性溃疡主要临床症状是出血，常表现为呕血或黑粪。

关于应激性溃疡的发病机制目前认为主要是由于消化道黏膜缺血，H^+ 向黏膜层弥散增强和黏膜防御功能降低等诸因素综合作用所致。

（1）胃黏膜缺血　应激时由于交感神经兴奋，血浆中儿茶酚胺、血管紧张素和血管加压素增多，腹腔小血管对这种调节变化敏感，收缩明显。胃黏膜明显缺血、缺氧。胃黏膜缺血可引起能量代谢障碍，营养物质缺乏，导致某些黏膜细胞产生碳酸氢盐和黏液减少；胃腔中 H^+ 就顺浓度差通过破坏的黏液-碳酸氢盐屏障进入黏膜；同时，黏膜缺血，又不能将侵入黏膜的 H^+ 随血液运走，导致 H^+ 在黏膜内积聚，损伤胃黏膜。另外，胃黏膜细胞膜的再生能力降低，因而已经发生的损伤不易修复。

（2）H^+ 逆向弥散　这是应激性溃疡形成的必要条件。在胃黏膜血流灌注良好的条件下，反向弥散至黏膜内的过量 H^+ 可被血流中的 HCO_3^- 所中和或被携带走，从而防止细胞的损害。但在应激时胃黏膜血流量减少，即使胃酸分泌减少也会使逆向弥散至黏膜内的 H^+ 增多，造成胃黏膜的损害。H^+ 反流入胃黏膜，可直接刺激胃壁肥大细胞释放组胺，而组胺又刺激胃肠中壁细胞，促进胃酸分泌；组胺、H^+ 和胃酸引起胃壁小血管扩张，血管通透性增高，胃壁发生淤血、水肿、出血。H^+ 作用于黏膜下神经丛，使之兴奋而致胃蛋白酶分泌增加，加重对黏膜的自身消化作用，造成黏膜损伤和溃疡。

（3）胃黏膜前列腺素合成减少　胃黏膜上皮细胞不断地合成和释放前列腺素。胃黏膜释放的前列腺素具有抑制胃酸分泌，并促进胃黏膜内 HCO_3^- 和 H^+ 的中和，从而起到保护胃黏膜上皮细胞的作用。应激时胃黏膜缺血，不仅胃黏膜上皮细胞内 HCO_3^- 产生不足，同时胃黏膜上皮细胞合成的前列腺素也显著减少，加重了胃黏膜防御功能障碍。

（4）内啡肽对胃黏膜的损伤　最近的一些研究提示，应激时血浆中增多的 β-内啡肽可对胃黏膜造成损伤。用阿片受体拮抗剂纳洛酮，可预防实验动物应激性溃疡的发生。

（5）其他　如胆汁酸和溶血卵磷脂反流、糖皮质激素分泌增多、应激时的全身性酸中毒等均加重了溃疡的发生。

2. 应激性心律失常与心肌坏死

应激时主要由于交感-肾上腺髓质系统反应增强，使心率加快、心肌收缩力加强，外周血管阻力增加和器官血流量重分配。这些变化有利于增加心排血量，提高血压，保障心、脑和骨骼肌的血液供应，有利于提高机体的防御能力。但同时也显著增加了心肌耗氧量，并造成肾脏和腹腔脏器的缺血缺氧，可引起相应器官的功能障碍。

① 强烈应激时，过度的交感神经兴奋和血浆儿茶酚胺浓度升高，使 Ca^{2+} 向心肌细胞内流增加；心肌细胞电位负值变小，Na^+ 快通道失活，这样，心肌细胞兴奋性增高而兴奋传导减慢，不应期相应延长，易发生冲动的折返而导致心律失常。

② 心肌代谢增强，糖和脂肪分解增加，使代谢产物蓄积。如 H^+、K^+、乳酸和 cAMP 等，均可通过不同途径导致心律失常的发生。

③ 强烈应激时，心肌细胞内钙超载、氧和 ATP 相对不足、心肌小血管内微血栓形成等也能直接造成心肌损伤，发生心肌坏死，称为应激性心脏病。电子显微镜下观察到肌节过度收缩而产生收缩带，是应激性心脏病的特征病变。

3. 免疫功能障碍

应激所导致的免疫功能障碍主要表现为自身免疫病和免疫抑制。

严重的心理应激常可诱发多种自身免疫病和变态反应性疾病，如系统性红斑狼疮、类风湿关节炎等，具体机制尚不清楚。但慢性应激时机体的免疫功能低下可能是 HPA 轴的持续兴奋和糖皮质激素过多所致。具体机制如下。

(1) 神经系统作用 当各种应激原作用于机体时，神经元释放出多种神经递质，如去甲肾上腺素、阿片肽、5-羟色胺等，可作用于淋巴细胞表面相应受体而抑制免疫系统功能，主要抑制 B 淋巴细胞介导的免疫反应。ACTH 也可抑制淋巴细胞产生淋巴因子，抑制 T 细胞功能。

(2) 糖皮质激素作用 糖皮质激素对免疫反应的许多环节都有抑制性影响。主要是抑制巨噬细胞对抗原的吞噬和处理，阻碍淋巴细胞 DNA 的合成和有丝分裂、破坏淋巴细胞，使外周淋巴细胞数减少，并损伤浆细胞，从而抑制细胞免疫和体液免疫反应。此外，糖皮质激素还能抑制毛细血管壁的通透性升高，抑制胶原纤维和毛细血管的增生，抑制中性粒细胞的趋化、吞噬、代谢激活以及杀菌能力，从而抑制非特异性免疫反应。

其他激素如肾上腺素、胰高血糖素、生长激素等对免疫系统也有抑制作用。

4. 内分泌功能障碍

持续应激与多种内分泌功能的紊乱有关。慢性应激可引起儿童生长发育迟缓，造成心源性侏儒；急性应激可引起妇女性激素水平降低，哺乳期妇女断乳。

二、应激与心理、精神障碍

1. 应激的心理性反应及其异常

由于应激反应涉及 CNS 的许多结构，特别与边缘系统有非常紧密的联系，因此绝大多数应激都包含有心理、情绪上的反应。但由于心理、情绪上的许多基础问题尚未阐明，因此应激的心理性反应也还有许多空白尚待探索。但应激的心理性反应可大致归类于以下三个方面。

(1) 应激的认识功能改变 一定程度的应激反应，特别是良性应激有利于神经系统的发育，它可使机体保持一定的"唤起"状态，对外环境保持积极的反应，可增强认知功能。

但持续的劣供应激可损害认知功能，在学龄儿童进行的研究表明，长时间的噪声环境可使儿童的认知学习能力下降，特别是与声音相关助学习认知功能的损害。

与应激相关的许多神经结构和神经-内分泌都与认知学习能力相关。如血管加压素、ACTH、去中肾上腺素、乙酰胆碱、内阿片肽等，但机制不清。

(2) 应激的情绪反应 情绪是一个概念相对模糊的心理学现象，每个人都经历过各种各样的情绪，但又很难对情绪作出精确的客观描述，因为在很大程度上，情绪是一种主观感受。但情绪也有相应的客观表现，如情绪性表情（喜悦、愤怒、焦虑等）、情绪性动作（反抗、追求、坐立不安等），同时也可引起一系列生理功能的变化（如心率、血压、呼吸等的变化）。在心理社会因素的应激反应中，情绪反应有时会成为左右整个应激反应非常关键的因素之一，如某些心理社会因素导致的愤怒情绪，除可引起交感-肾上腺髓质系统和 HPA 轴的强烈兴奋及相应的器官功能变化外，还可出现因强烈心理应激导致的社会行为的异常，在激烈对抗的体育竞技项目中，常可见到运动员的失控行为。在有些情况下，如原有冠心病史者，甚至可诱发心源性猝死。

（3）应激的社会行为反应　应激的社会行为反应是一个更复杂的受高级中枢调控的过程，有大量的谜团尚未解决。但总体来看，应激常常改变人们相互之间的社会行为方式，如产生愤怒情绪的应激容易导致敌意的、自私的或攻击性的行为反应，动物则表现出明显的争斗攻击倾向的增加。

在地震灾害面前，人们常可以表现出增强的互助（helping behavion）行为倾向，但焦虑不安的情绪也会使人变得冷漠、互助行为倾向减弱等。

2. 精神创伤性应激障碍（Psychotraumatic stress disorder，PTSD）

应激造成的精神心理障碍是一个比较常见的事实，PTSD指经历了残酷的战争、严重的创伤、恐怖之后出现的一系列心理精神障碍，它不同于一般的精神病，是一种强烈伤害性应激后出现的心理精神障碍，严重的精神心理应激作为该病的病因十分明确，将其同其他精神障碍患者区分开来并施以适当的心理治疗已被证明是行之有效的。

3. 抑郁症

慢性应激可以诱导抑郁症，发病率为 $5\%\sim10\%$，其中约 15% 的患者死于自杀，应引起临床医生的高度重视。应激性抑郁症的发生机制目前还不清楚，大量的研究表明，正常海马可抑制 HPA 轴的活性，电刺激海马可抑制应激诱导的皮质酮分泌。慢性应激时血中 GC 水平持续升高，可能通过与海马上的 GR 相结合后诱导海马细胞凋亡的方式，造成海马体积减小，神经元缺失，使海马对 HPA 抑制作用减弱，从而导致 HPA 功能亢进，GC 进一步持续升高，应激时血中 GC 持续升高与海马损伤之间互为因果关系，导致海马损伤不断加重，而海马参与了情绪、学习、记忆、行为等调节，由此造成抑郁症。

第四节　应激的生物学意义与防治原则

一、应激的生物学意义

前文已经提到，良性应激或生理性应激是人们日常生活的重要组成部分，对于人们要想达到生活中的某些目标，是一种促进的、激动的因素。生理性应激时物质代谢和各器官机能的改变，特别是能量提供的增加，心、脑和骨骼肌血液供应的保证等，对于努力完成某种艰巨的任务，对于进行"斗争(fight)"和"脱险（flight）"，都有极为重要的意义。因此，有人把这种反应称为"斗争-脱险反应（fight-flight reaction）"。

许多疾病或病理过程都伴有应激。这时的应激，是由于应激原的作用过于强烈和（或）过于持久所引起。应激时的一系列非特异性变化，虽然也有前述的防御和适应的作用，但由于这些变化过于剧烈和（或）持久，故可导致机能代谢的障碍和组织的损害，严重时甚至可以导致死亡。因而这种应激被称为劣性应激或病理性应激。

二、应激的防治原则

① 避免过于强烈的或过于持久的应激原作用于人体，同时要不断地提高自身的精神素质和身体素质，提高自身防御各种精神和躯体性损伤性应激的能力。

② 及时正确地处理伴有病理性应激的疾病或病理过程，如烧伤、创伤、感染、休克等，以尽量防止或减轻应激对人体的不利影响。

③ 降低应激对机体造成的损伤。如及时纠正酸碱平衡紊乱，抽空胃液和反流胆汁，中和胃酸，减少胃酸分泌，预防和治疗心律失常，补充能量和营养物质，弥补应激时物质高代谢和蛋白分解增加所造成的机体过度消耗等。

④ 急性肾上腺皮质功能不全（如肾上腺出血、坏死）或慢性肾上腺皮质功能不全的患者，受到应激原刺激时，不能产生应激或者由于应激时糖皮质激素受体明显减少，病情危急时应及时大量补充糖皮质激素。

⑤ 应激时的高代谢率及脂肪、糖原与蛋白质的大量分解对机体造成巨大的消耗。可经静脉和胃肠道补充白蛋白、氨基酸等营养物质。

⑥ 增强体质，提高心理素质，有意识地主动接受适量的刺激，以建立健全适应机制，能够有效地提高对突发的各种强烈应激负荷的适应能力。

形成性考核

一、单项选择题

1. 应激是机体受到各种强烈因素刺激时所产生的一种 （　　）
A. 特异性全身反应　　　　B. 非特异性全身反应　　　　C. 损害性全身反应
D. 代偿性全身反应　　　　E. 防御性全身反应

2. 能作为应激原的是 （　　）
A. 物理性因素（如高温等）　　B. 化学性因家（如中毒等）
C. 生物性因素（如感染等）　　D. 精神性因素（如惊恐等）　　E. 以上都是

3. 全身适应综合征（GAS）的抵抗期时体内起主要作用的激素是（　　）
A. 胰岛素　　　　　　　　B. 胰高血糖素
C. 垂体加压素　　　　　　D. 醛固酮
E. 糖皮质激素

4. 应激时交感-肾上腺髓质系统兴奋所产生的防御性反应是（　　）
A. 心率增快、心肌收缩力增强　　B. 支气管扩张加强通气
C. 促进糖原分解使血糖升高　　　D. 血液重新分布　　　E. 以上都是

5. 应激时急性期蛋白不具有下列哪一种功能？（　　）
A. 促进凝血　　　　　　　B. 抑制纤溶
C. 消除自由基　　　　　　D. 抑制蛋白酶作用
E. 清除异物和坏死组织

二、简答题

1. 应激时体内的神经内分泌反应如何？
2. 应激时体内代谢变化如何？

（柴高尚）

第十二章 休 克

学习提示：休克（shock）是由各种病因引起的急性循环功能障碍，使组织血液灌流量严重不足，导致一系列细胞、组织、器官损伤的全身性病理过程。休克分为代偿期和失代偿期，如果休克不及时抢救，将进入失代偿期，组织器官发生不可逆损伤而危及生命。学习本章内容需要掌握休克的概念，休克各期微循环变化的特点和机制，以及休克早期微循环代偿的机制和意义。熟悉休克的病因和分类，以及休克时机体的代谢和功能变化。了解休克的病因学基础和防治。通过完成以下题目预习本章内容。

1. 休克的始动环节有_____，_____，_____。

2. 微循环是指_____和_____之间的血液循环，由_____个部分组成。微循环的灌流情况主要受_____调节。

3. 按微循环的特点，休克可分为三个时期_____，_____，_____。

4. 休克早期微循环血管持续_____，口径明显变小，毛细血管前、后阻力均增加，光以_____阻力增加更明显，因此出现微循环_____。

5. 近年来认为_____损伤是休克发展过程中各器官功能衰竭的共同病理基础。在休克的基础上发生的多器官功能障碍综合征中最常累及的器官是_____。

课堂讨论：

1. 微循环缺血性缺氧期的代偿机制有哪些？

2. 动脉血压高低是否可作为判断休克有无的指标？为什么？

休克是机体在严重失血失液、感染、创伤等强烈致病因子的作用下，有效循环血量急剧减少，组织血液灌流量严重不足，以致各重要生命器官和细胞发生功能、代谢障碍及结构损害的全身性危重病理过程。其主要临床表现为血压下降、面色苍白、皮肤湿冷、脉搏细速、神志淡漠甚至昏迷等。病情常迅速恶化，如不及时抢救，组织器官将发生不可逆损害而危及生命。

第一节 休克的原因与分类

一、休克的原因

许多强烈的致病因素作用于机体可引起休克，常见的有以下几个。

1. 失血和失液

（1）失血　常见于创伤失血、胃溃疡出血、食管静脉出血、宫外孕、产后大出血和弥散性血管内凝血（DIC）等。这种因失血引起的休克，称为失血性休克。当失血量超过总血量的 $20\% \sim 25\%$，又不能得到及时补充时，会引起失血性休克（hemorrhagic shock）。

（2）失液　剧烈呕吐或腹泻、肠梗阻、大汗等可导致体液大量丢失。大量失液可导致有效循环血量锐减而引起休克，过去称为虚脱（collapse）。

2. 烧伤

严重大面积烧伤患者因有血浆的大量丢失，造成循环血量减少，进而使组织有效灌流量严重不足引起烧伤性休克（burn shock）。

3. 创伤

严重的创伤可因剧烈疼痛、大量失血和失液、重要器官损伤、组织坏死而引起休克，称为创伤性休克。

4. 感染

细菌、病毒、真菌、立克次体等病原微生物的严重感染引起的休克称为感染性休克（infective shock）。感染如引起全身炎症反应综合征，成为脓毒症（sepsis），如并发休克时，称为脓毒性休克（septic shock）。事实上，感染性休克与脓毒性休克或败血症休克这几个概念并没有本质区别。

5. 过敏

某些过敏体质的人在注射某些药物（如青霉素）、血清制剂或疫苗后，因发生 I 型超敏反应而引起休克，称为过敏性休克（anaphylactic shock）。

6. 心力衰竭

大面积的心肌梗死、急性心肌炎、心脏压塞及严重的心律失常和心脏破裂等急性心力衰竭和慢性心力衰竭的失代偿期，心排血量明显减少导致组织有效灌流量不足引起休克，称为心源性休克（cardiogenic shock）。

7. 强烈的神经刺激

剧烈疼痛、高位脊髓损伤或麻醉可抑制交感缩血管功能，使阻力血管扩张，有效循环血量相对不足，可致神经源性休克（neurogenic shock）。这种休克微循环灌流正常并且预后较好，故不需治疗而治愈。有人称这种状况为低血压状态（hypotensive state），并非休克。

二、休克的分类

休克可因不同病因引起。按前述病因分类，有利于及时认识并清除病因，是目前临床上常用的分类方法。尽管临床上引起休克的病因各异，但大多数休克的发生都有共同的基础，即有效循环血量的减少。然而，机体有效循环血量的维持是由三个因素决定的：①足够的循环血量；②正常的血管舒缩功能；③正常心泵功能。各种病因均可通过这三个环节中的一个或几个来影响有效循环血量，导致微循环障碍而引起休克。因此我们把血容量减少、血管床容量增加、心泵功能障碍这三个环节成为休克的始动环节（图 12-1）。将病因与休克的始动环节结合起来进行分类，更有利于临床上对休克的诊断和治疗。按此方法一般可将休克分为三类。

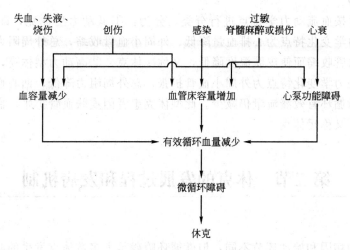

图 12-1　休克发生的始动环节

1. 低血容量性休克

低血容量性休克是指各种病因引起的机体血容量减少所致的休克。始动环节是机体血容量减少。常见于失血、失液、烧伤、创伤以及感染等。

大量体液丢失或血管通透性增加，可导致血容量急剧减少，静脉回流不足，心排血量减少和血压下降。低血容量性休克主要包括失血失液性休克、烧伤性休克和创伤性休克。临床上常表现为三高一低，即中心静脉压（central venous pressure，CVP）、心排血量（cardiac output，CO）及动脉血压下降，外周阻力（peripheral resistance，PR）增高。

2. 血管源性休克

血管源性休克指由于外周血管扩张，血管床容量增加，大量血液淤滞在扩张的小血管内，使有效循环血量减少而引起的休克，又称分布性休克（distributed shock）或低阻力性休克（low-resistance shock）。始动环节是外周血管扩张、血管床容量增加。

机体的血管床总量很大，血管全部舒张开放时的容量，远远大于血液量。如肝毛细血管全部开放时，就能容纳全身血量。正常时毛细血管是交替开放的，仅有 20% 开放，80% 呈闭合状态，并不会因血管床容量远远大于血液量而出现有效循环血量不足的现象。某些感染性休克或过敏性休克时，内源性或外源性血管活性物质使小血管特别是腹腔内脏的小血管扩张，血管床容量明显增加，大量血液淤滞在扩张的小血管内，使有效循环血量减少而导致微循环障碍。神经源性休克时，严重脑部、脊髓损伤或麻醉以及创伤患者的剧痛等，可抑制交感缩血管功能，使动静脉血管张力难以维持，引起一过性血管扩张，使静脉血管容量明显增加，有效循环血量明显减少，血压下降。

3. 心源性休克

心源性休克指由于心泵功能障碍，心排血量急剧减少，有效循环血量和微循环灌流量显著下降所引起的休克。始动环节是由于心泵功能障碍。心源性休克病因可分为心肌源性和非心肌源性两类。心肌源性原因常见于大面积心肌梗死、心肌病、严重的心律失常、瓣膜性心脏病及其他严重心脏病的晚期。非心肌源性原因包括压力性或阻塞性的原因，如急性心脏压塞，心脏肿瘤和张力性气胸，或心脏射血受阻如肺血管栓塞、肺动脉高压等。这些原因最终导致血流受阻，心脏舒张期充盈减少。心排血量下降，致使正常的组织血液灌注不能维持。故这种由非心肌源性原因引起的心源性休克又被称之为阻塞性休克（obstructive shock）。

此外，还可按血流动力学特点进行分类，分为：①低动力型休克，即低排高阻型休克，其血流动力学变化特点为心排血量降低、外周小血管收缩，总外周阻力增高。此型休克患者因皮肤血管收缩而使皮肤温度降低，又称冷休克。②高动力型休克，即高排低阻型休克，其血流动力学变化特点为外周小血管扩张，总外周阻力降低，回心血量增加，心排血量增加，但微循环有效灌流量仍减少。此型休克患者因皮肤血管扩张，血流量增多而使皮肤温度增高，又称暖休克。

第二节　休克的发展过程和发病机制

虽然休克的病因和始动环节不同，但微循环障碍是大多数休克发生的共同基础。

微循环（micro-circulation）是指微动脉和微静脉之间的微血管内的血液循环，是血液和组织进行物质代谢交换的基本结构和功能单位。这些微血管包括微动脉、后微动脉、毛细血管前括约肌、真毛细血管、直捷通路、动静脉短路和微静脉。微动脉和毛细血管前括约肌又称前阻力血管，参与调整全身血压和血液分配，决定微循环的灌入血量。真毛细血管又称交换血管，在该部位进行血管内外物质的交换。经直捷通路的血液可迅速回到静脉，较少进行物质交换。微静脉又称容量血管和后阻力血管，决定微循环的流出血量，参与调整回心血量。

微血管主要受神经体液的调节。一般说来，全身性体液因子如儿茶酚胺、血管紧张素Ⅱ、血管加压素和 TXA_2 等可使微血管收缩，而局部血管活性物质如组胺、激肽及某些代谢产物如乳酸和腺苷化合物可降低微血管平滑肌细胞对缩血管物质的反应性，从而使血管扩张。近年来证明，微血管内皮细胞合成和释放的扩血管物质如一氧化氮、前列环素等及缩血管物质如内皮素（ET）等在调节微循环中也起到重要作用。

正常生理情况下，全身血管收缩物质浓度很少发生变化，微循环的舒缩活动及血液灌流情况，主要由局部产生的舒血管物质进行反馈调节，以保证毛细血管交替开放，特别是毛细血管前括约肌有节律的收缩与舒张，调节微循环的灌流量。在毛细血管前括约肌和后微动脉收缩时，微循环缺血缺氧，局部代谢产物及扩血管的活性物质增多，从而降低血管平滑肌对缩血管物质的反应性，使毛细血管前括约肌和后微动脉扩张，微循环灌流量增多，在冲走或稀释这些扩血管物质后，又使血管平滑肌恢复对缩血管物质的反应性，使微血管再次收缩。

尽管引起休克的病因不同，但在多数休克过程中，微循环呈规律性变化（图 12-2）。20 世纪 60 年代，Lillehei 等以失血性休克研究为基础，根据休克时微循环改变特点，一般将休克病程分为 3 期。

一、微循环缺血性缺氧期

（一）微循环变化特点

微循环缺血性缺氧期（ischemic anoxia phase）为休克早期，又称休克代偿期（com-

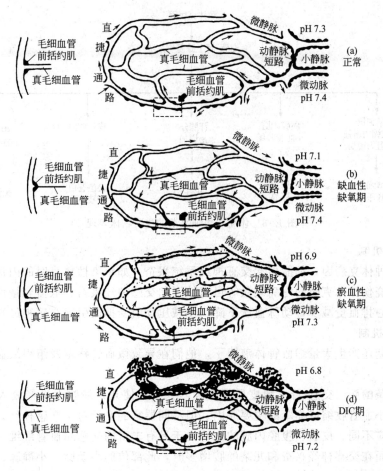

图 12-2 休克各期微循环变化示意图
左侧小图为右侧方框部分的放大

pensatory stage）。此期微循环变化特征是血液灌流减少，组织缺血缺氧。主要改变是微动脉和毛细血管前括约肌收缩，且比微静脉的收缩更加明显，前阻力增加；大量真毛细血管关闭，动静脉短路和直捷通路开放，进入真毛细血管的血量减少，组织灌流量明显减少。此期微循环灌流特点：少灌少流，灌少于流，组织呈缺血缺氧状态。

（二）临床表现

本期患者主要表现为脸色苍白，四肢湿冷，出冷汗，脉搏加快，脉压减小，尿量减少，烦躁不安。由于血液重新分配，心、脑灌流此时仍为正常，因此患者神志清楚，但显得烦躁不安（图 12-3）。该期患者血压变化不明显，可骤降（如大失血），也可略降，甚至正常或轻度升高（代偿），但是脉压明显缩小。此时患者的某些脏器有效灌流量却明显减少，所以不能以血压下降与否，作为判断早起休克的指标。根据上述症状，结合脉压变小及强烈的致休克病因，即使血压不下降，甚至轻微升高，也可考虑为早期休克。

（三）代偿机制

此期微循环的变化主要是交感-肾上腺髓质系统兴奋和缩血管物质增多。代偿反应涉及神经、体液机制。

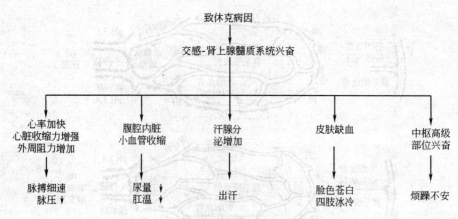

图 12-3　休克缺血缺氧期的主要临床表现

1. 神经机制

上述各种休克病因，都能引起交感神经系统兴奋。如感染性休克时的内毒素刺激，创伤性休克和烧伤性休克时的疼痛刺激等可直接引起交感神经兴奋；低血容量性休克和心源性休克时，心排血量减少，动脉血压下降，使减压反射受抑而引起交感神经兴奋。

2. 体液机制

休克早期还产生大量缩血管体液因子，他们在导致微血管痉挛及组织缺血缺氧中发挥了重要作用。

（1）儿茶酚胺　交感-肾上腺皮质系统强烈兴奋，使儿茶酚胺大量释放入血，这是休克早期引起小血管收缩或痉挛的主要原因。但不同器官的血管对于交感神经兴奋和儿茶酚胺增多的反应不同。皮肤、腹腔内脏的血管由于具有丰富的交感缩血管纤维支配而 α 受体占优势，因而在交感神经兴奋和儿茶酚胺增多时，此部位的小动脉、小静脉、微静脉和毛细血管前括约肌都发生收缩。由于微动脉上的交感缩血管纤维分布最密，毛细血管前括约肌对儿茶酚胺的反应性最强，因此，毛细血管前阻力血管收缩最为强烈，结果微循环灌流量急剧减少。此时 β 受体受到刺激，引起动-静脉短路开放，使微循环非营养性血流增加，该处的组织则发生严重的缺血性缺氧。但是，脑血管交感缩血管纤维的分布最少，受体密度也低，故在交感神经兴奋、儿茶酚胺增多时，脑血管的口径并无明显改变。冠状动脉虽然也有交感神经支配，但交感神经兴奋和儿茶酚胺增多可通过心脏活动加强、代谢水平提高导致扩血管代谢产物特别是腺苷的增多，而使冠状动脉扩张。交感-肾上腺髓质系统兴奋，儿茶酚胺释放增加，作用于 α 受体导致血管收缩（图12-4）。此外交感神经兴奋和肾缺血可以激活肾素-血管紧张素系统，血管紧张素 II 使全身小血管强烈收缩。还有其他缩血管物质如血管加压素（又称抗利尿激素，ADH）、内皮素、血栓素 A_2 和白三烯等。

（2）其他缩血管体液因子　①血管紧张素 II（Ang II）：交感-肾上腺髓质系统兴奋和血容量减少，可激活肾素-血管紧张素系统，产生大量血管紧张素，其中 Ang II 的缩血管作用最强，比去甲肾上腺素约强 10 倍。②血管加压素（vasopressin，VP），又称抗利尿激素（ADH），在血容量减少及疼痛刺激时，都能分泌增加，对内脏小血管有收缩作用。③血栓素 A_2（thromboxane A_2，TXA_2）：TXA_2 是细胞膜磷脂的分解代谢产物，具有强烈的缩血管作用。④内皮素（endothelin，ET）。⑤白三烯类（LT）物质：LT 为白细胞膜磷脂分解时由花生四烯酸在脂加氧酶作用下生成，也有收缩腹腔内脏小血管的作用。

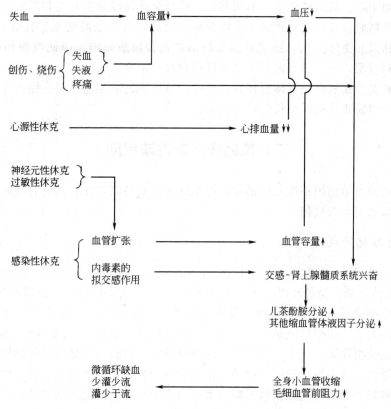

图 12-4　休克缺血缺氧期不同病因引起微循环缺血的主要机制

3. 代偿意义

休克早期微循环变化，一方面引起了皮肤、腹腔内脏等许多器官缺血、缺氧，另一方面，也具有重要代偿意义。因此，此期又称为代偿期，主要表现在以下几个方面。

（1）有助于动脉血压的维持　本期休克患者的血压可强度下降或不下降，有时甚至因为代偿作用反而比正常略微升高。动脉血压的维持主要通过以下三方面机制来实现。

① 回心血量增加：静脉血管属容量血管，可容纳总血量的 60%～70%，前述缩血管反应形成了休克时增加回心血量的两道防线。a. 肌性微静脉和小静脉，肝、脾等储血器官的收缩，迅速而短暂地增加回心血量，减少血管床容量，以利于动脉血压的维持，这种代偿起到"自身输血"的作用，是休克时增加回心血量和循环血量的"第一道防线"；b. 由于毛细血管前阻力血管比微静脉收缩强度要大，前阻力大于后阻力，致使毛细血管中流体静压下降，组织液进入血管，起到"自身输液"的作用，是休克时增加回心血量的"第二道防线"。有学者测定发现，中度失血当患者，毛细血管充盈量每小时达 50～120mL，成人 24h 最多可有 1500mL 的组织液进入血液。代偿后可导致血液稀释，血细胞比容下降。

② 心排血量增加：休克早期，心脏尚有足够的血液供应，在回心血量增加的基础上，交感神经兴奋和儿茶酚胺的增多可使心率加快，心收缩力加强，心排血量增加，有助于血压的维持。

③ 外周阻力增高：在回心血量和心排血量增加的基础上，全身小动脉痉挛收缩，可使外周阻力增高，血压回升。

（2）有助于心、脑血液供应　不同器官血管对交感神经兴奋和儿茶酚胺的反应性不一致。皮肤、骨骼肌以及内脏血管的 α 受体分布密度高，对儿茶酚胺敏感性高，收缩明显。心脏冠状动脉以 β 受体为主，脑动脉则受局部扩血管物质影响。因此微循环缺血性缺氧期，血液重新分配，心、脑微血管灌流量能稳定在一定水平。

微循环缺血性缺氧期是机体对休克的代偿，是可逆的，如能尽早去除休克病因，及时补充血容量，可防止休克向失代偿阶段发展。

二、微循环淤血性缺氧期

如果休克的原始病因不能及时消除，组织缺血缺氧持续存在，休克将继续发展进入微循环淤血性缺氧期而失代偿。

（一）微循环变化特点

微循环淤血性缺氧期（stagnant anoxia phase）为休克失代偿期（decompensatory stage），又称休克期、微循环淤滞期。此期微循环变化特征是淤血。血液流速明显减慢，红细胞和血小板聚集，白细胞滚动、贴壁、嵌塞、血黏度增高，血液"泥化"（sludge）淤滞。微循环淤血，组织灌流量进一步减少，缺氧更为严重。这是因为进入本期后，内脏微循环中的血管自律运动消失，微动脉，后微动脉和毛细血管前括约肌收缩性减弱甚至扩张，大量血液涌入真毛细血管网。微静脉虽也表现为扩张，但因血流缓慢，细胞嵌塞，使微循环流出道阻力增加，毛细血管后阻力大于前阻力。所以，此期为循环灌流特点：灌而少流，灌大于流，组织成淤血性缺氧状态。

（二）临床表现

本期患者主要表现为：血压和脉压进行性下降；大脑血液灌流减少导致中枢神经系统功能障碍，患者表情淡漠，甚至昏迷；肾血流量严重不足，出现少尿甚至无尿；微循环淤血，使脱氧血红蛋白增多，皮肤黏膜发绀或出现花斑（图 12-5）。

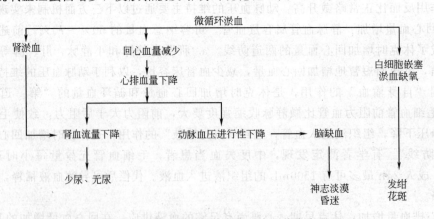

图 12-5　休克淤血性缺氧期的主要临床表现

（三）失代偿机制

此期微循环改变的主要原因是由于组织长时间缺氧、酸中毒和扩血管物质增多。

1. 神经体液机制

此期交感-肾上腺髓质系统更加兴奋，其他缩血管物质也可能进一步增加，但由于组织长时间处在缺血缺氧状态，酸性产物堆积导致酸中毒，血管平滑肌对儿茶酚胺反应性降低；加上局部扩血管代谢产物生成增加，微血管表现为扩张，血压进行性下降，不能维持心、脑血液供应，代偿机制逐渐丧失，加重各脏器缺血缺氧的程度。

（1）酸中毒　休克Ⅰ期微循环的持续性缺血，使这些部位的组织因缺氧而导致氧分压下降，二氧化碳和乳酸堆积，血液中〔H^+〕增高，导致酸中毒。酸中毒导致平滑肌对儿茶酚胺的反应性降低，尽管此期 CA 浓度进一步升高，但是微血管因为酸性物质的堆积会由收缩转为扩张。

（2）局部具有扩血管作用的代谢产物增多　长期的组织缺血和缺氧、酸中毒，刺激微血管周围肥大细胞释放组胺增加；ATP 分解的产物腺苷增多；以及细胞分解时 K^+ 释出的增多；加之这些物质随血运障碍而组织间渗透压增高和激肽系统激活，激肽类物质生成增多等，均可造成血管扩张。

（3）内毒素　革兰氏阴性菌感染或其他休克时出现的肠源性内毒素及细菌转为入血，均可引起内毒素血症。内毒素可以激活巨噬细胞，导致大量细胞因子如（TNF、NO）生成，从而引起血管扩张。

2. 血液流变学机制

血液流变学的改变对本期微循环淤血的发生发展具有非常重要的作用。白细胞滚动、黏附于内皮细胞，是由细胞表面黏附因子（cell adhesion molecules，CAM）介导的。在 TNF、IL-1、LTB₄、PAF 等体液因子的作用下，P 选择素和 E 选择素介导白细胞与血管内皮细胞（vessel endothelial cell，VEC）的起始黏附，白细胞在血管内皮细胞上黏附、脱落、再黏附，交替进行，称白细胞滚动（rolling）。休克期白细胞在黏附分子作用下滚动、贴壁、黏附于内皮细胞上，增加毛细血管的后阻力。同时黏附的白细胞释放氧自由基和溶酶体酶，导致内皮细胞和其他组织细胞的损伤。

此外，组胺、激肽、降钙素基因相关肽等物质生成增多，可导致毛细血管通透性增高，血浆外渗，血液浓缩，白细胞比容增高，红细胞、血小板聚集，血液黏度增加。这些因素可进一步减慢微循环血液速度，加重血液泥化淤滞。

3. 失代偿后果

（1）回心血量急剧减少　小动脉、微动脉扩张，真毛细血管大量开放，使血液淤滞在内脏器官，回心血量减少。毛细血管后阻力大于前阻力，血管内流体静压升高，自身输液停止，有效循环血量进一步下降。

（2）自身输液停止　本期由于毛细血管后阻力大与前阻力，血管内流体静压升高，可是自身输液停止，血浆渗出到组织间隙。血浆外渗导致血液浓缩，血液黏度增加，红细胞聚集，微循环淤滞加重，是有效循环血量进一步减少，形成恶性循环。

（3）心脑血液灌流量减少　动脉血压进行性下降，当平均动脉血压低于 50mmHg 时，心、脑血管对血流量的自身调节作用丧失，导致心、脑血液灌流量减少。

虽然此期为休克失代偿期，但此时如果治疗正确、有力，休克仍是可逆的。

三、微循环衰竭期

微循环淤血性缺氧期持续一段时间后，则可能使休克进入不可逆期（irreversible

stage)，即微循环衰竭期（microcirculatory failure stage），又称难治期（refractory stage）或 DIC 期。此时微循环淤滞更加严重，采取输血补液及多种抗休克措施，仍难以纠正休克状态。此期不像休克由微循环缺血性缺氧期进入微循环淤血性缺氧期那样，具有明显的微循环变化特征。因此如何从微循环和临床角度去判断休克不可逆期的出现，一直存在争议。有人认为该期不是一个有明显界限的阶段，而仅是休克失代偿期患者在临终前的表现。

（一）微循环变化特点

此期微循环淤滞更加严重。微血管发生麻痹性扩张，毛细血管大量开放，微循环中可有微血栓形成，血流停止，出现不灌不流状态，组织几乎完全不能进行物质交换，得不到氧气和营养物质的供应，甚至可出现毛细血管无复流现象（no-reflow phenomenon），即指在输血补液治疗后，虽然血压可一度回升，但微循环灌流量无明显改善，毛细血管中淤滞停止的血流仍不能恢复流动的现象。

（二）临床表现

本期临床表现主要体现在三个方面。

1. 循环衰竭

患者出现进行性顽固性低血压，升压药难以恢复，脉搏细弱而频速；静脉塌陷，中心静脉压（CVP）下降。

2. 并发 DIC

DIC 发生后微血栓可阻塞微循环；有效循环血量进一步减少；纤维蛋白降解产物及某些补体成分使血管通透性增加，进一步加重微循环障碍。应当指出，并非所有休克一定要发展到休克Ⅲ期才发 DIC。不同类型的休克，DIC 形成的早晚也不相同。例如，在烧伤性休克和创伤性休克时由于大量组织因子释放入血，感染中毒性休克时由于内毒素的直接作用，以及异型输血而红细胞破坏大量释放磷脂和 ADP 等促凝物质，均可通过不同途径较早发生 DIC；而失血性休克时，则发生较晚。而且 DIC 也并非休克的必经时期。

3. 重要器官功能衰竭

休克患者在持续重度低血压后，细胞损伤越来越严重。DIC 的发生使器官栓塞梗死，心、脑、肺、肝、肾等中重要器官功能代谢障碍加重。严重缺氧和酸中毒时产生许多体液因子，如溶酶体酶、活性氧和细胞因子等，亦引起组织器官损伤。上述因素的综合作用导致多器官功能不全或多器官功能衰竭的发生。

（三）不可逆机制

此期微循环的淤滞更加严重，血液更加浓缩，可形成微血栓并堵塞微循环，严重时可有微循环出血。休克晚期的这种难治或"不可逆性"与血管反应性进行性下降，DIC 的形成以及重要器官功能衰竭有关。

1. 血管反应性进行性下降

在休克Ⅲ期，缺氧和酸中毒进一步加重，使得血管对 CA 的反应性显著下降，血压进行性下降。此期血管反应性下降的机制尚未完全清楚，既可能与酸中毒有关，也可能与炎症介质刺激一氧化氮和氧自由基生成增多有关。近期研究表明，休克发展到此期，血管平滑肌细胞（VSMC）内 ATP 减少，H^+ 及 NO 的生成增多，可引起血管平滑肌细胞膜上

ATP 敏感性钾通道（K_{ATP}）开放，细胞内 K^+ 外流增多，膜超级化，使电压依赖性钙通道（voltage dependent Ca^{2+} channel，VDC）开放抑制，Ca^{2+} 使血管平滑肌对 CA 反应性下降而发生麻痹性扩张。

2. DIC 的形成

① 血液流变学改变：血流缓慢、血液浓缩、血细胞聚集、血黏度增高，使血液处于高凝状态，易发生 DIC。

② 凝血系统激活：严重缺氧、酸中毒或 LPS 等损伤血管内皮细胞，促进组织因子大量释放；损伤的内皮细胞暴露胶原纤维，激活内、外凝血系统。此外，严重创伤、烧伤等引起的休克，可因组织大量破坏，以及白细胞与内皮细胞的黏附等促进组织因子的大量表达释放。各种休克时红细胞破坏释放的 ADP 等可启动血小板的释放反应，促进凝血过程。

③ TXA_2-PGI_2平衡失调：PGI_2抑制血小板聚集和扩张小血管，TXA_2作用相反，内皮细胞损伤一方面使 PGI_2 生成释放减少，另一方面胶原纤维暴露激活血小板使 TXA_2 释放增多，TXA_2-PGI_2平衡失调可促进 DIC 的形成。

休克三个时期的发生机制和临床特点如上所述，现将休克的发生机制总结如下。

（1）神经机制　在致休克的原因作用下，动脉血压的下降可通过颈动脉窦和主动脉弓减压反射抑制，立即引起交感-肾上腺髓质系统的兴奋，此神经机制的参与，一方面有利于休克时动脉血压的维持和心、脑的血液供应；另一方面，持久而强烈的交感神经兴奋会使组织缺血、缺氧加重。又可导致酸中毒使微循环血管扩张，造成淤血性缺氧，进一步加重组织微循环障碍，导致细胞损伤，最终与休克发展过程中的体液机制和细胞机制一起使休克趋于恶化。

（2）体液机制　在休克过程中，体内产生多种体液因子促使休克的发生、发展。

① 儿茶酚胺：各种类型的休克都引起交感-肾上腺髓质系统的兴奋，引起血中儿茶酚胺增多，儿茶酚胺浓度的增加与血压下降及失血严重程度呈负相关。

② 肾素-血管紧张素：休克时，由于肾血流量减少，近球细胞释放肾素，继而促进血管紧张素形成，其中血管紧张素Ⅱ含量的升高，可引起心、肾的严重缺血性损伤。

③ 血管加压素：在休克时，有效循环血量降低、血浆晶体渗透压升高、全身低血压和抗凝血酶原Ⅱ（AT Ⅱ）释放增多等，均可刺激下丘脑视上核及其周围区的渗透压感受器而释放血管加压素。血管加压素的分泌，在休克早期通过其抗利尿作用和缩血管作用起代偿作用，但同时又可引起小血管的收缩，从而加重休克。

④ 组胺：在休克时，由于缺氧、酸中毒、补体等作用于肥大细胞使其释放组胺入血。组胺作用于 H_1 受体，引起微静脉收缩、血管壁通透性增加和微循环淤滞导致休克发生。组胺作用于 H_2 受体，使微血管扩张，增强心肌收缩力，具有抗休克作用。

⑤ 氧自由基：休克时，氧自由基增多，与细胞成分、亚细胞成分反应，破坏生物膜，使细胞损伤导致实质器官功能障碍和多器官功能衰竭。

⑥ 其他：休克过程中，由于多种因素影响，某些内源性介质生成显著增加，包括：a. 细胞因子，如肿瘤坏死因子（TNF）、白介素-1（IL-1）、血小板活化因子（PAF）、内啡肽、内皮源性舒张因子（即一氧化氮）和内皮素等；b. 花生四烯酸代谢产物，如前列腺素类（PG）和白三烯（IT）；c. 激肽；d. 补体成分，如 C3a、C5；e. 纤维蛋白降解产物（FDP）；f. 心肌抑制因子（MDF）；g. 溶酶体酶等。这些内源性介质中，某些通过对心血管系统的作用加重心血管系统功能的障碍，如 MDF 抑制心肌收缩力，内毒素、ET、

TXA$_2$等具有收缩血管作用；TNF、内啡肽、激肽、PGI$_2$等具有扩血管作用和降压作用；有些内源性介质则通过趋化作用和黏附聚集作用，影响休克的发生、发展，如LEB4具有有促使白细胞贴壁作用，能促进血小板聚集释放，促进白细胞趋化强附作用等，另外，TNF、激肽、LEB4、C3a、C5a及溶酶体成分既能增强毛细血管壁通透性，使血浆外渗，促进中性粒细胞与内皮细胞黏附，诱导产生内源性介质等，又能活化和损伤靶细胞。

总之，体液因子在不同类型休克发生、发展过程中，可引起血压进行性下降和血液流变学改变，加重微循环障碍和细胞损伤，使休克进一步恶化。

（3）细胞机制　各种休克因引起有效循环血量减少和组织灌流障碍，必然导致组织细胞缺氧，引起细胞的继发性损伤，使细胞能量代谢障碍导致细胞内酸中毒、钠水潴留和细胞亚微结构的破坏。但是某些类型的休克，细胞的损伤是原发性的，如感染性休克，细胞损伤可出现在微循环障碍之前。休克时细胞机制参与的主要表现如下。

① 环磷酸腺苷：环磷酸腺苷（CAMP）减少由于休克时膜通透性增加，钠、水内流，刺激钠泵，消耗ATP，使ATP量减少，对5-核苷酸酶的抑制作用解除，所以CAMP水平降低，腺苷酸环化酶反应降低而细胞对胰岛素、胰高血糖素以及糖皮质激素等激素的反应性减弱，钙调节障碍，从而进一步影响细胞代谢，导致细胞损伤，产能不足也导致线粒体肿胀、溶酶体破裂，从而进一步破坏细胞。

② 细胞因子的生成与释放：感染性休克时，病原微生物入血释放出各种毒素，作用于单核-巨噬细胞、中性粒细胞、内皮细胞等，产生细胞因子，不仅损伤细胞，而且能诱导内皮细胞等产生NO，导致内皮细胞扩张和持续性低血压，引起休克的发生、发展。

③ 氧自由基的产生：单核-巨噬细胞和中性粒细胞激活后释放氧自由基和溶酶体酶，损伤宿主靶细胞，包括内皮细胞，内皮细胞损伤时，又产生大量氧自由基，形成恶性循环。

④ 细胞黏附分子的产生：各种体液因子，如PAF、LTB$_4$、C3a、TXA$_2$等，可激活白细胞使之产生白细胞黏附分子，而TNF、IL-1及LPS刺激内皮细胞产生细胞间黏附分子-1、内皮细胞、白细胞黏附分子，使白细胞与内皮细胞黏附，并激活白细胞，引起组织损伤。

由于引起休克的病因和始动环节不向，休克各期的出现也并不完全遵循循序渐进的发展规律。比如，大量失血、失液引起的休克，常从缺血性缺氧期开始，历经三期逐步发展。而其他休克则不一定遵循以上典型的三期变化，如严重过敏性休克的微循环障碍严可能从淤血性缺氧期开始；而严重感染或烧伤引起的休克可能立即进入微循环衰竭期，很快发生DIC或多器官功能障碍。微循环障碍学说的创立对于阐明休克的发病机制、改善休克的防治发挥了重要作用。但20世纪60年代以来的研究发现，微循环学说并不能解释所有的问题。此外，休克的发生发展还与许多细胞分子机制有关。

第三节　休克时机体代谢与功能变化

休克时，由于微循环灌流障碍，营养物质不足，能量生成减少，神经内分泌功能紊乱和炎症介质的泛滥，机体代谢与功能可发生多方面的紊乱。

一、物质代谢紊乱

休克时，由于组织血液灌流量降低，供氧量减少，营养物质供应不足，代谢产物排出受阻以及神经内分泌调节功能异常等原因，可引起机体广泛的代谢紊乱，表现为氧耗减少，糖酵解加强，糖原、脂肪和蛋白质分解代谢增强，合成代谢减弱。但是，由于休克类型、发展阶段以及受累器官不同，其代谢变化特点和程度也各不同。休克时细胞物质代谢变化主要表现为以下几个方面。

1. 糖代谢

休克时，血液中儿茶酚胺、胰高血糖素、皮质醇浓度升高，促进肝糖原分解和刺激糖异生的作用使血糖升高，在休克早期可出现一过性高血糖和糖尿。组织缺氧时，细胞也优先利用葡萄糖提供能量。但是，由于缺氧，有氧氧化减弱而糖的无氧酵解增强。近年来，有学者证明休克时组织用氧也出现障碍，缺氧和用氧障碍都导致能量生成减少，乳酸生成增多。前者使细胞膜上钠泵运转障碍而导致细胞水肿和高钾血症；后者是组织中毒的主要原因。

2. 脂类代谢

休克时，在应激作用下，脂肪分解也会增强，导致血液中游离脂肪酸、甘油三酯、极低密度脂蛋白和酮体增多。

3. 蛋白质代谢

休克时，在体液因子的作用下，蛋白质的分解增强，血液中氨基酸特别是丙氨酸的水平升高，尿氮排出增多，出现负氮平衡。特别是在脓毒性休克、烧伤性休克时，骨骼肌蛋白分解增强，氨基酸从骨骼肌中逸出向肝脏转移，促进急性期蛋白的合成。

4. 环磷酸腺苷

环磷酸腺苷（cAMP）减少，cAMP 由 ATP 转变而来，它是第二信使，能介导含氮激素的生理作用。休克时，组织血液灌流障碍，细胞 cAMP 含量下降，这与 ATP 产生减少、细胞膜通透性增高而使 AMP 逸出、腺苷酸环化酶活性下降和磷酸二酯酶活性增强有关。cAMP 下降使细胞对儿茶酚胺、胰岛素、胰高血糖素和糖皮质激素的反应降低，进一步影响细胞代谢，导致细胞损伤。

二、水、电解质与酸碱平衡紊乱

1. 代谢性酸中毒

休克时微循环障碍及组织缺氧，使得线粒体氧化磷酸化受抑，葡萄糖无氧酵解增强，乳酸生成增多。同时，由于肝功能受损不能将乳酸转化为葡萄糖，肾功能受损不能将乳酸排出，结果导致高乳酸血症及代谢性酸中毒的发生。血液中 H^+ 增高，与 Ca^{2+} 具有竞争作用，使心肌收缩力下降和血管平滑肌对 CA 反应性降低，心排血量和血压不易回升；酸中毒可损伤血管内皮，诱发 DIC，激活溶酶体酶，损伤细胞，进一步加重微循环紊乱和器官衰竭。

2. 呼吸性碱中毒

在休克早期，创伤、出血、感染等刺激，可引起呼吸加深加快，通气量增加，$PaCO_2$ 下降，导致呼吸性碱中毒。呼吸性碱中毒一般发生在血压下降之前和血乳酸升高之前。因此，呼吸性碱中毒可作为早期休克的诊断标准之一。但应注意，休克后期由于休克肺的发生，又可出现呼吸性碱中毒，使机体处在混合性酸碱失衡状态。

3. 高钾血症

休克时细胞缺血缺氧使得 ATP 生成减少，细胞膜上的 Na^+-K^+ 泵（Na^+-K^+-ATP酶）活性下降，运转失灵，细胞内 Na^+ 泵出减少，造成细胞内水钠潴留；细胞外 K^+ 泵入减少，引起高 K^+ 血症。此外，细胞外 K^+ 还会因为酸中毒导致 H^+-K^+ 离子交换代偿而进一步升高，加重高钾血症。

三、细胞损伤

由于微循环障碍和神经体液因子的作用，细胞在休克时可因缺血缺氧和酸中毒而受到损伤，主要表现在以下几个方面。

1. 细胞膜损伤

细胞膜是休克时细胞最早发生损伤的部位。主要表现为细胞膜的通透性增高，这与缺血缺氧导致 ATP 减少引起细胞膜上 Na^+-K^+-ATP 酶活性下降、酸中毒、高钾血症、溶酶体酶释放、氧自由基攻击、游离脂肪酸增多以及其他炎症介质生成增多有关。此外，内毒素也可直接使细胞膜的通透性增高。细胞膜损伤可引起膜离子转运、膜受体等的功能障碍，致使细胞内 K^+ 逸出，Na^+、水进入细胞，导致细胞和线粒体肿胀，跨膜电位下降，钙内流增加等。膜电位下降可影响细胞的兴奋性和传导性。组织细胞水肿可压迫微血管，内皮细胞肿胀可使微血管管腔狭窄，加重微循环障碍。

2. 线粒体损伤

休克时线粒体最早出现的损害是功能障碍，线粒体呼吸功能和氧化磷酸化受到抑制，ATP 生成减少，而后其超微结构也发生改变。轻者表现为不同程度的肿胀及基质减少，重者表现为基质中出现半透明区，整个基质疏松化并有嵴崩解或线粒体膜不连续；最后线粒体崩解，细胞死亡。

休克时线粒体的功能和形态结构损伤主要是由于缺氧导致乳酸产生增加和 CO_2 潴留会使细胞内 pH 值显著下降，导致线粒体的氧化磷酸化和电子传递的酶的活性抑制。Ca^{2+}、游离脂肪酸、内毒素均对线粒体呼吸酶有抑制作用；氧自由基对线粒体膜有过氧化作用，这些因素都参与休克时线粒体的损伤。

3. 溶酶体损伤

休克时，缺氧、酸中毒能直接损伤溶酶体膜；细胞内 pH 值下降能活化溶酶体酶的活性，加重自身破坏过程；氧自由基通过脂质过氧化作用而损伤溶酶体膜。在各种因素的作用下，溶酶体膜稳定性降低，通透性增高，严重时溶酶体肿胀破裂，释放溶酶体酶。溶酶体酶包括酸性蛋白酶（组织蛋白酶）和中性蛋白酶（胶原酶和弹性蛋白酶）以及 β-葡萄糖醛酸酶等，具体作用包括：①造成细胞自溶，溶酶体酶进入血液循环可破坏血管平滑肌，消化基底膜，增加血管通透性；②可激活激肽系统、纤溶系统，并促进组胺等炎症介质的释放；③胰腺细胞溶酶体中的组织蛋白酶释放，可分解胰腺的蛋白质生成心肌抑制因子（myocardial depressant factor，MDF）。MDF 可抑制心肌收缩力、抑制单核巨噬细胞系统功能和引起腹腔小血管收缩。因此，溶酶体酶的大量释放加重了休克时微循环障碍，导致组织细胞损伤和多器官功能衰竭，在休克的发生发展和病情恶化中起着重要作用。

4. 细胞死亡

休克时的细胞死亡是细胞损伤的最终结果，包括坏死和凋亡两种形式。细胞膜损伤和线粒体损伤可使膜离子泵功能受损，细胞电子传递受损，ATP 耗竭，溶酶体破裂及细胞溶解坏死。各种休克病因包括感染和非感染因素，均可引起炎症细胞的活化，产生细胞因子及氧自由基。细胞因子和氧自由基可攻击血管内皮细胞、中性粒细胞、单核-巨噬细胞、淋巴细胞和各脏器实质细胞，除导致细胞发生变性坏死外，还可导致细胞凋亡。休克时细胞凋亡是细胞损伤的表现之一，也是重要器官功能衰竭的基础。

四、器官功能障碍

休克过程中常受损的器官是肺、肾、肝、胃肠、心、脑。休克的晚期，患者常因多个系统器官功能严重障碍而导致死亡。在严重的创伤、烧伤、感染和其他原因引起的休克过程中或在休克复苏后，原无器官功能障碍的患者，短时间内同时或相继出现两个或两个以上的器官功能损害，称为多器官功能障碍综合征（multiple organ dysfunction syndrome，MODS）。MODS 包括器官损害从轻到重的过程，达到器官和系统功能衰竭的程度时称多系统器官衰竭（multiple system organ failure，MSOF），MSOF 又称为多器官衰竭（multiple organ failure，MOF）。MSOF 是休克患者死亡的最主要原因。其发病特点是受损或衰竭的器官无须直接受到损伤，从原始病因作用到远隔器官发生损伤和衰竭，可历时数天甚至更长。死亡率随着衰竭器官的数量而增加，平均约 70%。由于 MSOF 患者发病前器官功能良好，若抢救成功，患者各器官功能是可以完全恢复的。

（一）多器官功能障碍综合征的分型

根据发病经过，多器官功能障碍综合征分为两型。①单相速发型，多器官功能障碍发生在休克复苏以后 12~36h，多器官衰竭只有一个高峰。由于病变进程只有一个时相，故又称原发型或一次打击型。②双相迟发型，多器官衰竭第一个高峰经处理后在 1~2 天缓解，但 3~5 天后又可能因为全身感染，病情急剧恶化，出现第二个多器官衰竭高峰。由于病程中有两个器官衰竭高峰，故又称继发型或二次打击型。

（二）多器官功能障碍综合征的发生机制

在研究初期认为严重的和难以控制的感染，是发生 MODS 的原因。后来发现临床上大约只有一半的 MODS 患者可以找到感染灶，说明存在非感染因素的作用。当前的研究、主要集中在宿主对创伤、休克和脓毒症的反应方面，认为 MODS 的本质是一种全身炎症反应综合征进行性发展的严重结局，可能与下列因素有关。

1. 促炎介质/抗炎介质平衡失调

在休克的原始病因和继发性损伤的作用下，机体可出现全身的炎症反应和抗炎反应，两者保持平衡则能维持内环境稳定。失控的全身炎症反应包括以下几种。

① 全身炎症反应综合征（systemic inflammatory response syndrome，SIRS）：轻度的全身炎症可动员体内的防御力量克服对机体的损伤，但在中度、重度的全身反应时，因为全身高代谢状态和多种炎症介质失控性释放而造成 SIRS。这些内源性的促炎症介质主要有肿瘤坏死因子（TNF）、白介素-1（IL-1）、血小板活化因子（PAF）和黏附分子等，是形成双相迟发型 MODS 第二次打击的主要因子。

② 代偿性抗炎反应综合征（compensatory anti-inflammatory response syndrome，CARS）：休克时机体可释放抗炎介质，产生抗炎反应。适量的抗炎介质有助于控制炎症，

但休克过程中机体也可出现内源性抗炎介质的失控性释放。抗炎反应过强则可引起机体免疫功能降低和对感染易感性增强。有关的介质包括 IL-4、IL-10、克隆刺激因子和 IL-1 受体拮抗剂等。

③ 混合性拮抗反应综合征（mixed antagonistic response syndrome，MARS）：MARS 是指同时存在 SIRS 和 CARS 时，彼此相互作用加强，出现了更强的免疫失衡，加重了对机体的损伤作用而出现的综合征。SIRS、CARS 与 MARS 都是引起 MODS 的发病学基础。

2. 缺血-再灌注损伤

在创伤、失血和失液性休克。各重要生命器官发生缺血，复苏则经过了再灌注，有可能出现损伤加重的情况，说明发生了缺血-再灌注损伤，其发生机制包括氧自由基的攻击、钙超载和白细胞反应。

3. 肠道细菌移位引起肠源性感染

休克时的多种损伤因素削弱了肠黏膜的屏障功能；应用大量抗生素可引起肠腔正常菌群失调，使革兰氏阴性菌过度生长；机体免疫防御功能特别是肝解毒和屏障功能受损，使肠道的细菌和毒素通过肠黏膜进入血液循环，引起全身感染和毒血症，从而导致 MODS 甚至 MSOF。

（三）常见的器官功能障碍

1. 肺功能障碍

肺是 MODS 中最常累及的器官，其发生率可高达 83%～100%。在休克早期，创伤、出血和感染可刺激呼吸中枢，使呼吸加快，通气过度，从而可引起低碳酸血症和呼吸性碱中毒。当休克进一步发展时，由于交感-肾上腺髓质系统的兴奋和 5-羟色胺等缩血管活性物质的作用，可使肺血管阻力升高，出现以动脉氧分压进行性下降为特征的急性呼吸衰竭。如果休克持续久则可发生休克肺（shock lung），尸检时可发现肺重量增加，呈红褐色，镜下可见严重的间质性肺水肿、肺泡水肿、充血、出血、局部性肺不张、微血栓形成和肺泡透明膜形成。而这些病理形态学变化将导致严重的肺泡通气/血流比例失调和弥散障碍，引起进行性低氧血症和呼吸困难，从而使患者发生急性呼吸衰竭，甚至死亡。休克肺的发生主要是休克的始动原因通过补体-白细胞-氧自由基损伤了毛细血管和肺泡上皮。休克肺是休克死亡的重要原因之一，因休克死亡的患者中，约有 1/3 死于休克肺。休克肺为急性呼吸窘迫综合征之一。

休克肺的病理变化导致肺换气功能严重障碍，使患者发生急性呼吸衰竭动脉血氧分压显著降低。临床表现为进行性呼吸困难、发绀，肺部可闻及干湿性啰音。

2. 肾功能障碍

肾脏是休克时最易损害的重要器官。休克患者往往发生急性肾功能不全，严重时会发生肾功能衰竭，称为休克肾（shock kidney）。出现少尿或无尿、氮质血症、高钾血症和代谢性酸中毒。急性肾功能不全是休克患者死亡的重要原因之一。

休克早期，肾小管上皮细胞没有发生缺血性坏死，表现为急性功能性肾衰竭。发生机制是：①有效循环血量的减少，为保证心脑血液供应，肾脏供血减少；②有效循环血量减少引起交感神经兴奋，儿茶酚胺释放增多，肾血管收缩，进一步加重肾缺血；③肾缺血还可激活肾素-血管紧张素系统和使肾小动脉收缩，肾血流量减少；④此时，由于肾缺血不久，肾小管上皮细胞尚未发生器质性损害，血管紧张素 II 增多可使醛固酮和抗利尿激素分泌增多．所以肾小管对钠、水的重吸收作用加强，导致少尿或无尿。此时肾功能的变化是可逆的，恢复肾血流后，肾功能立即恢复。如果休克持续时间较长，则长时间的肾缺血和淤血可以引起肾小管坏死，发生器质性肾功能不全。此时，即使通过治疗措施使肾血流量恢复正常，也不能使肾脏的泌尿功能在短期恢复，并可导致严重的内环境紊乱，使休克进一步恶化，患者可因急性肾功能不全而死亡。

3. 肝功能障碍

休克时肝淤血造成肝脏功能障碍，内毒素入血会加重肝功能障碍。肝脏解毒功能障碍，反过来又会加重内毒素血症或出现肠源性内毒素血症。肝功能障碍还会使乳酸代谢受阻，加重休克微循环障碍引起酸中毒，使休克恶化。

4. 消化道功能障碍

休克时由于缺血、淤血、酸中毒、DIC 可引起肠壁水肿、消化液分泌减少、胃肠运动减弱、黏膜糜烂甚至形成溃疡。此时由于胃肠黏膜屏障功能减弱破坏，致使肠道内细菌毒素吸收入血，加之肝脏的生物转化作用减弱，导致败血症或内毒素性休克。因此，有人认为，不论何种类型休克，到了晚期均可能有细菌毒素参与作用。

5. 心功能障碍

在心源性休克中，心功能障碍时原发性改变，在其他类型的休克早期，由于机体的代偿，冠状动脉血流量不减少，心泵功能一般未受到明显影响，但休克持续到一定阶段以后，心肌长时间缺血缺氧，可伴有心泵功能障碍，心排血量减少，甚至出现急性心力衰竭。其主要机制如下。

① 休克时心率加快使心室舒张期缩短，减少冠状动脉灌流时间；休克晚期血压下降、特别是舒张压下降，会进一步减少冠状动脉的血流量；休克时交感神经兴奋，心肌收缩力增强，又会使心肌耗氧量增加，加重心肌缺氧，最终导致心肌收缩力下降。

② 休克时常出现代谢性酸中毒和高钾血症，增多的 H^+ 通过影响心肌兴奋-收缩耦联而使心肌收缩力减弱；高钾血症时易出现严重的心律失常，使心排血量下降。

③ 心肌抑制因子可以抑制心肌收缩力，使心排血量减少。

④ 休克并发 DIC 时，心肌微循环中有微血栓形成，可能出现局灶性坏死和出血，加重心功能障碍。

⑤ 在革兰阴性细菌感染或出现肠源性内毒素血症时，内毒素也可通过其内源性介质损伤心肌细胞，抑制心功能。

6. 脑功能障碍

休克早期，由于体内血液重新分配和脑循环的自身调节，保证了脑的血液供应，除了由于应激反应引起的烦躁不安外，没有明显的脑功能障碍。随着休克的发展，当血压下降或脑循环出现 DIC 时，脑组织会因缺血缺氧、能量供应不足和酸性代谢产物的积聚而严重受损，脑血管壁的通透性增高，脑细胞水肿，颅内压升高，严重者会形成脑疝。患者可出现神志淡漠、神志昏迷，严重者脑疝压迫延髓中枢可导致患者死亡。

第四节　休克的防治原则

休克发病急、进展快，医护人员务必争分夺秒、尽早救治。休克的防治，应针对病因和发病学环节，以恢复生命器官的微循环灌流和防治细胞损害为目的，采取综合措施进行防治。

1. 病因学防治

积极治疗原发病，如止血、止痛、治疗呕吐和腹泻、补液和输血、控制感染等。

2. 发病学防治

有效循环血量相对或绝对减少、微血管的收缩或扩张以及酸中毒，是休克发病过程中最主要的问题，改善微循环、提高组织灌流量是发病学治疗的中心环节。因此，发病学治疗应注意以下几点。

（1）扩充血容量　微循环有效灌流量减少是各种休克发病的共同基础。所以，除心源性休克之外，补充血容量是提高心排血量、增加有效循环血量和微循环灌流量的根本措施。

① 在缺血性缺氧期要强调尽早和尽快补液，以降低交感-肾上腺髓质系统兴奋性，减少儿茶酚胺释放量，缓解微循环前阻力血管收缩程度，提高微循环灌流量，防止休克程度加重。

② 在淤血性缺氧期输液的原则是"需多少，补多少"。这是因为微循环淤血，血浆外渗，补液量应该大于引起休克发生的失液量。在感染性休克和过敏性休克由于血管床容量增加，虽然无明显的失液，有效循环血量仍明显减少，也应根据实际需要来补充血容量。

补充血容量应适度，超量输液会导致肺水肿。因此，正确估计需要补液的总量至关重要。必须动态观察静脉充盈程度、尿量、血压和脉搏等指标，作为监护输液量是否足够的参考依据。有条件时应动态监测中心静脉压（central venous pressure，CVP）和肺动脉楔压（pulmonary arterial wedge pressure，PAWP）。CVP 和 PAWP 超过正常［CVP＞12cmH$_2$O，（1.18kPa）］。CVP 反映进入右心的血量和右心功能，PAWP 则反映进入左心的血量和左心功能。PAWP 的测定比较难，要用心导管经腔静脉插入，随血流楔入肺动脉处方可测定。此外，在补充血容量时，还应考虑到纠正血液流变学的障碍，根据血细胞比容决定输血和输液的比例，正确选择全血、胶体溶液或晶体溶液，使细胞压积控制在35％～40％。

（2）纠正酸中毒　除休克早期会因呼吸过度而出现呼吸性碱中毒之外，休克时常因缺血缺氧引起乳酸堆积及肾功能衰竭而发生代谢性酸中毒。酸中毒会加重微循环障碍，抑制心肌收缩、降低血管反应性、促进 DIC 的形成。如果酸中毒不能得到及时纠正，将会影响血管活性药物的治疗效果。因此，应根据酸中毒的具体情况，及时补碱纠正酸中毒。

（3）合理使用血管活性药物　在纠正酸中毒的基础上可使用血管活性药物，血管活性药物分为缩血管药物和扩血管药物。扩血管药物（如阿托品、山莨菪碱和酚妥拉明）可解除小血管的痉挛，从而改善微循环的血液灌流和增加回心血量。扩血管药物必须在血容量得到充分补充的条件下才能应用。缩血管药物（如间羟胺、去甲肾上腺素和去氧肾上腺素等）可减少微循环的灌流量，加重组织缺氧。因此，目前不主张对各类型休克患者特别是低血容量型休克患者大量和长期使用。但是，缩血管药在下列休克抢救过程中，仍有其适应证：①紧急情况下，当血压过低而又不能立即补液时，可用缩血管药物提高心肌收缩力和动脉血压，以维持心、脑的血液供应；②对于过敏性休克和神经源性休克，缩血管药是首选药，应当尽早使用；③对于心源性休克和感染性休克的低阻力型，可将缩血管药作为综合治疗措施之一。

（4）改善心功能　加强心脏收缩功能有助于改善微循环和增加灌流量。在用增强心肌收缩性药物的同时，还要考虑不要过分增加心肌耗氧量。降低外周阻力可减轻心脏后负荷，要适当控制输液速度以避免过分增加前负荷。这样，就可以通过心脏负荷来增强心功能。

（5）防治细胞损伤　要针对可能存在的原发性细胞损伤和（或）由于微循环障碍造成的继发性细胞损伤，采取措施补充能量，稳定溶酶体膜，清除自由基和抑制蛋白酶的活性。

（6）拮抗体液因子的作用　涉及休克的体液因子有很多，可以通过抑制某些体液因子的合成，拮抗其受体和对抗其作用等方式来减弱某种或几种体液因子对机体的有害影响。如用 TNF-α 单克隆抗体拮抗 TNF-α 的作用；用苯海拉明拮抗组胺；用抑肽酶减少激肽的生成；用黄嘌呤氧化酶的抑制剂别嘌醇可减少氧自由基的生成；动物实验证明，采用糖皮质激素即可抑制磷脂酶 A_2 以减少前列腺素和白三烯的生成，也可抑制 NF-κB 跨核膜转运，以减少 TNF-α、IL-1 等细胞因子和趋化因子、黏附因子的转录。鉴于其对机体免疫功能的抑制作用，近年来有学者采用小剂量糖皮质激素治疗脓毒性休克收到较好效果。在革兰阴性菌脓毒性休克的防治中，有学者采用中和 LPS 的疗法，取得一定效果。能中和 LPS 的蛋白质有多黏菌素 B，鲎抗 LPS 因子和杀菌性/通透性增强蛋白（bactericidal/permeability increased protein，BPI）。BPI 是从多形核粒细胞嗜天青颗粒中分离出来的一种阳离子蛋白质，与 LPS 的脂质 A 具有高度亲和性，可减弱机体对 LPS 的应答反应。

（7）防治 DIC 和多器官功能衰竭　休克晚期，常有可能伴发 DIC 或多器官功能衰竭。应及时应用肝素抗凝防止微血栓形成，应用抑制血小板黏附和聚集功能的药物（如双嘧达莫、阿司匹林等）以及酌情使用溶栓剂（如蝮蛇抗栓酶、尿激酶）、补充凝血因子和血小板等，以维持凝血与抗凝血（含纤维蛋白溶解系统）间的动态平衡。如出现多器官功能障碍或衰竭，除采取一般治疗措施外，还应针对不同器官衰竭采取不同的治疗手段。如发生急性肾功能衰竭时，则尽早考虑采取利尿、透析等措施；如出现急性心功能不全时，除停止和减少补液外，还应进行强心、利尿治疗，适当降低前、后负荷；如出现休克肺时，则应正压给氧，改善呼吸功能等，以防止出现多器官功能衰竭。

<hr>

形成性考核

一、单选题

1. 休克 I 期（微循环缺血性缺氧期）微循环的变化下列哪一项是错误的（　　）

A. 微动脉收缩　　　　　　　　B. 后微动脉收缩

C. 毛细血管前括约肌收缩　　　D. 动-静脉吻合支收缩

E. 微静脉收缩

2. 休克的下列临床表现哪一项是错误的（　　）

A. 烦躁不安或表情淡漠甚至昏迷

B. 呼吸急促、脉搏细速

C. 血压均下降

D. 面色苍白或潮红、发绀

E. 尿少或无

3. 休克时交感-肾上腺髓质系统处于（　　）

A. 强烈兴奋　　　　　　　　　　B. 先兴奋后抑制，最后衰竭

C. 强烈抑制　　　　　　　　　　D. 先抑制后兴奋

E. 改变不明显

4. 休克Ⅰ期组织微循环灌流的特点是（　　　）

A. 多灌少流，灌多于流　　　　　B. 少灌少流，灌少于流

C. 少灌多流，灌少于流　　　　　D. 少灌少流，灌多于流

E. 多灌多流，灌少于流

5. 休克Ⅱ期（微循环淤血性缺氧期）微循环灌流的特点是（　　　）

A. 少灌少流，灌少于流　　　　　B. 少灌多流，灌少于流

C. 多灌少流，灌多于流　　　　　D. 多灌多流，灌多于流

E. 多灌多流，灌少于流

二、简答题

1. 休克分为几期？各期微循环的变化特点及其发生机制是什么？

2. 为什么休克晚期会发生 DIC？

（柴高尚）

第十三章　弥散性血管内凝血

学习提示： 正常机体的血液呈液体状态，在心、血管内流动不止，同时也不发生血凝。这是由于机体存在着凝血、抗凝血和纤维蛋白溶解系统，它们处于动态平衡状态。因为各种原因此平衡状态一旦被打破，就很有可能发生弥散性血管内凝血，若救治不及时将会非常危险。通过完成以下题目预习本章内容。

1. 典型的 DIC 临床上可分为 ＿＿＿＿＿＿ 、 ＿＿＿＿＿＿ 和 ＿＿＿＿＿＿ 三期。

2. DIC 的主要临床表现有 ＿＿＿＿＿＿ 、 ＿＿＿＿＿＿ 、 ＿＿＿＿＿＿ 和 ＿＿＿＿＿＿ 。

3. DIC 患者发生出血的主要机制是 ＿＿＿＿＿＿ 、 ＿＿＿＿＿＿ 和 ＿＿＿＿＿＿ 。

4. 外源性凝血系统是由于损伤的组织、细胞释放 ＿＿＿＿＿＿ 并与 ＿＿＿＿＿＿ 结合而开始的；内源性凝血系统的启动因子是 ＿＿＿＿＿＿ 。

5. 影响 DIC 发生发展的因素有 ＿＿＿＿＿＿ 、 ＿＿＿＿＿＿ 、 ＿＿＿＿＿＿ 、 ＿＿＿＿＿＿ 和 ＿＿＿＿＿＿ 。

课堂讨论：

1. DIC 是什么？简述 DIC 的临床特征。

2. 试述影响 DIC 发生发展的因素。

正常机体的血液呈液体状态，在心、血管内流动不止，同时也不发生血凝。这是由于机体存在着凝血、抗凝血和纤维蛋白溶解系统，它们处于动态平衡状态。其中以凝血过程和纤维蛋白溶解过程最为重要，二者保持着极为密切的关系。而弥散性血管内凝血（disseminated inravascular coagulation，DIC）是指在某些致病因子作用下凝血因子或血小板被激活，大量可溶性促凝物质（soluble thromboplastin）入血，从而引起一个以凝血功能失常为主要特征的病理过程（或病理综合征）。此时微循环中有纤维蛋白性微血栓或血小板团块形成，同时一系列血浆凝血因子被消耗，血小板减少，并有继发性纤维蛋白溶解（纤溶）过程加强。在临床上，DIC 患者主要表现为出血、休克、脏器功能障碍和贫血。

在 DIC 的发生、发展过程中，其始动环节是由于某些促凝物质大量入血，使机体凝血系统被激活，进而引起机体凝血-抗凝血功能平衡紊乱。在微血管内广泛地形成主要由纤维蛋白（fibrin，Fbn）和聚集血小板构成的微血栓过程中，消耗了大量凝血因子和血小板，加上继发性纤维蛋白溶解功能增强，导致患者出现明显的出血、休克、器官功能障碍及贫血。

DIC 患者发病的严重程度不一，有的临床症状十分轻微，甚至是"隐蔽"，患者体征也不明显，只有用比较敏感的实验室检查方法才能发现；但也可以比较严重，如急性 DIC 患者发病急、预后差，死亡率高达 50%～60%。

第一节　病因和发病机制

一、病　　因

DIC 的病因是指容易引起 DIC 的一些基础性疾病。在临床上遇到存在易发 DIC 基础性疾病的患者，并出现了无法以现有临床证据解释其出血症状时，应想到发生 DIC 的可能。其发病原因众多，主要为感染、肿瘤、病理产科、手术创伤及一些其他因素。

（1）感染性疾病　感染占 DIC 诱因的 31%～43%。主要为细菌感染，包括脑膜炎球菌、大肠杆菌、铜绿假单胞菌等革兰氏阴性菌，及金黄色葡萄球菌等革兰氏阳性菌。其次为病毒感染，如流行性出血热、重症肺炎、风疹等。还有一些立克次体感染、原虫感染、螺旋体感染、真菌感染等。

（2）恶性肿瘤与白血病　占发病率的 24%～34%。主要有恶性肿瘤尤其是广泛转移的晚期肿瘤、各种白血病（其中以急性早幼粒细胞白血病占首位）、淋巴瘤、各种肿瘤（肝、肾、前列腺、妇科肿瘤等）。

（3）病理产科　占发病率的 4%～12%。如胎盘早期剥离、羊水栓塞、死胎滞留、感染性流产、妊娠毒血症、前置胎盘、子痫、剖宫产、子宫破裂、葡萄胎等。

（4）手术与创伤　占发病率的 1%～5%，如胰腺或前列腺手术，胸腔手术、体外循环、人工心脏瓣膜置换、器官移植等大手术，大面积烧伤、骨折、挤压综合征、血管外伤、冻伤、电击、虫蛇咬伤等。

（5）医源性疾病　占发病率的 4%～8%。主要为解热镇痛药、纤维蛋白溶解剂、皮质激素等药物，及肿瘤治疗、手术、放疗、化疗，不正常的医疗过程如输血溶血、革兰氏菌污染液输入等。

（6）全身各系统疾病　几乎涉及全身各系统的疾病都可以造成弥散性血管内凝血，如高血压、肺心病、ARDS、坏死性胰腺炎、急性肝功能衰竭、溶血性贫血、糖尿病酮症酸中毒等。

（7）其他诱发因素　如重症肝炎、脾切除、大剂量使用皮质激素、妊娠、缺氧、酸中毒、休克等。

此外，在疾病过程中某些因素也能触发凝血系统和促进 DIC 发生、发展，例如缺氧、酸中毒、抗原抗体复合物、自由脂肪酸与脂类物质以及相继激活、触发的纤维蛋白溶解系统、激肽系统、补体系统等，这些称为 DIC 的触发因素。

二、发 病 机 制

DIC 的病因众多，引起 DIC 的发病机制较复杂，但其中以血管内皮细胞的损伤与组织损伤最为重要。

1. 凝血系统的激活

关于凝血系统活化机制，过去一直认为血液中存在着以 XII 因子激活作为始动环节启动内源性凝血系统在血凝过程中起关键作用。但近十多年来研究表明，组织因子（tissue factor，TF；thromboplastin，CD142）表达、释放在凝血启动过程中起到十分重要的作用。因此关于组织因子在 DIC 发病机制中作用，越来越受到重视。

DIC 时引起凝血系统激活的主要机制可归纳以下四个方面。

（1）组织严重损伤　临床上严重创伤和烧伤、外科手术、产科意外、病变器官组织的大量坏死、癌组织坏死或广泛血道转移、恶性肿瘤或实质性脏器的坏死等情况下均有严重的组织损伤或坏死，所以大量促凝物质入血（表 13-1），其中尤以组织凝血活酶（tissuethromboplastin，即凝血因子 III，或称组织因子）较多，这些促凝物质可通过外源性凝血系统的启动引起凝血，导致 DIC 发生。组织因子是由 263 个氨基酸残基构成的跨膜糖蛋白，主要存在于细胞的内质网中，在血管外层的平滑肌细胞、成纤维细胞以及周细胞、星形细胞、足状突细胞可恒定地表达。当组织、血管受到损伤时，TF 从损伤的细胞中释放入血，TF 含有带负电荷的 γ-羧基谷氨酸（γ-carboxyglutamic acid，GLA）能与 Ca^{2+} 结合。因子 VII 通过 Ca^{2+} 与 TF 结合形成复合物（VIIa-TF），VIIa-TF 使大量因子 X 激活（传统通路，classical pathway），从而形成因子 Xa-Va-Ca^{2+}-PL 复合物；也可通过因子 IX 激活（选择通路，alternative pathway）形成因子 IXa-VIIIa-Ca^{2+}-PL 复合物。两者继而产生凝血酶原激活物，导致凝血酶生成。凝血酶又可以正反馈加速因子 V、因子 VIII、因子 IX 激活，从而也加速了凝血酶的生成，并加速凝血反应以及血小板活化、聚集过程，在微血管内形成大量微血栓。

表 13-1　不同的人体组织中凝血因子 III 的含量

组织	含量/(μg/mg)	组织	含量/(μg/mg)
肝	10	肺	50
肌肉	20	胎盘	2000
脑	50	蜕膜	2000

以宫内死胎为例，当胎儿的坏死组织在子宫内滞留超过 5 周，DIC 的发生率可达 50％左右，这是因为坏死的胎儿组织释放组织因子，后者大量进入母体循环，启动外源性凝血系统。此外有人证明，当肿瘤组织坏死时，释放出一种蛋白酶，如某些腺癌能分泌一种含有唾液酸的黏蛋白，它可直接激活 X 因子，从而启动凝血连锁反应。

（2）血管内皮细胞损伤　细菌、病毒、内毒素、抗原抗体复合物、持续性缺氧、酸中毒、颗粒或胶体物质进入体内时，都可以在一定条件使血管内皮细胞（vascular endothelial cell，VEC）发生损伤，尤其是微血管的内皮细胞，则其下面的胶原暴露。胶原、内毒素等均为表面带负电荷的物质，当无活性的凝血因子 XII 与这些物质表面发生接触后，其精氨酸残基上的胍基在负电荷影响下分子构型发生改变，它的活性部分——丝氨酸残基暴露，所以因子 XII 被激活（此种激活方式称接触激活或固相激活）。另外，也可能在激肽释放酶、纤溶酶或胰蛋白酶等可溶性蛋白水解酶的作用下，因子 XII 或 XIIa 通过酶性水解（酶性激活或液相激活）而生成 XIIf。胶原等激活因子 XII 的过程开始时进行得较为缓慢，但因 XII 的碎片（XIIf）即激肽释放酶原激活物（predallidreinactivator，PKA）可把血浆激肽释放酶原（prekallikrein）激活成激肽释放酶（kallikrein），后者又能反过来使因子Ⅻ进一步活化，从而使内源性凝血系统的反应加速（图 13-1）。且内皮细胞的损伤还可触发血小板活化，产生黏附、聚集和释放反应，加剧微血栓形成。

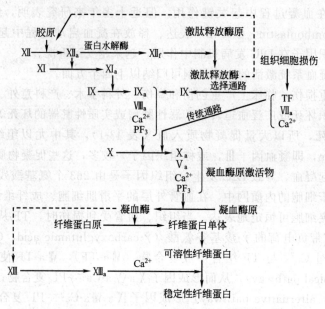

图 13-1　血液凝固过程及纤溶系统

另外，各种炎症性细胞释放 TNF、IL-1、IFN、血小板活化因子（platelet-activating factor，PAF）、补体成分 C3a、C5a 和氧自由基等体液因子又加剧 VEC 损伤和刺激 TF 表达，进一步促进和加速凝血反应过程。

以内毒素血症为例，此时，除内毒素可直接激活因子Ⅻ外，内毒素还可引起血管内皮细胞损伤，基底膜暴露后，胶原、胶原与某些糖蛋白的复合物或另一些结缔组织成分也可激活因子Ⅻ。此外，还有某些酸糖脂、硫酸脂、氨基葡聚糖或另外一些特殊的因子Ⅻ激活物也可自损伤的内皮细胞释放，因此内源性凝血系统启动。在家兔内毒素引起的 DIC 中常可有内皮细胞脱落，在循环血中有内皮细胞出现。抗原抗体复合物黏附在肾小球等微血管壁上时，可引起血管内皮细胞损伤。血管炎时也可继发血管内皮细胞损伤，进一步触发 DIC。

此外，在内皮细胞受损时，血小板与内皮下结缔组织中的胶原接触后可以产生胶原诱导的促凝活性，此时，因子Ⅺ可不通过Ⅻa 而直接被激活，从而推动凝血连锁反应，引起 DIC。

（3）血细胞大量破坏，血小板被激活　红细胞大量破坏时常可发生 DIC。急性溶血，如大量（>50mL）误型输血、药物引起的免疫性溶血时，抗原抗体复合物的形成对凝血起主要作用。据报道，在蚕豆病中由非免疫因素引起的血管内溶血以及实验性血红蛋白尿等情况下常常不产生 DIC。因此，一般认为只有在红细胞大量破坏伴有较强的免疫反应时，DIC 才比较容易发生。此外，红细胞大量破坏释出的 ADP 与 DIC 的发生有关，因为后者触动了血小板释放反应，使大量血小板第 3 因子（PF₃）入血，促进凝血过程。红细胞膜内大量的磷脂既有直接的促凝作用，又能促进血小板的释放而间接促进凝血过程。

实验研究证明，正常的中性粒细胞和单核细胞内有促凝物质。在内毒素或败血症所引起的 DIC 时内毒素可使中性粒细胞合成并释放组织因子，同时有大量白细胞在肺血管中停滞，并释放出大量促凝物质（可能就是组织因子），这些物质进入体循环进一步加速了凝血反应，所以肺似乎起了凝血的放大作用。大量促凝物质从崩解的白细胞中释放出来，从肺血管经左心进入主动脉后，肾脏首先受累，因此肾脏微血栓发生率较高，病变程度较重。另外，在患者患急性早幼粒细胞性白血病时，此类白血病细胞浆中含有凝血活酶样物质，当白血病细胞大量坏死或经化疗杀伤时，这些物质就大量释放入血，通过外源性凝血系统的启动而引起 DIC。

① 血小板在 DIC 的发生发展过程中起到重要的作用。当外伤等原因导致 VEC 损伤，暴露出胶原后，血小板膜糖蛋白 GPⅠb 通过血管假血友病因子 Von Will-ebrand 因子与胶原结合，产生黏附作用。同时胶原、凝血酶、ADP、TXA₂、PAF 等作为激活剂分别与黏附的血小板表面的相应受体结合，通过 G 蛋白介导作用，使血小板内产生第二信使（cAMP、IP3、dG 等）发挥一系列生理效应和变化。血小板的这些变化，通过生物信号传导系统由内向外传导，使血小板膜糖蛋白 GPⅡb/Ⅲa 复合物（αⅡbβ）激活。活化的 GPⅡb/Ⅲa 是血小板膜上的纤维蛋白受体，纤维蛋白原作为二聚体可与两个相邻的血小板膜上 GPⅡb/Ⅲa 结合，产生"搭桥"作用，使血小板聚集。聚集的血小板进一步引起结构变化，并表达"配体"诱导的结合部位产生某种由外向内的信号传导，引起血小板细胞骨架蛋白的再构筑，导致血小板扁平和伸展等变形改变。

活化血小板表面出现的磷脂酰丝氨酸或肌醇磷脂等带负电荷磷脂使各种凝血因子在血小板磷脂表面被浓缩、局限，从而产生大量凝血酶原激活物，使凝血酶原被激活。进而形成纤维蛋白网，网罗其他血细胞形成血凝块。血小板有伪足伸入纤维蛋白网中，由于血小板中肌动蛋白收缩，使血凝块发生回缩，逐渐形成较坚固血栓。

② 白细胞大量破坏时，可释出大量活性较高的促凝物质（表达 TF 和释放溶酶体酶）。例如，激活中性粒细胞释放的各种细胞因子导致 VEC 和血管壁损伤；释放的胰蛋白酶能降解和灭活因子Ⅴ、因子Ⅷ、ATⅢ、TFPI 和 PAI 等，引起凝血-抗凝血平衡紊乱，造成 DIC 发生。

③ 异型输血、恶性疟疾、输入过量库存血等因素造成红细胞大量被破坏时，可以释放出大量 ADP 和红细胞素。ADP 具有激活血小板作用，导致血凝；红细胞素具有 TF 样作用，激活凝血系统。

图 13-2 为血小板微聚物形成机制。

（4）其他激活凝血系统的途径　一定量的羊水、转移的癌细胞或其他异物颗粒进入血液可以通过表面接触使因子Ⅻ活化，从而激活内源性凝血系统。急性胰腺炎时，蛋白酶进入血液能促使凝血酶原变成凝血酶。毒蛇咬伤时，某些蛇毒如蝰蛇的蛇毒含有一种蛋白酶，它可直接水解凝血酶原形成凝血酶。响尾蛇的蛇毒可直接使纤维蛋白原凝固。抗原抗体反应也可以引起 DIC，这可能是抗原抗体复合物能激活因子Ⅻ或损伤血小板引起血小板聚集并释放促凝物质（如血小板因子等）所致。

补体的激活在 DIC 的发生发展中也起着重要的作用。有人发现，给正常动物静脉注射内毒素后，出现动脉血压下降，血小板及纤维蛋白原等凝血因子减少；但如事先耗竭动物的补体，然后再注射内毒素，则该动物血压改变不明显，DIC 实验室检查的异常变化轻微，存活率比未去除补体的动物高，由此可见补体系统在内毒素引起的 DIC 中也起一定

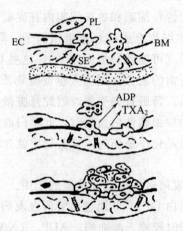

图 13-2　血小板微聚物形成机制
PL—血小板；EC—内皮细胞；SE—内皮下组织；BM—基底膜

的作用。补体系统激活的产物 C3a、C5a 可引起组织肥大细胞、血液嗜碱粒细胞的脱颗粒反应，从而释放 5-羟色胺、组胺等物质。组胺能使毛细血管、微静脉等部位的血管内皮细胞收缩，内皮细胞之间的裂隙扩大，内皮下的胶原暴露，促使内源性凝血系统激活。此外，补体系统激活后 C3b 还可通过人单核细胞上的 C3b 受体而使凝血因子Ⅲ的释放增多。补体系统还能直接或间接地促进血小板释放 PF3。

上述各种所致 DIC 的机制如图 13-3 所示。它们常常综合或相继起作用。

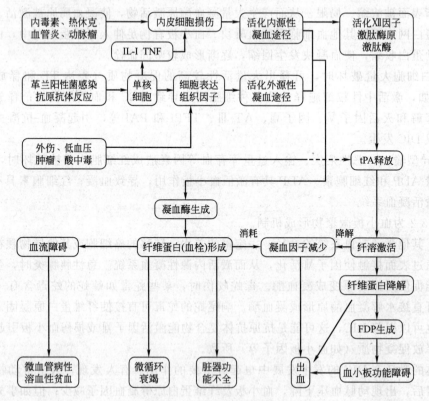

图 13-3　DIC 的发病机制

2. 纤溶功能失调

纤维蛋白溶解功能（纤溶功能）是人体重要的抗凝血功能，它在清除血管和腺体、排泌管道内形成和沉积的 Fbn、防止血栓形成方面起到重要的作用。

在纤溶系统中，纤溶酶原的激活分为三个途径。

① 外激活途径：组织型纤溶酶原活化素（t-PA）和尿激酶型纤溶酶原活化素（u-PA）。t-PA 是由 VEC 分泌释放；u-PA 是由泌尿系统和生殖系统上皮细胞合成分泌。u-PA 主要存在于尿液中，血中浓度很低。

② 内激活途径：内源性凝血系统的激活物 XIIa、XIa、IIa、KK。

③ 外源激活物途径：药物（SK、UK、重组 t-PA 等）对 Plg 的激活。

Plg 在激活物激活下产生 Pln（plasmin，纤溶酶），Pln 可水解 Fbg（纤维蛋白原）或 Fbn（纤维蛋白）产生纤维蛋白降解产物（FgDP/FDP）。同样，在纤溶系统中存在负反馈调节，纤溶酶原活化素抑制物（PAI）能抑制 t-PA 和 u-PA 的活性；α2-抗纤溶酶（α2-AP）可以与 Pln 结合形成纤溶酶-α2-抗纤溶酶复合物（PAP），使 Pln 失去活性。

(1) 纤溶功能降低　VEC 受损是 DIC 发生、发展的关键。损伤的 VEC 失去了正常的抗凝功能，有利于 Fbn 在局部沉积和微血栓形成。例如 VEC 表面负电性降低，生成 TFPI 和吸附 AT III 等抗凝血物质减少，使微血管局部抗凝功能降低；同样，受损的 VEC 膜上的血栓调节蛋白表达减少，使其促进蛋白 C 活化的能力降低，也导致局部抗凝和纤维蛋白溶解功能（简称纤溶功能）降低。受影响的 VEC 产生纤溶酶原活化素抑制物（PAI-1）增加和分泌组织型纤溶酶原活化素（t-PA）减少，使纤溶功能降低，这均有利于 Fbn 在局部沉积和微血栓形成。另外，微血管部位的纤溶活性可能无明显降低，但由于微血管内凝血亢进和大量 Fbn 形成，超过了纤溶酶及时清除的能力，使得 Fbn 沉淀并形成微血栓。因此，微血管局部的抗凝活性降低和纤溶活性绝对或相对降低，是透明微血栓形成和保留的又一个重要条件。

(2) 继发性纤溶功能增强　继发性纤维蛋白溶解（继发性纤溶）是指在凝血系统活化之后相继引起的纤维蛋白溶解系统激活，并发挥溶解 Fbn 以及 Fbg 作用的过程。继发性纤溶是 DIC 的一个非常重要的病理过程，也是急性 DIC 的重要病理特征之一。

继发性纤溶功能增强可以在凝血功能亢进的同时发生；也可以在出现于凝血功能亢进之后呈相继发生。其机制如下。

① 凝血系统被激活时，产生大量的凝血酶、因子 XIa、激肽释放酶（KK）和由凝血酶激活的 XIIa，这些活化的因子都能促使 Plg 转变为 Pln。Pln 具有降解 Fbg、Fbn 和其他的凝血因子（补体、V、VIII、X、XI、II），使血液处于继发性低凝状态。

② 微血管内相对正常的 VEC 在 Fbn、BK 等刺激下释放 t-PA；PK 与 VEC 膜上的 HMK-K 结合，在 HMK-K 作用下 PK 被转化为 KK。KK 能使单链 u-PA 转化为高活性的双链 u-PA。t-PA 和 u-PA 都能作用于 Plg 生成 Pln。

③ TM 是 VEC 膜上凝血酶受体之一。与凝血酶结合后，降低其凝血活性，但明显增强其激活 PC 作用。APC 通过阻止因子 VIIIa 和因子 IXa 组成的因子 X 激活物形成、阻止因子 Va 和因子 Xa 组成的凝血酶原激活物的形成、阻止因子 Xa 与血小板的结合以及刺激 PA 的释放发挥促纤溶的作用。

因此，继发性纤溶功能亢进在促使微血管中微血栓溶解的同时，也加剧了机体止血、凝血功能的障碍而引起出血。

第二节 诱 发 因 素

临床上影响弥散性血管内凝血发生发展的因素很多，如在同等促凝因子入血时，有的发生 DIC、有的未发生 DIC，这表明机体的状态对 DIC 的发生起着很大的作用。临床工作中我们应该引起警惕，尽可能及早采取相应的措施以防止、减轻或排除其作用。主要有以下几个方面的影响因素。

一、单核-巨噬细胞系统功能受损

单核-巨噬细胞系统的严重功能障碍会促使 DIC 的形成。单核-巨噬细胞系统具有吞噬和清除功能，可以吞噬清除血液中一定量的促凝物质使凝血与抗凝血之间保持动态平衡。它可以吞噬清除细菌内毒素、纤维蛋白（原）降解产物（fibrin or fibrinogen degradation product，FDP）、组织细胞碎片、免疫复合物、细胞因子和 ADP 等促凝物质。另外，在凝血系统被激活过程中，单核-巨噬细胞也能对凝血酶、Fbg、Fbn、FM、FDP、Pln、补体等形成的复合物进行吞噬、清除。因此，当单核-巨噬细胞系统功能严重障碍（如长期大量应用糖皮质激素、严重肝脏疾病）或由于过量吞噬（如细菌、内毒素、脂质、坏死组织）导致细胞功能受封闭时，单核-巨噬细胞对血液中促凝物质清除减少，大量促凝物质堆积，极易诱发 DIC 发生。

全身性 Shwartzman 反应（general Shwartzman reaction，GSR）是指给动物间隔 24h 各静脉注射一次小剂量非致死性内毒素，则在接受第二次注射后动物发生休克或出血倾向，即引起 DIC 样的病理变化。目前认为，GSR 的发生机制是由于第一次注射内毒素后单核-巨噬细胞系统吞噬了内毒素和 Fbn 而被封闭，因此第二次注射时，单核-巨噬细胞系统吞噬激活的凝血因子的能力降低并无法使内毒素灭活。内毒素具有激活凝血因子和损伤 VEC 作用，促使血小板聚集和收缩血管作用，故能引起 DIC 样的病理变化。

二、肝功能严重障碍

（1）肝脏合成抗凝物质减少　抗凝血物质 PC、AT Ⅲ 和 Flg 是由肝脏合成的，所以当慢性迁移性肝炎、肝硬化等时，肝功能障碍，肝脏合成抗凝物质减少，血液处于高凝状态，易诱发 DIC。

（2）肝脏灭活活化凝血因子减少　在凝血系统激活过程中，活化的凝血因子Ⅸa、因子Ⅺa、因子Ⅹa、TAT、PAP 均在肝脏内被清除和灭活，在急性重症肝炎、肝硬化时灭活活化凝血因子减少，血液处于高凝状态，易诱发 DIC。

（3）急性肝坏死时，机体释放组织凝血活酶（凝血因子Ⅲ）样物质，此时机体经肝脏处理乳酸的能力降低。这些因素均增加了血液的凝固性，加剧或促进 DIC 的形成。

（4）肝功能障碍的某些病因（病毒、某些药物）激活凝血因子。

这些因素在 DIC 的发生发展中均有一定的影响作用。

三、血液的高凝状态

血液的高凝状态是指在某些生理或病理条件下，血液凝固性增高，有利于血栓形成的一种状态。

（1）原发性高凝状态　原发性高凝状态见于遗传性 ATⅢ、PC、PS 缺乏症和因子 V 结构异常引起的 PC 抵抗症。

（2）继发性高凝状态　继发性高凝状态见于各种血液和非血液疾病，如肾病综合征、恶性肿瘤、白血病、妊娠中毒等。妊娠后 3 周开始孕妇血液中血小板及多种血浆凝血因子（因子Ⅰ、Ⅱ、Ⅴ、Ⅷ、Ⅸ、Ⅹ及Ⅻ等）增多，而具有抗凝作用及纤溶活性的物质（如 ATⅢ、纤溶酶原活化素及尿中尿激酶等）降低，来自胎盘的纤溶抑制物增多。妊娠 4 个月以后，孕妇血液开始逐渐趋向高凝状态，到妊娠末期最为明显。当产科意外引起 DIC 的机制是：①羊水栓塞、胎盘早剥时，羊水具有类凝血活酶、TF 和类血小板因子作用，具有较强促凝作用，可以激活 X 因子引起血凝。②人工流产后感染、产后感染，这主要由于子宫内具有凝血活性的 TF 进入血液导致 DIC。③宫内死胎，死胎也能释放组织因子入血启动外源性凝血系统。

血液中凝血因子有随年龄增加而逐渐增多的趋势，高年者可出现生理性高凝状态。

酸中毒是引起血液高凝状态的一个重要因素。酸中毒可直接损伤微管内皮细胞，使内皮下的微纤维与胶原暴露，然后激活因子Ⅻ，引起内原凝血系统的激活。酸中毒时，血液 pH 降低，肝素的抗凝活性减弱而凝血因子的活性升高，此时血小板的聚集性加强，由它释放的促凝因子增加，因此酸中毒是导致 DIC 发生发展的一个重要诱因。

四、微循环障碍

休克导致的严重微循环障碍，常有血流淤滞，血细胞聚集，血液甚至可呈淤泥状（sludging）。巨大血管瘤时对毛细血管中血流极度缓慢，血流出现涡流，再加上局部内皮细胞损伤与酸中毒，这些因素均有利于 DIC 的发生。低血容量时，由于肝、肾等脏器处于低灌流状态，无法及时清除某些凝血或纤溶产物，这也是促成 DIC 发生的因素。

五、纤溶系统功能受抑制

不恰当地应用纤溶抑制剂如 6-氨基己酸、对羧基苄胺等药物，在过度抑制机体纤溶功能、血液黏度异常增高的情况下，若一旦发生感染、创伤等事件，很容易诱发 DIC。

DIC 的发生可能还与患者当时的微血管功能状态有关，例如，有实验证明大剂量长时间地使用 α 受体激动剂会促使 DIC 形成，但是对其发生机制还未完全阐明。

此外，DIC 的发生发展还与促凝物质进入血液的数量、速度和途径有关。促凝物质进入血液少而慢时，如机体代偿功能（如吞噬功能等）健全，可不发生或仅表现为症状不明显的慢性型 DIC；促凝物质入血过多过快，超过机体代偿能力时，则可引起急性 DIC。此外，DIC 的定位与促凝物质入血的途径有重要关系。动物实验证明，股静脉内注入凝血酶所引起的 DIC，微血栓的分布以肺为主，主动脉内注入则微血栓主要在肾。

第三节 分期及分型

一、分 期

DIC 是一个病理过程，根据它的病理生理特点及发展过程，典型的 DIC 病程可分为以下三期。

1. 高凝期

系发病之初，此时的表现以血液高凝状态为主，各脏器微循环可有严重程度不同的微血栓形成。部分患者可无明显临床症状，尤其在急性 DIC 该期极短，不易发现。该期实验室检查的特点为凝血时间和复钙时间缩短，血小板的黏附性增高。

2. 消耗性低凝期

该期患者血液处于低凝状态，所以有已有严重程度不等的出血症状，也可能有休克或某脏器功能障碍的临床表现。机体的凝血功能障碍主要由于大量凝血因子的消耗和血小板减少引起，也可与继发性纤溶功能增强有关。实验室检查可见血小板明显减少，血浆 Fbg 含量明显减少，凝血和复钙时间明显延长。部分患者有纤溶功能指标的异常。

3. 继发性纤溶功能亢进期

在凝血酶及 XIIa 的作用下，纤溶酶原活化素被激活，从而使大量纤溶酶原变成纤溶酶；此时又有 FDP 的形成，它们均有很强的纤溶和（或）抗凝作用，所以此期出血十分明显，严重患者有休克及 MSOF 的临床症状。该期除仍有前一期实验室指标变化的特征外，继发性纤溶功能亢进相关指标的变化十分明显，主要表现为以下方面。

（1）凝血块或优球蛋白溶解时间缩短 血浆中部分 t-PA、u-PA 和 Plg 可被吸附在 Fbg 上。因 DIC 患者血浆中 PA 活性增高，取全血制成的凝血块（含 Fbn）或优球蛋白（含 Fbg）内可形成较多 Pln 而使纤溶活性增强，自发性溶解所需时间可比正常者明显减少；分别称为凝血块溶解时间缩短与优球蛋白溶解时间（euglobulin lysis time，ELT）缩短。

（2）凝血酶时间延长 DIC 患者在继发性纤溶亢进期其血浆中存在大量具抗凝作用的 FgDP/FDP 成分。所以，以正常血浆为对照，用一定量凝血酶使患者血浆凝固所需的时间明显延长，称为凝血酶时间（thrombin time，TT）延长。

（3）3P 试验阳性 凝血酶使 Fbg 先形成 FM，FM 相互自动交联并在 FXIIIa 作用下才形成不溶性纤维蛋白。继发性纤溶亢进期 DIC 患者血浆中存在大量 FgDP 成分如 X、Y、D、E 等片段，其中 X 片段能与 FM 形成 SFMC，从而阻断 FM 间的交联。换言之，患者血浆内有较多 X-FM 构成的 SFMC，这种血浆在体外试验时当加入鱼精蛋白后可以使 X-FM 解离，游离出的 FM 可交联形成大分子蛋白质聚合物，实验中可见血浆自动凝固，这一试验叫做血浆鱼精蛋白副凝固试验（plasma protamine paracoagulation test），也称为 3P 试验。根据血浆絮状沉淀多少，可记做 3P 试验 "+～+++++"，表明 X-FM 的多少和继发性纤溶的亢进程度。但是，当纤溶活性过强而血浆中 FsDP 的大分子成分如 X 片段被完全分解为小分子片段时，X-PM 就明显减少，3P 试验反可转阴。

（4）DD 试验阳性 继发性纤溶是指在凝血活化（形成 Fbn）的同时或相继发生的纤

溶系统激活。因此，所形成的纤溶酶（Pln）不但水解 Fbg，而且水解 Fbn（如 DIC 时微血栓的溶解）。由 Pln 水解 Fbn 产生的 FDP 组分是以多聚体形式存在的，如 D-二聚体，其抗原性与 Pln 水解 Fbg 所形成的单体 FgDP 成分中的 D 片段有所不同。可以用特定的免疫学方法测定 DIC 患者血浆中存在的 D-二聚体或它的含量，从而特异地证明患者存在继发性纤溶，或定量地估计继发性纤溶的亢进程度。此外，Fbn 的特异降解产物还包括纤维蛋白水解片段 Bβ 15-42。

二、分 型

由于引起 DIC 的原因很多，其发生发展速度也不相同，因此又可将 DIC 分为以下各型（表 13-2）。

表 13-2　DIC 分类及各型特点（一）

分型	基本特点	表现
急性 DIC	在几小时或 1～2 天内发生，病情凶险，进展迅速；症状明显，以休克和出血为主	败血症休克、异型输血、移植后急性排斥反应等
亚急性 DIC	在数日到几周内逐渐发生	恶性肿瘤转移、宫内死胎等
慢性 DIC	病程可达数月至数年，症状轻微，轻度出血，少见休克，以器官功能障碍为主	恶性肿瘤、胶原病、溶血性贫血

1. 按发生快慢分型

按 DIC 发生快慢分为急性型、亚急性型与慢性型。主要和致病因素的作用方式、强度与持续时间长短有关。当病因作用迅速而强烈时，DIC 表现为急性型；相反，作用缓慢而持续时，表现为慢性型或亚急性型。各型的主要特点如下。

（1）急性型　常见于革兰氏阴性菌感染引起的败血症性休克、严重创伤、羊水栓塞、血型不合的输血、急性移植排异反应等。其特点是 DIC 可在数小时或 1～2 天内发病。临床表现以休克和出血为主，病情迅速恶化，分期不明显。急性 DIC 患者可出现实验室检查明显异常，血小板计数减少、FDP 升高、PT 延长、TT 延长、PTT 延长和 Fbg 浓度下降。由于急性 DIC 患者，在没有严重的肝炎情况下，常出现因子 V 和 Fbg 的后天性缺乏，所以当 Fbg<100mg/dL 时，应与出血症状相联系，考虑急性 DIC 存在。

（2）慢性型　常见于恶性肿瘤、结缔组织病、慢性溶血性贫血等，由于机体有一定的代偿能力，单核吞噬细胞系统的功能也较健全，所以各种异常表现均轻微而不明显。其特点是发病缓慢、病程较长，机体可以通过肝脏合成凝血因子增加进行代偿。所以，慢性DIC 时，凝血因子消耗程度往往被掩盖，结果在筛选性实验检测中，只有少数指标出现异常，如血小板计数降低，但 Fbg 可以正常。因此，如果患者出现凝血酶明显升高，应在结合临床症状基础上，可以诊断为慢性 DIC 患者；如果患者单核-巨噬细胞系统功能较为健全，临床表现较轻或不明显时，这给诊断带来一定困难，患者常以某器官功能不全为主要表现。慢性 DIC 在一定条件下，可转为急性型。慢性者少见，临床表现可为原发性疾病所掩盖，容易漏诊或误诊，常在尸解中发现，多见于系统性红斑狼疮、卵巢癌肿、巨大血管瘤、晚期糖尿病等。

（3）亚急性型　常见于恶性肿瘤转移、宫内死胎等患者。其特点是数天内渐形成DIC。患者的临床表现介于急性与慢性之间。

2. 按代偿情况分型

按 DIC 代偿情况分为代偿型、失代偿型和过度代偿型。在 DIC 发生发展过程中，血浆凝血因子与血小板不断消耗，但是骨髓和肝可通过增加血小板和血浆凝血因子的生成而起代偿作用。此时肝脏生成纤维蛋白原的能力可增加 5 倍，骨髓生成血小板的功能可增多 10 倍，因此根据凝血物质的消耗与代偿性生成增多之间的对经关系。可将 DIC 分为以下三型（表 13-3）。

表 13-3　DIC 分类及各型特点（二）

分型	分类依据	临床症状	实验室检查
代偿型	消耗与生成基本平衡	见于轻度 DIC,无明显临床表现或仅有轻度出血和血栓形成	无明显异常,易被忽视,可能转化为失代偿型
失代偿型	消耗超过生成	见于急性 DIC。此型患者出血、休克等表现明显	血小板和纤维蛋白原等凝血因子均明显减少
过度代偿型	生成迅速,甚至超过消耗	见于慢性 DIC 或 DIC 恢复期,出血或栓塞症状可不太明显	有时出现纤维蛋白原等凝血因子暂时升高,可转化为典型的失代偿型

（1）代偿型　凝血因子与血小板的消耗与生成间基本上保持平衡状态。主要见于轻度 DIC。此型患者可无明显临床表现或仅有轻度出血和血栓形成的症状。实验室检查无明显异常（如纤维蛋白原无明显减少），易被忽视。但如病情持续加重，则可转化为失代偿型。

（2）失代偿型　凝血因子和血小板的消耗超过生成。主要见于急性 DIC。此型患者出血、休克等表现明显，实验室检查发现血小板和纤维蛋白原等凝血因子均明显减少。

（3）过度代偿型　机体代偿功能较好，经代偿凝血因子（Fbg、FV、FⅦ、FⅧ、FX）和血小板的生成迅速，甚至超过消耗。因此有时出现纤维蛋白原等凝血因子暂时升高的表现。主要见于慢性 DIC 或 DIC 恢复期。此型患者出血或栓塞症状可不太明显，但与代偿型相似，在致病因子的性质和强度发生改变时，也可转化为典型的失代偿型。

至于局部型的 DIC，主要是指局限于某一脏器的多发性微血栓症，但全身仍有轻度的血管内凝血存在，多见于静脉瘤、主动脉瘤，心脏室壁瘤、人造血管、体外循环、器官移植后的排异反应等，此时常在病变局部有凝血过程的激活。因此严格地说，这是全身性 DIC 的一种局部表现。

第四节　功能代谢变化与临床表现

正常人体内有完整的凝血、抗凝及纤维蛋白溶解系统。凝血及抗凝，既对立又统一，保持着动态平衡。在正常人的血液中，如果有少量活性凝血中间产物形成，就迅速被单核-巨噬细胞系统消除，或被血液中的抗凝物质中和。纤溶系统能不断溶解在小血管破损处所形成的少量纤维蛋白。DIC 的发生是由于在各种致病因素的作用下，血循环内出现了促动和激活凝血的过程，产生过量的凝血酶。血液的凝固性过高，破坏了体内凝血与抗凝的平衡。其病理变化包括：①全身微血管内有广泛的纤维蛋白沉着，形成微血栓，造成微循环障碍、红细胞机械性损伤及溶血；②当微循环内发生凝血时，大量血小板和凝血因子被消耗，从而使高凝状态转变为低凝状态；③体内的继发性纤维蛋白溶解产生大量纤溶酶，使纤维蛋白原裂解为 X 和 A、B、C 裂片，再进一步裂解为 Y、D、E 裂片。这些纤维蛋白（原）降解产物的抗凝作用可加重出血。除大量出血外，微循环内的血栓可引起微循环阻塞，导致肺、肾、肝、脑、心等器官的功能衰竭。

各种典型病理变化及临床表现主要发生在急性、严重的 DIC，其病理与临床表现复杂多样，并随原发疾病的不同而异，主要临床症状可归纳为出血、多器官功能障碍、微循环障碍（休克）和贫血。急性 DIC 时以前三种症状较为多见。

一、出　血

DIC 患者典型的病理变化是微血栓形成，微血管血栓分布广泛，浅表血栓表现为皮肤发绀、坏死、脱落、黏膜溃疡，呈灶性坏死深部微血管血栓，多见内脏，表现为多脏器功能障碍如急性肾衰竭、呼吸衰竭、意识障碍等。见表 13-4。

表 13-4　DIC 患者栓塞部位与出血的关系

栓塞部位	DIC 临床表现
皮肤	出血点、瘀斑
消化道	消化道出血
肾	血尿、少尿、无尿，可发展为肾衰竭

据调查，DIC 患者有 70%～80% 以程度不同的出血为初发症状。因凝血因子及血小板被大量消耗及 FDP 的抗凝血作用，可引起组织、器官的广泛出血，轻者可仅有少数皮肤出血点，重症者可见广泛的皮肤、黏膜瘀斑或血肿，典型的为皮肤大片瘀斑，内脏出血（血尿、呕血、便血、咯血、关节腔出血、颅内出血），创伤部位渗血不止。出血的机制与下述四方面因素有关，主要是由于凝血酶和纤溶酶产生过多造成的。

1. 凝血物质的消耗

在 DIC 发生发展过程中，各种凝血因子和血小板大量消耗，并且消耗超过代偿性增加，使血液中纤维蛋白原、凝血酶原、因子 V、Ⅶ、X、Ⅷ和血小板等急剧普遍减少。因此曾有人将 DIC 称为消耗性凝血病（consumptive coagulopathy）。此时。因凝血物质大量减少，因而凝血过程受阻。

2. 纤溶系统的激活

DIC 时在凝血系统激活后，常有继发性纤溶系统的激活。这主要是由于在凝血过程中，通过酶性激活（蛋白酶作用造成酶性水解）由Ⅻa 形成Ⅻf，Ⅻf 使激肽释放酶原转变成激肽释放酶，后者使纤溶酶原变为纤溶酶。一些富含纤溶酶原激活物的器官（如子宫、前列腺、肺等）因血管内凝血而发生变性坏死时，激活物便大量释放入血而激活纤溶系统。血管内皮细胞受损、缺氧、应激等也皆可激活纤溶系统，导致纤溶酶增多。纤溶酶除能使纤维蛋白（原）降解外，还能水解凝血因子 V、Ⅷ和凝血酶原等，故这些凝血因子进一步减少，从而引起凝血障碍和出血。

3. 纤维蛋白（原）降解产物的形成

凝血过程的激活以及继发性纤溶过程的启动使血中纤溶酶增多，纤维蛋白（原）被降解。纤维蛋白原在纤溶酶作用下先从其分子的 Bβ 链上裂解出一个小肽，然后又在 Aα 链上裂解出碎片 A、B、C 和 H，留下的片段即 X（分子质量 240～260kDa），后者再在纤溶酶作用下不断裂解先后产生 Y（分子质量 150kDa）、D（分子质量 100kDa）及 E（分子质量 50kDa）片段。它们统称为纤维蛋白原降解产物（FgDP）。纤维蛋白在纤溶酶作用下形成 X′、Y′、D′、E′片段，各种二聚体、多聚体及复合物，统称其为纤维蛋白降解产物（FDP）。两类 FDP 的功能特性基本相似，其中 X、Y 碎片可与纤维蛋白单体聚合，从而抑制纤维蛋白多聚体生成；Y、E 碎片有抗凝血酶作用；D 碎片抑制纤维蛋白单体聚合；大部分 FDP 均抑制血小板的黏附和聚集，因此 FDP 可通过强烈的抗凝作用引起出血。

临床上一般常用血浆鱼精蛋白副凝试验（plasma protamineparacoagulation test, 3P 试验）检查 FDP 存在，其主要原理为纤维蛋白原在凝血酶作用下形成许多纤维蛋白单体，后者在凝因血因子 ⅩⅢ（纤维蛋白稳定因子）作用下形成纤维蛋白。纤维蛋白在纤溶酶作用下分解为 X′、Y′、D′、E′碎片，这些碎片（主要是 X′碎片）可与纤维蛋白单体形成可溶性纤维蛋白单体复合物（soluble fibrin monomer complex, SFMC）患者血浆中如有 SFMC 存在，则在体外加入鱼精蛋白后，此种现象称副凝现象。DIC 患者血浆中由于有 SFMC 的存在，3P 试验常呈阳性，所以此试验主要是反映 SFMC 和纤维蛋白降解产物中 X′片段的试验。晚期 DIC 患者血浆中 X′片段减少，D′、E′明显增多，因此 3P 试验反而呈阴性。

临床上 DIC 患者可有轻重不等的多部位出血倾向（图 13-4）。病理形成上既可有血管内凝血，也可有出血的表现。实验室检查有凝血时间和凝血酶原时间延长，纤维蛋白原和血小板减少等发现。出血发生在皮肤时，常可见到出血斑或局部坏死，它与周围皮肤分界清楚，边缘不规则，这种现象反映了皮肤下阻塞的终末微动脉的分布，如果较大的血管发生阻塞，则这些病变可发展形成出血性大疱或融合成片，但治疗及时、恰当，也可吸收。在重症病例，出血特别严重时，可以表现为手指或脚趾的坏疽，有时可出现对称性坏死性病变。

出血也可在静脉穿刺部位。血尿常见。此外也可出现牙龈和鼻出血。出血严重而剧烈时可引起死亡，而且用一般止血药物治疗无效。出血常可成为 DIC 的最初或主要症状，所以有人强调，如患者患有可能引起 DIC 的原发疾病，病程中出血症状又难以用其他原因解释时，应考虑到 DIC 的可能。

4. 血管损伤

DIC 发生发展过程中，各种原始病因和继发性引起的缺氧、酸中毒、细胞因子和自由基等多种因素的作用可导致微小血管管壁损伤，也是 DIC 出血的机制之一。

二、休　克

某些病因既可引起 DIC 也可引起休克，如内毒素血症、严重烧伤等。表现为血压下降，早期出现肾、肺、大脑功能不全，表现为肢体湿冷、少尿、呼吸困难、发绀、神志改变。DIC 与休克之间是互为因果，可以形成恶性循环。DIC 引起的休克常有以下几个特点：①突然出现或与病情不符；②伴有严重广泛的出血及四肢末梢的发绀；③有多器官功能不全综合征出现；④对休克的综合治疗缺乏反应，病死率高。

由于不同个体内在条件的差异和病因性质、作用时对凝血-抗凝血平衡或微循环功能影响的严重程度不同，可以首先出现 DIC 或者休克的特征性病理变化，也可几乎同时地出现这两种病理变化。DIC 或休克在发展过程中也能产生一些因素分别引起休克或 DIC。如由暴发型脑膜炎球菌败血症引起休克时，可伴有皮肤大片瘀斑等体征，其本质属于典型的 DIC。

急性 DIC 常伴发休克，慢性、亚急性 DIC 可有休克，也可无休克。这是由于毛细血管和微静脉中有广泛血小板聚集和（或）纤维蛋白性微血栓形成，以致回心血量严重不足，再加上心肌损伤，广泛出血所引起的血容量减少等因素，使有效循环血量严重下降，心排血量减少，出现全身微循环障碍。与此同时，中心静脉压也往往降低，若肝和肺内有广泛微血栓阻塞，则又可相应地引起门静脉和肺动脉压升高。前者的临床表现为胃肠道瘀血、水肿，后者为右心排血障碍。此外，在 DIC 的形成过程中，由于凝血因子XII被激活，凝血酶增多和继发性纤溶的启动，可使循环血中XIIf、凝血酶和纤溶酶增多，它们均能激活补体和激肽系统，使激肽和某些补体成分（如 C3a、C5a 等）生成增多，激肽能使微动脉和毛细血管前括约肌舒张，从而使外周阻力显著降低；C3a、C5a 等则可使肥大细胞和嗜碱粒细胞脱颗粒，从而通过释放组胺而发挥与激肽类似的作用。这是急性 DIC 时动脉血压下降的重要原因。FDP 的形成，加重了微血管扩张及通透性升高，这是因为 FDP 的某些部分（如裂解碎片 A、B 等）能增强组胺和激肽的作用，能使微血管舒张。由于前述的因素使血容量减少、回心血量降低、心功能降低和心排血量减少，加上血管扩张和外周阻力降低，血压可明显降低，因而 DIC 很容易产生休克（图 13-4）。

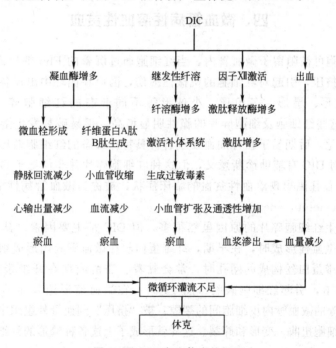

图 13-4　DIC 产生休克的机理

各种休克发展到一定阶段也往往可以伴发 DIC。

三、多系统器官功能障碍

由于 DIC 发生的原因和受累脏器及各脏器中形成微血栓的严重程度不同，微血管阻塞情况不同，故不同器官系统、不同部位组织发生代谢与功能障碍或缺血性坏死的程度也可不同，轻者可出现代谢、功能障碍，受累严重者可导致脏器功能不全甚至衰竭。临床上常同时或相继出现两种或两种以上脏器功能障碍的不同症状，如呼吸困难、少尿、无尿、恶心、呕吐、腹部或背部疼痛、发热、黄疸、低血压、意识障碍（严重者发生昏迷）及各种精神神经症状。DIC 时引起多器官功能衰竭（MSOF）的机制，与微血栓形成和微循环灌流障碍、缺血再灌注损伤、白细胞激活和炎症介质的损伤作用，以及器官功能障碍作为后果对其他脏器产生的影响等有关。MSOF 常是 DIC 引起死亡的重要原因。

例如：①肺内广泛微血栓形成，可引起肺泡-毛细血管膜损伤，出现成年人呼吸窘迫综合征（ARDS）一类急性呼吸衰竭的临床症状；②如肾内广泛微血栓形成，可引起两侧肾皮质坏死和急性肾功能衰竭，临床表现为少尿、血尿和蛋白尿等；③消化系统出现 DIC 可引起恶心、呕吐、腹泻、消化道出血；④肝内微血栓形成可引起门静脉高压和肝功能障碍，出现消化道淤血、水肿、黄疸和其他相关症状；⑤累及心脏导致心肌收缩力减弱，心排血量降低，心脏指数减低，肌酸磷酸激酶和乳酸脱氢酶明显增高；⑥累及肾上腺时可引起皮质出血性坏死和急性肾上腺皮质功能衰竭，具有明显休克症状和皮肤大片瘀斑等体征，称为华-佛综合征；垂体发生坏死，可引起席汉综合征（Sheehan syndrome）；神经系统病变则出现神志不清、嗜睡、昏迷、惊厥等非特异性症状。

四、微血管病性溶血性贫血

DIC 时红细胞可被阻留于微血管内，当红细胞通过沉着的 Fbn 细丝或 VEC 裂隙处时受到血流冲击、挤压，引起对红细胞的机械性损伤，因而在循环中出现各种形态特殊的变形红细胞或呈盔形、星形、多角形、小球形等不同形态的红细胞碎片，称为裂细胞（schistocyte）。这些红细胞及细胞碎片的脆性明显增高，很易破裂发生溶血。DIC 早期溶血较轻，不易察觉，后期易于在外周血发现各种具特殊形态的红细胞畸形。外周血破碎红细胞数大于 2% 对 DIC 有辅助诊断意义，但这种红细胞碎片并非仅见于 DIC。慢性 DIC 及有些亚急性 DIC 往往因出现溶血性贫血的临床症状，被称为微血管病性溶血性贫血（microangiopathic hemolytic anemia）。

目前认为产生红细胞碎片的原因虽然很多，但 DIC 是主要因素。其机制是当微血管中有纤维蛋白性微血栓形成时，在早期，纤维蛋白丝在微血管腔内形成细网；当循环中的红细胞流过由纤维蛋白丝构成的网孔时，常会黏着、滞留或挂在纤维蛋白丝上。这样由于血流的不断冲击，引起红细胞破裂（图 13-5）。在微血流通道发生障碍时，红细胞还可能通过肺组织等的微血管内皮细胞间的裂隙，被"挤压"到血管外组织中去。这种机械损伤同样也可使红细胞扭曲、变形和碎裂。这样就形成了上述各种畸形的红细胞碎片。所以在

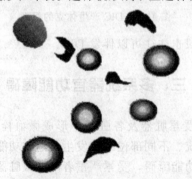

图 13-5 微血管病性溶血性贫血血片中能见到裂体细胞

DIC患者中有时可以有溶血的一系列表现和实验室检查异常，外周血涂片中可出现较多的上述各种红细胞碎片。

第五节　弥散性血管内凝血的防治

弥散性血管内凝血的病情严重，病势凶险，发展迅速，必须积极抢救，否则病情即可发展为不可逆性。原发病与DIC两者互为因果，治疗中必须同时兼顾，严密观察临床表现及实验室化验结果的变化。DIC的防治要采取综合措施，主要措施如下。

（1）消除病因及原发病的治疗　治疗原发病是治疗DIC的根本措施，控制原发病的不利因素也有重要意义，例如积极控制感染、清除子宫内死胎以及抗肿瘤治疗等。其他如补充血容量、防治休克、改善缺氧及纠正水、电解质紊乱等，也有积极作用。输血时更应预防溶血反应。在去除病因后，病情可迅速缓解，消除DIC的诱因也有利于防止DIC的发生和发展。

（2）肝素治疗　肝素和血液中的抗凝血酶Ⅲ（AT Ⅲ）形成复合体，加强AT Ⅲ对凝血酶及活性凝血因子Ⅸa、Ⅹa、Ⅺa及Ⅻa的灭活，发生抗凝作用。故在肝素治疗时，必须考虑到血中的AT Ⅲ水平。如AT Ⅲ水平过低时，即使给予大量肝素也不易见效。近年来发现肝素也有促进纤溶和阻碍血小板聚集的作用。关于肝素应用的指征包括：①DIC诊断明确，包括原发病或病因不能控制或去除时，在后者作为DIC的对症治疗；②如已证实发生DIC而准备去除病因时，为防止术中或术后促凝物质进入血循环而加重DIC，也可短期适当使用；③当准备应用纤维蛋白溶解抑制剂或补充凝血物质时，如有促凝物质已在血液中发挥作用，也应先用肝素，后给纤溶抑制剂、输血及纤维蛋白原等。

对急性DIC，特别是伴有新鲜创口、创面等病情较复杂的病例，肝素的应用要谨慎，如果使用不当，有加重出血的危险；对慢性或亚急性DIC，没有血管损伤及新鲜创面，使用比较安全。有下列情况时，应用肝素要特别谨慎，以免加重出血：①在DIC后期，病理变化已转为以纤维蛋白溶解为主而出血主要涉及纤溶及大量FDP的关系，而不是凝血因子的消耗；②手术创口尚未愈合；③原有严重出血如肺结核咯血、溃疡病出血或脑出血等；④有明显肝肾功能不良者；⑤原有造血功能障碍和血小板减少者。

（3）研究发现，肝素的抗凝效果与AT Ⅲ相关　因为AT Ⅲ是肝素辅助因子，肝素可与AT Ⅲ的赖氨酸残基形成复合物，从而加速AT Ⅲ对凝血酶的灭活，此外，AT Ⅲ对血小板聚集也有一定抑制作用。AT Ⅲ浓缩剂及合成抗凝血酶剂的应用实验证明，AT Ⅲ下降到一定水平时，即使增加肝素量也不能提高其抗凝作用。DIC患者原先存在AT Ⅲ减少或DIC本身引起的AT Ⅲ减少均会影响肝素的抗凝效果，故有人认为AT Ⅲ水平低至正常的50%时，就应补充AT Ⅲ。

（4）重新建立凝血和纤溶间的动态平衡　DIC时由于大量凝血因子及血小板消耗，而若在未用肝素前输血或给纤维蛋白原时补充血小板及凝血因子，可为微血栓提供凝血的基质，促进DIC的发展。但如凝血因子过低时，应用肝素可加重出血。应当输血（最好鲜血）或补充纤维蛋白原，后者每克制剂可提高血浆纤维蛋白原25mg/dL，纤维蛋白原浓度超过100mg/dL时才有止血作用。

（5）抗纤溶药物的应用　在DIC早期，纤溶本身是一种生理性的保护机制，故一般不主张应用抗纤溶药物。早期使用反使病情恶化可能。但在 DIC 后期继发性纤溶成为出血的主要矛盾时，则可适当应用抗纤溶药物。这类药物应在足量肝素治疗下应用。只有当已无凝血消耗而主要为继发性纤溶继续进行时，方可单独应用抗纤溶药物。

（6）其他　国内在治疗 DIC 并发休克的病例中，有人报道用山莨菪碱、东莨菪碱或酚苄明能解除血管痉挛。右旋糖酐 40 对疏通血脉有良好疗效。也有人提出用尿激酶、换血、血浆去除术、血液透析等各种不同疗法，但疗效尚难肯定，有待进一步研究。

形成性考核

一、选择题

1. DIC 时血液凝固障碍准确的表述为（　　）
  A. 血液凝固性增高　　　　　　　　B. 先高凝后转为低凝
  C. 先低凝后转为高凝　　　　　　　D. 纤溶活性增高
  E. 血液凝固性降低

2. 下列哪项因素不是直接引起 DIC 出血的原因（　　）
  A. 凝血因子大量消耗　　　　　　　B. 单核-巨噬细胞系统功能下降
  C. 血小板大量消耗　　　　　　　　D. 纤维蛋白降解产物的作用
  E. 继发性纤溶亢进

3. DIC 时产生的贫血属于（　　）
  A. 再生障碍性贫血　　　　　　　　B. 失血性贫血
  C. 中毒性贫血　　　　　　　　　　D. 微血管病性溶血性贫血
  E. 缺铁性贫血

4. 微血管病性溶血性贫血的发病机制主要与下列哪项因素有关（　　）
  A. 微血管内皮细胞大量受损　　　　B. 纤维蛋白丝在微血管腔内形成细网
  C. 血小板的损伤　　　　　　　　　D. 小血管内血流淤滞
  E. 白细胞的破坏作用

5. 单核-巨噬细胞系统功能障碍时容易诱发 DIC 的原因是（　　）
  A. 体内大量血管内皮细胞受损　　　B. 循环血液中促凝物质的生成增加
  C. 循环血液中促凝物质的清除减少　D. 循环血液中凝血抑制物减少
  E. 纤溶系统活性减弱

二、简答题

1. 简述 DIC 患者发生出血的机制。
2. 联系前几章内容，试说明休克与 DIC 之间的相互关系。

（柴高尚）

第十四章　缺血-再灌注损伤

学习提示： 任何原因引起的组织血液灌流量减少均可使细胞发生缺血性损伤，而治疗缺血的重要措施是尽早恢复血液灌注。但有时再灌注不但没有减轻缺血性损伤，反而加重器官组织的功能障碍和结构损伤，这种现象称为缺血-再灌注损伤（ischemical-reperfusion injury）。学习本章内容需要掌握缺血-再灌注损伤的概念和发生机制；熟悉缺血-再灌注损伤的发生原因和条件，心、脑的主要变化；了解缺血-再灌注损伤的防止措施。通过完成以下题目预习本章内容。

1. 缺血-再灌注损伤的机制主要有_____，_____，_____。
2. 缺血与再灌注时氧自由基产生过多的可能机制有_____，_____，_____。
3. 缺血与再灌注时钙超载的可能机制有_____，_____，_____。
4. 氧自由基可分为三大类：_____，_____，_____。
5. _____是指心肌经历短暂急性缺血后血流恢复正常或接近正常，但此时仍存留有心肌收缩功能障碍的状态。

课堂讨论：

1. 简述缺血-再灌注损伤的防治原则。
2. 缺血-再灌注时氧自由基生成增多的机制是什么？

　　任何原因引起的组织血液灌流量减少均可使细胞发生缺血性损伤，而治疗缺血的重要措施是及早恢复血液灌注。随着药物溶栓、经皮腔内冠脉成形术、冠状动脉搭桥术、断肢再植和器官移植等方法的应用，许多器官组织缺血后恢复血液再灌注。许多情况下，缺血器官组织在得到血液灌注后，损伤的结构可以恢复，功能得以恢复。但是有时候再灌注不但没有减轻缺血性损伤，反而加重器官组织的功能障碍和结构损伤，这种现象称为缺血-再灌注损伤（ischemia-reperfusion injury）。缺血-再灌注损伤是指组织缺血一段时间，当血流重新恢复后，细胞功能代谢障碍及结构破坏反而较缺血时加重的病理过程。

　　1955 年 Sewell 报道，在结扎犬冠状动脉后，如突然解除结扎恢复血流，部分动物立即发生心室颤动而死亡。1960 年 Jennings 第一次提出心肌再灌注损伤的概念，证实再灌注会引起心肌细胞超微结构不可逆坏死；1968 年 Ames 首先报道脑缺血-再灌注损伤；1972 年 Flore 对肾缺血-再灌注损伤进行了研究；1978 年 Modry 报道了肺缺血-再灌注损伤；1981 年 Greenberg 介绍了肠缺血-再灌注损伤，以上证据表明再灌注损伤几乎可在每一种组织器官发生。

第一节　缺血-再灌注损伤的原因及影响因素

一、原　因

发生在组织器官缺血基础上恢复血液供应的因素都可能成为缺血-再灌注损伤的发生原因：①全身循环障碍后恢复血液供应，如休克微血管痉挛解除后、心脏骤停后心肺复苏等；②组织器官缺血后血流恢复，如器官移植及断肢再植后；③栓塞血管再通后，如经皮腔内冠状动脉成形术、溶栓疗法后等。

二、影　响　因　素

并非所有缺血的组织器官在恢复血流后都会发生缺血-再灌注损伤，有许多因素影响其发生和发展的程度。

1. 缺血时间

缺血-再灌注损伤的发生和缺血时间的长短有关，缺血时间过长或过短都不会发生缺血-再灌注损伤。缺血时间较短，在恢复血流后，器官功能可以恢复正常；缺血时间过长，器官会发生不可逆的损伤，甚至坏死。如意外事故导致肢体出血时，需使用止血带，但由于长期使用止血带（一般连续使用2~3h）可引起组织缺血坏死，因此护理人员应注意每隔40~60min，放松止血带3~5min，以避免组织缺血坏死和再灌注损伤的发生。

2. 组织器官缺血前的功能状态

缺血前组织拥有较为丰富的侧支循环，不易发生缺血-再灌注损伤；对氧需求量大的器官如心、脑或者有严重疾病的组织器官缺血后易发生缺血-再灌注损伤；若组织器官缺血前已有严重的疾病，如广泛性冠状动脉病变，则易发生心肌缺血-再灌注损伤。

3. 再灌注条件

再灌注损伤的发生及发展与氧、钙、pH和灌注液的温度、压力等因素有关。用低氧溶液灌注的组织器官或经缺氧培养的细胞在恢复正常氧供应后，组织及细胞的损伤不仅未能恢复，反而更趋严重，这种现象称为氧反常。预先用无钙溶液灌注大鼠心脏2min，再用含钙溶液进行灌注时，心肌细胞酶释放增加、心肌纤维过度收缩及心肌电信号异常，称为钙反常。缺血可引起代谢性酸中毒，但在再灌注时迅速纠正缺血组织酸中毒，反而会加重细胞损伤，称为pH反常。再灌注时采用低温（25℃）、低压（6.7kPa）、低pH和低钙灌注液，能显著减轻缺血-再灌注损伤。

第二节　缺血-再灌注损伤的发生机制

一、自由基的作用

1973年，Ahren和Hayland用超氧化物歧化酶（superoxide dismutase，SOD）有效

保护了小肠缺血-再灌注损伤。以后又有实验发现过氧化氢酶、别嘌醇（黄嘌呤氧化酶的抑制剂，抑制氧自由基的产生）和二甲基亚砜（羟自由基清除剂）也可以预防一些缺血-再灌注损伤。说明氧自由基可能是导致缺血-在灌注损伤的重要机制，清除超氧阴离子或抑制氧自由基的产生可有效地减轻缺血-在灌注损伤。

1. 自由基的概念和种类

自由基（free radical）是指外层电子轨道含有一个或多个不配对电子的原子、原子团或分子。由于原子形成分子时，化学键中电子必须成对出现，因此自由基就到夺取其他物质的一个电子，使自己形成稳定的物质。在化学中，这种现象称为"氧化"。为了表达不配对电子，常常在其分子式后方或上方加一个点（如 R·）。自由基的种类很多，包括脂性自由基、氯自由基（Cl·）和甲基自由基（CH_3·），其中由氧衍生的自由基称为氧自由基（oxygen free radical），我们生物体系主要遇到的是氧自由基，氧自由基可以分为以下几种。

（1）非脂性氧自由基　包括超氧阴离子（superoxide anion）和羟自由基（hydroxyl radical）。

（2）脂性氧自由基　氧自由基与不饱和脂肪酸的作用后生成的中间代谢产物，包括烷氧自由基（LO·）、烷过氧自由基（LOO·）。

单线态氧和过氧化氢外层轨道无不配对电子，不属于氧自由基，但其化学性质十分活泼，与氧自由基关系密切，因此与氧自由基共同组成活性氧（reactive oxygen species）。

2. 再灌注时氧自由基产生增多的机制

缺血时组织含氧量少，作为电子受体的氧不足，再灌注恢复组织氧供应，同时提供了大量电子受体，使氧自由基在短时间内爆发性增多，再灌注时主要通过以下四种途径产生氧自由基。

（1）黄嘌呤氧化酶途径　组织缺血缺氧时，ATP 相继水解为 ADP、腺苷一磷酸（AMP）、腺苷、肌苷和次黄嘌呤，次黄嘌呤自身不能生成黄嘌呤，因此在缺血组织大量积聚。黄嘌呤氧化酶主要存在于毛细血管内皮细胞内，正常情况下，黄嘌呤氧化酶（xanthine oxidase，XO）仅占 10%，其前身黄嘌呤脱氢酶（xanthine dehydrogenase，XD）占 90%。ATP 缺乏使得钙泵功能发生障碍，导致细胞内 Ca^{2+} 增多，激活血管内皮细胞内钙离子依赖蛋白，将组织中的黄嘌呤脱氢酶大量转化为黄嘌呤氧化酶。再灌注时，组织重新获取氧，大量积聚的次黄嘌呤在黄嘌呤氧化酶作用下生成黄嘌呤进而转化为尿酸，这两边反应中均有电子转移，大量电子被氧接受生成超氧阴离子自由基（图 14-1）。

（2）中性粒细胞途径　中性粒细胞被激活时耗氧量显著增加，其摄入 O_2 的 70%～90% 在还原型辅酶 II 氧化酶（NADPH oxidase）和还原型辅酶 I 氧化酶（NADH oxidase）的催化下，接受电子形成氧自由基，以杀灭病原微生物。另外组织缺血可激活补体系统，或经细胞膜分解产生多种具有趋化活性的物质，如 C3 片段、白三烯等，吸引、激活中性粒细胞。再灌注期间组织重新获得氧供应，激活的中性粒细胞耗氧显著增加，产生大量氧自由基，称为呼吸爆发（respiratory burst）或氧爆发（oxygen burst），可损伤组织细胞。

（3）线粒体途径　正常情况下，线粒体中仅有 1%～2% O_2 被还原为氧自由基，98% O_2 在细胞色素氧化酶的作用下被还原为水。缺血缺氧时，ATP 生成减少，Ca^{2+} 进入线粒体增多，导致线粒体功能受损，细胞色素氧化酶系统被抑制，以致再灌注期进入细胞内的氧经单电子还原为氧自由基增多。

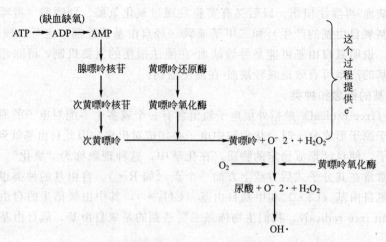

图 14-1　内皮细胞经黄嘌呤氧化酶途径生成自由基

（4）儿茶酚胺自身氧化途径　各种应激如缺血缺氧使交感-肾上腺髓质系统兴奋，儿茶酚胺生成增多，儿茶酚胺一方面具有重要的代偿调节作用，另一方面在单胺氧化酶的作用下，通过自氧化可产生大量的自由基。

3. 氧自由基引起缺血-再灌注损伤的机制

氧自由基极为活跃，可与膜磷脂、蛋白质、核酸等细胞成分发生反应，造成细胞结构损伤，引起功能和代谢障碍。

（1）膜脂质过氧化　生物膜位于组织结构的最外侧，且富含不饱和脂肪酸，极易受到氧自由基等损伤因子的攻击而发生损伤。氧自由基作用于细胞膜磷脂中不饱和脂肪酸，导致细胞膜脂质过氧化反应，形成脂质自由基和过氧化物，引起膜流动性降低，通透性增高；线粒体膜脂质过氧化，导致线粒体氧化磷酸化功能障碍；溶酶体膜损伤引起溶酶体酶释放，破坏细胞结构（图 14-2）。

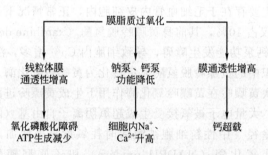

图 14-2　膜脂质过氧化的损伤作用

（2）抑制蛋白质功能　蛋白质肽链中的蛋氨酸、酪氨酸、色氨酸、脯氨酸、半胱氨酸、苯丙氨酸等残基极易受到氧自由基攻击，导致蛋白质残基修饰、交联、肽链断裂和蛋白质变性，从而使酶、受体、膜离子通道蛋白等发生功能障碍。

（3）破坏核酸及染色体　氧自由基攻击 DNA 双链，使 DNA 键断裂，并与碱基发生加成反应，从而改变 DNA 的结构，引起染色体的结构和功能障碍。这种作用 80% 位 OH·所致，它对羟基、脱氧核糖骨架都能造成损伤，根据损伤程度的不同，可引起突变、凋亡或坏死等。

（4）破坏细胞间基质　氧自由基可使透明质酸降解，胶原蛋白发生交联，从而导致细胞间基质变得疏松，弹性减低。

（5）诱导炎性因子产生　膜脂质过氧化可激活磷脂酶，促进膜磷脂降解，通过花生四烯酸的代谢反应，诱导生成具有高度生物活性的前列腺素、血栓素、白三烯等，加重再灌注损伤。

二、钙　超　载

1972 年，Shen 和 Jennings 发现犬心脏冠状动脉短暂闭塞后再灌注可加速细胞内 Ca^{2+} 的积聚，并首次提出钙超载的假说。同位素 Ca^{2+} 资料表明，大量 Ca^{2+} 超载是由于 Ca^{2+} 内流增加而不是流出减少。由于检测技术的进步，大量实验结果显示、缺血数分钟，心肌内钙含量已经开始升高，再灌注几分钟内，大量钙进入心肌细胞，并持续较长时间，而钙的流出相对只有短暂的增加，表明钙超载主要发生在再灌注期。各种原因引起的细胞内钙含量异常增多并导致细胞结构损伤和功能代谢障碍的现象称为钙超载（calcium overload）。

（一）细胞内钙超载的发生机制

1. Na^+/Ca^{2+} 交换增加

钠钙交换体是一种非 ATP 依赖的双向转运蛋白，在这种交换系统中每 3 个 Na^+ 与 1 个 Ca^{2+} 交换。大量资料支持 Na^+/Ca^{2+} 交换在再灌注期间其重要作用。组织缺血时两条途径引起细胞内 Na^+ 积聚：一是心肌缺血能量消耗引起 ATP 依赖的 Na^+-K^+-ATP 酶活性抑制，导致细胞内 Na^+ 积聚；另一条途径是 Na^+ 与 H^+ 交换。缺血时无氧酵解导致乳酸堆积，引起细胞内酸中毒，Na^+ 通过 Na^+/H^+ 交换进入细胞。当细胞内 Na^+ 增加时，可促进 Na^+/Ca^{2+} 交换，使细胞内 Ca^{2+} 大量堆积，造成细胞内钙超载，这是再灌注损伤钙超载的主要途径。

2. 生物膜损伤

生物膜（细胞膜和细胞内模性结构）损伤使其通透性增加，细胞外 Ca^{2+} 顺浓度差进入细胞，或使细胞内 Ca^{2+} 分布异常，加重细胞功能紊乱与结构破坏。肌浆网损伤可导致钙泵功能抑制，使肌浆网摄取 Ca^{2+} 减少，因而胞质钙浓度升高（图 14-3）。

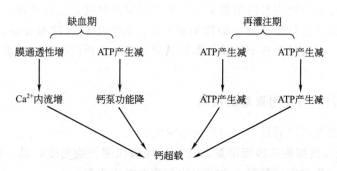

图 14-3　生物膜损伤引起钙超载的机制

3. 儿茶酚胺增多

缺血-再灌注时内源性儿茶酚胺释放增多，通过 α 受体和 β 受体使钙内流增加。

① 通过 α_1 受体激活磷脂酶 C，促进磷脂酰肌醇分解，生成三磷酸肌醇（IP_3）和甘油

二酯（DG）。IP_3 导致肌浆网膜上钙通道开放，使细胞内钙库释放钙；DG 经激活蛋白激酶 C（PKC）促进 Na^+/H^+ 交换，进而增加 Na^+/Ca^{2+} 交换，使胞质浓度升高。

② 通过 β 受体使腺苷酸环化酶活化，cAMP 生成增加，cAMP 激活蛋白激酶 A（PKA），PKA 使细胞膜上 L 型钙通道磷酸化而促进钙内流。

（二）钙超载引起缺血-再灌注损伤的机制

1. 激活各种 Ca^{2+} 依赖性酶

细胞内 Ca^{2+} 增高可激活多种磷脂酶，促进膜磷脂的分解，使细胞膜及细胞器膜均受到损伤。此外，膜磷脂的降解产物花生四烯酸、溶血磷脂等增多，增加了膜的通透性，进一步加重膜的功能紊乱。钙可激活蛋白酶，导致细胞膜损伤及结构蛋白的分解。

2. 线粒体功能障碍

胞质内 Ca^{2+} 增多可刺激线粒体和肌浆网的钙泵摄取钙，使胞浆中的 Ca^{2+} 向线粒体和肌浆网中转移。这在再灌注早期具有一定的代偿意义，可减少胞浆中钙超载的程度。但细胞内钙增多使肌浆网及线粒体消耗大量 ATP；同时，线粒体内的 Ca^{2+} 离子与含磷酸根的化合物反应形成磷酸钙，干扰线粒体氧化磷酸化，使能量代谢障碍，ATP 生成减少。二者均使细胞能量供应不足。

3. 促进氧自由基生成

细胞内钙超载使钙依赖性蛋白水解酶活性增高，促进黄嘌呤脱氢酶转变为黄嘌呤氧化酶，使自由基生成增多，损害组织细胞。

4. 破坏心肌结构

心肌细胞内钙超载引起肌原纤维过度收缩，损伤细胞骨架，导致心肌纤维断裂，心肌梗死面积扩大。具体机制如下：①缺血-再灌注使缺血细胞重新获得能量供应，在胞浆存在高浓度 Ca^{2+} 的条件下，肌原纤维发生过度收缩。这种肌纤维过度甚至不可逆性缩短可损伤细胞骨架结构，起心肌纤维断裂；②再灌注使缺血期堆积的 H^+ 迅速移出，减轻或消除了 H^+ 对心肌收缩的抑制作用。

三、白细胞作用

实验发现在缺血心肌内有白细胞聚集，数量随缺血时间延长而增加；再灌注期血管内皮细胞核白细胞激活进行性增加。动物实验显示，如将中性粒细胞去除，则缺血-再灌注时心脏、胃肠道、肝脏甚至整个机体的损伤显著减轻，表明白细胞在再灌注损伤中发挥重要的作用。

（一）缺血-再灌注时白细胞聚集的机制

再灌注时白细胞可以通过三种途径发生聚集。

① 再灌注损伤使细胞膜磷脂降解，花生四烯酸代谢产物增多，其中白三烯等的趋化作用可吸引大量中性粒细胞黏附于血管内皮细胞并进入组织。

② 白细胞本身释放具有趋化作用的炎症介质，如白三烯 B_4，吸引大量白细胞进入缺血组织。

③ 正常情况下，血管内皮细胞与中性粒细胞相互排斥，以保证微血管的正常灌流。缺血-再灌注时血管内皮细胞释放多种细胞黏附分子，促进中性粒细胞的黏附和聚集。黏

附分子（adhesion molecules，AM）是指由细胞合成的、可促进细胞与细胞之间、细胞与细胞外基质之间黏附的一大类分子的总称。黏附分子大多为糖蛋白，少数为糖脂，分布于细胞表面或细胞外基质。细胞黏附分子包括整合素家族、免疫球蛋白超家族、选择素家族等。黏附分子以配体-受体相对应的形式发挥作用，应用特异性黏附分子抗体可显著减轻再灌注使白细胞的黏附、渗出，并可改善缺血后再灌注时引起的组织损伤。

（二）白细胞介导缺血-再灌注损伤的机制

1. 阻塞毛细血管

在缺血和再灌注早期白细胞即黏附于内皮细胞上，随后有大量血小板沉积和红细胞缗钱状聚集，造成毛细血管阻塞。实验表明，红细胞解聚远较白细胞与内皮细胞黏附的分离容易，提示白细胞黏附是微血管阻塞的主要原因。白细胞阻塞毛细血管的机制主要包括以下三个方面：①中性粒细胞能特异性黏附于血管内皮，且活化后的白细胞变得黏性更高、变形能力更差，难以通过毛细血管前括约肌，造成毛细血管的机械性阻塞，导致微循环障碍；②活化的白细胞可发生聚集，阻塞血管，造成微循环障碍，甚至形成无复流现象，即解除缺血原因后并没有使缺血组织得到充分血液灌流的现象；③白细胞与内皮细胞结合后，导致内皮细胞肿胀，使管腔更加狭窄。

2. 产生自由基

白细胞一旦与内皮细胞结合便被激活，激活后的白细胞是一个重要的自由基源，粒细胞膜上存在的还原型辅酶 II（NADPH）氧化酶系统与氧结合后产生超氧自由基和羟自由基。

3. 收缩血管

激活的白细胞和血管内皮细胞可释放大量的缩血管物质。

① 内皮素（endothelin，ET）：存在于内皮细胞以及各种组织细胞中，在肾上腺素、缺氧等应激刺激下，血管内皮细胞合成释放 ET-1，是迄今为止发现的作用最强的缩血管物质。

② 血管紧张素 II（angiotensin II）：血管紧张素 II 是肾素作用血管紧张素原产生血管紧张素 I，再经转化酶的作用而生成。人体的血管平滑肌、肾上腺皮质球状带细胞以及脑的一些部位、心脏和肾脏器官的细胞上存在血管紧张素受体。血管紧张素 II 与血管紧张素受体结合，使血管收缩。

③ 血栓素 A_2（Thromboxane A_2）：血栓素 A_2 通过血栓素 A 合酶由前列腺素 H_2 产生，可导致血管收缩。

4. 细胞损伤

缺血-再灌注时激活了的中性粒细胞及游离 Ca^{2+} 可激活磷脂酶 A_2，游离出花生四烯酸，导致瀑布效应，氧化生成白三烯、前列腺素及血栓素 A_2 等致炎物质，使周围组织细胞受到损害，导致局部炎症反应。

四、高能磷酸化合物的缺乏

心肌正常情况下以有氧代谢形式生成三磷酸腺苷（ATP）供做功需要。心肌缺血时则转为无氧代谢为主，ATP 合成减少，以致心舒缩功能障碍。在犬的实验中证明，心肌严重缺血 15min（结扎冠状动脉左旋支），心肌发生可逆性损伤。此时如果得到血液再灌注，则细胞并不死亡。但有很多报告指出，短时间缺血后，收缩功能长时间不能恢复。究其原因，多认为与 ATP 水平的低下有关。研究证明缺血 15min 时不仅 ATP 减少 60%。总腺苷酸池也减少 50%。ADP 也轻度减少（可能转为 ATP 或 AMP），AMP 明显升高，但其升高程度小于 ATP 减少幅度。再灌注 20min ATP 明显回升，但只接近正常的一半，再灌注 24h 仍然维持在低水平上，只有在再灌注 4 天后 ATP 及总腺苷池才近于恢复，但仍低于非缺血区。

再灌注时高能磷酸化合物之所以恢复慢且总腺苷酸水平明显下降，可能与下列因素有关。

① 缺血心肌的代谢障碍主要表现为对氧的利用能力受限，有氧代谢严重受损。在缺血进入不可逆阶段再灌注时，氧的利用并不增加，心肌只能利用运至心肌的氧的 17%。氧的利用能力受限与缺血及再灌注所致线粒体受损有关。

② ATP 合成的前身物质（腺苷、肌苷、次黄嘌呤等）在再灌注时被冲洗出去，使心肌失去再合成高能磷酸化合物的物质基础。实验证明在再灌注液中补充肌苷或谷氨酸能促进 ATP 的合成及心功能的恢复。

③ 线粒体膜发生氧自由基诱发的脂质过氧化反应使线粒体受损。线粒体膜富有磷脂，线粒体在缺氧时又是产生自由基的场所，因此极易引起膜脂过氧化，使线粒体功能障碍。

第三节 缺血-再灌注损伤时机体的功能和代谢变化

一、心肌缺血-再灌注损伤的变化

1. 心脏功能和代谢变化

（1）再灌注性心律失常　缺血心肌再灌注过程中发生的心律失常称为再灌注性心律失常，以室性心律失常最常见，包括室性期前收缩、室性快速性心律失常及室性纤颤。再灌注性心律失常的发生与再灌注前心肌缺血的时间长短有关。再灌注性心律失常的发生率随缺血时间延长呈"钟形"分布，最初随缺血时间延长发生率逐渐上升，缺血持续 20～30min 达最高峰，随后下降，直至完全不发生。这是因为再灌注性心律失常只出现在心肌缺血性损伤处于可逆状态，缺血时间过长，心肌丧失电活动，则不易出现心律失常。当发生心律失常时，护士应注意观察患者生命体征，嘱咐患者绝对卧床休息，同时准备好抢救药物和器材，必要时建立静脉通道便于用药。

（2）心肌顿抑　在清醒犬心肌缺血-再灌注模型中，冠状动脉阻断 5min，心肌缺血后功能障碍延迟 3h 恢复；若冠状动脉血流阻断 15min，心肌功能延迟恢复时间为 6h。1982 年 Braunwald 等明确提出了心肌顿抑（myocardial stunning）的概念。心肌顿抑是指心肌经历短暂急性缺血后血流恢复正常或接近正常，但此时仍存留有心肌收缩功能障碍的状态。在这种状态下，心肌虽不至于发生坏死，但会引起心肌结构、代谢及功能的改变，即使在恢复有效的灌注后，心肌功能也需要数小时、数周甚至数月才能恢复。氧自由基、细胞内钙超载和兴奋-收缩耦联障碍是心肌顿抑的主要发病机制：①自由基与钙超载均可损伤线粒体，干扰氧化磷酸化过程，使 ATP 生成减少，导致心肌收缩功能降低；②自由基和钙超载直接损伤收缩蛋白，使肌丝对 Ca^{2+} 敏感性降低，抑制心肌收缩功能；③自由基破坏肌浆网膜，抑制钙泵活性，引起钙超载和心肌舒缩功能障碍。心肌顿抑是一个重要的临床现象，最常见于心肌梗死溶栓后。冠心病再灌注治疗时，应严密监测患者生命体征，专人持续监测心率及血压。如出现血压下降、心率减慢，应及时通知医师。经过常规升压、提高心率等治疗无效时应考虑有心肌顿抑的可能。

2. 心肌代谢变化

缺血期心肌 ATP 等高能磷酸化合物含量降低，ADP、AMP、腺苷等降解产物含量升高。短暂缺血后再灌注，因心肌损伤较轻，随着心肌内高能磷酸化合物含量的恢复，心肌代谢障碍可迅速改善并恢复正常。若缺血时间较长，再灌注后心肌高能磷酸化合物含量不仅不回升，反而进一步降低。这是因为再灌注时自由基和钙超载等对线粒体造成损伤，使氧化磷酸化发生障碍，ATP 合成减少；加之再灌注血流的冲洗，ADP、AMP 等合成高能磷酸化合物的底物流失，导致再灌注后心肌代谢障碍更加严重。

二、脑缺血-再灌注损伤的变化

脑组织能量储备极少，对缺氧极为敏感。脑缺血时细胞内 ATP、磷酸肌酸产生减少，细胞膜钠泵功能障碍，导致细胞内 Na^+ 浓度升高，引起脑细胞水肿。如患者感觉头痛、头晕，同时血压升高、心率减慢、意识不清，则提示有脑水肿发生。此时应密切观察患者意识状态和瞳孔变化，监测生命体征、血氧饱和度、血电解质、尿比重和心电图，详细记录出入量。缺血时糖酵解增强，产生大量乳酸，造成代谢性酸中毒，使溶酶体膜受损，水解酶释出，引起细胞自溶，出现不可逆损伤。

三、其他器官缺血-再灌注损伤的变化

肺缺血-再灌注损伤可在多种临床情况下发生，包括心肺转流、肺栓塞与肺移植等，主要表现为肺水肿与急性呼吸功能衰竭。肺缺血再灌注损伤的特征性变化是肺毛细血管内皮细胞受损，表现为肺血管通透性增加、肺血管阻力增加和肺动脉高压等。

肠缺血-再灌注损伤不仅可以引起消化道局部的组织损害，而且可以导致肠内细菌和毒素移位到体循环，引起网状内皮系统发生系列反应，进而导致大量炎症介质和细胞因子的释放，最终发生多器官功能障碍综合征（multiple organ dysfunction syndrome，MODS）。肠功能障碍可引起水、电解质吸收障碍，肠道积液、肠瘘、肠造口引起的胃液、胰液、肠液、胆汁和水分等的丢失造成水、电解质和酸减失衡。因此，护理中需仔细记录患者每天的出入量，包括肠液的丢失量。

肝脏缺血-再灌注损伤中，氧自由基、细胞因子、蛋白酶、钙离子、磷脂酶 A、内皮素和内毒素、花生四烯酸等多种因子相互促进，导致肝脏的再灌注损伤。缺血再灌注会激活肝内皮细胞，使得黏附分子表达上调，炎性因子如 TNF-α 等大量释放，使白细胞和内皮细胞大量聚集，导致肝细胞结构和功能受损。

肾缺血-再灌注损伤的程度和缺血时间有关。肾脏缺血后，即可出现细胞代谢和功能变化，并随着时间的推移呈进行性加重。肾单位缺血早期造成的损伤是可逆的，随着缺血的时间延长，损伤变得更加严重，终极导致不可逆性损伤。肾缺血-再灌注时，血清中肌酐含量明显增加，表示肾功能严重受损。缺血-再灌注时肾组织学损伤较单纯缺血时更明显，表现为线粒体高度肿胀、变形、嵴减少、排列紊乱，甚至线粒体崩解、空泡形成等，

以急性肾小管坏死最为严重，可导致急性肾功能衰竭。

此外，骨骼肌缺血-再灌注可导致肌肉微血管和细胞损伤，自由基增多，脂质过氧化增强；脊髓缺血-再灌注损伤可造成运动神经元细胞死亡，严重者可致永久性瘫痪。

第四节　缺血-再灌注损伤的病理生理基础

1. 缩短缺血时间

再灌注损伤的严重程度与缺血时间密切相关，短时间缺血后再灌注，脏器功能可恢复正常，但超过一定时间，则可引起再灌注损伤。因此应尽可能缩短器官组织的缺血时间，尽早恢复血流。

2. 控制再灌注条件

采用低压、低流、低温、低 pH、低钠和低钙液灌注可减轻再灌注损伤。低压、低流灌注可避免因灌注氧和液体量骤增而引起的自由基过量生成及组织水肿；低温有于降低组织代谢率，减少耗氧量和代谢产物聚积；低 pH 可减轻细胞内液碱化，抑制磷脂酶和蛋白酶对细胞的分解，减轻 Na^+/H^+ 交换的过度激活；低钠有助于减少心肌内钠聚积，减轻细胞肿胀；低钙可减轻因钙超负荷所致的细胞损伤。

3. 清除氧自由基

自由基的清除剂主要有两类：低分子清除剂和酶性清除剂。低分子清除剂包括维生素E、维生素 A、N-乙酰半胱氨酸、维生素 C（抗坏血酸）、还原性谷胱甘肽、NADPH 等。维生素 E、维生素 C 和还原型谷胱甘肽能提供电子将自由基还原，使氧自由基变为不活泼分子而失去其细胞毒性作用。酶性清除剂包括过氧化物酶（CAT）、谷胱甘肽过氧化物酶、超氧化物歧化酶等抗氧化酶。超氧化物歧化酶可将 O_2^- · 转化成 H_2O_2，过氧化氢酶和过氧化物酶可以清除 H_2O_2，以减少高毒性 OH· 的生成。

4. 钙拮抗剂的使用

在缺血前或再灌注即刻应用钙拮抗剂可抑制细胞内钙超载，减轻再灌注引起的心律失常，缩小心肌梗死面积，保护心功能。

5. 中性粒细胞抑制剂的应用

减轻或抑制中性粒细胞介导的损伤，包括去除中性粒细胞、直接抑制中性粒细胞功能以及抑制中性粒细胞和内皮细胞上黏附分子表达等方法。采用中性粒细胞抗血清或抗中性粒细胞代谢药可直接对抗中性粒细胞的作用，明显减轻再灌注损伤。致炎因子可促进中性粒细胞在内皮细胞的黏附，应用皮质类固醇等可抑制促炎因子的产生，促进抗炎因子的合成，从而减轻组织损伤。

6. 缺血预处理

1986 年 Murry 等首次在犬缺血-再灌注模型发现反复短暂缺血发作可使心肌在随后持续性缺血中得到保护，从而提出了缺血预处理（ischemic preconditioning）心脏保护的概念。缺血预处理是指多次短暂缺血能显著减轻随后长时间缺血引起的再灌注损伤。缺血预处理的机制与产生大量内源性保护物质有关，可分为早期保护作用和延迟性保护作用。急性（早期或经典性）阶段，这种保护作用立即发生，并大约持续 2h。早期保护被认为与缺血时生成多种神经内分泌应激激素，如腺苷、去甲肾上腺素、缓激肽、内皮素等有关。

延迟性保护（晚期或第二窗口保护作用）经 24h 后再次出现，并持续 72h。延迟性保护被认为与产生热休克蛋白和抗氧化酶有关，引起的生物效应包括抑制炎性细胞因子 TNF-α、IL-6 和 IL-8 的合成和释放，抑制中性粒细胞的浸润、聚集与激活，减轻血管内皮细胞损伤的程度和降低毛细血管通透性。缺血预处理是一种自我保护现象，应用药物如腺苷、SOD、NO 等可模拟缺血预处理，其诱发的急性预处理来调动机体内源性抗损伤机制以减轻细胞的缺血-再灌注损伤，已受到越来越广泛的关注。

形成性考核

一、单选题

1. 缺血-再灌注损伤是指（　　）
   A. 微循环灌流量减少引起的细胞损伤
   B. 缺血引起的代谢性酸中毒所致的细胞功能代谢紊乱
   C. 缺血后恢复血流引起的后果
   D. 缺血后恢复血流损伤加重
   E. 以上都不是

2. 下列关于缺血-再灌注损伤时自由基的说法错误的是（　　）
   A. 生理情况下体内自由基的生成与降解处于动态平衡
   B. 再灌注损伤时活性氧生成增多
   C. 机体抗氧化能力不足
   D. 自由基与生物膜发生脂质过氧化反应造成生物膜的结构和功能异常
   E. 自由基的增多可抑制磷脂酶的活性

3. 黄嘌呤氧化酶主要存在于（　　）
   A. 白细胞内　　　　　　　　　　B. 肌细胞内
   C. 巨噬细胞内　　　　　　　　　D. 内皮细胞内
   E. 结缔组织内

4. 下列哪一项与细胞内钙超负荷发生无关（　　）
   A. 胞膜外板与糖被分离　　　　　B. Na^+-Ca^{2+} 交换异常
   C. 儿茶酚胺减少　　　　　　　　D. 钙泵功能障碍
   E. 线粒体功能障碍

5. 白细胞介导缺血-再灌注损伤的机制是（　　）
   A. 阻塞毛细血管　　　　　　　　B. 增加血管通透性
   C. 产生氧自由基　　　　　　　　D. 释放溶酶体酶
   E. 以上都是

二、简答题

1. 影响缺血再灌注损伤发生及严重程度的因素有哪些？
2. 简述自由基的损伤作用。

（柴高尚）

第十五章 心血管系统疾病

学习提示：心血管系统疾病是对人类健康与生命构成威胁最大的一组疾病。在人类各种疾病的发病率和死亡率中，心血管系统疾病占第一位。心脏疾病主要包括风湿性心脏病、冠心病、心瓣膜病。血管疾病主要为动脉粥样硬化和高血压病。动脉粥样硬化是一种与血脂异常及血管壁成分改变有关的动脉疾病，主要累及大、中动脉。高血压主要病变特点为全身细小动脉玻璃样变及硬化并可导致心脏、肾、脑及视网膜等重要器官损伤的一种全身性疾病。心力衰竭是心功能不全的失代偿阶段，是在各种致病因素作用下，心脏的收缩和（或）舒张功能障碍，使心排血量绝对或相对减少，不能满足机体代谢需要的病理过程或综合征。掌握以下名词概念：动脉粥样硬化、冠心病、心绞痛、脑软化、绒毛心、心室顺应性、心肌病、附壁血栓、心肌梗死、室壁瘤、动脉瘤、阿绍夫小体、心脏向心性肥大、心力衰竭。通过完成以下题目预习本章内容。

1. 动脉粥样硬化基本病变是_____、_____和_____。
2. 动脉粥样硬化继发性病变有_____、_____、_____、_____、_____。
3. 心肌梗死的类型有_____和_____。
4. 心力衰竭时，心肌的代偿反应有_____、_____、_____。
5. 左心衰竭时出现程度不同的呼吸困难形式有_____、_____、_____。

课堂讨论(病例)：

患者，男性，68岁。

主诉：心前区疼痛3天。

既往史：过去有过类似发作史。

现病史：3天前因上楼突感心前区剧痛并向左肩、左上肢放射，全身出冷汗，恶心、呕吐1次，经服止痛药、休息1h后缓解，次日早晨进餐后心前区疼痛又发作，持续不缓解，并出现心慌、气短、咳嗽、咳粉红色泡沫状痰，不能平卧，随即叫急救车去医院诊治。

体检：患者神志清楚，气急，高枕卧位，体温正常，脉搏132次/分，血压8.0/5.3kPa（60/40mmHg），皮肤湿冷，口唇发绀，心律齐，两肺散在湿性啰音，心尖部第一心音明显减弱，余无特殊体征。

实验室检查：白细胞总数为12×10^9/L（12000/mm³），分类正常，血胆固醇8.2mmol/L（正常值3.5～6.1mmol/L），乳酸脱氢酶900U（正常150～450U），天冬氨酸氨基转移酶140U（正常10～80U）。心电图示冠状动脉供血不足。

入院后，给以吸氧、止痛、纠正休克治疗，病情一度好转，入院第5天午餐后又感心前区疼痛伴呼吸急促，咳粉红色泡沫样痰，经抢救无效死亡。

尸检：心脏冠状动脉前降支可见粥样硬化所致的半月形狭窄，左心室前壁及心室间隔前部有数处灰黄色坏死灶，主动脉及主要分支均有程度不等的粥样硬化灶隆起。镜下，主动脉、冠状动脉均见粥样斑块形成，管腔狭窄但无明显阻塞，肺、肝、胃肠道淤血、水肿。

讨论题：
1. 本病诊断为何病？为什么？
2. 试分析死亡原因。
3. 心前区疼痛发作机制是什么？诱因是什么？

第一节　动脉粥样硬化

凡以动脉壁增厚、变硬和弹性减退为特征的动脉硬化性疾病，称动脉硬化（athero-sclerosis，AS），包括以下三种类型：①动脉粥样硬化是最常见的和最具有危害性的疾病，是本节叙述的重点；②动脉中层钙化，较少见，好发于老年人的中等肌型动脉；③细动脉硬化常与高血压和糖尿病有关，其基本病变主要是细小动脉的玻璃样变。

动脉粥样硬化是一种与血脂异常及血管壁成分改变有关的动脉疾病，主要累及大动脉、中动脉，病变特征是血中脂质在动脉内膜沉积、平滑肌细胞（SMC）和结缔组织增生，引起内膜灶性纤维性增厚及粥样斑块形成，使动脉壁变硬，管腔狭窄。AS 主要的并发症包括缺血性心脏病、心肌梗死、脑卒中（包括脑血栓和脑出血）和四肢坏疽等。在我国 AS 的发病率有明显上升的趋势。

一、病因和发病机制

1. 病因

动脉粥样硬化病因至今仍不十分清楚，下列因素被视为危险因素。

（1）高脂血症　是指血浆总胆固醇（TC）和（或）甘油三酯（TG）的异常增高，高胆固醇血症和高甘油三酯血症。对高脂血症没有绝对的定量标准，一般以超过所在人群总体平均值 5%～10% 为异常增高。实验证明，高脂饮食可诱发动物实验性 AS 斑块形成。流行病学调查证明，AS 严重程度随血浆胆固醇水平的升高呈线性加重，血浆胆固醇浓度与冠心病（coronary heart disease，CHD）死亡率及其危险程度呈正相关。血脂以脂蛋白（lipoprotein，LP）的形式在血液循环中进行转运，因此高脂血症实际上是高脂蛋白血症。低密度脂蛋白（low-densitylipoprotein，LDL）或低密度脂蛋白胆固醇（LDL-C）是 AS 和 CHD 的主要致病因素，尤其是 LDL 亚型中的小颗粒致密低密度脂蛋白（small granule density low density lipoprotein，sLDL）。极低密度脂蛋白（VLDL）和乳糜微粒（CM）也与 AS 发生有密切关系。高密度脂蛋白（HDL）或高密度脂蛋白胆固醇（HDL-C）有抗氧化作用，防止 LDL 氧化，并可通过竞争机制抑制 LDL 与血管内皮细胞受体结合而减少其摄取，因此，HDL 和 HDL-C 具有抗 AS 和 CHD 发病作用。不同脂蛋白在 AS 发病中的不同作用还与其载脂蛋白（apolipoprotein，apo）有关。CM、VLDL、LDL、中间密度脂蛋白（IDL）的主要载脂蛋白分别为 apoB-48 或 apoB-100，HDL 的主要载脂蛋白为 apoA-Ⅰ。目前认为 LDL、IDL、VLDL、TG 和 apo B 的异常升高与 HDL、HDL-C 及 apoA-Ⅰ 的降低同时存在，是高危险性的血脂蛋白综合征，可称为致 AS 性脂蛋白表型，对 AS 发生发展具有极为重要的意义。

（2）高血压　高血压病患者与同年龄、同性别的无高血压者相比，AS 发病较早，病变较重。高血压时血流对血管壁的机械性压力和冲击作用较强；血压能直接影响动脉壁结缔组织代谢；高血压可引起内皮损伤和（或）功能障碍，使内膜对脂质的通透性增加；与高血压发病有关的肾素、儿茶酚胺和血管紧张素等也可改变动脉壁代谢，导致血管内皮损伤，从而造成脂蛋白渗入内膜增多、血小板和单核细胞黏附、中膜 SMC 迁入内膜等变化，促进 AS 发生和发展。

（3）吸烟　吸烟是 AS 的危险因素之一，是心肌梗死主要的危险因子。大量吸烟导致内皮细胞损伤和血内一氧化碳（CO）浓度升高，碳氧血红蛋白增多。血中 CO 的升高刺激内皮细胞释放生长因子（growth factor，GF），促使中膜 SMC 向内膜迁入、增生，参与 AS 的发生。大量吸烟可使血中 LDL 易于氧化（oxidization），氧化 LDL（oxidized LDL，ox-LDL）有更强的致 AS 的作用。烟内含有一种糖蛋白，可激活凝血因子Ⅻ及某些致突变物质，后者可引起血管壁 SMC 增生。吸烟可以增强血小板聚集功能、升高血中儿茶酚胺浓度及降低 HDL 水平。这些都有助于 AS 发生。

（4）糖尿病和高胰岛素血症　是与继发性高脂血症有关的疾病。糖尿病患者血中 TG、VLDL 水平明显升高，而 HDL 水平降低。高血糖可致 LDL 糖基化和高甘油三酯血症，促进血单核细胞迁入内膜而转为泡沫细胞。血中胰岛素水平越高，HDL 含量越低，冠心病发病率和死亡率越高。

（5）遗传因素　家族性高胆固醇血症、家族性脂蛋白脂酶缺乏症等患者 AS 的发病率显著高于对照组，提示遗传因素是 AS 的危险因素。已知约有 200 多种基因可能对脂质的摄取、代谢和排泄产生影响。直接参与脂质代谢的载脂蛋白（apo）、酶和受体的基因多数已被证实和定位。这些基因及其产物的变化和饮食因素的相互作用可能是高脂血症的最常见原因。LDL 受体的基因突变可引起家族性高胆固醇血症；家族性高甘油三酯血症的不同亚型则分别与脂蛋白酯酶 LPL 基因缺陷或 apoC-Ⅱ基因缺陷有因果关系。

（6）年龄与性别　AS 检出率和病变程度的严重性随年龄增加而增高，并与动脉壁的年龄性变化有关。女性绝经前 HDL 水平高于男性，LDL 水平低于男性，患冠心病概率低于同龄组男性。绝经后，两性间发病率差异消失。

（7）其他因素　肥胖、A 型性格或体力活动少的职业人员发生冠心病的风险较高。

2. 发病机制

本病的发病机制是复杂的，也可能是多机制的。

（1）脂质渗入学说　高脂血症可引起内皮细胞损伤和内皮细胞通透性增加，使血液中的脂质易于沉积在内膜，引起单核巨噬细胞的清除反应和中膜 SMC 的增生形成粥样斑块。内皮细胞和单核-巨噬细胞还可使 LDL 氧化修饰成为 ox-LDL，ox-LDL 不能被正常 LDL 受体识别，而被巨噬细胞的清道夫受体识别而快速摄取，促进巨噬细胞形成泡沫细胞；ox-LDL 还对血液中的单核细胞具有较强的趋化作用。

（2）损伤应答学说　长期或反复的内皮细胞损伤是 AS 的起始病变，是损伤应答学说的基础。各种原因（机械性、LDL、高胆固醇血症、吸烟、毒素、病毒等）引起内皮细胞损伤，血小板在该处黏附聚集，释放血小板源性生长因子（PDGF），吸引单核细胞聚集、黏附于内皮，并迁入内皮下间隙，经其表面的清道夫受体、CD36 受体和 Fc 受体介导，摄取已进入内膜发生氧化的脂质，形成巨噬细胞源性泡沫细胞。损伤的内皮细胞修复、增生并分泌生长因子，从而激活动脉中膜 SMC，经内弹力膜的窗孔迁入内膜，并发生增生、转化，吞噬脂质形成肌源性泡沫细胞。

（3）炎症学说　在病变早期单核细胞在血管黏附分子的作用下与内皮细胞黏附，并进入内膜下，借助于其表面受体的介导，不断地摄取进入内膜并已发生修饰的脂蛋白，如 ox-LDL，形成巨噬细胞源性泡沫细胞，是早期脂纹、脂斑的主要成分，单核细胞还可产生多种细胞因子（II'、TNF、HrF）及单核细胞趋化蛋白（MPC-1）参与 AS 病变的形成。

（4）平滑肌致突变学说（单克隆学说）　该学说强调了动脉粥样硬化发生中平滑肌细胞增殖的作用。动脉粥样硬化斑块内的 SMC 为单克隆性，即由 1 个突变的 SMC 迁移入内膜后分裂增殖形成斑块，其过程似平滑肌瘤。按此学说可将纤维斑块的形成分为三期：第一期是 SMC 细胞受病毒或化学致突变物的作用而发生突变，这些突变的细胞可持续存在数年；第二期细胞在某些致增殖因子的作用下，大量增殖形成斑块；第三期增殖的细胞发生坏死或形成血栓。

二、病理变化

1. 基本病变

动脉粥样硬化主要发生于大、中动脉，最好发于腹主动脉，其后依次为冠状动脉、降主动脉、颈动脉和脑底 Willis 环。这些动脉分叉、分支开口、血管弯曲凸面为好发部位。动脉粥样硬化的基本病变是在动脉内膜形成粥样斑块。

（1）脂纹（fatty streak）　是动脉粥样硬化的早期病变，表现为动脉内膜大头针帽大小的黄色斑点，或宽 1~2mm、长短不一的黄色条纹，平坦或略隆起，在血管分支开口处更明显。镜下见脂纹处内皮细胞下有大量泡沫细胞聚集，泡沫细胞体积较大，胞浆呈空泡状。研究表明泡沫细胞来源于从血中迁入内膜的单核细胞和由中膜迁入内膜的平滑肌细胞吞噬脂质而形成的。

（2）纤维斑块（fibrous plaque）　脂纹进一步发展演变为纤维斑块。①肉眼观：纤维斑块初为隆起于内膜表面的灰黄色斑块，后因斑块表层胶原纤维的增多及玻璃样变性而呈瓷白色，如蜡滴状。②镜下：斑块表面覆有一层纤维帽，其下为增生的 SMC、巨噬细胞和二者所形成的泡沫细胞，以及细胞外基质和炎细胞。

（3）粥样斑块（atheromatous plaque）　亦称粥瘤（atheroma）。①肉眼观：动脉内膜面见明显隆起的灰黄色斑块。切面见纤维帽的下方有黄色粥糜样物。②光镜下：在玻璃样变的纤维帽的深部为大量无定形坏死物质，其中可见胆固醇结晶（HE 片中为针形或梭形空隙）及钙化。坏死物底部及周边可见肉芽组织、少量泡沫细胞和淋巴细胞。病灶处中膜平滑肌受压萎缩而变薄。外膜可见毛细血管新生、结缔组织增生及淋巴细胞、浆细胞浸润。

2. 继发性病变

继发性病变指在纤维斑块和粥样斑块的基础上发生的改变。

（1）斑块内出血　斑块内新生的毛细血管破裂出血，也可因斑块纤维帽破裂而血液流入斑块，形成斑块内血肿，使斑块迅速增大并突入管腔，甚至使管径较小的动脉完全闭塞，导致急性供血中断，致使该动脉供血器官发生梗死。如冠状动脉粥样硬化伴斑块内出血，可致心肌梗死。

(2) 斑块破裂　破裂常发生在斑块周边部，因该处纤维帽最薄，抗张力差。斑块破裂粥样物自裂口处排入血流，遗留粥瘤性溃疡而易导致血栓形成。

(3) 血栓形成　病灶处内皮细胞受损和粥瘤性溃疡，使动脉壁胶原纤维暴露，引起血小板黏附、聚集形成血栓，从而加重病变动脉的狭窄，甚至阻塞管腔导致梗死形成，如心和脑的梗死。如血栓脱落，可导致栓塞。

(4) 钙化　钙化多发生在陈旧的病灶内。钙盐沉着在纤维帽及粥瘤灶内。钙化导致动脉壁变硬变脆，易于破裂。

(5) 动脉瘤形成　严重粥样斑块由于其底部中膜平滑肌萎缩变薄，弹性减弱，不能承受血流压力而向外局限性扩张，形成动脉瘤，动脉瘤破裂可致大出血。另外，血流可从粥瘤溃疡处侵入主动脉中膜，或中膜内血管破裂出血，均可造成中膜撕裂，形成夹层动脉瘤。

三、主要动脉病变及影响

(1) 冠状动脉粥样硬化　详见本章第二节。

(2) 脑动脉粥样硬化　病变最常见于基底动脉、大脑中动脉和 Willis 环。病变动脉呈不同程度的管腔狭窄，并可因继发改变加重管腔狭窄甚至闭塞。因脑动脉管壁较薄，肉眼上可见呈灰白色的病灶，手触有硬结节感，切面上管壁增厚。脑组织因长期供血不足而发生萎缩，表现为脑回变窄，脑沟变宽、变深，实质变薄，重量减轻。患者精神变态，记忆力和智力减退，甚至痴呆。急性供血中断可致脑梗死（脑软化）。因脑小动脉管壁较薄，脑动脉粥样硬化病变可形成小动脉瘤，破裂可引起致命性脑出血。

(3) 肾动脉粥样硬化　病变最常发生在肾动脉开口处及主干近侧端，亦可累及弓形动脉和叶间动脉，常引起顽固性肾血管性高血压；亦可因斑块内出血或血栓形成致肾组织梗死，梗死机化后形成较大瘢痕，使肾体积缩小，称为动脉粥样硬化性固缩肾。

(4) 四肢动脉粥样硬化　主要发生在下肢动脉。当四肢动脉粥样硬化导致管腔狭窄时，可因供血不足，行走时引起疼痛，休息后好转，即所谓间歇性跛行。当动脉管腔完全阻塞、侧支循环又不能建立时，引起足趾部干性坏疽。

四、冠状动脉粥样硬化与冠状动脉性心脏病

(一) 冠状动脉粥样硬化

冠状动脉粥样硬化（coronary atherosclerosis）是 AS 中对人类威胁最大的疾病。病变最常发生于左冠状动脉前降支，其余依次为右主干、左主干或左旋支、后降支。病理变化具有 AS 的基本病变，是最常见的狭窄性冠状动脉疾病。因冠状动脉靠近心室，承受最大收缩压撞击，血管树受心脏形状影响，有多次方向改变，承受较大剪应力，易于发生 AS。病变常呈节段性，多发生于血管的心壁侧，斑块多呈新月形，管腔呈偏心性不同程度的狭窄。按管腔狭窄程度可分为 4 级：Ⅰ级，≤25%；Ⅱ级，26%～50%；Ⅲ级，

51%～75%；Ⅳ级，>76%。

冠状动脉粥样硬化常伴发冠状动脉痉挛，痉挛可使原有的管腔狭窄程度加剧，甚至导致供血中断，引起心肌缺血及相应的心脏病变（如心绞痛、心肌梗死等），并可成为心源性猝死的原因。

（二）冠状动脉性心脏病

冠状动脉性心脏病（coronary artery heart disease，CHD）简称冠心病，是指因冠状动脉狭窄、供血不足而引起的心肌机能障碍和（或）器质性病变，故又称缺血性心肌病（IHD）。CHD是多种冠状动脉病的结果，但冠状动脉粥样硬化占冠状动脉性心脏病的绝大多数（95%～99%）。因此，习惯上把CHD视为冠状动脉粥样硬化性心脏病（coronary atherosclerotic heart disease）同义词。心肌的短暂性缺血可引起心绞痛，持续性缺血可引起心肌梗死，甚至猝死。

CHD的原因：①冠状动脉供血不足，主要为冠状动脉粥样硬化斑块、继发的复合性病变和冠状动脉痉挛引起的管腔狭窄，是CHD的最常见原因。其他如低血压、冠状动脉灌注期缩短（如心动过速等）、体内血液重新分布（如饱餐后）等也可使原处于危险状态的冠状动脉供血下降而加重CHD。冠状动脉炎症可引起动脉狭窄，甚至完全闭塞而导致缺血性心脏病。②心肌耗氧量剧增，当冠状动脉不同程度狭窄时，由于各种原因导致心肌负荷增加（如血压骤升、劳累过度、情绪激动、心动过速及心肌肥大等），使冠状动脉供血相对不足，引发CHD。

1. 心绞痛

心绞痛（angina pectoris，AP）是冠状动脉供血不足和（或）心肌耗氧量骤增致使心肌急性暂时性缺血、缺氧所引起的临床综合征。表现为胸骨后部位压榨性或紧缩性疼痛感，常放射至左肩和左臂。每次发作3～5min，可数日一次，也可一日数次。可因休息或用硝酸酯类药物而缓解消失，亦可因体力活动、暴饮暴食、情绪激动而发作。根据引起发作的病理生理基础，临床上心绞痛分为：①稳定型AP，又称轻型心绞痛，一般不发作，可稳定数月，仅在重体力、脑力劳动或其他原因所致一过性心肌耗氧量增高时出现症状；②不稳定型AP。

心绞痛的发生机制：心肌缺血、缺氧，心肌内积聚过多的代谢产物，如乳酸、丙酮酸、磷酸等酸性物质；或类似激肽的多肽类物质，刺激心脏内自主神经的传入纤维末梢，经1～5胸交感神经节和相应的脊髓段，传至大脑，产生疼痛感觉。

2. 心肌梗死

心肌梗死（myocardial infarction，MI）是指急性、持续性缺血、缺氧（冠状动脉功能不全）所引起的心肌坏死，临床上多有剧烈而持久的胸骨后疼痛，休息及硝酸酯类药物不能完全缓解，伴白细胞增高、发热、血沉加快、血清心肌酶活性增高及进行性心电图变化，可并发心律失常、休克或心力衰竭。

（1）发病机制　①冠状动脉血栓形成：由于在许多尸检例中发现供养梗死区的冠状动脉支有狭窄性动脉粥样硬化，并发闭塞性血栓形成，因此认为，冠状动脉血栓形成是心肌梗死的原因。然而，心肌梗死例中冠状动脉血栓的发生率各家报道相差悬殊，因此，关于冠状动脉血栓形成与心肌梗死的关系，至今仍有争论。②冠状动脉痉挛：由于心血管造影技术的进展，使冠状动脉痉挛问题获得突破。现已证实，变异型心绞痛是由冠状动脉痉挛所引起。有人用冠状动脉造影术研究大量的透壁心肌梗死病例，发现冠状动脉闭塞率随发作后时间的延长而递减，提示冠状动脉痉挛的解除。近来研究证明，有严重狭窄的冠状动脉仍可发生收缩。③心肌负荷增加：在狭窄性冠状动脉粥样硬化的基础上，由于过度负荷而造成心肌供血不足，亦可引起心肌梗死，如过度劳累、情绪激动等。

(2) 好发部位和范围　MI 的部位与冠状动脉供血区域一致。MI 多发生在左心室，其中 40%～50% 的 MI 发生于左心室前壁、心尖部及室间隔前 2/3，这些部位是左冠状动脉前降支供血区；30%～40% 发生于左心室后壁、室间隔后 1/3 及右心室大部，相当于右冠状动脉供血区；15%～20% 见于左冠状动脉旋支供血的左心室侧壁。根据梗死灶占心室壁的厚度将 MI 分为两型。①心内膜下 MI（subendocardial myocardial infarction）：病变累及心室壁内层 1/3 的心肌，并波及肉柱及乳头肌。常为多发性、小灶状坏死，直径在 0.5～1.5cm，不规则地分布于左心室四周，严重者融合或累及整个左心室内膜下心肌引起环状梗死。②透壁性 MI（transmural myocardial infarction）：累及心室壁全层，梗死部位与闭塞的冠状动脉支供血区一致，梗死面积大小不一，多在 2.5～10cm²。该型梗死远比心内膜下梗死常见。如梗死未累及全层而深达室壁 2/3 以上则称厚壁梗死。MI 大多数由冠状动脉粥样硬化引起。在此基础上并发血栓形成、斑块内出血或持续性痉挛使冠状动脉血流进一步减少或中断，过度劳累使心脏负荷加重，导致心肌缺血。

(3) 病理变化　肉眼观察，心肌梗死灶形状不规则。一般于梗死 6h 后肉眼才能辨认，梗死灶呈苍白色，8～9h 后呈黄色或土黄色，干燥，较硬，失去正常光泽。第 4 天在梗死灶周边出现明显充血、出血带。2～3 周后由于肉芽组织增生而呈红色。5 周后梗死灶逐渐被瘢痕组织取代，呈灰白色（陈旧性梗死灶）。

镜下，心肌梗死最常表现为凝固性坏死，心肌细胞胞浆嗜伊红性增高，继而核消失。肌原纤维结构可保持较长时间，最终融合成均质红染物。梗死灶边缘可见充血带及中性粒细胞浸润，在该处，可见到心肌细胞肿胀，胞浆内出现颗粒状物及不规则横带，另一部分心肌细胞则出现空泡变性，继而肌原纤维及细胞核溶解消失，残留心肌细胞内膜，仿佛一个空的扩张的内膜管子。梗死区心内膜常有附壁血栓形成，相应的心外膜常发生反应性纤维素性心包炎。

(4) 生化改变　梗死的心肌细胞内糖原减少或消失出现较早，一般在冠状动脉闭塞 5min 后即可出现。这是由于某一支冠状动脉阻塞后，该部分心肌所需的氧和葡萄糖来源中断，细胞内贮存的糖原发生酵解所致。近来有报道，心肌缺血早期可引起心肌肌红蛋白缺失。心肌受损时，肌红蛋白迅速从肌细胞释出，进入血液，并从尿中排出，因此急性心肌梗死时能很快从血和尿中测出肌红蛋白值升高。心肌坏死时，一些酶如谷氨酸-草酰乙酸转氨酶（GOT）、谷氨酸-丙酮酸转氨酶（GPT）、肌酸磷酸激酶（CPK）及乳酸脱氢酶（LDH）可释放入血，使这些酶在血中的浓度升高。其中尤以 CPK 对心肌梗死的临床诊断颇有帮助。

(5) 并发症　①心脏破裂：占致死病例 3%～13%。常发生在 MI 后 1～2 周，好发于左心室前壁下 1/3 处。原因是梗死灶失去弹性，心肌坏死、中性粒细胞和单核细胞释放水解酶所致的酶性溶解作用，导致心壁破裂，心室内血液进入心包，造成心脏压塞而引起急死。另外室间隔破裂，左心室血液流入右心室，引起右心功能不全。左心室乳头肌断裂，可以引起急性二尖瓣关闭不全，导致急性左心衰竭。②室壁瘤：占梗死病例 10%～38%。可发生在梗死早期或梗死灶已纤维化的愈合期。由梗死心肌或瘢痕组织在心室内压力作用下，局限性地向外膨隆而形成室壁瘤。室壁瘤可继发附壁血栓、心律不齐及心功能不全。③附壁血栓形成：多见于左心室。由于梗死区内膜粗糙，室壁瘤处及心室纤维性颤动时出现涡流等原因而诱发血栓形成。较小的血栓可发生机化，但多数血栓因心脏舒缩而脱落引起动脉系统栓塞。④急性心包炎：透壁性梗死，常在 MI 后发生浆液性或浆液纤维素性心包炎。约占 MI 的 15%，常发生在 MI 后 2～4 天。⑤心律失常：占 MI 的 75%～95%。MI 累及传导系统，引起传导紊乱，有些可导致心脏急停、猝死。⑥心功能不全：梗死区心肌收缩力丧失，引起左心、右心或全心衰竭，是患者死亡的最常见原因，约占 MI 的 60%。⑦心源性休克：占 MI 的 10%～20%。MI 面积＞40% 时，心肌收缩力极度减弱，心排血量显著减少，可引起心源性休克，导致患者死亡。

3. 心肌纤维化

心肌纤维化（myocardial fibrosis）是由中重度的冠状动脉粥样硬化性狭窄引起心肌纤维持续性和（或）反复加重的心肌缺血缺氧所产生的结果，导致逐渐发展为心力衰竭的慢性缺血性心脏病。肉眼观：心脏体积增大，所有心腔扩张；心壁厚度可能正常，伴有多灶性白色纤维条索或条块，甚至透壁性瘢痕；心内膜增厚并失去正常光泽，有时可见机化的附壁性血栓。光镜下：广泛性、多灶性心肌纤维化，伴邻近心肌纤维萎缩和（或）肥大，常有部分心肌纤维肌浆空泡化，尤以内膜下区明显，以及陈旧性 MI 或瘢痕灶。临床上可表现为心律失常或心力衰竭。

4. 心源性猝死

心源性猝死（sudden cardiac death）是由于冠状动脉改变而引起的出乎意料的突发性死亡，通常是由于心室纤颤而发生。多见于 40～50 岁患者，男性多于女性。可在某些诱因下发作，如饮酒、吸烟、劳累、运动、争吵和斗殴等，也可在无人察觉的情况下死于夜间。

第二节　高血压病

高血压（hypertension）是以体循环动脉血压持续升高［成人收缩压≥140mmHg（18.4kPa）和（或）舒张压≥90mmHg（12.0kPa）］为主要表现的疾病，可分为两类，少部分高血压是其他疾病（如慢性肾小球肾炎、肾动脉狭窄、肾上腺和垂体腺瘤等）的一种症状，称为症状性高血压（symptomatic hypertension）或继发性高血压（secondary hypertension）。绝大部分高血压是原因尚未完全明了的一种独立性疾病，称为原发性高血压（primary hypertension）或特发性高血压（essential hypertension），通称为高血压病。原发性高血压或高血压病是我国常见的心血管疾病，多见于中老年人，病程漫长，常因不易坚持治疗而发展至晚期。

一、病因和发病机制

（一）病因

原发性高血压的病因尚未完全清楚，目前比较明确的致病因素有如下几种。

1. 遗传因素

高血压患者有明显的家族集聚性，约 75% 的高血压患者有遗传素质。双亲均有高血压者与无高血压家族史比，高血压患病率高 2～3 倍，单亲有高血压者患病率高 1.5 倍。高血压病是多基因遗传病。

2. 环境因素

（1）膳食因素　摄钠过多可引起高血压。日均摄盐量高的人群，高血压患病率高于日均摄盐量少的人群，减少摄入或用药物增加 Na^+ 的排泄可降低血压。WHO 建议每人每日摄盐量应控制在 5g 以下，可起到预防高血压作用。钾摄入量与血压呈负相关，且具有独立的作用，K^+ 摄入减少，可使 Na^+/K^+ 比例升高，促进高血压发生。膳食钙对血压的作用还存在争议，多数认为膳食低钙是高血压的危险因素，Ca^{2+} 摄入不足也易导致高血压，高钙饮食可降低高血压发病率。

（2）社会心理因素　精神处于紧张状态的职业，能引起严重心理障碍的社会应激因素，高血压病患病率比对照组高。社会心理应激可改变体内激素平衡，从而影响所有代谢过程，导致血压升高。

（3）其他因素　超重或肥胖、吸烟、年龄增长和缺乏体力活动等，也是血压升高的重要危险因素。肥胖儿童高血压的患病率是正常体重儿童的 2～3 倍，高血压患者中，约1/3 有不同程度肥胖。阻塞性睡眠呼吸暂停（OSA）的患者 60%～80% 有高血压。

（二）发病机制

原发性高血压的发病机制并未完全清楚，目前认为原发性高血压是由彼此相互影响的多种因素共同引起的结果，这些因素包括遗传、环境、神经内分泌、体液等。

1. 交感神经活性增加

交感神经广泛分布于心血管系统中。交感神经兴奋性增高作用于心脏，可导致心率增快、心肌收缩力加强和心排血量增加，作用于血管 α 受体可使小动脉收缩、外周血管阻力增加和血压升高。作为交感神经递质的去甲肾上腺素具有强烈缩血管和升压作用，表明交感神经功能紊乱和活性增加在高血压发病机制中具有一定作用。

2. 肾素-血管紧张素-醛固酮系统（RAAS）激活

RAAS 在调节水、电解质平衡以及血容量、血管张力和血压方面具有重要作用。正常情况下，肾素、血管紧张素和醛固酮三者处于动态平衡之中，相互反馈和制约。病理情况下，RAAS 可成为高血压发生的重要机制。近年来研究证实，不同组织内（心脏、血管壁、肾、脑等）能自分泌和旁分泌 RAAS。上述组织内 RAAS 排泌异常，在导致血管平滑肌细胞增殖、血管收缩、心肌细胞肥厚和心肌细胞纤维化，使血管壁增厚，血管阻力增高，左心室肥厚和顺应性降低，以及血压持续升高方面具有更重要的作用。

交感神经兴奋导致肾缺血，刺激球旁装置的 e 细胞分泌肾素。肾素使血管紧张素原转变为血管紧张素Ⅰ；在血管紧张素活化酶（ACE）的作用下，形成血管紧张素Ⅱ。一般认为血管紧张素Ⅱ可引起细小动脉强烈收缩，引起血压升高，但现在认为血管紧张素Ⅱ也主要作用于中枢神经系统的中心，控制交感神经兴奋和刺激肾上腺释放醛固酮。醛固酮作用于肾小管增加钠离子的重吸收。这些网络效应能够增加全身体液容量。因此，肾素-血管紧张素系统（RAS）升高血压的三种主要机制包括：①增加交感神经的兴奋性；②增加肾上腺皮质激素的分泌；③引起血管收缩。肾素-血管紧张素-醛固酮系统可以被心房肽（atrial natriuretic peptide，ANP）拮抗，ANP 是一种心房特殊细胞分泌的激素。ANF 结合在肾的特殊受体上，增加尿钠离子的排泄，因此，对抗血管紧张素Ⅱ血管收缩因子的效应。心房的扩张可控制 ANP 的分泌，这可能是血容量增加的结果或尚不清楚的内分泌机制的相互作用。应用交感神经拮抗剂（β受体阻滞）、利尿药和血管紧张素转化酶抑制剂（ACEI）治疗高血压的成功，证明这些调节血压轴的重要性。

3. 钠水潴留

各种原因引起的 Na^+ 潴留，可使细胞外液增加，致心排血量增加，引起小动脉壁含水量增多，外周阻力增加，血压升高。摄入的盐过多，主要是通过钠水潴留，引起血压升高。

二、类型和病理变化

（一）良性高血压病（缓进型高血压病）

良性高血压病（benign hypertension）也称缓进型高血压病，一般起病隐匿，病程长，进展缓慢，多见于中老年人，最终常死于心、脑病变。根据病变进程可将本病分为三期。

1. 功能紊乱期

基本病变为全身细小动脉痉挛，无血管及心、肾、脑、眼底等器质性病变。患者血压升高，但血压时而升高时而正常。患者可有头痛、头昏。头痛多发生于清晨，枕部明显，活动后减轻。可能与晨间颈外动脉扩张、搏动增强有关。活动后因肢体血管相对舒张，脑部血管充血减轻，因而症状缓解。

2. 动脉病变期

（1）细动脉硬化 细动脉硬化表现为细动脉玻璃样变，是缓进型高血压的基本病变。发生于全身各器官的细动脉（直径<1mm 的、中膜仅有 1～2 层 SMC 的最小动脉，如视网膜动脉、脾小体中央动脉、肾小球入球动脉）。由于细动脉反复痉挛，内皮细胞和基底膜受损，内皮细胞间隙扩大，内膜通透性升高，血浆蛋白注入内皮下间隙；同时内皮细胞及中膜 SMC 分泌 ECM 增多，继而 SMC 凋亡，导致管壁发生玻璃样变性。光镜下，细动脉管壁呈均质红染，管壁增厚，管腔变小。

（2）肌型小动脉硬化 主要累及肾弓形动脉、小叶间动脉及脑的小动脉等。由于肌型小动脉长期处于高压状态，其内膜亦有血浆蛋白渗入，内膜胶原纤维及弹力纤维增生，内弹力膜分裂。中膜 SMC 增生、肥大，胶原纤维和弹性纤维增生。最终导致血管壁增厚，管腔狭窄。

（3）弹力肌型及弹力型动脉 这些大动脉可伴 AS 性病变。此期患者血压进一步升高，并保持在较高水平，失去波动性。尿中可有少许蛋白。

3. 内脏病变期

（1）心脏病变 主要为左心室肥大。由于外周阻力增加，血压持续升高，左心室因压力性负荷增加发生代偿性肥大。肉眼观：心脏肥大，重量增加，可达 400g（正常为 250～350g）以上。左心室壁增厚，可达 1.5～2.5cm（正常为<1.2cm），乳头肌和肉柱增粗变圆，但心腔不扩张，甚至略缩小，称为向心性肥大（concentric hypertrophy）。光镜下：心肌细胞变粗、变长，核大而深染。病变继续发展，肥大的心肌细胞与间质毛细血管供血不相适应，肥大心肌细胞逐渐出现供血不足，心肌收缩力减弱，左心室失代偿，心腔扩张，称为离心性肥大（eccentric hypertrophy），如果合并 AS，可进一步加重心肌供血不足，促进心力衰竭。由高血压引起的心脏病称为高血压性心脏病（hypertensive heart disease）。患者血压常在 180mmHg（24kPa）/120mmHg（16kPa）以上。临床上表现为左心界扩大及反复发作的左心衰竭。心电图显示左心室肥大及劳损。

（2）肾脏　良性高血压患者晚期，肾脏可以表现为原发性颗粒性固缩肾（primary granular atrophy of the kidney）或细动脉性肾硬化（arteriolar nephrosclerosis）。

肉眼观：①双侧肾对称性体积缩小，质地变硬，重量减轻，单侧肾重量一般小于100g（正常成年人单肾重约150g）；②表面呈均匀弥漫的细小颗粒状；③切面肾皮质变薄（≤2mm，正常厚 3～5mm），皮、髓质分界模糊；④肾盂周围脂肪组织增多。光镜下，肾入球动脉的玻璃样变及肌型小动脉（弓形动脉、叶间动脉）硬化，病变严重区域的肾小球因缺血发生萎缩、纤维化和玻璃样变，所属肾小管因缺血及功能废用而萎缩、消失。间质结缔组织增生及淋巴细胞浸润。该处由于肾实质萎缩和结缔组织收缩而形成凹陷的固缩病灶。周围相对健存的肾小球发生代偿性肥大，所属肾小管扩张，使局部肾组织向表面隆起，形成肉眼所见的无数细小颗粒状。

（3）脑病变　高血压时，由于脑的细小动脉痉挛和硬化，患者可出现一系列脑部变化。

① 脑水肿：由于脑内细小动脉痉挛、硬化、缺血，引起毛细血管通透性增加，发生脑水肿，可出现头痛、头晕、眼花等。由于脑细小血管病变及痉挛致血压骤升，毛细血管通透性升高，引起急性脑水肿和颅内高压，导致以中枢神经功能障碍为主要表现的症候群，称高血压脑病（hypertensive encephalopathy），其临床表现为血压显著升高，剧烈头痛、呕吐、抽搐甚至昏迷。

② 脑软化：由于脑的细小动脉硬化、痉挛，导致其供血区域脑组织缺血性梗死，形成质地疏松的直径<1.5cm 的筛网状病灶，称之为脑软化（softening of the brain）。脑软化灶数量多且较小，称微梗死灶（microinfarct），亦称脑腔隙状梗死（cerebral lacunar infarct）。最终坏死组织被吸收，由周围胶质细胞产生胶质，形成胶质瘢痕。常发生于壳核、丘脑、脑桥和小脑。由于脑软化较小，一般不引起严重后果。

③ 脑出血（cerebral hemorrhage）：是高血压最严重且常导致死亡的并发症。多为大出血，常发生在基底节、内囊，其次为大脑白质、脑桥和小脑，约 15% 发生于脑干。出血区域脑组织完全被破坏，形成囊腔，其内充满坏死组织和凝血块。有时，出血范围甚大，可破裂入侧脑室。引起脑出血的原因为脑血管壁病变致使其弹性下降，当失去壁外组织支撑时（如微小软化灶），可形成微小动脉瘤（microaneurysm），如再遇到血压突然升高，可致微小动脉瘤破裂出血；脑血管的细小动脉硬化使血管壁变脆，血压升高时可破裂出血；脑出血多见于基底节区域（尤以豆状核最常见），是因为供应该区域的豆纹动脉从大脑中动脉呈直角分出，直接承受压力较高的血流冲击，易使已有病变的豆纹动脉破裂出血。

临床表现常因出血部位的不同、出血量多少而异。患者常表现为呼吸加深、脉搏加快、肢体弛缓、腱反射消失、大小便失禁，甚至突然昏迷等。内囊出血者可引起对侧肢体偏瘫及感觉丧失。出血破入脑室时，患者发生昏迷，常导致死亡。脑桥出血可引起同侧面神经麻痹及对侧上、下肢瘫痪。左侧脑出血常引起失语。脑出血尚可引起颅内高压，并引起脑疝。小的血肿可被吸收，胶质瘢痕修复。中等量的出血灶可被胶质瘢痕包裹，形成血肿或液化呈囊腔。

（4）视网膜　视网膜中央动脉亦常发生细动脉硬化。眼底血管是人体内唯一能被窥视的小动脉。高血压眼底改变包括血管和视网膜病变，按 Keith-Wagener 分类法分为四级，即Ⅰ级为视网膜小动脉轻度狭窄和硬化，动脉变细；Ⅱ级为小动脉中度硬化和狭窄，动静脉交叉压迫现象，动脉反光增强呈银丝状；Ⅲ级为视网膜水肿、渗出和出血；Ⅳ级为视盘水肿。因视盘水肿，视网膜渗出和出血，患者视物模糊。

（二）恶性高血压病

恶性高血压病（malignant hypertension）也称急进型高血压病，较少见，多见于青壮年。可由缓进型高血压恶化而来，或起病即为急进型高血压。临床上起病急，进展快，血压升高明显，常超过230/130mmHg。恶性高血压特征性病变表现为细动脉纤维素样坏死和坏死性细动脉炎。增生性小动脉硬化主要发生在肾小叶间动脉及弓形动脉等处，主要表现为内膜显著增厚，内弹力膜分裂，SMC增生肥大，胶原等基质增多，使血管壁呈同心层状增厚，如洋葱皮样。病变主要累及肾和脑血管，常致肾、脑发生缺血性坏死和出血等，严重损害肾、脑功能。患者大多死于尿毒症、脑出血或心力衰竭。

第三节　风　湿　病

风湿病（rheumatism）是一种与A组乙型溶血性链球菌感染有关的变态反应性疾病。病变累及全身结缔组织，呈急性或慢性结缔组织炎症，主要为胶原纤维的变性和坏死。最常累及心脏和关节，其次是皮下、浆膜、血管和脑。急性期称为风湿热（rheumatism fever）。临床上，除有心脏和关节症状外，常伴有发热、皮疹、皮下结节、小舞蹈病等症状和体征；血液检查，抗链球菌溶血素O抗体滴度增高，血沉加快等。

风湿病可发生于任何年龄，但多发生于5～15岁儿童，发病高峰为6～9岁。男女发病率大致相等。本病常反复发作，急性期后，可遗留慢性心脏损害，形成风湿性心瓣膜病。

风湿病多发生在寒冷地区。我国东北、西北和华北地区发病率较高。

一、病因和发病机制

咽部A组乙型溶血性链球菌感染的咽炎、喉炎的儿童，在秋、冬、春季患病率高，也是风湿病的高发季节。虽然风湿病的患者血液中发现高效价的抗链球菌抗原的抗体，但在局部（心、血管、关节等处）却无这种细菌感染，炎性病变也非化脓性，说明并不是细菌直接作用所致。

此外，从链球菌细胞壁分离出C抗原（糖蛋白）所产生的抗体与体内多处结缔组织可产生交叉反应；细菌的胞壁M抗原（蛋白质）产生的抗体可与心、血管平滑肌产生交叉反应。说明此病是一种与链球菌感染有关的变态反应性病损。链球菌的溶血素"O"可在咽部感染后10～15天诱导机体产生抗"O"抗体，与风湿病的发病时间相一致。因此，临床检测血中抗"O"抗体作为风湿病的血清学的诊断指标。

链球菌感染（咽峡炎），细菌在局部释出菌体蛋白（M抗原）、糖蛋白（C抗原）、溶血素"O"等大分子进入血液，刺激体液免疫细胞（B淋巴、浆细胞）产生抗M、抗C、抗 O 多种抗体。M 抗体与心、血管平滑肌，C 抗体与心、血管、皮下结缔组织产生交叉反应（Ⅲ型变态反应），抗原抗体复合物激活补体产生活性物质引发变态反应性病损。

除链球菌感染以外，某些病毒、细菌感染可能改变心、血管及全身结缔组织的分子结构，使之具有抗原性而引发自体免疫反应，也可能与风湿病的发病有关。

二、基本病理变化

风湿病主要是结缔组织变态反应性炎症，一般经历以下阶段。

（1）变质渗出期　即浆液、纤维素性渗出性病变，结缔组织中的胶原纤维肿胀、断裂、崩解成无结构的颗粒状、片状或网状的红染物质，酷似纤维素，因此，称之为纤维素样坏死（纤维素样变性）。病灶中有少量淋巴细胞、浆细胞、中性粒细胞和单核细胞浸润。本期持续约 1 个月。

（2）增生期（肉芽肿期）　此期特点是在变质渗出的病变基础上形成具有特征性的病变，称之为风湿小体或阿绍夫小体（Aschoff body），又称风湿小结或风湿性肉芽肿。风湿小体的形成是在纤维素样坏死物质周边围绕数量不等的风湿细胞，它们是由增生的巨噬细胞吞噬纤维素样坏死物质转变而来，风湿细胞也称阿绍夫细胞（Aschoff cell），风湿细胞体积较大，呈圆形、卵圆形，胞浆丰富，略嗜碱性，核大、圆形或卵圆形，核膜清晰，核染色质集中于中央，横切面呈枭眼状，纵切面呈毛虫状。也可见多个核的 Aschoff 巨细胞。纤维素样坏死、成团的风湿细胞及伴有的淋巴细胞、浆细胞等共同组成的具有特征性的病变为风湿小体或阿绍夫小体（Aschoff body）。此期病变持续 2～3 个月。

（3）纤维化期（愈合期）　风湿小体发生纤维化是本病的特点。纤维素样坏死物质逐渐被吸收，风湿细胞逐渐转变为纤维细胞，产生胶原纤维，使风湿小体纤维化形成梭形小瘢痕。此期经过 2～3 个月。

上述整个病程经 4～6 个月。由于风湿病常有反复急性发作，因此受累器官或组织中有新旧病变并存。病变反复发展，纤维化和瘢痕形成，导致器官功能障碍。

三、各器官的病变

1. 风湿性心脏病

风湿性心脏病（rheumatic heart disease）包括风湿性心内膜炎、风湿性心肌炎（rheumatic myocarditis）和风湿性心包炎，若病变累及心脏全层则称为风湿性全心炎（rheumatic pancarditis）。儿童风湿病患者中，65%～80% 有心脏炎的临床表现。

（1）风湿性心内膜炎（rheumatic endocarditis）　是风湿病最重要的病变，主要累及心瓣膜，引起瓣膜炎，也可累及瓣膜邻近的心内膜和腱索，引起瓣膜变形和功能障碍。病变主要累及二尖瓣，其次是二尖瓣和主动脉瓣同时受累，三尖瓣和肺动脉瓣极少受累。

病变早期受累的瓣膜肿胀、增厚，失去光泽，继而病变瓣膜不断受到血流冲击和瓣膜不停关闭和开放等摩擦作用，使瓣膜表面，尤以闭锁缘处内膜损伤，形成粗糙面，导致血小板在该处沉积、凝集，形成串珠状单行排列的、大小如粟粒（1～3mm）、灰白色、半透明的、与瓣膜粘连牢固不易脱落的疣状赘生物。镜下，瓣膜胶原纤维肿胀、黏液样变性及纤维素样坏死。疣状赘生物是由血小板和纤维素构成的白色血栓。其基底部有少许的炎细胞浸润，有时可见肿大的成纤维细胞和多少不等的风湿细胞，典型的风湿小体少见。病变后期，心内膜下风湿病变发生纤维化，心瓣膜和腱索中的赘生物发生机化，形成灰白色瘢痕。导致瓣膜增厚、变硬、卷曲、缩短，瓣叶之间发生纤维性粘连，腱索增粗和缩短，最终导致瓣膜病［瓣膜狭窄和（或）瓣膜关闭不全］，引起血流动力学改变甚至心力衰竭。

（2）风湿性心肌炎 病变主要累及心肌间质结缔组织，特别是小血管周围的结缔组织。病变早期心肌间质结缔组织发生黏液样变性和纤维素样坏死，继而形成风湿小体。风湿小体灶性分布，呈梭形，大小不一，发生于心肌各处，但以室间隔、左室后壁、左心房及左心耳等处较多。病变后期，风湿小体纤维化，形成梭形小瘢痕。儿童的心肌炎常为弥漫性间质性心肌炎。

（3）风湿性心包炎 常伴有风湿性心内膜炎和风湿性心肌炎的同时发生。风湿性心外膜炎的病变特点是浆液和（或）纤维素渗出，有时可见风湿小体形成。心外膜大量浆液渗出时，心包腔内可见大量液体潴留，形成心包积液。大量纤维素渗出时，覆盖于心外膜表面的纤维素可因心脏不停搏动和摩擦而形成无数的绒毛状物质，覆盖在心脏表面称为绒毛心。恢复期，浆液逐渐被吸收，纤维素也大部分被溶解吸收，少数患者心脏表面纤维素未被溶解吸收而发生机化粘连而引起缩窄性心包炎，致使心脏功能发生障碍。

风湿性心包炎急性期，当心外膜大量浆液渗出时则表现为心包积液，听诊时心音遥远，叩诊左、右心界扩大，X线检查心脏呈烧瓶状。当心外膜大量纤维素渗出时，患者有心前区疼痛，可闻及心包摩擦音。

2. 风湿性关节炎

风湿病急性发作时约70%的患者可出现风湿性关节炎（rheumatic arthritis）。多见于成人，儿童少见。病变常侵犯大关节，如膝、踝、肩、腕、肘等关节。也可累及小关节。各关节先后受累，反复发作，呈游走性。受累关节局部出现红、肿、热、痛和功能障碍。镜下观察，主要为关节滑膜的浆液性炎症，滑膜及关节周围组织充血、水肿，胶原纤维黏液样变性和纤维素样坏死，有时可见少数不典型的风湿小体形成。风湿性关节炎预后良好，时间短，不留后遗症。

3. 风湿性动脉炎

风湿性动脉炎（rheumatic arteritis）可发生于大小动脉，如冠状动脉、肾动脉、肠系膜动脉、脑动脉及肺动脉等，并以小动脉受累较多见。急性期血管壁结缔组织黏液样变性及纤维素样坏死和炎细胞浸润，可有阿绍夫小体形成。后期，血管壁结缔组织增厚，管腔狭窄甚至闭塞。风湿性冠状动脉炎时，临床上可出现与冠心病相似的心肌缺血症状。

4. 皮肤病变

皮肤的风湿性病变可表现为皮肤环形红斑和皮下结节。

（1）环形红斑 皮肤的风湿性病变中最多见的和具有诊断意义的病变是环形红斑。见于躯干及四肢，直径约1cm，边缘红晕，中心保持皮肤本色。镜下为非特异性渗出性炎。常在1～2天消失。

（2）皮下结节 多发生于腕、肘、膝、踝等大关节处的伸侧面皮下结缔组织，结节直径0.5～2cm，圆形或椭圆形，质地较硬，境界清楚，可活动，压之不痛。镜下为增生性病变，结节中央为纤维素样坏死，周围有增生的成纤维细胞和风湿细胞围绕呈栅栏状排列，伴有淋巴细胞浸润。皮下结节的出现常与风湿性心脏病的发生有关。风湿活动停止后，结节纤维化，形成小瘢痕。

5. 脑的风湿性病变

病变主要累及大脑皮质、基底节、丘脑及小脑皮质。多见于 5～12 岁儿童，女孩多见。表现为非特异性轻度脑膜炎或风湿性动脉炎，病变局部充血，血管周围淋巴细胞浸润，神经细胞变性及胶质细胞增生等改变。当病变侵犯锥体外系统时，患儿出现面肌及肢体不自主运动，临床上称为小舞蹈病。

第四节　感染性心内膜炎

感染性心内膜炎（infective endocarditis）是指由病原微生物直接侵犯心内膜而引起的炎症性疾病。病原微生物主要是细菌，又称细菌性心内膜炎。本病可分为急性感染性心内膜炎和亚急性感染性心内膜炎两种。

一、急性感染性心内膜炎

急性感染性心内膜炎（acute infective endocarditis）因心内膜病变溃烂或脱落，又称溃疡性心内膜炎。此类心内膜炎起病急剧，症状迅猛而严重。

1. 病因及发病机制

本病的病原菌主要是毒力较强的化脓菌，其中大多数为金黄色葡萄球菌，其次是溶血性链球菌，肺炎球菌也可引起。

一般病原菌先在机体局部引起化脓性炎症（如化脓性骨髓炎、痈、产褥热等），当机体抵抗力降低时（如肿瘤、心脏手术、免疫抑制等）病原菌则侵入血流，引起败血症并侵犯心内膜。此类心内膜炎多发生于正常心内膜上，多单独侵犯二尖瓣或主动脉瓣，三尖瓣和肺动脉瓣很少受累。病变多发生在二尖瓣的心房面和主动脉瓣的心室面，这与血流冲击瓣膜发生机械性损伤有关。有的病例可发生在已有病变的瓣膜上。

2. 病理变化及临床病理联系

肉眼观，瓣膜闭锁缘处常形成较大的赘生物。赘生物呈灰黄色或灰绿色，质地松软，易脱落形成带有细菌的栓子，引起某些器官的梗死和多发性小脓肿（败血性梗死）。严重者，可发生瓣膜破裂或穿孔和（或）腱索断裂，可致急性心瓣膜关闭不全而猝死。镜下，瓣膜溃疡底部组织坏死，有大量中性粒细胞浸润，赘生物为血栓，其中混有坏死组织和大量细菌菌落及肉芽组织。

二、亚急性感染性心内膜炎

亚急性感染性心内膜炎（subacute infective endocarditis）通常由毒力较弱的细菌感染所引起，又称亚急性细菌性心内膜炎（subacute bacterial endocarditis，SBE）。病程经过 6 周以上，可迁延数月乃至 1～2 年。

1. 病因及发病机制

本病的病原菌主要为毒力较弱的草绿色链球菌所引起，其次是肠球菌、肺炎球菌和淋球菌乃至真菌也可引起。一般病原菌是从机体某一感染病灶（如牙周炎、扁桃体炎、咽喉炎、骨髓炎等）侵入血液。也可在拔牙、扁桃体摘除、前列腺摘除、静脉导管术、外置起搏器、腹部和泌尿道等手术时细菌进入血流，引起败血症，并侵犯心内膜。

亚急性感染性心内膜炎常发生在已有病变的瓣膜上，大多数病例发生在风湿性心内膜炎的基础上。其他病例发生于先天性心脏病（如室间隔缺损、法洛四联症等），行修补术后的瓣膜也可被感染。此型心内膜炎常见于二尖瓣和主动脉瓣，并可累及其他部位心内膜，三尖瓣和肺动脉瓣少见。

2. 病理变化及临床病理联系

肉眼观，常在原有病变的瓣膜上形成赘生物。病变瓣膜增厚、变形，并发生溃疡，甚至穿孔和腱索断裂，其表面赘生物大小不一，单个或多个，形态不规则呈息肉状或鸡冠状，颜色呈灰黄色或灰绿色，干燥质脆，易破碎和脱落成为栓子，引起栓塞。镜下，赘生物由血小板、纤维素、坏死组织、炎细胞、细菌菌落构成。瓣膜溃疡底部组织坏死，溃疡底部可见少许肉芽组织及淋巴细胞、单核细胞浸润组织坏死。

（1）瓣膜损害　病变瓣膜僵硬，部分机化瘢痕形成，极易造成严重的瓣膜变形、增厚和腱索增粗缩短，导致瓣膜口狭窄和（或）关闭不全，体检时可听到相应部位杂音，但杂音的性质和强弱常发生变化，这与赘生物体积发生变动（破碎或脱落）有关。严重者，可出现心力衰竭。

（2）动脉性栓塞　瓣膜上的赘生物脱落，进入血流引起各器官的栓塞。动脉性栓塞最多见于脑动脉，其次是肾动脉、脾动脉和心脏。由于栓子来自赘生物的最外层，不含细菌或细菌毒力弱在局部不易存活，因此一般不引起感染性梗死和栓塞性小脓肿形成。在指（趾）末节腹面、足底或大、小鱼际处，出现红紫色、微隆起、有压痛的小结，称 Osler小结，由皮下小动脉炎所致。

（3）肾　由于病原菌长期释放抗原入血，可导致免疫复合物的形成，大多数可引起局灶性肾小球肾炎，少数病例可发生弥漫性肾小球肾炎。

（4）败血症　由于赘生物中的细菌和毒素不断侵入血流，患者有长期发热。皮肤、黏膜和眼底部有出血，这是由于血管壁损伤，通透性升高所致。脾大、白细胞增多则表现为单核-巨噬细胞增生，脾窦扩张充血。因脾功能亢进和草绿色链球菌的轻度溶血作用，患者可出现贫血。血培养阳性是诊断本病的重要依据。

第五节　慢性心瓣膜病

慢性心瓣膜病（chronic valvular vitium of the heart）是指心瓣膜受各种致病因素作用损伤后或先天性发育异常造成的器质性病变，表现为瓣膜口狭窄和（或）关闭不全，为常见的慢性心脏病之一。常导致心功能不全，引起全身血液循环障碍。

慢性心瓣膜病的发生主要与风湿性心内膜炎和感染性心内膜炎有关，其次是主动脉粥样硬化和主动脉梅毒累及主动脉瓣，少数病例发生于瓣膜的钙化或先天发育异常。瓣膜狭窄和瓣膜关闭不全可单独存在，但大多数为二者同时并存。病变可累及一个瓣膜，但也可累及两个以上瓣膜或先后受累，称为联合瓣膜病。心瓣膜病在代偿期阶段可不出现明显的血液循环障碍症状。随着瓣膜病变逐渐加重进入失代偿期，患者出现肺循环和（或）体循环血液循环障碍的症状和体征。

一、二尖瓣狭窄

二尖瓣狭窄（mitral stenosis）是指二尖瓣瓣膜增厚，瓣膜口缩小，瓣膜口不能充分开放，导致血流通过障碍。大多数由风湿性心内膜炎反复发作引起，少数病例可由亚急性细菌性心内膜炎引起，偶见于先天性发育异常。正常成人二尖瓣口开放时面积约为 $5cm^2$，可通过两个手指。瓣膜口狭窄时，可缩小到 $1\sim2cm^2$ 甚至 $0.5cm^2$，或仅能通过医用探针。

二尖瓣狭窄的程度可分 3 种类型：①隔膜型，病变最轻，瓣膜轻度增厚，仍有弹性，瓣叶轻度粘连，瓣膜轻度狭窄；②增厚型，病变较重，瓣膜增厚显著，弹性明显减弱，瓣叶间显著粘连，瓣膜口狭窄明显；③漏斗型，病变最严重，瓣膜极度增厚、变硬，瓣叶间严重的纤维性粘连，失去活动性，瓣膜口缩小且固定呈鱼口状。

1. 血流动力学和心脏变化

左心房处于代偿时，由于二尖瓣狭窄，左心室舒张期，左心房血液进入左心室受阻，致使舒张末期仍有部分血液滞留于左心房内，加上肺静脉的血液，使左心房血液量比正常增多。此时，心肌纤维拉长以加强收缩力，心腔扩大以容纳更多血液，导致左心房代偿性扩张。因左心房负荷加重，心肌代谢增强，心肌纤维增粗，从而左心房代偿性肥大，以维持相对正常的血液循环。随时间延长或病变加重，超过代偿极限，左心房收缩力减弱而呈高度扩张（肌源性扩张），致左心房失代偿。此时，左心房血液在舒张期不能充分排入左心室，引起左心房严重淤血，左心房压力增高使肺静脉血液进入左心房受阻，从而导致肺静脉压升高，随即引起肺淤血。由于肺静脉压升高及肺淤血，可通过神经反射引起肺内小动脉收缩，使肺动脉压升高。长期肺动脉压升高致使右心室代偿性扩张、肥大。以后，右心室发生肌源性劳损，出现肌源性扩张。继而出现右心室淤血。右心室高度扩张时，右心室瓣膜环随之扩大，出现三尖瓣相对关闭不全，收缩期，右心室部分血液反流入右心房，加重了右心房负担，可致右心功能不全，引起体循环淤血。

2. 临床病理联系

二尖瓣狭窄，听诊时在心尖区可闻及舒张期隆隆样杂音。这主要是由于舒张期左心房的血液通过狭窄的二尖瓣口造成涡流所致。X 线显示左心房增大，左心室无变化或轻度缩小，呈梨形心。由于左心房高度扩张，可引起心房颤动。左心房血液出现涡流，易继发附壁血栓，常发生于左心房后壁及左心耳。血栓脱落可引起栓塞。慢性肺淤血可致肺间质性水肿和含铁血黄素沉着。患者出现带血的泡沫痰，呼吸困难，发绀及面颊潮红（二尖瓣面容）。右心衰竭时，体循环淤血，出现颈静脉怒张、肝淤血肿大致淤血性肝硬化、下肢水肿及浆膜腔积液等临床表现。

二、二尖瓣关闭不全

二尖瓣关闭不全（mitral insuffciency）是指二尖瓣瓣膜增厚、变硬、弹性减弱或消失，瓣膜卷曲、缩短，腱索增粗、缩短，有时瓣膜穿孔、破裂或钙化引起二尖瓣环扩张致二尖瓣口关闭不全。二尖瓣关闭不全大多数是风湿性心内膜炎的后果，其次是亚急性细菌性心内膜炎（SBE）、急性感染性心内膜炎感染所引起。二尖瓣关闭不全也是常见的慢性瓣膜病，常与二尖瓣狭窄同时出现。

1. 血流动力学变化

二尖瓣关闭不全时，在左心室收缩期，左心室部分血液通过未关闭的瓣膜口反流到左心房，加上肺静脉输入的血液使左心房血容量较正常增多，压力升高，久之左心房代偿性扩张肥大。左心室舒张期，左心房内大量血液涌入左心室，左心室血容量增多，压力升高，负荷增加，导致左心室代偿性扩张肥大。以后，左心室、左心房均可发生代偿失调（左心衰竭），从而依次发生肺淤血、肺动脉高压、右心室代偿肥大，随后失代偿，右心衰竭及体循环淤血。

2. 临床病理联系

由于二尖瓣关闭不全，在左心室收缩期，左心室的部分血液通过未关闭的瓣膜口反流到左心房，此时，听诊时在心尖区可闻及收缩期吹风样杂音。X线显示左心室肥大，心脏呈球形。其他血液循环变化与二尖瓣狭窄相同。

三、主动脉瓣关闭不全

主动脉瓣关闭不全（aortic insufficiency）主要由主动脉瓣疾病引起，可以是风湿性主动脉瓣炎，也可以是感染性心内膜炎及主动脉粥样硬化和梅毒性主动脉炎累及主动脉瓣，病变致使瓣膜增厚、变硬、缩短、弹性减弱或消失，引起瓣膜环扩张，致使主动脉瓣关闭不全。此外，也可由强直性脊柱炎、类风湿关节炎及马方综合征所致。

1. 血流动力学变化

由于主动脉瓣关闭不全，左心室舒张期，主动脉内血液反流入到左心室，加上来自左心房的血液，使左心室内血容量增加，左心室压力升高，负荷加重而代偿性肥大。以后，发生肌源性扩张，导致二尖瓣相对关闭不全，加重左心房的负荷。依次出现左心衰竭、肺淤血、肺动脉高压、右心肥大、右心衰竭和体循环淤血。

2. 临床病理联系

主动脉瓣关闭不全，听诊时，在主动脉瓣区可闻及舒张期叹气样杂音。由于左心室血容量增多，心排血量也增多，收缩压升高，但舒张期由于部分血液迅速反流入左心室，致使舒张压急剧下降，脉压增大。患者可出现水冲脉、血管枪击音及毛细血管搏动现象。

四、主动脉瓣狭窄

主动脉瓣狭窄（aortic stenosis）主要是慢性风湿性主动脉瓣膜炎的后果，常与风湿性二尖瓣病变合并发生，少数由先天性发育异常或主动脉粥样硬化引起瓣膜钙化所致。

1. 血流动力学变化

由于主动脉狭窄，左心室收缩期血液排出受阻，左心室为维持正常的心排血量而发生左心室向心性肥大，左心室壁增厚，但心腔不扩张。后期，左心室失代偿而出现肌源性扩张。因左心室高度扩张，故使房室瓣环扩张而出现二尖瓣相对关闭不全，部分血液反流入左心房。依次出现左心衰竭、肺淤血、肺动脉高压及右心衰竭和体循环淤血。

2. 临床病理联系

主动脉瓣狭窄时，左心室血液排出受阻，主动脉瓣口极度狭窄时心排血量降低，冠状动脉供血不足，引起心肌缺血，出现心绞痛，严重时可引起猝死。也可因脑缺血而发生头昏和晕厥。由于心排血量降低，血压下降，脉压减小。主动脉瓣狭窄时，主要病变在于左心室肥大，在主动脉瓣区听诊可闻及收缩期吹风样杂音。X线显示心脏呈靴形。

第六节　心肌病和病毒性心肌炎

心肌病（cardiomyopathy）是一类原因不明的心肌变性，部分心肌细胞肥大，纤维组织增生的非炎症性病变，与高血压、冠心病、风湿性心脏病等无关。

一、原发性心肌病

（一）扩张型心肌病

扩张型心肌病（dilated cardiomyopathy）是以进行性心脏肥大，心腔高度扩张和明显的心排血量降低为特征的一种原发性心肌病，也称充血性心肌病。此型最多见，发病年龄在 20～50 岁，男性多于女性。

本病的病因及发病机制尚不清楚，可能与病毒感染、大量酗酒、妊娠、遗传、代谢障碍及中毒等因素有关。

1. 病理变化

肉眼观，心脏体积增大，重量增加，常超出正常人 20％～50％或以上，重量可达 400～750g 或以上。两侧心室肥大，四个心腔扩张，心尖部变薄呈钝圆形，因心腔扩张可致二尖瓣和三尖瓣相对性关闭不全。心内膜增厚，可见附壁性血栓。镜下，部分心肌细胞肥大、伸长，核大浓染，可见畸形核。心内膜下及心肌间质纤维化，见有小瘢痕，病变以左心室为重，肉柱间隐窝可见附壁血栓。有时可见部分心肌细胞变性。

2. 临床病理联系

患者劳累后出现气急、乏力、胸闷、心律不齐，这主要是因充血性心力衰竭所致。

（二）肥厚型心肌病

肥厚型心肌病（hypertrophic cardiomyopathy）是以心肌肥大、室间隔不对称性肥厚，心室腔变小，心腔充盈受阻，心肌细胞异常肥大为特征，依左心室流出道是否有梗阻可分为梗阻性和非梗阻性肥厚型心肌病。

本病常有家族性，约 50％患者有染色体异常。主要有 β-肌球蛋白重链、心肌钙 T、α-原肌球蛋白和肌球蛋白-结合蛋白 C 等七种基因点突变。

1. 病理变化

肉眼观，两侧心室明显肥大，心脏体积增大，重量增加。左心室壁明显增厚，尤以室间隔增厚显著，室间隔增厚可以是均匀肥厚，也可以是不均匀肥厚、不对称性肥厚，明显突向左心室，心腔狭窄。二尖瓣和主动脉瓣下方之心内膜纤维化增厚。镜下，心肌细胞普遍显著肥大，肥大的心肌细胞直径可达 $60\mu m$（正常为 $15\mu m$）。心肌细胞排列紊乱，尤以室间隔深部及左室游离壁明显。心肌间质见多少不等的纤维化或大小不等的瘢痕。

2. 临床病理联系

由于心肌肥大，左心室壁增厚明现，心室腔狭窄，心腔充盈受阻致使心排血量下降，引起心绞痛，肺动脉高压可致呼吸困难。

（三）限制型心肌病

限制型心肌病（restrictive cardiomyopathy）是以心室充盈受限制为特征的原发性心肌病。主要病变为心内膜和心内膜下心肌进行性纤维化，导致心室壁顺应性降低，心腔狭窄。

肉眼观，心室心内膜纤维化，尤以心尖部明显。心内膜增厚2～3mm，呈灰白色，心室腔狭窄，或累及腱索和肉柱致使二尖瓣或三尖瓣关闭不全。镜下，心内膜纤维化、玻璃样变，可见钙化及附壁血栓，心肌萎缩、变性。临床上表现为静脉压升高，颈静脉怒张，水肿，腹水，肝脏淤血肿大，进行性心功能不全等体征。

（四）克山病

克山病（Keshan disease）是一种以心肌变性、坏死和瘢痕形成为主的心肌病，其发病有明显地方性，也称地方性心肌病。1935年在黑龙江省克山县首先发现，当时对该病的本质认识不清，遂以此地名来命名。该病的发生有一定的地区、时间和人群多发的特点。本病主要流行于我国东北、西北、华北及西南一带交通不便的山区或丘陵地带。常出现急性和慢性心功能不全表现。

1. 病因及发病机制

克山病的病因及发病机制尚无确切的定论，目前认为此病的发生可能与粮食、土壤中缺乏硒有关。在发病区粮食中硒含量明显低于非发病区，患者的头发和血液中，硒含量明显低于非发病区人群。服用亚硒酸钠可控制一部分克山病的发作。但缺硒不能解释克山病的年度和季节多发，所以还应考虑克山病的发生在低硒之外可能还有其他因素的参与。此外有人认为本病是一种地区流行性病毒性心肌炎，可能与柯萨奇B组病毒感染有关，但病毒分离和血清学检测未获得规律性阳性结果。最近有人应用原位杂交技术在本病患者心肌内检测出柯萨奇病毒mRNA，但其病因学意义尚待进一步深入研究。一些学者把病毒感染作为一个参与发病的附加因子，而非致病因子。另外在传染源和传播途径方面也缺乏足够的证据。

2. 病理变化

肉眼观，心脏不同程度增大，重量增加可达正常的2～3倍或以上，病变较长的慢性型病例心脏重量增加更为明显，心脏外形呈球形。心腔明显扩张，左心室较右心室明显，为肌源性扩张，心室壁变薄，乳头肌和肉柱变扁，在左心室肉柱间及左、右心耳处附壁血栓形成。切面上见正常红褐色心肌内散布着数量不等的变性、坏死乃至瘢痕病灶。早期，坏死灶呈灰黄色，界限不清。瘢痕病灶呈灰白色、半透明，界限不清，呈星状或树枝状，相互连接，有呈较大的片块状或带状。心肌病变新旧交杂，色泽斑驳。

镜下，主要表现为心肌细胞变性和坏死。心肌细胞变性以心肌细胞出现不同程度水肿，表现为胞浆内出现颗粒（线粒体肿胀）和空泡变性。心肌坏死表现为凝固性坏死和液化性肌溶解。坏死灶最终被修复而形成瘢痕。

3. 临床病理联系

根据患者起病急缓，病程长短及心肌代偿情况不同可分4型。

（1）急性型　发病急骤，由于心肌病变比较广泛、严重，心肌收缩力明显减弱，心排血量在短时间内大幅度减少，重者出现心源性休克。由于供血不足，患者出现头昏、恶心、呕吐等症状。血压下降，心音弱，尤以第一心音减弱显著，并有心律不齐。

（2）亚急性型　病情进展稍缓，心肌病变不如急性严重，但心肌收缩力明显减弱。临床上出现明显心力衰竭，特别是左心衰竭，有咳嗽、呼吸困难、满肺水泡音和心界中度扩大等征象。经 1～4 周后，可发生全心衰竭，出现颈静脉怒张、肝大及全身水肿等。

（3）慢性型　又称痨型，病情缓慢，多由潜在型发展而来，也可由急性型和亚急性型转化而来。本型病变比较广泛，主要表现为陈旧性瘢痕形成。患者常感心悸、气短，心脏代偿性肥大，心腔扩张明显，临床上主要表现为慢性心功能不全。

（4）潜在型　心脏受损较轻或因代偿功能较好，临床上患者多无自觉症状，但体检可发现心界扩大、心音低钝和心电图改变。

二、病毒性心肌炎

1. 病因和发病机制

病毒性心肌炎（viral myocarditis）是由亲心肌病毒引起的原发性心肌炎症，常累及心包，引起心包心肌炎。引起心肌炎的病毒种类颇多，其中最常见的是柯萨奇（Coxsackie）病毒、ECHO 病毒（即人肠孤病毒）、风疹病毒、流感病毒、腮腺炎病毒等。人类的心肌炎以柯萨奇病毒 B 组感染最为常见。一般而言，亲心肌病毒可直接破坏心肌细胞，也可通过 T 细胞介导的免疫反应间接地破坏心肌细胞。此类病毒衣壳的糖蛋白分子结构与心肌细胞膜的糖蛋白相似，在感染后，机体所产生的抗体（激活补体的抗体及中和病毒的抗体）既针对病毒，亦针对心肌细胞。因此，当细胞毒性 T 细胞被致敏后，即可破坏被病毒感染的心肌细胞。

2. 病理变化

表现为心肌细胞变性坏死，间质内淋巴细胞、浆细胞、巨噬细胞浸润。晚期可见明显的心肌间质纤维化，伴代偿性心肌肥大及心腔扩张。

病毒性心肌炎临床表现轻重不一，常出现不同程度的心律失常。预后较好，但病变严重患者及婴幼儿患者可发生心力衰竭。

第七节　心功能不全

心力衰竭（heart failure）是指由于心脏泵功能障碍，以致心排血量减少，不足以适应全身组织代谢需要的一种病理过程。心力衰竭亦称泵衰竭（pump failure）。在这一概念中可以包括两种情况。①心肌衰竭（myocardial failure）：是指原发性心肌肌原纤维收缩功能障碍所致的心力衰竭，此时泵功能障碍是原发的。如心肌炎时，心肌的变质、渗出或结缔组织增生可使心肌收缩性明显减弱。又如心肌梗死时可因部分心肌坏死而致心肌收缩性减弱等等。②其他原因所致的心力衰竭：如心脏瓣膜病时，由于心肌负荷过重而发生心肌肥大和心脏扩大，继则心肌收缩性相对不足而导致心力衰竭，此时泵功能障碍是继发的，在除去瓣膜障碍时较易逆转。但心肌以外的原因引起的心力衰竭，在晚期往往也伴有心肌损害，故在临床上有时两者不易区分。

应当指出，有人把心脏受压（如心脏压塞）等原因引起的心脏泵血减少也包括在心力衰竭或泵衰竭的概念中。但是，由于引起心脏泵功能障碍最常见的原因是心肌收缩性减弱，故本章主要论述因原发性或继发性心肌收缩性减弱而发生的心力衰竭。

心力衰竭时，由于心排血量不能与静脉回流相适应，故血液可在静脉系统中淤积。当心力衰竭呈慢性经过时，往往伴有血容量和组织间液的增多，并出现水肿，临床上称之为充血性心力衰竭（congestive heart failure）。急性心力衰竭多见于原发性心肌病变时，慢性心力衰竭患者如心脏负荷突然加重，也可发生急性心力衰竭。

心功能不全（cardiac insufficiency）与心力衰竭本质上是相同的，只是在程度上有所区别：心力衰竭一般是指心功能不全的晚期，患者有明显的心力衰竭的临床症状，而心功能不全则指病情从轻到重的全过程，包括没有心力衰竭症状的心功能不全代偿阶段。但是，在实际应用中，这两个概念往往又是通用的。

一、心力衰竭的原因和诱因

心力衰竭在临床上十分常见。它可既有心脏本身的疾病引起，也可继发于某些心外疾病如甲状腺功能亢进症、维生素 B_1 缺乏症等。心力衰竭的病因可以概括为下述三类。

1. 心脏负荷加重

心脏的负荷可分为前负荷和后负荷两种，前负荷或容量负荷是指心脏在收缩之前所承受的负荷，相当于心脏舒张末期的容量，前负荷的大小决定了心肌收缩的初长度，后负荷或压力负荷是指心肌收缩时所必须承受的负荷，相当于心腔壁在收缩时的张力，但一般常以主动脉压作为左心室后负荷的指标。心脏负荷过重是心力衰竭的常见原因。例如主动脉瓣狭窄、高血压病或肺动脉高压时，心脏后负荷过重，压力负荷过重；前负荷（容量负荷）过重久之也能导致心力衰竭。在动-静脉瘘或严重贫血时，心排血量长期增多，回心血量增多，故心脏所受的容量负荷也过重，因而也可引起心力衰竭。在这种情况下，一般都先发生心肌肥大等代偿适应性变化，从而可使心功能长期处于相对正常状态，最后则向代偿不全转化，而出现心力衰竭。

2. 心肌代谢障碍

心肌对氧的需求量很大，必须有充分的血液和氧的供给才能保持其正常功能。因此在严重或长期的缺血缺氧时可发生心力衰竭。心肌供血不足最常见的原因是冠状动脉粥样硬化。此时，由于冠脉血流量减少，病变部位心肌供血相对或绝对不足，故心肌收缩性逐渐减弱而导致心力衰竭。冠状动脉粥样硬化所引起的急性心肌梗死也是心力衰竭的重要原因。在高血压病时，心肌代偿性肥大所致的心肌供血相对不足可能也是引起心力衰竭的因素之一。

此外，严重贫血和维生素 B_1 缺乏也可引起心肌供氧不足和生物氧化过程的障碍，从而导致心力衰竭。

3. 弥漫性心肌病

心肌炎、退行性心肌病等原发性心肌病变时，肌原纤维受到损害而使心肌收缩性减弱。如果损害严重或发展迅速，可导致急性心力衰竭（如急性心肌炎时）；若损害较轻或病变呈慢性经过时，则出现心肌肥大等代偿适应性变化，因而在相当一段时间内心功能可处于相对正常状态，但在一定条件下，如在某些诱因的作用下，代偿状态可转向代偿不全而发生心力衰竭。

心力衰竭的诱因：促使心力衰竭发生的诱因很多。这些诱因基本上都是使心肌耗氧增加或供氧（供血）减少的因素，如感染（尤其是肺部感染）、体力负荷过重、妊娠、分娩、情绪激动、心律失常、血压波动、输液过多等都可促使代偿失调而导致心力衰竭。

二、心力衰竭的分类

心力衰竭的病因繁多，分类标准不一，常用的有以下几种分类法。

1. 根据心脏的受损部位分类

（1）左心衰竭　主要是左心室搏出功能障碍，多见于冠状动脉粥样硬化性心脏病（冠心病）、高血压病、主动脉瓣狭窄或关闭不全、二尖瓣关闭不全等。这些疾病均可使心排血量减少以及肺部淤血、水肿。

（2）右心衰竭　主要是右心室搏出功能障碍，见于肺源性心脏病、三尖瓣或肺动脉瓣疾病，并常继发于左心衰竭。此时心排血量减少、体循环淤血、静脉压增高，常伴有下肢水肿，严重时可发生全身性水肿。

（3）全心衰竭　左、右心都发生衰竭称为全心衰竭，见于：①持久的左心衰竭可使右心负荷长期加重而导致右心衰竭；②心肌炎、心肌病等病变如发生于全心，亦可引起全心衰竭。

2. 根据发病的速度分类

（1）急性心力衰竭　发病急骤。心排血量急剧减少，机体来不及充分发挥代偿作用，常可伴有心源性休克。常见原因为急性心肌梗死、严重的心肌炎等。

（2）慢性心力衰竭　患者长期处于一种持续的心力衰竭状态，并伴有静脉淤血和水肿。常见原因为心脏瓣膜病、高血压病、肺动脉高压等。

3. 根据心力衰竭时心排血量的高低分类

（1）低心排血量性心力衰竭　常见于冠心病、高血压病、心肌病、心脏瓣膜病等。患者在基础状态下心排血量就低于正常。

（2）高心排血量性心力衰竭　继发于代谢增高或心脏后负荷降低的疾病如甲状腺功能亢进症、贫血、维生素 B_1 缺乏病和动-静脉瘘等。在此种情况下，由于循环血量增多或循环速度加快，心室前负荷加重，心排血量代偿性增高，心脏必须做更多的功，但心肌能量供给不足，故容易导致心力衰竭。发生心力衰竭时心排血量比心力衰竭以前有所降低，但可稍高于正常水平。然而，由于组织需氧量增高、外周血管扩张、动-静脉短路等原因，患者心排血量虽可比正常水平稍高，但组织的供氧量仍然不足。

三、心功能不全发病过程中机体的代偿活动

心肌受损或心脏负荷加重时，体内出现一系列的代偿活动，通过这些代偿活动可使心血管系统的功能维持于相对正常状态。若病因继续作用，则可由代偿状态向失代偿状态转化，导致力心衰竭。

1. 机能和代谢的代偿

正常人在运动或劳动时才动员心血管系统的代偿活动。而心脏病患者则在基础情况下就需要动员这种代偿活动。能在短时间内被动员起来的代偿活动主要属于机能和代谢的代偿，有以下几种形式。

（1）通过紧张源性扩张使心排血量增加　正常心脏在回心血量增加时，由于心室舒张

末期容积及压力增加，心肌初长度增大，心室发生紧张源性扩张，按照 Frank-Starling 定律，此时心肌收缩力加强，心排血量增加。心功能不全时，由于心泵功能减弱，心排血量减少，故心室舒张末期容积增加，心肌初长度增大；如肌节长度不超过 $2.2\mu m$，则这种紧张源性扩张也使心肌收缩力有所加强而起到代偿作用。

（2）通过心交感神经和肾上腺髓质释放儿茶酚胺，使心肌收缩性加强、心率加快、心功能不全患者的交感神经系统活动加强。体力活动增时血浆中去甲肾上腺素的含量比正常人有较明显的增多；24h 尿中去甲肾上腺素的排出量也显著地高于正常人的排出量，说明心功能不全患者在休息时儿茶酚胺的分泌也是增加的。交感-肾上腺髓质系统的兴奋在维持功能不全的心脏收缩性上起一定作用，但另一方面也是心功能不全患者心率加快的基础。

心率加快是最容易被迅速动员起来的一种代偿活动。正常人可通过心率加快使心排血量增加数倍。心功能不全时心率加快也是一种重要的代偿形式，借此可使心排血量维持在一定的水平。但心率过快（如超过每分 150～160 次）时则由于心舒张期缩短，心肌耗氧量过大，故每搏输出量明显减少，甚至每分输出量减少而失去代偿意义。

（3）心脏以外的代偿

① 血容量增加：心排血量不足时交感-肾上腺系统兴奋，外周小动脉的紧张性增加，有利于动脉血压维持在正常范围内；同时由于肾血流减少，肾素-血管紧张素-醛固酮系统被激活，从而导致体内钠、水潴留，使血容量增加，这对维持动脉血压起到一定作用。

② 组织细胞摄取和利用氧的能力增强：心功能不全患者因血流变慢而发生循环性缺氧。与此同时，组织、细胞中线粒体的呼吸酶活性增强，在慢性缺氧时，细胞内线粒体的数量还可增多，因而组织利用氧的能力增强。

③ 红细胞增多：缺氧又可使血液细胞数和血红蛋白量增多。红细胞增多可提高血液携氧的能力，同时又有助于增加血量，故具有代偿意义。

2. 形态结构的代偿——心肌肥大

在心脏负荷过重或心肌受损的初期，首先出现的主要是机能和代谢的代偿，但与此同时也开始出现另一种代偿形式，即心肌形态结构的代偿，表现为心肌肥大。

心肌肥大是心脏长期负荷过度时形成的一种慢性代偿方式，是指心肌细胞体积增大，即直径增宽、长度增加和肌节数量以及间质增生。心肌细胞一般不发生增生，但心脏长期负荷过度可以引起心肌肥大。当心脏重量超过 500g 左右时，心肌纤维也可有数量的增多。单位重量肥大心肌的收缩性是降低的，但由于整个心脏的重量增加，所以心脏总的收缩力加强，因此肥大心脏可以在相当长时间内处于功能稳定状态，使每搏和每分输出量维持在适应机体需要的水平，使患者在相当长时间内不致发生心力衰竭。所以心肌肥大是心血管系统疾病时起重要作用的一种代偿形式。心肌肥大有两种形式：向心性肥大和离心性肥大。当心室受到过度的压力负荷时，收缩期室壁压力的增高可引起心肌纤维中肌节的并联性增生，使心肌纤维变粗，室壁厚度增加，形成向心性肥大。这样，增厚了的心室壁可使收缩期室壁张力保持正常，使心排血量不致降低。然而，如果心脏后负荷长期增加，可引起心肌纤维中肌节的串联性增生，心肌纤维长度加大，心室腔因而扩大，即发生离心性肥大。这两种肥大在心脏功能的代偿上都起重要作用。

若病因长期不能消除，上述各种代偿仍不足以克服心功能障碍，则心排血量将显著减少而出现心力衰竭的临床症状，此时心脏已从代偿状态发展到失代偿状态。

四、心力衰竭的发病机制

心力衰竭的本质是心肌收缩性减弱。为了理解有关的问题，本节将首先简要地复习心肌收缩的分子生物学基础，然后讨论心力衰竭的一般发病机制以及肥大心肌转向衰竭的机制。

心肌的收缩物质是组成粗、细肌丝的心肌蛋白。粗肌丝的主要成分是肌球蛋白（myosin），其相对分子质量约 50 万，全长 150nm，一端为杆状的尾部，另一端为粗大的头部（S_1），二者之间是能弯曲的颈部（S_2）。头部又分成两片，是 ATP 酶的活动中心，它在肌动蛋白和肌球蛋白之间的搭桥和粗细肌丝之间的滑行中起着重要作用。细肌丝的主要成分是肌动蛋白（actin），相对分子质量 47000，分子呈球状，串联而成双链螺旋状的细肌丝纤维。在双链间的沟槽内，杆状的原肌球蛋白（tropomyosin）和肌动蛋白卷曲在一起，每距 40nm 处还有一个肌钙蛋白（troponin）分子。向肌球蛋白和肌钙蛋白是调节蛋白，本身不起收缩作用，但能调节肌动蛋白与肌球蛋白的联结，而使心肌纤维发生收缩和舒张。肌钙蛋白由三个亚单位组成，即肌钙蛋白亚单位（troponin subunit，TnT）、抑制亚单位（inhibitor troponin，TnI）、钙结合亚单位（calcium combining troponin，TnC），在心肌兴奋-收缩耦联中起重要作用（图 15-1）。

Ca^{2+} 在心肌兴奋时的电活动与机械收缩之间起耦联作用。当心肌除极化时，Ca^{2+} 从细胞外转移到心肌细胞的胞质中，同时也从肌质网释放入胞质。因此胞质内 Ca^{2+} 浓度升高（由 10^{-8} mol/L 升至 10^{-5} mol/L）。此时肌钙蛋白 TnC 即迅速与 Ca^{2+} 结合。这种结合使 TnC 和 TnI 的构型发生变化，使 TnI 从肌动蛋白移开。这种构型变化又可通过 TnT 影响肌球蛋白的位置，使肌球蛋白旋转到肌动蛋白两条螺旋状链的深沟中，从而使肌动蛋白的受点暴露而与肌球蛋白头部相接触，形成横桥。S_1 的 ATP 酶分解 ATP 而释放能量，肌动球蛋白（actomyosin）乃发生收缩。心肌收缩后，Ca^{2+} 重新移到细胞外及肌质网，胞质内 Ca^{2+} 浓度又降至 10^{-8} mol/L。此时，肌钙蛋白的 TnC 失去了 Ca^{2+}，TnC 和 TnI 的构型恢复原状，故 TnI 又与肌动蛋白结合，进而通过 TnT 使原肌球蛋白从肌动蛋白的深沟中转移出来，而恢复原来的位置。肌动蛋白上的受点被掩盖，肌动球蛋白重新解离为肌动蛋白和肌球蛋白，横桥解除，心肌舒张。

在舒张期［图 15-1(c) 中左图］，肌钙蛋白复合体三成分（I、C、T）使原肌球蛋白（Tm）位于细肌丝（A）螺旋沟的外侧，从而阻止细肌丝与肌球蛋白横桥（M）发生作用。当 Ca^{2+} 与肌钙蛋白 C［图 15-1(c) 中右图］结合引起一系列的活动使 I 与细肌丝分开，从而使 Tm 移进细肌丝的螺旋沟中，细肌丝与肌球蛋白横桥相互作用而引起心肌收缩。

下文将着重讨论慢性心力衰竭的发病机制。从心肌分子结构及兴奋-收缩耦联过程的基础出发，目前认为心肌负荷过重和心肌受损等病因引起心肌收缩性减弱的一般机制大致有下述几个方面。

1. 心肌能量代谢障碍

（1）能量生成（释放）障碍　心肌主要依赖脂肪酸、葡萄糖等物质有氧氧化而获得能量。心肌细胞对氧的需要量很大，摄取能力很强，在正常安静情况下，冠状动静脉血氧含量差可高达 14mL。心肌氧供给不足或有氧氧化过程的障碍，均可使心肌细胞能量生成不足而导致心肌收缩性减弱。

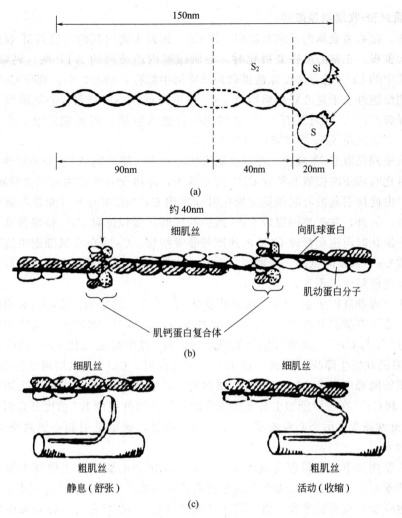

图 15-1　心肌收缩蛋白和调节蛋白

(a) 肌球蛋白分子结构模式图；(b) 肌动蛋白分子呈球形，串联而成双链螺旋状的细肌丝。
肌球蛋白在两个肌动蛋白链之间。每隔约 40nm 有一个肌钙蛋白复合体；(c) 粗、细肌丝在
收缩与舒张时的相互关系

严重的贫血、冠状动脉硬化等所引起的心肌缺氧，是导致心肌细胞内能量生成不足的常见原因。维生素 B_1 缺乏时，由于焦磷酸硫胺素（丙酮酸脱羧酶的辅酶）生成不足，丙酮酸的氧化发生障碍，也可引起心肌能量生成不足。肥大的心肌也可因心肌缺氧而导致能量生成不足。

(2) 能量利用障碍　心肌细胞内氧化磷酸化过程中所产生的 ATP，在心肌兴奋-收缩耦联过程中受到肌球蛋白头部 ATP 酶的作用而水解，为心肌收缩提供能量。实验表明，部分动物的心肌由肥大转向衰竭时，心肌耗氧量和 ATP 含量并不减少而完成的机械功却显著减少，说明心肌利用 ATP 中的化学能做机械功的过程有障碍，即心肌的能量利用发生障碍。随着心肌负荷过重而发生心肌肥大时，心肌收缩蛋白的结构发生变化，肌球蛋白头部 ATP 酶的活性降低，ATP 水解发生障碍，因此能量利用发生障碍，心肌收缩性减弱。这种现象也可见于老年人及甲状腺功能低下的患者。关于心肌收缩蛋白质结构发生变化的机制尚未阐明。

2. 心肌兴奋-收缩耦联障碍

近年来，在心力衰竭的发病机制中，因 Ca^{2+} 运转失常引起的心肌兴奋-收缩耦联障碍受到了很大重视。正常心肌在复极化时，心肌细胞内肌质网的 ATP 酶（钙泵）被激活，从而使胞质中的 Ca^{2+} 逆着浓度差被摄取到肌质网中贮存；同时，另一部分 Ca^{2+} 则从胞质中被转运到细胞外。于是心肌细胞胞质 Ca^{2+} 浓度降低。心肌舒张。心肌除极化时，肌质网向胞质释放 Ca^{2+}，同时又有 Ca^{2+} 从细胞外液进入胞质，因而胞质中 Ca^{2+} 浓度增高，心肌收缩。心肌兴奋-收缩耦联障碍的发生机制如下。

（1）肌质网摄取 Ca^{2+} 减少　在过度肥大的心肌中，肌质网 ATP 酶的活性降低，因而在心肌复极化时肌质网摄取和贮存 Ca^{2+} 的量减少，除极化时肌质网向胞质释放的 Ca^{2+} 也因之减少。由此所引起的心肌细胞除极化时胞质内 Ca^{2+} 浓度低下可能是心肌收缩性减弱的重要原因。另外，在肌质网摄取 Ca^{2+} 减少的同时，线粒体对 Ca^{2+} 摄取量增多，但线粒体在心肌除极化时向胞质释放 Ca^{2+} 的速度却非常缓慢。Ca^{2+} 在心肌细胞中这种异常的分布也是胞质 Ca^{2+} 浓度降低的一个原因。此外，线粒体内 Ca^{2+} 的增多可引起氧化磷酸化脱耦联，从而使能量生成不足。

（2）酸中毒和高钾血症　Ca^{2+} 的运转也受 H^+ 和 K^+ 的影响。在心力衰竭时有一定程度的缺氧，故可有细胞外液 H^+ 和 K^+ 浓度的增高。关于 H^+ 如何影响运转的问题也未完全清楚。H^+ 能与 Ca^{2+} 在竞争性结合肌钙蛋白，H^+ 过多就能取代 Ca^{2+} 的位置而使心肌的兴奋-收缩耦联发生障碍。另外，在 H^+ 浓度增高时，Ca^{2+} 与肌质网的结合比较牢固，除极化时肌质网释放 Ca^{2+} 减少，故 H^+ 增多时，心肌的兴奋-收缩耦联发生障碍。细胞外液中的 K^+ 和 Ca^{2+} 在心肌细胞上有互相竞争的作用。当外液中 K^+ 浓度升高时，动作电位中 Ca^{2+} 内流就减少，因而心肌胞质中 Ca^{2+} 浓度降低，这也是引起心肌兴奋-收缩耦联障碍的一个因素。

（3）心肌内去甲肾上腺素含量减少　心力衰竭患者心肌组织去甲肾上腺素的含量很低；从有严重心力衰竭而行二尖瓣置换术的患者取得的心室乳头肌活组织中，去甲肾上腺素的含量也很少，在有的患者，含量仅为正常的 10%。心力衰竭时心肌去甲肾上腺素含量减少，可能是由于肥大而衰竭的心肌中酪氨酸羟化酶活性降低，因而心肌交感神经纤维中儿茶酚胺的合成减少所致。在正常情况下，去甲肾上腺素与心肌细胞表面的 β 受体结合后，通过激活腺苷酸环化酶，可使心肌细胞内的 ATP 转变为 cAMP。cAMP 一方面能促使 Ca^{2+} 内流，另一方面又可通过蛋白激酶的活化而使心肌细胞肌质网的一种蛋白磷酸化，从而使肌质网摄取和释放 Ca^{2+} 的速度增高。可见去甲肾上腺素有加强心肌兴奋-收缩耦联的作用，而心肌内去甲肾上腺素含量减少时，心肌的兴奋-收缩耦联过程就可能发生障碍。肥大而衰竭的心肌内去甲肾上腺素含量减少，除了可能与合成减少有关外，还可能与消耗过多有关。这是因为心排血量减少时，交感神经的活动加强，故交感神经末梢包括心肌交感神经末梢释放去甲肾上腺素增多。

此外，心力衰竭时不仅心肌儿茶酚胺含量的减少，而且心肌细胞肾上腺能受体的功能也可能发生改变，例如在严重心力衰竭时，异丙基肾上腺素刺激 β 受体，细胞内产生 cAMP 量明显减少，提示 β 受体敏感性降低，因而 cAMP 产生不足。如前所述，cAMP 的不足就可使 Ca^{2+} 内流和肌质网摄取 Ca^{2+} 不足，从而导致心肌兴奋-收缩耦联障碍。

3. 心肌的结构破坏

严重缺血时的心肌坏死以及急性炎症时的心肌变性、坏死等可导致心肌收缩蛋白大量破坏，从而引起心肌收缩性显著减弱。另外，关于肥大心肌转向衰竭的机制，前文已经有几处提到。为了加深理解，下文将再就此问题作综合性的概述。

心肌肥大是一种强有力的代偿形式，然而它不是无限度的，如果病因不能被消除，则肥大心肌的功能便不能长期维持正常而终转向心力衰竭。慢性心力衰竭一般都是在心肌代偿性肥大的基础上逐渐发生发展的。

肥大的心肌为何会转向衰竭？这是长期以来为人们进行探讨和研究的问题。目前认为，代偿性心肌肥大是一种不平衡的生长形式。这种在器官、组织、细胞、分子等不同的水平上都有其特征性表现的不平衡生长，是肥大心肌转向功能不全的基础。

（1）器官水平上的特征　从整个心脏来看，不平衡生长表现为心脏重量的增长超过了支配心脏的交感神经元轴突的生长，因此心脏内交感神经分布的密集程度显著地低于正常。而且，肥大心肌中儿茶酚胺合成减少而消耗增多，因而心内去甲肾上腺素含量显著减少，这种神经支配和递质含量方面的变化，就会促使心肌兴奋-收缩耦联发生障碍，从而导致心肌收缩性减弱。

（2）组织水平上的特征　表现在心肌内微动脉和毛细血管的生长明显地落后于心肌细胞体积的增长，所以单位重量的肥大心肌毛细血管数目减少。对哺乳类动物心肌微循环的活体组织研究表明，安静时，正常动物心肌每 $1mm^3$ 内约有 2300 条开放的毛细血管，毛细血管平均间距为 $16.8\mu m$。当心脏负荷加重或缺氧时，毛细血管前括约肌松弛，原处于储备状态的约 2100 条毛细血管也开放。这样，总的功能性毛细胞管可达 4400 条$/mm^3$，毛细血管间距因而减少到 $5.5\mu m$。因而，由于负荷加重而增高的心肌需氧量，很快通过原运输加快而得到满足。然而在心肌肥大时，则因毛细血管总数相对减少，氧的弥散间距增大，故容易引起心肌缺氧。这样的患者即使在安静的状态下，大部分储备毛细血管已经开放；当负荷增加时，功能性毛细血管数不能再有显著的增加，氧的弥散间距也不能明显缩小。因此肥大心肌在负荷增加时常处于缺氧状态，致有氧代谢减弱，能量生成不足，心肌收缩性减弱。

（3）细胞水平上的特征　表现为细胞体积和重量的增加大于其表面积的增加，即肥大心肌的表面积与重量之比显著降低。而细胞表面的胞膜（sarcoplasmic membrane）正是 Na^+-K^+、Na^+-Ca^{2+} 等离子转运所必经的部位。故细胞面积的相对减少可使细胞转运离子的能力减弱，包括 Ca^{2+} 内流相对不足，从而使心肌细胞的功能降低。近年来电子显微镜的观察还证实，肥大心肌内线粒体数量与心肌细胞体积的比值减小，线粒体膜表面积与心肌纤维重量的比值也明显减少，所以肥大心肌内生物氧化作用相对减弱。这也是肥大心肌能量生成不足的原因之一。

（4）分子水平上的特征　表现为肌球蛋白分子的重节片（头部）和轻节片（尾部）的比值降低，即头部在整个分子中所占的比重减少。而头部正是 ATP 酶所在的部位，头部比重的减少，就可使 ATP 酶的活性随之相对降低。此外，ATP 酶又受 Ca^{2+} 的激活，心力衰竭时，由于 Ca^{2+} 向肌球蛋白横桥部位转运缓慢，故可使 ATP 酶活性进一步降低。体外实验表明，衰竭心肌中 ATP 酶的活性降低 $20\%\sim30\%$。ATP 酶活性的降低使心肌能量利用发生障碍，因而心肌收缩性减弱。

应当强调指出，临床上心力衰竭的发生发展，往往是多种机制共同作用的结果。例如，贫血和维生素 B_1 缺乏主要引起心肌能量生成障碍，但当心肌因负荷加重而代偿性肥大，即发生心肌的不平衡生长时，又可发生心肌能量利用障碍和兴奋-收缩耦联障碍。高血压病慢性心瓣膜病引起心肌肥大时，固然以兴奋-收缩耦联障碍和能量利用障碍为主，然而在高度肥大的心肌中也可能存在着相对的缺血缺氧，因而也可有能量生成障碍。

五、心力衰竭时机体的功能和代谢变化

心力衰竭时机体一系列机能代谢变化的根本原因在于心脏泵功能低下，其结果是心排血量减少，动脉系统充盈不足，静脉系统血液淤滞，于是各器官组织血流量不足，发生淤血、水肿和缺氧，并从而引起器官功能障碍和代谢紊乱。

（一）心血管系统的变化

1. 心功能的变化

心功能是心力衰竭时最根本的变化，主要表现为心脏泵功能低下，从而可引起一系列血流动力学的变化。通常用于评价心脏泵功能的指标都会发生显著的改变。

（1）心排血量减少 心力衰竭时每搏及每分心排血量均降低。正常人心排血量（cardiac output，CO）为 3.4～5.5L/min，心力衰竭时往往低达 2.5L/min 以下（指低心排血量心力衰竭）。

（2）心脏指数降低 心脏指数（cardiac index，CI）是单位体表面积的每分心排血出量，正常值为 2.5～3.5L/(min·m²)，心力衰竭时心指数往往低于 2.5L/(min·m²)。

（3）射血分数降低 射血分数（ejection fraction，EF）是每搏输出量（stroke volume，SV）与心室舒张末期容积（ventricular end-diastolic volume，VEDV）的比值，正常为 0.56～0.78。心力衰竭时，由于心肌收缩性减弱，每搏输出量减少，心室收缩末期余血较多，心室舒张末期容积也必然增大，故 EF 降低。

（4）心肌最大收缩速度减低 心肌最大收缩速度（V_{max}）是指负荷为 0 时的心肌最大收缩速度，必须通过左心室压力动态变化所投影的图来计算，测量比较复杂。但它能更准确地反映心肌的收缩性，因为上述 CO、CI 及 EF 等指标明显地受负荷状态的影响，不能独立反映心肌的收缩性。

（5）心室 dp/dt_{max} 减少 心室 dp/dt_{max}（ventricular dp/dt maximum）表示心室内压力随时间的最大变化率，也即心室内压力上升的最大速度，可反映心肌的收缩性，心肌收缩性减弱时此值减小。

（6）心室舒张末期容积增大、压力增高 心力衰竭时。在慢性心力衰竭的患者，心肌肥大可使心肌顺应性减低，心室舒张末期容积增大，使心室充盈压显著增高。左心室充盈压的正常值在 2kPa（15mmHg）以下，左心衰竭时，左心室充盈压可达 2.67kPa（20mmHg）或更高。心室充盈压愈高，心室肌张力愈大，能量消耗愈多。

（7）肺动脉楔压升高 肺动脉楔压，也称肺毛细血管楔压是用漂浮导管通过右心进入肺小动脉末端而测出的。肺动脉楔压接近左心房压和左心室充盈压，可以反映左心功能。正常值为 0.93kPa（7mmHg）（平均压），左心衰竭时由于左心室充盈压异常升高，肺动脉楔压也明显高于正常。

2. 动脉血压的变化

急性心力衰竭（如何见于急性心肌梗死）时，由于心排血量急剧减少，动脉血压可以下降，甚至可以发生心源性休克。但在慢性心力衰竭时。机体可通过窦弓反射使外周小动脉收缩和心率加快，以及通过血量增多等代偿活动，使动脉血压维持于正常水平。动脉血压的维持正常有利于保证心、脑的血液供应，故无疑有重要的代偿意义；然而，外周阻力的增高使心脏的后负荷加重，心率加快使心肌的耗氧量增多，血量的增多又使心脏的前负荷加重，这些又是对机体不利的。

3. 器官、组织血流量的改变——血液重分布

心排血量的减少可使动脉系统充盈不足，同时又通过窦弓反射引起外周小血管收缩，故可使器官组织的血液量减少。由于各脏器的血管对交感神经兴奋的反应不一致，因而发生血液的重分布。心力衰竭时，肾脏的血流量减少最显著，其次是皮肤和肝脏等。在重度心力衰竭，肾血流量的减少可使肾小球滤过率减少 30%～50%。正常人在运动时器官血液量一般都有增加或不减少，而心力衰竭患者在运动时肾、肝的血液量比在安静时更进一步地明显减少。由于交感神经兴奋时脑血管并不收缩而冠状血管反而有所舒张，故脑和心脏的血液供应可不减少（指慢性心力衰竭患者动脉血压正常时）。这种血液的重分布具有重要的代偿意义。

4. 淤血和静脉压升高

心力衰竭时，由于钠、水潴留使血量增加，又因有关心腔舒张末期容积增大和压力升高以致静脉回流发生障碍，故血液在静脉系统中发生淤滞，并从而使静脉压升高。使静脉压升高的另一原因是交感神经的兴奋，因为交感神经兴奋时，不仅小动脉发生收缩，而且小静脉也发生收缩。

左心衰竭引起肺淤血和肺静脉压升高，肺泡毛细血管压亦随之升高。严重时可导致水肿。肺淤血和肺水肿可引起呼吸困难、两肺出现湿啰音、咳粉红色泡沫痰甚至咯血等临床症状和体征。右心衰竭引起体循环淤血和静脉压增高。体循环淤血是引起许多器官功能代谢变化的重要原因。此外，淤血和静脉压升高也是引起心性水肿的重要原因之一。

心力衰竭时，由于钠、水潴留使血量增加，又因有关心腔舒张末期容积增大和压力升高以致静脉回流发生障碍，故血液在静脉系统中发生淤滞，并从而使静脉压升高。使静脉压升高的另一原因是交感神经的兴奋，因为交感神经兴奋时，不仅小动脉发生收缩，而且小静脉也发生收缩。

左心衰竭引起肺淤血和肺静脉压升高，肺泡毛细血管压亦随之升高。严重时可导致水肿。肺淤血和肺水肿可引起呼吸困难、两肺出现湿啰音、咳粉红色泡沫痰甚至咯血等临床症状和体征。右心衰竭引起体循环淤血和静脉压增高。体循环淤血是引起许多器官功能代谢变化的重要原因。此外，淤血和静脉压升高也是引起心性水肿的重要原因之一。

（二）肺呼吸功能变化

肺呼吸功能的改变主要是左心衰竭时出现的呼吸困难。呼吸困难是一种主观的感觉。正常人在剧烈运动时可以发生呼吸困难，即首先是感觉到自己在呼吸，然后是感觉到呼吸费力，伴有"喘不过气"等一系列不适的感觉，左心衰竭较轻时，患者只是在体力活动时发生呼吸困难，称为劳力性呼吸困难；严重时患者在安静情况下也有呼吸困难，甚至不能平卧，必须采取坐位才能减轻呼吸困难。这就是所谓端坐呼吸。而且，患者还可以发生夜间阵发性呼吸困难（Paroxysmal nocturnal dyspnea）。

左心衰竭时呼吸困难，是由肺淤血、水肿所引起，因为肺淤血、水肿时：①肺的顺应性降低，因而要吸入正常时同样量的空气，就必须增大胸廓运动的幅度，也就是呼吸时作功和耗能增大，患者感到呼吸费力，即出现了呼吸困难。②肺血管感受器受刺激，经迷走神经传入而使呼吸中枢兴奋，因而呼吸运动增强，患者感到呼吸费力。③肺淤血水肿时，支气管静脉内血液含量增多，因而支气管黏膜肿胀，呼吸道阻力增高，患者感到呼吸费力。④肺泡毛细血管与肺泡间气体交换障碍，动脉血氧分压可以降低，从而反射性地引起呼吸中枢兴奋。而且，前文所提到的呼吸困难时呼吸做功和耗能增加，又使全身耗氧量增

多，这又可促进缺氧并加重呼吸困难。

左心衰竭严重时出现端坐呼吸，主要是由于平卧位时，下半身静脉血液回流量增多，因而可以进一步加剧肺的淤血水肿。当患者被迫采取端坐位时，肺部淤血水肿和呼吸困难即可有所减轻。

左心衰竭特别是已经生发端坐呼吸的患者，常可发生夜间阵发性呼吸困难，其特征是患者入睡后突然感到气闷而惊醒，并立即坐起喘气和咳嗽。其发生机制是：①端坐呼吸的患者入睡后往往处于平卧位，下半身静脉血液回流增多，而且在白天因重力关系积聚在下垂部位组织间隙中的水肿液也因体位改变而回流入血，故肺部的淤血水肿明显加剧。②入睡时迷走神经中枢紧张性升高，支气管口径变小，通气阻力增大。③熟睡时神经反射的敏感性降低，因而只有当肺淤血发展到比较严重的时候，才能刺激呼吸中枢，引起突然发作的呼吸困难，如果患者在发作时伴有哮鸣音，则称为心性哮喘（cardiac asthma），可能与患者有潜在的支气管炎有关。

（三）肝脏和消化系统功能的改变

肝脏和消化系统功能的障碍，主要由体循环静脉淤血所引起，当然也与这些器官的动脉血液的灌流不足有关。右心衰竭时肝脏因淤血而肿大，并可伴有压痛和上腹部不适感；长期肝淤血可引起肝脂肪变性，甚至引起黄疸和淤血性肝硬化。胰腺淤血和供血不足可影响其内分泌和外分泌机能，从而可使糖代谢和食物的消化发生障碍。胃肠道的淤血可引起食欲缺乏、消化和吸收不良以及胃肠道刺激症状如恶心、呕吐、腹泻等。

（四）肾脏功能的改变

左心衰竭和右心衰竭都可使肾血流量减少而导致少尿。尿钠含量低而比重高。除了在严重而持久的右心衰竭以外，肾功能仅有轻度的障碍，可伴有一定程度的氮质血症。

（五）水、电解质和酸碱平衡紊乱

心力衰竭时水、电解质平衡紊乱主要表现为钠、水潴留。钠、水潴留的机制如下。①肾小球滤过率减少：心排血量减少时，各器官中以肾脏血液量的减少最为显著，而右心衰竭引起的肾淤血，也可使肾脏血流量减少。肾血流量的减少即可使肾小球滤过率减少。②肾小管重吸收功能加强：心排血量减少以及通过窦弓反射使肾小血管收缩以致肾血流量减少时，可通过肾素-血管紧张素-醛固酮系统的激活和抗利尿激素的增多，通过肾内血流重分布，通过肾小球滤过分数的升高而使肾小管对钠、水的重吸收加强。上述两方面的因素，特别是肾小管重吸收机能的加强就可引起钠、水潴留。钠、水潴留一方面可引起血量增加，一方面也是导致心性水肿的重要因素之一。

心力衰竭时，体循环静脉淤血和血流速度减慢可引起循环性缺氧，肺淤血水肿则又可引起低氧血症性缺氧。缺氧往往引起代谢性酸中毒，而酸中毒和伴随发生的血钾升高又可进一步使心肌收缩性减弱。

六、心力衰竭的防治原则

（1）防治原发病。

（2）消除诱因　对于心脏负荷已经过重或心肌已经受损的某些患者，体力活动过度、紧张、疲劳、心率过快、异位心律、补液过多或过快等均能诱发心力衰竭，应尽量消除这些因素。

（3）改善心功能

① 调整前负荷：心功能不全的患者，心室充盈压（即前负荷）可高可低（心室充盈压降低可见于急性心力衰竭），应该把充盈压调整到适宜的高度。对于急性心肌梗死的患者而言，肺毛细血管楔压（相当于左心室舒张末期压）在 2～2.4kPa（15～18mmHg）时最为合适。低于此值表示血容量不足，每搏输出量将会减少，而超过此值（前负荷过重）时，不但不能使每搏输出量增加，反而会诱发心力衰竭。因此在给心肌梗死患者或其他心功能不全的患者输液时，应慎重掌握输液的量和速度。

② 调整后负荷：在一定的前负荷下，后负荷的改变会影响心功能。如果后负荷突然增加，每搏输出量便相应地降低，但以后又可由于代偿适应而恢复正常。在后负荷降低时，则可见每搏输出量升高。这一现象近来受到重视，并已成为使用扩血管药治疗心力衰竭的依据。如应用硝普钠、硝酸甘油、苄胺唑啉等扩血管药物时，随着动脉压及外周阻力的降低（后负荷降低），心排血量就相应增加。

③ 加强心肌收缩性：心力衰竭时，由于心肌收缩性减弱，即使 VEDP 尚未达到临界水平，心室的搏出功就低于正常（心功能曲线向右下移动）。洋地黄类强心药的作用，就在于加强心肌收缩性，使心脏在承受与治疗前相同的前负荷时，能够做较大的搏出功，即使心功能曲线向左上移动。洋地黄类强心药对慢性心力衰竭的疗效较好，但对急性心肌梗死引起的急性心力衰竭，效果尚不肯定，因为这类药物有引起心律失常和增加心肌耗氧量等不良的副作用。

④ 控制水肿：从理论上讲，洋地黄类强心药是控制水肿的最佳药物，因为它能从根本上改善心脏的泵功能。但实际上单用洋地黄还不能消除水肿，因而，往往还可加用利尿药，并且要适当限制钠的摄入量。每日钠的摄入量可限制在 20～25mmol（20～25mEq），同时要适当补钾，以防大量利尿时引起缺钾。消除水肿的意义，主要在于减少过多的细胞外液，从而使心脏的负荷得以有所减轻。此外，还应当注意，持续过久的不适当的低盐饮食可引起低钠血症，这对患者很不利。

⑤ 改善组织氧供：给氧（吸氧）是临床以对心力衰竭患者常规治疗措施之一。近年来有人用高压氧治疗多种疾病，其中包括心力衰竭，借以提高血液的携氧能力和改善组织的供氧情况。在严重心力衰竭或急性心肌梗死伴有休克的患者，应用间断的高压氧治疗有一定效果，病死率有所降低，但对这一措施尚需总结经验。

形成性考核

一、单选题

1. 下列哪项最符合心力衰竭的概念（　　）

A. 心脏每搏输出量降低　　　　　B. 心脏每分输出量降低

C. 心脏射血分数降低　　　　　　D. 心排血量不能满足机体的需要

E. 心功能障碍引起体、肺循环充血

2. 良性高血压的基本病变是（　　）

A. 细动脉玻璃样变　　　　　　　B. 大、中动脉粥瘤

C. 小动脉纤维素样坏死　　　　　D. 动脉中层黏液变性

E. 动脉中层钙化

3. 高血压性心脏病代偿期的特征是（　　）

A. 左心室扩张 　　　　　　　　　B. 左心室向心性肥大

C. 心壁肉柱扁平 　　　　　　　　D. 弥漫性心肌纤维化

E. 左心室远心性肥大

4. 主动脉粥样硬化可引起的致死性病变是（　　）

A. 溃疡形成 　　　　　　　　　　B. 夹层动脉瘤形成

C. 血栓形成 　　　　　　　　　　D. 钙化灶形成

E. 出血灶形成

5. 心力衰竭最特征性的血流动力学变化是（　　）

A. 肺动脉循环充血 　　　　　　　B. 动脉血压下降

C. 心排血量降低 　　　　　　　　D. 毛细血管前阻力增大

E. 体循环静脉淤血

二、简答题

1. 简述心肌梗死的病变特点及常见合并症。

2. 简述良性高血压的分期及各期的病变特点。

3. 简述二尖瓣狭窄的血流动力学变化及心脏功能的变化。

4. 左心衰竭对机体有哪些影响？患者有哪些表现？

（庞庆丰　程建青）

第十六章 呼吸系统疾病

学习提示： 呼吸系统分为慢性阻塞性肺疾病、慢性肺源性心脏病、肺炎、硅沉着病、呼吸系统常见肿瘤及呼吸功能不全。掌握慢性支气管炎、慢性肺源性心脏病、肺炎病理变化及临床病理联系。掌握呼吸功能不全、Ⅰ型和Ⅱ型呼吸衰竭的概念。熟悉慢性支气管炎、慢性肺源性心脏病、肺炎及硅沉着病的病因及发病机制、鼻咽癌和肺癌的病变特点。理解呼吸衰竭发生的原因和发病机制。掌握以下名词概念：肺气肿、中央型肺癌、肺尘埃沉着病、肺性脑病、肺源性心脏病。了解呼吸衰竭防治和护理的病理生理学基础。通过完成以下题目预习本章内容：

1. 大叶性肺炎的病变期分为 _____、_____、_____、_____。
2. 功能性分流是指部分肺泡的 V/Q 比值 _____；无效腔样通气是指部分肺泡 V/Q 比值 _____。
3. 小叶性肺炎的临床特点是 _____、_____、_____，两肺散在性 _____。多见于 _____ 及 _____ 者，病情重，预后差。
4. 肺尘埃沉着病的患病人群有 _____、_____、_____ 等工人。
5. 引起慢性肺源性心脏病的疾病原因是 _____、_____、_____ 等三大类。
6. 呼吸衰竭是由于 _____ 功能严重障碍引起的，其判断标准一般以动脉血氧分压低于 _____ kPa，伴有或不伴有二氧化碳分压高于 _____ kPa。

课堂讨论(病例)：

患者男性，64 岁。因反复咳嗽、咳痰 22 年，心悸、气急、水肿 2 年，10 天来因"受凉"症状加重，发热、咳黄色脓性痰而住院。体格检查：体温 37.5℃，脉搏 104 次/分，呼吸 32 次/分，血压 12.0/8.0kPa（90/60mmHg）。慢性病容，神志清楚，半坐卧位，呼吸困难，烦躁。唇发绀，咽部充血，颈静脉怒张。桶状胸，肋间隙增宽，两侧呼吸运动对称，未触及胸膜摩擦感及握雪感，叩诊两肺反响增强，呈过清音，两肺呼吸音较弱，呼气音延长，两肺上部可闻及干性啰音，两肩胛下区可闻及湿啰音。剑突下可见搏动，范围较弥散。心界叩不清，心率 104 次/分，律整，未闻及病理性杂音，$P_2 > A_2$。腹平软，肝肋缘下 3cm，剑突下 5cm，质硬中等，肝颈静脉反流征阳性，脾未触及。双下肢小腿以下呈凹陷性水肿。

实验室检查：红细胞 $4.8×10^{12}$/L，血红蛋白 156g/L，白细胞 $11×10^9$/L，中性粒细胞 0.83，淋巴细胞 0.17。pH 7.31，PaO_2 6.7kPa（52mmHg），$PaCO_2$ 8.6kPa（64.8mmHg），BE −2.8mmol/L。胸部 X 线片：两肺透亮度增加，纹理增多，肋间隙增宽，右肺下动脉干横径 18mm（正常值 <15mm），心影大小正常。心电图：肺型 P 波，电轴右偏，右心室肥大。

1. 本患者初步诊断有哪些？
2. 此患者引起血气异常的机制有哪些？
3. 为什么会出现右心肥大的征象？简述其发生机制。
4. 此患者酸碱平衡紊乱属哪一类型？为什么？
5. 此患者吸氧时应注意什么？为什么？

第一节 慢性阻塞性肺疾病

慢性阻塞性肺疾病（chronic obstructive pulmonary diseases，COPD）是一组慢性气道阻塞性疾病的统称，共同特点为肺实质和小气道受损，导致慢性气道阻塞、呼吸阻力增加和肺功能不全，主要包括慢性支气管炎、支气管哮喘、支气管扩张症和肺气肿等疾病。

一、慢性支气管炎

慢性支气管炎（chronic bronchitis）是指发病在 2 年以上，而且每年至少发作 3 个月，以咳、痰、喘、炎为主要特征，多见于老年人。

1. 病因及发病机制

① 呼吸道的反复感染：病毒、细菌是重要因素。

② 理化因素：吸烟、空气污染等。

③ 过敏反应。

④ 机体抵抗力低下。

2. 病理变化和临床联系

（1）早中期 病变在大中型支气管。

① 变质：黏膜上皮变性、坏死、纤毛粘连倒伏（易感染，反复发作）。

② 渗出：支气管管壁出现了充血和水肿、炎性细胞浸润，由于炎症的刺激，出现咳嗽症状。

③ 增生：支气管黏膜的炎症和分泌物增多而出现咳嗽、咳痰症状，痰一般呈白色黏液泡沫状。在急性发作期，咳嗽加重，并出现黏液脓性或脓性痰。由于支气管痉挛或支气管狭窄及黏液、渗出物阻塞而引起喘息。检查时，两肺可闻及哮鸣音、干湿啰音。

（2）晚期 肺内的小气道狭窄或阻塞，可出现阻塞性通气障碍，肺残气量明显增多，并发肺气肿。咳嗽、咳痰、喘息，痰一般呈白色黏液泡沫状。病变向小支气管和细支气管及管壁周围组织扩展，形成细支气管周围炎，管壁增厚管腔闭塞。

患者因支气管黏膜的炎症和分泌物增多而出现咳嗽、咳痰症状。痰一般呈白色黏液泡沫状。在急性发作期，咳嗽加重，并出现黏液脓性或脓性痰。由于支气管痉挛或支气管狭窄及黏液、渗出物阻塞而引起喘息。检查时，两肺可闻及哮鸣音、干湿啰音。有的患者因黏膜和腺体萎缩（慢性萎缩性支气管炎），分泌物减少，痰量减少甚或无痰。小气道狭窄或阻塞时，出现阻塞性通气障碍，肺残气量明显增多，并发肺气肿。咳嗽、咳痰、喘息。痰一般呈白色黏液泡沫状。

3. 结局及并发症

疾病的病程结局有以下：痊愈、迁延不愈、肺气肿、肺心病。

二、肺 气 肿

肺气肿是指末梢肺组织（呼吸性细支气管、肺泡管、肺泡囊和肺泡）因肺组织弹性减弱而过度充气，导致容积增大、功能降低，呈永久性扩张的一种病理状态。

1. 病因和发病机制

继发性，慢性支气管炎最常见，吸烟、空气污染和肺尘埃沉着病也是常见原因。

2. 发病机制

① 细支气管阻塞性通气障碍。

② 呼吸性细支气管和肺泡壁弹性降低。

③ α1-抗胰蛋白酶水平降低。

④ 弹性蛋白酶增多、活性增高。

3. 类型及其病理变化

（1）肺泡性肺气肿　病变发生在肺腺泡。①腺泡中央型肺气肿（centriacinar emphysema）位于肺腺泡中央的呼吸性细支气管呈囊状扩张，而肺泡管、肺泡囊、肺泡扩张不明显。②腺泡周围型肺气肿（periacinar emphysema）也称隔旁肺气肿（paraseptal emphysema），呼吸性细支气管基本正常，而周围的肺泡管、肺泡囊、肺泡扩张。③全腺泡型肺气肿（panacinar emphysema）从终末呼吸细支气管直至肺泡囊和肺泡均呈弥漫性扩张，遍布于肺小叶内。如果肺泡间隔破坏较严重，气肿囊腔可融合成直径超过 1cm 的较大囊泡，则称囊泡性肺气肿。

① 肉眼观察：肺体积增大，边缘钝圆，苍白，柔软，弹性差，指压留痕。切面肺组织呈蜂窝状。

② 显微镜观察：肺泡扩张，肺泡壁变薄，甚至肺泡壁断裂（肺大疱），肺泡壁毛细血管数量减少，肺小动脉硬化。

（2）间质性肺气肿（interstitial emphysema）　是由于细支气管或肺泡间隔破裂，使空气进入肺间质内形成，主要出现在肺膜下、肺小叶间隔形成串珠状气泡。气体在小叶间隔、肺膜下形成囊球状小气泡。气体也可沿支气管和血管周围组织间隔扩展至肺门、纵隔；也可到达胸部皮下形成皮下气肿。

（3）其他类型肺气肿　①瘢痕旁肺气肿（paracicatrical emphysema），病变主要发生在瘢痕附近的肺组织，肺泡破裂融合形成，因具体部位不定，大小形态不一，也称不规则型肺气肿。若气肿囊腔直径超过 2cm 的大囊泡，破坏了肺小叶间隔时称为肺大疱（bullae of lung）。②代偿性肺气肿。③老年性肺气肿。

4. 临床病理联系

（1）症状　呼吸困难、发绀、气短、胸闷。

（2）体征　桶状胸，叩诊过清音、心浊音界缩小；听诊呼吸音减弱。

（3）并发症　肺心病、自发性气胸和皮下气肿、急性肺感染。

三、支气管哮喘

支气管哮喘（bronchial asthma）简称哮喘，是一种由呼吸道过敏引起的以支气管可逆性发作性痉挛为特征的慢性阻塞性炎性疾病。

1. 临床表现

反复发作性伴有哮鸣音的呼气性呼吸困难、咳嗽或胸闷等症状。

2. 病因和发病机制

病因为过敏源，发病机制复杂。

一般在接触过敏源后 15min 左右哮喘发作的称为速发性反应；而 4～24h 发病的称为迟发性反应。

3. 病理变化

（1）肉眼观 肺过度充气而膨胀，常伴有灶性萎缩。支气管管腔内可见黏液栓。

（2）镜下 支气管黏膜上皮局部脱落，基底膜显著增厚及玻璃样变，黏膜下水肿，黏液腺增生，杯状细胞增多，管壁平滑肌增生肥大，嗜酸粒细胞、单核细胞、淋巴细胞和浆细胞浸润，在管壁及黏液栓中常可见嗜酸粒细胞的崩解产物夏科-雷登结晶。

4. 临床病理联系

哮喘发作时，因细支气管痉挛和黏液阻塞，引起呼气性呼吸困难并伴有哮鸣音。长期反复发作可导致肺气肿、胸廓变形，有时可并发气胸。

四、支气管扩张症

支气管扩张症（bronchiectasis）是以肺内支气管的持久性扩张为特征的呼吸道慢性化脓性疾病。以肺内小支气管管腔持久性扩张伴管壁纤维性增厚为特征的慢性呼吸道疾病。临床表现为慢性咳嗽、大量脓痰或反复咯血等。

1. 病因和发病机制

多继发于慢性支气管炎、麻疹和百日咳后的支气管肺炎及肺结核病等。发病基础多为支气管壁的炎性损伤和支气管阻塞。因反复感染，特别是化脓性炎症常导致管壁的支撑结构的破坏。另外遗传因素也是发病因素之一。

2. 病理变化

（1）肉眼观 多发生于一个肺段，也可在双侧多个肺段发生。累及段级支气管以下和直径＞2mm 的气管。病变支气管可呈圆柱状或囊状扩张。扩张支气管、细支气管可连续延伸至胸膜下，亦可呈节段性扩张。扩张的管腔内常含有黏液脓性或黄绿色脓性渗出物。有的管壁可见因黏膜肥厚而形成的纵行皱襞。周围肺组织常发生程度不等的肺萎陷、纤维化和肺气肿。病变支气管可呈圆柱状或囊状扩张，肺呈蜂窝状；以下叶多见。

（2）镜下 支气管壁呈慢性炎症、不同程度的组织破坏，或仅见不完整的平滑肌、弹力纤维或软骨片，甚至完全消失。支气管黏膜常有鳞状上皮化生，有些区域支气管周围新生的小气道上皮增生。支气管周围的淋巴组织增生、纤维组织增生，逐渐发生纤维化、瘢痕化。

3. 临床病理联系及结局

常因伴发化脓性感染而并发肺脓肿、脓胸、脓气胸。晚期可导致肺动脉高压和慢性肺心病。病原体引起的支气管扩张若经血道播散可引起脑膜炎、脑脓肿等。在支气管鳞状上皮化生基础上可发生鳞状细胞癌。

第二节　慢性肺源性心脏病

慢性肺源性心脏病（chronic cor pulmonale）是由于慢性肺疾病、胸廓、肺血管病变引起了肺循环阻力的增加，造成肺动脉高压，进一步导致右心室肥大和扩大的一种心脏疾病。

1. 病因和发病机制

（1）肺疾病　主要病因是 COPD，其中 $80\%\sim90\%$ 是慢性支气管炎，其他如支气管哮喘、支气管扩张症、硅沉着病、慢性纤维性空洞等也是引起的原因，引起以下变化：①肺组织破坏及纤维化，毛细血管床减少，小动脉纤维化；②缺氧使肺小动脉痉挛。以上两方面均可使肺循环阻力增加，引起肺动脉高压。

（2）胸廓疾病　如脊柱畸形、胸膜粘连、胸廓畸形等可造成限制性通气障碍和血管扭曲，进而使肺循环阻力升高。

（3）肺血管疾病　肺动脉狭窄、动脉炎等，也可造成肺循环阻力增加。

2. 病理变化

（1）肺的病变　除原有的肺部慢性基础病变外，肺内主要病变是肺内肌型小动脉中膜肥厚、内皮细胞增生肥大、内膜下出现纵行肌束；无肌性细小动脉肌化等；小动脉纤维化。

（2）心脏病变　右心肥大，右心腔扩大，通常在肺动脉瓣下 2cm 处肌厚度超过 5mm（正常是 $3\sim4$mm）。

3. 病理临床联系

肺原发病症状和体征外，逐渐出现右心衰竭表现，如肝大、腹水、下肢水肿、心悸、心率加快、全身淤血等。由于缺氧和呼吸性酸中毒常并发肺性脑病。

第三节　肺　　炎

肺炎（pneumonia）是呼吸系统的常见病、多发病，是由各种感染、理化因子、免疫因素等引起的，其中以感染引起为最多见。

肺炎的分类如下。

（1）按病因分　①感染性，包括细菌性、病毒性、支原体性、真菌性和寄生虫性肺炎；②理化性，分放射性、吸入性和类脂性肺炎；③变态反应性，如过敏性和风湿性肺炎。

（2）按病变性质分类　浆液性、纤维素性、化脓性、出血性、干酪性、肉芽肿性和机化性肺炎等。

（3）按病变范围分类　大叶性、小叶性、间质性、节段性和肺泡性肺炎等。

一、大叶性肺炎

主要是由肺炎球菌感染引起的以肺泡内弥漫性纤维素渗出为主的炎症，即肺的纤维素性炎症。

1. 病因

肺炎链球菌，占95%以上，其他有肺炎杆菌、金黄色葡萄球菌、溶血性链球菌、流感嗜血杆菌、铜绿假单胞菌、变形杆菌等。受寒、疲劳、醉酒等均可成为诱因。

2. 发病机制

多数由肺炎链球菌引起，尤以Ⅲ型者毒力最强。在机体抵抗力降低时，易发生细菌感染。细菌侵入肺泡后在其中生长繁殖，特别是在形成的浆液性渗出物繁殖。

渗出物又有利于细菌繁殖，并使细菌通过肺泡间孔或呼吸细支气管迅速向邻近肺组织蔓延，从而波及整个大叶，在大叶之间的蔓延则系带菌渗出液经叶支气管播散所致。

一般发生在单侧肺，多见于左肺下叶或右肺下叶，也可同时或先后发生于两个以上肺叶。按其发展过程分四期。

（1）充血水肿期（stage of congestion） 此期肺叶肿胀，肺泡间隔内毛细血管弥漫性扩张充血，肺泡腔内有大量浆液性渗出物，混有少数红细胞、中性粒细胞和巨噬细胞，并含有大量细菌。

（2）红色肝样变期（red hepatization） 此期肺叶的颜色较红，质地较实。肺泡腔内充满纤维素和大量红细胞，夹杂少量中性粒细胞、巨噬细胞。纤维素丝可穿过肺泡间孔与相邻肺泡中的纤维素网相连。渗出物中红细胞为肺泡巨噬细胞吞噬，崩解后形成含铁血黄素混入痰中，使痰呈铁锈色。

此期患者临床表现为毒血症，主要为高热、寒战、咳嗽、呼吸困难、咳铁锈色痰、胸痛、有明显的缺氧和发绀症状。肺实变体征：叩诊为实音；听诊可听到支气管呼吸音；X线可见大片致密的阴影；触诊语颤增强。多见于青壮年，起病急，预后好。

（3）灰色肝样变期（grey hepatization） 此期病变肺叶质实，明显肿胀，重量增加，呈灰白色。肺泡腔内渗出的纤维素增多，相邻肺泡中的纤维素丝经肺泡孔互相连接的现象更多见。纤维素网中有大量中性粒细胞，很少见到红细胞。临床表现为呼吸困难、缺氧和发绀减轻，咳脓性痰，胸痛。叩诊呈实音，听诊为支气管呼吸音，触诊语颤增强；X线检查示大片致密的阴影。

（4）溶解消散期（dissolution and dissipation stage） 发病1周后。炎症消退，细菌被吞噬细胞吞噬清除，渗出物被溶解，或经淋巴管吸收或被咳出。大叶性肺炎时，肺组织常无坏死，肺泡壁结构也未遭破坏，愈后，肺组织可完全恢复其正常结构和功能。

3. 结局和并发症

（1）肺实变（carnification） 由于肺内炎性病灶内中性粒细胞渗出过少，释放的蛋白酶量不足以溶解渗出物中的纤维素，大量未能溶解吸收的纤维素即被肉芽组织取代而机化。病变肺组织呈褐色肉样外观。

（2）胸膜肥厚、粘连 纤维素性胸膜炎。

（3）肺脓肿和脓胸 多见于由金黄色葡萄球菌引起的肺炎。

（4）败血症、脓毒血症 见于严重感染时，细菌侵入血流繁殖。

（5）中毒性休克 严重的肺炎链球菌或金黄色葡萄球菌感染引起。主要表现为严重的全身中毒症状和微循环衰竭，又称休克型或中毒性肺炎，病死率较高。

二、小叶性肺炎

小叶性肺炎是以细支气管为中心的所属肺组织发生的急性化脓性炎症。

临床特点：发热、咳嗽、呼吸困难，两肺散在湿性啰音。多见于小儿、老年人及体弱多病者，病情重，预后较差。

1. 病因及发病机制

引起疾病的原因多数是葡萄球菌、肺炎球菌，少数由其他化脓菌引起，但往往是混合性感染。在机体抵抗力下降时，细菌乘虚而入。常见于下列情况：继发于麻疹、百日咳、慢性支气管炎、恶性肿瘤等；长期卧床的坠积性肺炎患者；全身麻醉、昏迷的吸入性肺炎患者、围生期羊水吸入性肺炎患者等。

2. 病理变化

两侧肺散在性、较小的黄色病灶，肺下叶后部较为明显，其病灶大小不一，病灶融合后称为融合性支气管肺炎。镜下表现为细支气管化脓性炎；周围肺组织化脓性炎；邻近肺泡代偿性肺气肿。

3. 临床与病理联系

（1）咳嗽、咳痰　支气管炎性渗出物刺激所致。

（2）呼吸困难、发绀　支气管通气和肺泡换气障碍。

（3）湿性啰音　肺泡内渗出物。

（4）X线　散在性小灶性阴影。

4. 并发症

① 呼吸衰竭。

② 心力衰竭。

③ 脓毒血症、肺脓肿、脓胸。

④ 支气管扩张症。

5. 大叶性肺炎与小叶性肺炎的区别

见表 16-1。

表 16-1　大叶性肺炎与小叶性肺炎的区别

区别点	大叶性肺炎	小叶性肺炎
年龄	青壮年	小儿、老年人
病因	肺炎球菌	多为混合感染
炎症性质	纤维素性炎 肺大叶	化脓性炎 肺小叶
病变范围	单侧肺，左下叶多 肺大叶实变,病灶大	两肺各叶,背侧及下叶多
大体	纤维素性炎	病灶常小(直径约 1cm),散在病变
镜下	无组织坏死,肺泡壁完整	化脓性炎,肺组织有破坏
预后	较好	较差

三、间质性肺炎

间质性肺炎是因上呼吸道病毒感染向下蔓延，引起肺泡壁、小叶间隔、细支气管周围等肺间质的炎症。多见于流感病毒，其次为呼吸道合胞病毒、腺病毒、副流感病毒、麻疹病毒、巨细胞病毒等，也可由一种以上病毒混合感染，并可继发细菌感染。

镜下可见肺泡间隔明显增宽，血管扩张充血，间质水肿及淋巴细胞、单核细胞浸润，肺泡腔内一般无渗出物或仅有少量浆液。病变较重者，肺泡腔内出现由浆液、少量纤维蛋白、红细胞及巨噬细胞组成的炎性渗出物，甚至可发生组织坏死。

临床出现刺激性干咳、缺氧症状。

第四节 硅 沉 着 病

硅沉着病（pneumosilicosis）是由于环境中含有大量含游离二氧化硅（SiO_2）的粉尘微粒，长期吸入并沉积于肺泡而引起的以肺纤维化为主要病变的一种职业性疾病。晚期常并发肺心病、肺结核等。多发生在开矿、采石、石英粉厂等工人中。

1. 特点

发展缓慢，脱离硅尘环境后其病变仍继续缓慢发展，对人的危害和影响较大。多在接触含硅粉尘 10～15 年后发病，早期症状不明显（肺代偿能力强）。

2. 病因和发病机制

游离二氧化硅是致病的主要原因，还取决于硅尘微粒的数量、大小、形状，其中 1～2μm、呈四面体的微小粉尘致病性最强，致病力还与接触二氧化硅的时间呈正比。

硅尘微粒→肺→巨噬细胞吞噬硅尘微粒→形成硅酸→破坏溶酶体→释放水解酶→巨噬细胞溶解→释放生长因子、炎症介质→纤维增生、胶原化。

再释放的硅尘又可刺激更多的巨噬细胞聚集和吞噬硅尘微粒，形成更大的病变。脱离硅尘后仍继续发展。

3. 病理变化

硅沉着病的基本病变是硅结节形成和肺组织的弥漫性纤维化。结节境界清楚，直径3～5mm，呈圆形或椭圆形，色灰白，触之有沙样感。结节呈现如下。

（1）细胞性结节 由吞噬硅尘的巨噬细胞局灶性聚积而成，这是早期的硅结节。

（2）纤维性结节 由成纤维细胞、纤维细胞和胶原纤维构成。

（3）玻璃样结节 玻璃样变从结节中央开始，逐渐向周围发展，往往在发生玻璃样变的结节周围又有新的纤维组织包绕。

典型的硅结节是由呈同心圆状或旋涡状排列的、已发生玻璃样变的胶原纤维构成。结节中央往往可见到管壁增厚、管腔狭窄的小血管。偏光显微镜观察可发现硅结节和病变肺组织内呈双屈光性的硅尘微粒。晚期肺内广泛性纤维化、玻璃样变性伴胸膜纤维化增厚。

4. 分期

（1）Ⅰ期 肺门淋巴结肿大，结节分布在中下肺叶，<3mm；X 线检查示肺门阴影增大，密度增高，肺野内可见少量类圆形或不规则形小阴影。肺的重量、体积和硬度无明

显改变。胸膜上可有硅结节形成，但增厚不明显。

（2）Ⅱ期 弥漫于全肺，中下肺叶为主，范围不超过全肺的 1/3，<1cm。分布范围较广。肺的重量、体积和硬度均有增加，胸膜也增厚。

（3）Ⅲ期 硅结节密集融合成团块，可有空洞；肺门蛋壳样钙化；>2cm 的大阴影。肺门淋巴结肿大，可见蛋壳样钙化。肺的重量和硬度明显增加，新鲜肺标本可竖立不倒，入水则下沉。切开时阻力大，有沙粒感。大团块状病灶的中央可见硅肺空洞。

5. 并发症

（1）硅肺结核病 硅沉着病合并结核病时称为硅肺结核病。Ⅲ期并发 70% 以上。

（2）肺源性心脏病 60%~75% 的晚期患者可并发。

（3）肺感染和阻塞性肺气肿。

第五节　呼吸系统常见肿瘤

一、鼻　咽　癌

鼻咽癌（nasopharyngeal carcinoma）是鼻咽部上皮组织发生的恶性肿瘤，主要发生在我国南方一些省份，男性多于女性，发病年龄多在 40 岁以上。

1. 病因

① 生物性因素：EB 病毒，其壳抗原的 IgA 抗体 97% 阳性。

② 遗传因素。

③ 化学致癌物。

2. 病理

鼻咽部的顶部，其次是外侧壁和咽隐窝。局部黏膜粗糙或稍隆起，或形成隆起于黏膜面的小结节、菜花、黏膜下浸润、溃疡型。以低分化鳞状细胞癌最为多见，其次为泡状核细胞癌，未分化癌和低分化癌较少。

3. 组织学类型

（1）鳞状细胞癌 高分化（角化型）鳞癌，癌巢细胞分层明显，可见清晰的棘细胞及细胞内角化，有的还可见角化珠。低分化（非角化型）鳞癌：癌巢细胞分层多不明显，癌细胞呈多角形、卵圆形、梭形或不规则形，细胞间无细胞间桥，无细胞角化及角化珠形成。最常见且与 EB 病毒感染最密切。

（2）未分化癌 有两个亚型。①泡状核细胞癌：癌巢不规则，境界不甚明显，癌细胞胞浆丰富，境界不清晰，常呈合体状。核大呈空泡状，圆形或卵圆形，有 1~2 个肥大的核仁，核分裂像少见。癌细胞间常可见淋巴细胞浸润。对放疗敏感。②未分化鳞癌：癌细胞小，胞质少，呈小圆形或短梭形，弥漫浸润，无明显癌巢形成。

（3）腺癌 高分化腺癌包括柱状细胞腺癌和乳头状腺癌。低分化腺癌癌巢不规则，腺样结构不明显，癌细胞小。

4. 扩散途径

（1）直接蔓延 向上侵犯颅底，使第Ⅱ~Ⅵ对脑神经受损；向下侵入口咽部；向前侵犯鼻、面部；向后侵入颈椎，甚至脊髓颈段受损；向两侧可侵犯咽鼓管，使中耳受损。

(2) 转移

① 淋巴道转移：早期就经淋巴道转移，先到咽后淋巴结，而后至颈深淋巴结上群。患者在乳突尖下方或胸锁乳突肌后缘上 1/3 和 2/3 交界处皮下出现无痛性结节。颈淋巴结转移开始发生在同侧，继而发展为双侧。然后，颈侧中、下群淋巴结相继受累，并可互相融合形成巨大肿块。还可压迫第Ⅸ～Ⅻ对脑神经和颈交感神经引起相应症状。

② 血道转移：癌细胞通过血液循环转移，多见于肝、肺、骨、肾等，也可转移到纵隔、硬脑膜等处。

5. 临床病理联系

① 早期症状较不易发现，因而常被漏诊或误诊。

② 好发于鼻咽顶部。

③ 低分化鳞癌多，恶性程度较高。

④ 早期颈部淋巴结转移。

⑤ 对放射疗法敏感，但较易复发，尤以低分化鳞状细胞癌复发率较高。

⑥ 与 EB 病毒有关。

二、肺　癌

肺癌（carcinoma of the lung）是支气管黏膜上皮、腺体及肺泡上皮发生的恶性肿瘤，又称支气管肺癌。以 60 岁左右最常见，男性是女性的 4 倍。

（一）病因

① 吸烟：吸烟是肺癌的最重要的危险因素之一。

② 大气污染。

③ 职业因素：放射物质、石棉、镍、砷。

（二）病理变化

1. 肉眼类型

(1) 早期肺癌

① 中央型：癌块发生于主支气管或叶支气管，在肺门部形成包绕支气管的巨大肿块，形状不规则或呈分叶状，与肺组织的界限不清，经淋巴管转移至支气管和肺门淋巴结，常与肺门肿块融合。

② 周边型：癌发生在段以下的支气管，在靠近肺膜的肺周边部形成孤立的球形或结节状癌结节，直径 2～8cm，与周围肺组织的界限较清晰，而与支气管的关系不明显。

③ 弥漫型：此型少见，癌组织起源于末梢肺组织，沿肺泡管、肺泡弥漫性浸润生长，呈肺炎样外观，或呈大小不等的结节散布于多个肺叶内。

(2) 隐性肺癌　指肺内无明显肿块，影像学检查阴性而痰细胞学检查癌细胞阳性，临床及 X 线检察阴性，手术切除标本经病理学证实为支气管黏膜原位癌或早期浸润癌而无淋巴结转移。

(3) 中晚期肺癌　中央型最多见，60%～70%。

2. 组织学类型

(1) 鳞状细胞癌　为肺癌中最常见的类型，占 60% 以上，中央型 80%～85% 为鳞癌。

老年男性占绝大多数，多有吸烟史。组织学上分为高分化、中分化和低分化三型。高分化时癌巢中多有角化珠形成，常可见细胞间桥；中分化时癌巢中有细胞角化，无角化珠，可见细胞间桥；低分化时癌巢不明显，无细胞内角化及角化珠。电镜下可见鳞状细胞特征性的张力微丝束及细胞间桥粒连接。

（2）腺癌　发生率仅次于鳞癌。占 30%～35%，预后不如鳞癌。50% 以上为女性。周围型肺癌中近 65% 为腺癌。肿块直径多在 4cm 以上，常位于胸膜下，边界不清，常累及胸膜。分化最好者为细支气管肺泡癌，肉眼观多为弥漫型或多结节型。镜下癌细胞沿肺泡壁、肺泡管壁生长扩展，形似腺样结构，常有乳头形成。分化中等者有腺管或乳头形成及黏液分泌。低分化者无腺样结构，呈实心条索状，细胞异型性明显。

（3）小细胞癌　10%～20%，多发生于肺中央部，生长迅速，转移较早，恶性程度高。常发生于大支气管，向肺实质浸润生长，形成巨块。对放化疗敏感。镜下癌细胞很小，呈短梭形或淋巴细胞样，有些细胞呈梭形或多角形，胞浆甚少，形似裸核。癌细胞常密集成群，由结缔组织分隔。有时癌细胞围绕小血管排列成假菊形团或管状结构。小细胞肺癌起源于支气管黏膜和黏液腺内 Kultschitzky 细胞，是一种具有异源性内分泌功能的肿瘤。电镜见神经内分泌颗粒。

（4）大细胞癌　多发生于大支气管，肿块常较大。主由胞浆丰富的大细胞组成，癌细胞高度异型。此型恶性程度高，生长快，容易侵入血管形成广泛转移。电镜下为低分化腺癌、鳞癌。

（三）扩散途径

1. 直接蔓延

中央型可侵犯纵隔、心包、血管或沿支气管向同侧甚至对侧肺组织蔓延。周围型肺癌可直接侵犯胸膜，长入胸壁。

2. 转移

（1）淋巴道转移　沿淋巴道转移时，首先至支气管肺淋巴结，再扩散至纵隔、锁骨上、腋窝、颈部淋巴结。

（2）血道转移　常见脑、肾上腺、骨以及肝、肾、胰腺、甲状腺和皮肤等转移。

① 肺部症状：咳嗽、咯血、胸痛。

② 转移症状：局限性肺气肿或肺萎缩，是癌组织压迫支气管形成，癌性胸腔积液、上腔静脉曲张。

③ 神经内分泌症状：类癌综合征、副肿瘤综合征。

④ 霍纳综合征：病侧眼睑下垂，瞳孔缩小，胸壁皮肤无汗等交感神经麻痹综合征。

⑤ 肢疼痛和手部肌肉萎缩：肿瘤侵犯臂丛神经可出现上肢疼痛及手部肌肉萎缩。

⑥ 副肿瘤综合征：支气管痉挛、阵发性心动过速、水样腹泻、皮肤潮红、肺性骨关节病、肌无力综合征、库欣综合征等。

第六节　呼吸功能不全

一个完整的呼吸运动包括外呼吸过程、内呼吸过程和气体在血液中的运输等三个环节。呼吸衰竭通常是指外呼吸功能严重障碍的后果。由于外呼吸功能严重障碍，以致在静息时出现动脉血氧分压（partial pressure of oxygen of arterial blood，PaO_2）低于正常范围或伴有动脉血二氧化碳分压（partial pressure of carbon dioxide of arterial blood，$PaCO_2$）高于正常范围的情况，称为呼吸衰竭（respiratory failure）。正常人的 PaO_2 随年龄、运动以及所处的海拔高度而异，20 岁以上正常人在海平面上吸入空气时 PaO_2 的正常范围为 $[(13.3-0.43×年龄)±0.66]kPa$。$PaCO_2$ 则不因年龄而变动，其正常范围为 $5\sim5.33kPa$（$35\sim45mmHg$）。目前仍多以 PaO_2 低于 8kPa（60mmHg）、$PaCO_2$ 高于 6.67kPa（50mmHg）为判断呼吸衰竭的标准，其中前者是所有类型呼吸衰竭必需的诊断指标，后者只是Ⅱ型呼吸衰竭的诊断指标之一。

根据血液气体的变化特点，通常把呼吸衰竭分为低氧血症型（即Ⅰ型）和低氧血症伴高碳酸血症型（即Ⅱ型）；根据主要的发病机制不同，也可将呼吸衰竭分为通气性和换气性两大类；根据原发病变部位不同又可分为中枢性和外周性；根据病程经过不同还可将呼吸衰竭分为急性和慢性。

一、呼吸衰竭的病因及诱因

很多疾病都能直接或间接影响肺的呼吸功能而导致呼吸衰竭。重要的病因如下。

（一）呼吸衰竭的病因

1. 神经系统疾病

① 中枢或周围神经的器质病变如脑或脊髓外伤、脑肿瘤、脑血管意外、脑部感染、脑水肿、脊髓灰质炎、多发性神经炎等。

② 呼吸中枢抑制如镇静药、安眠药或麻醉药过量等。

2. 骨骼、肌肉和胸膜疾病

① 胸廓、骨骼病变如脊柱后侧凸、多发性肋骨骨折等。

② 呼吸肌活动障碍如重症肌无力、有机磷中毒、多发性肌炎、肌营养不良、低钾血症以及腹压增大或过度肥胖膈肌活动受限等。

③ 胸膜病变如胸膜纤维化、胸腔大量积液、张力性气胸等。

3. 肺和气道的疾病

① 气道病变如异物、肿瘤、炎症使中央气道狭窄或阻塞。更为多见的是细支气管炎、支气管哮喘、慢性支气管炎、慢性阻塞性肺气肿等引起的外周气道阻塞。

② 肺泡、肺间质和肺循环病变如肺部炎症、肺不张、弥漫性肺间质纤维化、肺气肿、肺充血、肺水肿、肺肿瘤、肺栓塞、肺动脉灌流不足等。

（二）呼吸衰竭的诱因

患有慢性呼吸系统疾病肺功能已有损害的患者或已患慢性呼吸衰竭的患者，往往因某种诱因而导致急性呼吸衰竭或慢性呼吸衰竭急性加重。常见的诱因如下。

① 呼吸道感染、肺栓塞。

② 应用麻醉药、镇静药、安眠药及止痛药等。

③ 基础代谢增加使呼吸负荷加重，如高热、手术创伤、甲状腺功能亢进症。

二、呼吸衰竭的发病机制

外呼吸包括通气和换气两个基本环节。各种病因不外乎通过引起肺泡通气不足、弥散障碍、肺泡通气与血流比例失调、肺内短路增加等机制，使通气和（或）换气过程发生严重障碍而导致呼吸衰竭。不同的病因常通过相似的机制引起呼吸衰竭，因而使不同病因引起的呼吸衰竭具有共性；但由于病变的部位、性质以及机体反应性不同，故其发病又往往存在特殊性。

(一) 肺泡通气不足

正常成人静息时肺通气量约为 $6L/min$，其中无效腔通气约为 $2L$，有效通气量即肺泡通气量约为 $4L/min$。凡能减弱呼吸的动力或增加胸壁与肺的弹性阻力或非弹性阻力的任何原因，都可引起肺泡通气不足而导致呼吸衰竭。

1. 限制性通气不足

肺泡扩张受限制所引起的肺泡通气不足称为限制性通气不足 (restrictive hypoventilation)，其发生机制如下。

(1) 呼吸肌活动障碍　如颅脑、脊髓外伤、中枢神经系统疾病、服用过量的安眠药或镇静药物等均可使呼吸中枢受损或抑制；低钾血症、多发性神经根炎、重症肌无力等神经肌肉疾病累及呼吸肌时，均可因呼吸肌收缩减弱或膈肌活动受限，致肺泡不能正常扩张而发生通气不足。

(2) 胸壁顺应性降低　严重胸廓畸形、多发性肋骨骨折或某些胸膜病变如胸膜纤维化时，可使胸廓的扩张受限并致肺扩张减弱，引起通气不足。

(3) 肺顺应性降低　肺顺应性除直接与肺容量有关（肺容量小，肺顺应性也低）外，还取决于其弹性回缩力。严重肺淤血、水肿、纤维化等均可降低肺的顺应性，增加吸气时的弹性阻力。Ⅱ型肺泡上皮受损（如循环灌流不足、氧中毒、脂肪栓塞）或发育不全（婴儿呼吸窘迫综合征）以致表面活性物质的合成与分泌不足，或者表面活性物质被大量破坏或消耗（如急性胰腺炎、肺水肿、呼吸机过度通气）时，均可使肺泡表面活性物质减少，肺泡表面张力增加而降低肺顺应性，从而使肺泡不易扩张而发生限制性通气不足。

(4) 胸腔积液和气胸　结核性胸膜炎、肺癌、乳腺癌、淋巴瘤等肿瘤累及胸膜时均可引起胸腔积液；较大的肺气泡破裂或较大较深的肺裂伤或支气管破裂可以引起严重的张力性气胸。这些病理过程均可使胸内负压降低，导致肺扩张受限，从而引起通气不足。

2. 阻塞性通气不足

由于呼吸道狭窄或阻塞，使气道阻力增加而引起的肺泡通气不足称为阻塞性通气不足 (obstructive hypoventilation)。气道阻力是通气过程中主要的非弹性阻力，正常为 $0.1\sim$ $0.3kPa$ $(1\sim3cmH_2O)/(L \cdot s)$。其中 80% 以上发生于直径大于 $2mm$ 的支气管与气管，直径小于 $2mm$ 的外周小气道的阻力仅占总阻力的 20% 以下。影响气道阻力的因素有气道内径、长度和形态、气流速度和形式（层流、湍流）、气体的密度和黏度，其中最主要的是气道内径。气道内外压力的改变，管壁痉挛、肿胀或纤维化，管腔被黏液、渗出物、异物或肿瘤等阻塞，肺组织弹性降低以致对气道管壁的牵引力减弱等，均可使气道内径变窄或不规则而增加气流阻力，引起阻塞性通气不足。气道阻塞有中央型和外周型两类。

(1) 中央气道阻塞　指声门至气管隆凸间的气道阻塞。气管异物或气管肿瘤可以引起中央气道阻塞。急性阻塞较慢性的多见，可立即威胁生命。阻塞若位于胸外（如声带麻痹、炎症等），则吸气时气流经病灶引起的压力下降，可使气道内压明显小于大气压，故可使气道狭窄加重；呼气时则因气道内压力大于大气压而可使阻塞减轻，故此类患者吸气更为困难，表现出明显的吸气性呼吸困难。阻塞如位于中央气道的胸内部分，则由于吸气时气道内压大于胸膜腔内压，故可使阻塞减轻，用力呼气时则可因胸膜腔内压大于气道内压而加重阻塞，患者表现出明显的呼气性呼吸困难。

（2）外周气道阻塞　外周气道是指内径小于 2mm 的细支气管。该部分气道无软骨支撑，管壁薄，与管周的肺泡结构又紧密相连，因此随着吸气与呼气，由于跨壁压的改变，其内径也发生动力学变化。吸气时胸膜腔内压降低，而且随着肺泡的扩张，细支气管受到周围弹性组织的牵拉，故其口径可变大，管道伸长。呼气时则相反，小气道缩短变窄。支气管哮喘、慢性支气管炎和肺气肿所引起的慢性阻塞性肺疾病主要侵犯这些小气道，不仅可使管壁增厚或平滑肌紧张性升高和管壁顺应性降低，而且管腔还可因分泌物潴留而发生狭窄阻塞；此外，由于肺泡壁损伤，对细支气管周围的弹性牵引力也大大减弱。因此，管腔也变得狭窄而不规则，气道阻力大大增加。尤其是在用力呼气时，由于胸膜腔内压增高，而小气道内压力却因肺泡弹性回缩力减弱而降低，当气流通过狭窄部位时，气道内压降低更加明显，甚至低于胸膜腔内压，因而小气道被压而易于闭合阻塞，故患者常发生呼气性呼吸困难，出现桶状胸等体征。

3. 肺泡通气不足的血气变化

不论是限制性还是阻塞性通气不足都可使肺泡通气量减少，氧的吸入和二氧化碳的排出均受阻。所以肺泡气氧分压下降和肺泡气二氧化碳分压升高，流经肺泡毛细血管的血液不能被充分动脉化，导致 PaO_2 降低和 $PaCO_2$ 升高，最终出现 II 型呼吸衰竭。外周气道阻塞时除有肺泡通气不足外，还因为阻塞的部位与程度几乎都是不均匀的，所以往往同时有肺泡通气与血流比例失调而引起换气功能障碍。

（二）弥散障碍

由于肺泡膜面积减少或肺泡膜异常增厚及弥散时间缩短所引起的气体交换障碍称为弥散障碍。肺泡与血流经肺泡-毛细血管膜（下简称肺泡膜）进行气体交换的过程是一个物理性弥散过程。单位时间内气体的弥散量取决于肺泡膜两侧的气体分压差、肺泡的面积与厚度和气体的弥散常数。弥散常数又与气体的分子量和溶解度相关。此外，气体总弥散量还决定于血液与肺泡接触的时间。肺部病变引起弥散障碍（diffusion impairment）可发生于下列情况。

（1）肺泡膜面积减少　正常成人肺泡总面积约为 80m²，静息呼吸时参与换气的肺泡表面积仅 35～40m²，运动时增加。由于储备量大，因此只有当肺泡膜面积极度减少时，才会引起换气功能障碍，肺泡膜面积减少可见于肺实变、肺不张、肺叶切除等时。

（2）肺泡膜厚度增加　肺泡膜是由肺泡上皮、毛细血管内皮及二者共有的基底膜所构成，其厚度很薄，小于 1μm，氧和二氧化碳均易透过。虽然气体从肺泡腔到达红细胞内还需经过肺泡表面的液体层、管内血浆层和红细胞膜，但总厚度也不到 5μm。故正常气体交换是很快的。当肺水肿、肺泡透明膜形成、肺纤维化、肺泡毛细血管扩张或稀血症导致血浆层变厚等时，都可因肺泡膜通透性降低或弥散距离增宽而影响气体弥散。

（3）与肺泡接触时间过短　正常静息时，血液流经肺泡毛细血管的时间约为 0.75s，由于肺泡膜很薄，与血液的接触面又广，故只需 0.25s 血红蛋白即可完全氧合。上述肺泡膜面积减少和厚度增加的患者，虽然肺毛细血管血液中氧分压上升较慢，但一般在静息时肺内气体交换仍可达到平衡，因而不致产生低氧血症；但当剧烈运动或者合并发热、心动过速等症状时，血流加快，血液和肺泡接触时间缩短而发生明显的弥散障碍，气体弥散量将下降，从而引起低氧血症。

（4）障碍的血气变化　单纯的弥散障碍主要影响氧由肺泡弥散到血液的过程，使PaO_2降低。二氧化碳的弥散能力比氧大，所受影响小，$PaCO_2$一般不会增高，甚至有时由于缺氧反射性地引起呼吸加深加快，使二氧化碳排出过多，肺泡气和动脉血中的PCO_2均降低。

（三）通气与血流比例失调

有效的换气不仅取决于肺泡膜面积与厚度、肺泡总通气量与血流量，还要求肺泡的通气与血流必须保持一定的比例。肺部疾病时肺的总通气量与总血流量虽然可以正常，但通气与血流的分布不均匀以及比例的严重失调（ventilation-perfusion imbalance）可使患者不能进行有效的换气。这是肺部疾病引起呼吸衰竭最常见最重要的机制。

正常人在静息状态下，肺泡每分通气量（V_A）约为4L/min，肺血流量（Q）约为5L/min，二者的比率（V_A/Q）约为0.8。但是即使是健康人，肺的各部分通气与血流的分布也都不是均匀的。直位时，肺泡的通气量和血流量都是自上而下递增的，而血流量的上下差别更大，其结果是各部的V_A/Q自上而下递减。在正常青年人V_A/Q的变动范围自上而下为0.6~3；随着年龄增大，变动范围扩大。尽管如此，PaO_2和$PaCO_2$最终仍可维持在正常范围。肺部疾病时，若肺泡通气不足与血流量减少发生于同一部位（如肺叶切除、大叶性肺炎灰色肝变期），其功能可由其余的健肺以适当的比例加强通气与血流来代偿，因而对换气功能影响可以不大。但大多数呼吸系统疾病时肺泡通气和血流量的改变多不相平行配合，使部分V_A/Q降低或增高，而且V_A/Q的变动范围也扩大，因而使肺泡通气/血流比例严重失调，不能保证有效的换气而导致呼吸衰竭。肺泡通气/血流比例失调有两种基本形式。

1. 肺泡通气/血流比率降低

支气管哮喘、慢性支气管炎、阻塞性肺气肿等引起的气道阻塞或狭窄性病变，以及肺与胸廓顺应性降低在肺的各个部分所造成的影响，往往都不是均匀一致的，而是轻重不一的。因此都可导致肺泡通气分布的严重不均。如肺泡通气明显降低而血流无相应减少甚至还增多，即V_A/Q降低，则流经这部分肺泡的静脉血未经充分氧合便掺入动脉血内。这种情况类似肺动-静脉短路，故称功能性分流增加。正常成人由于肺内通气分布不均形成的功能性分流仅占肺血流量的3%。慢性阻塞性肺疾病严重时，功能性分流明显增加，可相当于肺血流量的30%~50%，因此可以严重地影响换气功能而导致呼吸衰竭。

2. 肺泡通气/血流比率增高

某些肺部疾病，如肺动脉压降低、肺动脉栓塞、肺血管受压扭曲和肺壁毛细血管床减少等时，V_A/Q增高。患病部位肺泡血流少而通气多，吸入的空气没有或很少参与气体交换，犹如增加了肺泡无效腔量，故这种情况又称无效腔样通气。此时肺脏总的有效通气量必然减少，因而也会引起血气异常。呼吸过程中，处于呼吸性细支气管以上气道内的气体，不能与血液气体进行交换，这部分气体量称为生理无效腔，正常人约为150mL。正常人的生理无效腔量（V_D）约占潮气量（V_T）的30%，上述疾病时可使无效腔气量明显增多，V_D/Q_T可高达60%~70%。

总之，在通气分布不均或血流分布不均以及通气和血流配合不当时，有的肺泡通气与血流比率明显降低，可低至 0.01；有的肺泡通气/血流比率明显增高，可高达 10 以上，也有的仍接近 0.83，各部分肺泡的通气/血流比率的变动范围明显扩大，严重偏离正常范围。这样就可引起换气障碍，从而导致呼吸衰竭。见图 16-1。

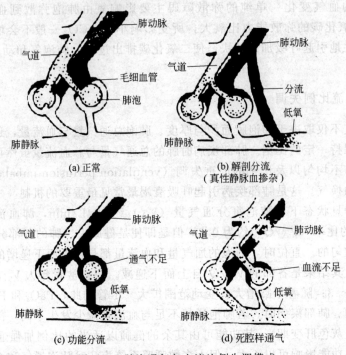

图 16-1 肺泡通气与血流比例失调模式

3. 通气与血流比例失调的血气变化

无论是部分肺泡通气不足引起的功能性分流增加，还是部分肺泡血流不足引起的功能性无效腔增加，均可引起 PaO_2 降低。而 $PaCO_2$ 的变化则取决于代偿性呼吸增强的程度。早期常可代偿性呼吸增强使 $PaCO_2$ 正常甚至降低。疾病后期病情加重时，患者不能增加通气以维持足够的肺泡通气量，才会使 $PaCO_2$ 增高。

然而，在临床实践中，分析呼吸衰竭患者的发病机制时，我们应该认识到，呼吸衰竭的发病机制是非常复杂的。通气不足、弥散障碍、单纯的肺内短路增加或肺泡通气与血流比例失调等单一的因素导致呼吸衰竭发生的情况是较少的，这些因素往往同时存在或相继发生作用。现以临床常见的成人呼吸窘迫综合征（adult respiratory distress syndrome, ARDS）为例概要说明。

成人呼吸窘迫综合征是在原无心肺疾病的患者因急性弥漫性肺泡-毛细血管膜损伤，以致外呼吸功能严重障碍而发生的急性呼吸衰竭，常见于休克、创伤、败血症、过量输液、体外循环术和氧中毒等时。其早期病变主要为肺严重水肿、出血、透明膜形成、肺不胀、微血栓形成、肺血管内皮细胞及肺泡Ⅰ型上皮细胞肿胀变性与坏死等。此时呼吸衰竭的发生可有下述多种机制参与：①由于肺水肿、肺不胀等使肺顺应性降低而引起限制性通气障碍，也可因支气管痉挛和气道内液体增加而导致阻塞性通气障碍，但因患者多有呼吸加速，故肺泡总通气量可无明显减少，但其分布则不均匀。②肺泡膜增厚引起弥散障碍。③肺小动脉内微血栓或脂肪栓塞，使部分肺泡血流不足，形成无效腔样通气。另一方面，因肺顺应性降低、肺不胀、肺泡内充满水肿液或气道受阻等原因，使部分肺泡通气减少而血流未相应减少，故可造成大量肺内短路或功能性分流增加，这些因素均导致肺泡的通气与血流比例失调。

三、呼吸衰竭时机体的主要功能代谢变化

呼吸功能障碍引起的直接效应是血液气体的变化，即 PaO_2 降低或同时伴有 $PaCO_2$ 增高。呼吸衰竭时机体各系统的功能变化的最重要原因就是低氧血症、高碳酸血症和酸碱平衡紊乱。低氧血症和高碳酸血症对机体的影响取决于其发生的急缓、程度、持续的时间以及机体原有的功能代谢状况等。在发病过程中，尤其是在慢性呼吸衰竭患者，常出现一系列代偿适应反应，可改善组织的供氧，并调节酸碱平衡，或改变组织器官的功能代谢以适应新的环境。严重时，全身各个系统可发生功能紊乱，甚至成为死亡的直接原因。

1. 酸碱平衡及电解质紊乱

呼吸衰竭时，不仅因外呼吸障碍可引起酸碱平衡紊乱，而且还可因并发肾功能障碍、感染、休克以及某些治疗措施不当等因素而出现不同类型的酸碱平衡紊乱。因此患者的表现可能是多样的。呼吸衰竭可引起呼吸性酸中毒、代谢性酸中毒和呼吸性碱中毒，常见的多为混合性酸碱平衡紊乱如呼吸性酸中毒合并代谢性酸中毒。

(1) 呼吸性酸中毒　Ⅱ型呼吸衰竭时，大量二氧化碳潴留，可造成原发性血浆碳酸过多。发病急骤者，往往代偿不全而出现失代偿性呼吸性酸中毒，如发病较缓慢，则可出现代偿性呼吸性酸中毒。此时血液电解质主要有如下的变化。①血清钾浓度增高：急性呼吸性酸中毒时，主要是由于细胞内外离子分布改变，细胞内钾外移而引起血清钾浓度增高；慢性呼吸性酸中毒时，则是由于肾小管上皮细胞泌氢和重吸收碳酸氢钠增多而排钾减少，故也可导致血清钾浓度增高。②血清氯浓度降低，碳酸氢根增多；当血液中二氧化碳潴留时，在碳酸酐酶及缓冲系统作用下，红细胞中生成碳酸氢根增多，因而进入血浆的碳酸氢根也增多，同时发生氯转移，血浆中氯离子进入红细胞增多，因此血清氯离子减少而碳酸氢根增加。另一方面，由于肾小管泌氢增加，碳酸氢钠重吸收和再生增多，而较多氯离子则以氯化钠和氯化铵的形式随尿排出，因而也可引起血清氯离子减少和碳酸氢根增多。

(2) 代谢性酸中毒或呼吸性酸中毒合并代谢性酸中毒　由于严重缺氧，无氧代谢加强，酸性代谢产物增多，可引起代谢性酸中毒，或呼吸性酸中毒合并代谢性酸中毒。如患者合并肾功能不全或感染、休克等，则因肾脏排酸保碱功能障碍或体内固定酸产生增多，将更加重代谢性酸中毒，此时血清钾浓度增高可更明显。

(3) 呼吸性碱中毒　$PaCO_2$ 明显下降的患者，可因原发性碳酸过低而发生呼吸性碱中毒，由于发病急骤，故多为失代偿性呼吸性碱中毒。此时因细胞外钾离子进入细胞内，可发生血清钾浓度降低。由于二氧化碳排出过多，血浆中碳酸氢根移入红细胞增多，氯离子则转移至红细胞外，加之肾排出氯也减少，故血清氯浓度增高。血浆碳酸氢根则因移入红细胞以及肾小管重吸收和再生碳酸氢钠减少而浓度降低。

此外，某些呼吸衰竭患者可以发生代谢性碱中毒，多属医源性，发生于治疗过程中或治疗后。如使用人工呼吸机，过快排出大量二氧化碳，而原来代偿性增加的碳酸氢根又不能迅速排出，因此发生代谢性碱中毒；由于钾摄入不足、应用排钾利尿药和肾上腺皮质激素等可导致低钾性碱中毒等。

2. 呼吸系统变化

呼吸衰竭患者的呼吸功能变化很多是由原发疾病引起的。如阻塞性通气障碍时，由于气流受阻，呼吸可减慢。在肺顺应性降低的疾病，则因牵张感受器或肺-毛细血管旁感受器（juxtapulmonary-capillary receptor，J 感受器）兴奋，反射地引起呼吸浅快。中枢性呼吸衰竭可出现呼吸浅慢，或出现潮式呼吸、间歇呼吸、抽泣样呼吸、吸气样呼吸、下颌呼吸等呼吸节律紊乱。

外呼吸功能障碍造成的低氧血症或高碳酸血症可进一步影响呼吸功能。PaO_2 降低作用于颈动脉体与主动脉体化学感受器（其中主要是颈动脉体化学感受器），反射性增加通气，但此反应要 PaO_2 低于 8.0kPa（60mmHg）时才明显。二氧化碳潴留主要作用于中枢化学感受器，使呼吸中枢兴奋，从而引起呼吸加深加快，增加肺泡通气量。但 PaO_2 低于 4.0kPa（30mmHg）时或 $PaCO_2$ 超过 12.0kPa（90mmHg）时，将损害或抑制呼吸中枢。

在慢性呼吸衰竭患者，随着低氧血症和高碳酸血症发展的逐渐严重，其呼吸调节也将发生变化：此类患者的中枢化学感受器常被抑制而对二氧化碳的敏感性降低，此时引起通气的冲动大部来自缺氧对外周化学感受器的刺激。如果给予高浓度的氧吸入，虽可缓解低氧血症，但却因此消除缺氧对呼吸中枢的兴奋作用，故易导致呼吸抑制，二氧化碳潴留更加重。此外，吸入高浓度氧可出现霍尔登（Haldane）效应，使二氧化碳解离曲线向右下移动，也可引起 $PaCO_2$ 进一步增高，出现严重的高碳酸血症。

3. 中枢神经系统变化

呼吸衰竭时，由于低氧血症与高碳酸血症的作用，中枢神经系统的功能可发生明显变化，轻度时可使兴奋性升高，严重时将发生一系列中枢神经系统的功能障碍，直接威胁生命。低氧血症和高碳酸血症的作用很难截然分开。

中枢神经对缺氧很敏感，故最易受损。PaO_2 为 8.0kPa（60mmHg）时可出现智力和视力轻度减退。如 PaO_2 迅速降至 5.33～6.66kPa（40～50mmHg）以下时，就会引起一系列神经精神症状，如头痛、不安、定向与记忆障碍、精神错乱、嗜睡，以致惊厥和昏迷；PaO_2 低于 2.67kPa（20mmHg）时，只需数分钟就可造成神经细胞的不可逆性损害。

二氧化碳潴留发生迅速且严重时，也能引起严重的中枢神经系统功能障碍，称为二氧化碳麻醉。一般认为，当 $PaCO_2$ 超过 10.7kPa（80mmHg）时，可引起头痛、头晕、烦躁不安、言语不清、扑翼样震颤、精神错乱、嗜睡、昏迷、抽搐等。其可能的作用机制如下。

（1）二氧化碳直接作用于脑血管，使之扩张。一般认为 $PaCO_2$ 升高 1.33kPa（10mmHg），脑血流量约可增 50%；由此可以影响脑循环，并引起毛细血管通透性增高，其结果是脑血管充血、间质水肿、颅内压升高和视盘水肿。严重时还可导致脑疝形成。

（2）正常脑脊液 pH 较低（7.33～7.40），而 PCO_2 却比动脉血的高；血液中的 HCO_3^- 及 H^+ 又不易进出脑脊液，故脑脊液的酸碱缓冲能力较血液为弱。Ⅱ型呼吸衰竭患者的脑脊液中二氧化碳也增多，但因脑脊液缓冲能力差，故氢离子浓度增高的程度大于血液，继而又可加重细胞内酸中毒，使神经细胞的功能发生障碍，细胞膜结构受损，通透性增高。这些变化一方面改变神经细胞内外离子分布，另一方面使溶酶体膜稳定性降低，释出的各种水解酶，能促使蛋白分解与细胞死亡。细胞内外离子分布的改变和细胞内蛋白分解又可使细胞内渗透压升高，促使脑细胞肿胀，颅内压升高。由于中枢神经功能障碍而出现一系列神经精神症状的病理过程称为肺性脑病。一般见于Ⅱ型呼吸衰竭患者。部分肺性脑病患者表现为开始常有淡漠、恍惚、记忆力下降、失眠、头痛和性格改变等，病情加重则出现精神错乱、定向障碍、幻觉和嗜睡，最后发生昏迷、抽搐和神经反射消失，甚至死亡。其发病机制尚未完全阐明，一般认为是由于缺氧、二氧化碳潴留以及酸碱平衡紊乱等多种因素共同作用的结果。

4. 循环系统变化

一定程度的缺氧可反射性兴奋心血管运动中枢，从而使心率加快，心排血量增加，皮肤及腹腔内脏血管收缩，因而发生血液重分布和血压轻度升高。此外，缺氧时通气加强，胸腔负压增大，回心血量增加而影响循环功能。这种变化在急性呼吸衰竭时较为明显，且有代偿意义。严重低氧血症时，心血管运动中枢与心血管受损，可发生低血压，心收缩力降低，心律失常等后果。长期慢性缺氧可使肺小动脉收缩，这是呼吸衰竭时出现肺动脉高压与右心衰竭的主要原因。

一定程度的二氧化碳潴留可与缺氧协同作用，反射性地引起循环功能的代偿性变化。二氧化碳可反射性地引起外周血管收缩，但其直接作用，则除肺动脉外多为引起血管扩张，故二氧化碳潴留的最终效应通常为：①皮肤血管扩张，因而肢体皮肤温暖红润，常伴大量出汗；②睑结膜血管扩张充血；③脑血管扩张，脑血流量增加；④广泛的外周血管扩张，可引起低血压；⑤肾与肺小动脉收缩。

呼吸衰竭可伴发心力衰竭，尤其是右心衰竭，其发生原因为肺动脉高压和心肌受损。目前认为，不论是急性或慢性呼吸衰竭，肺血管功能性改变在肺动脉高压的发病中都具有极重要意义。缺氧（主要是肺泡气氧分压降低）可引起肺血管收缩，若合并二氧化碳潴留，血液氢离子浓度增高，就更可增加肺血管对缺氧的敏感性，使肺血管收缩进一步加重，从而大大增加肺循环的阻力。如原发肺部疾病引起肺小动脉壁增厚、管腔狭窄或纤维化、肺毛细血管网受压破坏与减少、毛细血管内皮细胞肿胀或微血栓阻塞等变化，则亦可增加肺循环阻力而导致肺动脉高压。有的慢性呼吸衰竭患者血液中的红细胞增多，因而血液黏滞性增高，而后者又可因合并酸中毒而加重，这也是肺动脉高压发病的一个因素。部分患者可因血量增多，或因呼吸深快以致胸腔负压增大，或因体循环外周血管扩张，阻力降低，以致静脉回流增加而加重右心负荷。呼吸衰竭引起右心衰竭的另一发病因素是心肌受损。缺氧、高碳酸血症、酸中毒和电解质代谢紊乱均可损害心肌。长期持续缺氧还可引起心肌变性、坏死、纤维化等病变。心肌受损加上负荷过重，就可导致右心衰竭。

5. 肾功能变化

呼吸衰竭时肾功能也可遭到损害，轻者尿中出现蛋白、红细胞、白细胞及管型等。严重时可发生急性肾功能衰竭，出现少尿、氮质血症和代谢性酸中毒等变化。此时肾脏结构往往无明显变化，故常为功能性肾功能衰竭。只要外呼吸功能好转，肾功能就可较快恢复。肾功能衰竭的基本发病机制在于缺氧与高碳酸血症反射性引起肾血管收缩，从而使肾血流量严重减少。若患者并发心力衰竭、弥散性血管内凝血或休克，则肾脏的血液循环障碍将更严重而肾功能障碍也将加重。

6. 胃肠变化

缺氧可使胃壁血管收缩，因而能降低胃黏膜的屏障作用。二氧化碳潴留可增强胃壁细胞碳酸酐酶活性，使胃酸分泌增多，而且有的患者还可合并弥散性血管内凝血、休克等，故呼吸衰竭时可出现胃肠道黏膜糜烂、坏死、出血与溃疡形成等变化。

四、呼吸衰竭的防治原则

1. 防治原发病

针对引起呼吸衰竭的原发疾病进行预防，或在发病后及时进行积极处理。

2. 防止与去除诱因的作用

除积极治疗呼吸衰竭的病因外，还必须同时防止诱因的作用。例如对于创伤、休克患者，要避免吸入高浓度氧、输给久存血库的血液或输液过量等，以免诱发成人呼吸窘迫综合征。有呼吸系统疾病的患者必须做手术时，应先检查患者的肺功能储备力。对肺功能已有损害或慢性呼吸衰竭的患者更应积极防止及去除各种诱因的作用，以免诱发急性呼吸衰竭。

3. 畅通气道和改善通气

常用的方法有：①清除气道内容物或分泌物；②解除支气管痉挛；③用抗炎治疗减轻气道的肿胀与分泌；④给以呼吸中枢兴奋药；⑤掌握适应证，正确使用机械辅助通气。

4. 改善缺氧

呼吸衰竭时必定有严重缺氧，因此纠正缺氧，提高 PaO_2 水平对每个患者都是必要的。其目的在于短期内争取使 PaO_2 升至 $6.67\sim8.0kPa$（$50\sim60mmHg$），动脉血氧饱和度升至85％左右。I型呼吸衰竭有缺氧而无二氧化碳潴留，可吸入较高浓度的氧（一般不超过50％）。慢性II型呼吸衰竭时，由于呼吸中枢反应性的变化，一般认为给氧原则上以持续低浓度低流量为宜。应使 PaO_2 达到安全水平$8.0\sim9.33kPa$（$60\sim70mmHg$），以求能供给组织以必要的氧而不致引起二氧化碳麻醉，然后根据患者情况调整并逐渐提高吸入氧的浓度及流量。如在给氧时出现二氧化碳分压进行性上升，则必须利用呼吸机促进二氧化碳的排出。

5. 密切观察监护，综合治疗

注意纠正酸碱平衡紊乱与水电解质紊乱；维持心、脑、肾等重要器官的功能；防治常见的严重并发症。

6. 呼吸衰竭治疗新进展——体外膜肺氧合

体外膜肺氧合（ECMO）是体外肺辅助（extracorporeal lung assist，ECLA）技术中的一种，在临床中应用已有 30 多年历程，主要用于部分或完全替代患者心肺功能，让其充分休息。体外膜肺氧合的主要原理是通过静脉内导管把静脉血引出体外，然后经过体外氧合器进行氧合，氧合后的血液再重新通过静脉或动脉输回体内。对于治疗严重呼吸衰竭，目前大部分 ECMO 中心采用以下标准：①在吸纯氧条件下，氧合指数（PaO_2/FiO_2）＜100，或肺泡动脉氧分压差＞600mmHg；Murray 肺损伤评分≥3.0；②pH＜7.2；③年龄＜65岁；④传统机械通气时间＜7 天；⑤无抗凝禁忌；⑥对继续的积极治疗有禁忌。此外，对于需要接受肺移植的终末期肺病患者，也可考虑应用 ECMO 进行过渡。

按照治疗目的和血液转流方式，ECMO 可分为静脉-静脉方式 ECMO（V-V ECMO）和静脉-动脉方式 ECMO（V-A ECMO）两种。V-V ECMO 适用于仅需要呼吸支持的患者，V-A ECMO 可同时支持呼吸和循环功能，为患者提供足够的氧供和有效的循环支持。

V-V 方式比 V-A 方式的并发症和病死率都较低，对于呼吸衰竭患者，V-V ECMO 是最为常用的方式，可部分替代肺脏功能以维持基本的氧合和通气，让肺脏充分休息，最大限度地降低呼吸机支持水平以预防和减少呼吸机相关肺损伤的发生，为原发病的治疗争取时间。

目前 ECMO 主要用于重症呼吸衰竭患者的补救措施。因有一定的创伤性，花费较高，应严格掌握其治疗适应证，主要用于常规治疗方式难以纠正其通气和氧合的早期患者，原发病具有可逆性和常规通气方式的治疗时间较短但病情极重的患者，如早期的重症 ARDS、已合并有气压伤等严重机械通气并发症的患者。

形成性考核

一、单项选择题

1. 慢性支气管炎最主要的病因是（　　）
A. 过敏因素　　　　　B. 环境污染　　　　　C. 气候因素
D. 长期吸烟　　　　　E. 真菌感染

2. 小叶性肺炎不具有下列哪种描述的特征（　　）
A. 小叶性肺炎以细支气管为中心　　　B. 小叶性肺炎属急性化脓性炎症
C. 小叶性肺炎主要由病毒引起的炎症　　D. 小叶性肺炎在肺内一定范围内
E. 肉眼观，实变灶散在分布在肺组织内

3. 造成限制性通气不足的原因是（　　）
A. 大量胸腔积水　　　　　　　　B. 气道阻力增加
C. 肺泡面积减少　　　　　　　　D. 肺泡壁厚度增加
E. 肺内通气/血流比例下降

4. 呼吸衰竭通常是指（　　）
A. 内呼吸功能障碍　　　　　　　B. 外呼吸功能严重障碍
C. 血液携带、运输氧障碍　　　　D. 二氧化碳排出功能障碍
E. 呼吸系统病变造成机体缺氧

5. 下列描述不符合硅肺病变特点的是（　　）
A. Ⅰ期硅肺以肺门淋巴结内硅结节为特点　B. 胸膜可有纤维组织增生、肥厚
C. 可形成胸膜粘连　　　　　　　　D. 易合并恶性胸膜间皮瘤
E. 硅结节可融合成团

二、简答题

1. 大叶性肺炎与小叶性肺炎的区别是什么？
2. 肺癌的扩散途径有哪些？
3. 试述重症肺炎诱发呼吸衰竭的机制。
4. 简述呼吸衰竭的发病机制。

（范红斌　庞庆丰）

第十七章 消化系统疾病

> **学习提示：** 消化系统疾病分为胃肠疾病、肝胆疾病、胰腺疾病及肝功能不全。重点掌握消化性溃疡的病理变化及合并症；病毒性肝炎的病理变化、门脉性肝硬化的病理变化及临床病理联系；肝功能不全肝性脑病、假性神经递质肝肾综合征的概念及血氨升高对机体的影响。并熟悉慢性胃炎、阑尾炎的类型及其病理变化特点；门脉性肝硬化的发病机制和并发症；肝功能不全时机体功能、代谢变化。了解胰腺及胆道疾病。掌握以下名词概念：消化性溃疡、桥接坏死、假小叶、坏死后性肝硬化、慢性萎缩性胃炎、革囊胃、肝硬化、嗜酸性小体、蜘蛛痣、肝性脑病、肝肾综合征。通过完成以下题目预习本章内容。

1. 慢性溃疡性结肠炎病变部位多以_____、_____为主。
2. 光镜下溃疡底部由表面至深层分_____、_____、_____、_____四层。
3. 与肝性脑病发生有关的脑毒性物质包括_____、_____和_____等。
4. 门脉高压症的主要症状和体征为_____、_____、_____、_____。
5. 肝性脑病时，血氨升高的主要原因是_____和_____，其中以_____为主。

课堂讨论(病例)：

患者男性，47岁，农民。水肿、腹胀3个月，近1周加重。

现病史：患者于4年前患肝炎，屡经治疗，反复多次发病。近2年全身疲乏，不能参加劳动，并有下肢水肿。近3个月腹部逐渐膨胀，1周前因过度劳累同时大量饮酒，腹胀加重。患者食欲缺乏，大便溏泻，每日3～4次，尿少而黄。

既往史：患者常年嗜酒，除4年前罹患肝炎外无其他疾病。

体格检查：面色萎黄，巩膜及皮肤轻度黄染，颈部两处有蜘蛛痣，心、肺未见异常，腹部膨隆，腹围93cm，有中等量腹腔积液，腹壁静脉曲张，肝于肋缘下未触及，脾大在左肋缘下1.5cm。下肢有轻度水肿。

实验室检查：红细胞3.27×10^{12}/L，血红蛋白70g/L，血清总蛋白52.3g/L，白蛋白24.2g/L，球蛋白28.1g/L；黄疸指数18mol/L，谷氨酸氨基转移酶102U/L。

X线检查：食管静脉造影提示食管下段静脉曲张。

临床诊断：肝硬化（失代偿期）。

讨论题：

1. 本病的诊断依据是什么？
2. 本例患者的黄疸、腹腔积液、水肿、脾大是怎么产生的？
3. 本例患者肝可能出现哪些大体和镜下改变？

第一节 胃肠疾病

一、胃 炎

胃炎（gastritis）指胃黏膜的炎性病变。依病程分急性和慢性。依部位分局限性和弥漫性。

（一）急性胃炎

急性胃炎（acute gastritis）病因诸多，大多较明确。可为胃黏膜原发病变如药物（如阿司匹林等）、乙醇、重度吸烟、腐蚀性液体等所致；也可为伴发性病变如肿瘤化疗、尿毒症、全身感染、中毒、应激（如烧伤、创伤及手术）等所致。不论原发或伴发，均导致黏膜上皮变性、坏死，黏液分泌减少，胃黏膜屏障破坏。病理变化取决于损伤程度和持续时间，包括胃黏膜充血、水肿，中性粒细胞浸润，不同程度的出血、糜烂，严重者广泛坏死乃至穿孔。依其主要特征分为急性刺激性胃炎、急性出血性胃炎、急性腐蚀性胃炎、急性感染性胃炎。

（二）慢性胃炎

1. 病因及发病机制

慢性胃炎（chronic gastritis）病因尚未完全阐明，主要有外源性如物理性、化学性、生物性的损伤刺激长期反复作用，内源性如遗传性（遗传易感性）、免疫性、心理性作用等。近年来比较受关注的几个致病因素如下。

① 幽门螺杆菌（helicobacter pylori，HP）感染：HP 革兰氏染色阴性，生存于胃黏膜上皮和胃腺体黏液屏障之间，通过分泌的酶（尿素酶、蛋白溶解酶、磷脂酶 A 等）、代谢产物及毒素（氨、细胞空泡毒素等）和炎症介质（白三烯、趋化因子等）导致胃黏膜上皮细胞和血管内皮细胞损伤，引起慢性胃炎，且与消化性溃疡、胃恶性肿瘤如腺癌、淋巴瘤的发生有关。

② 自身免疫损伤：血清中可检测到抗壁细胞、抗内因子抗体，不同程度胃酸缺乏，恶性贫血等。

③ 十二指肠液反流：碱性肠液和胆汁反流引起胃黏膜损伤，多因胃肠动力学异常或胃手术后正常生理通道的改变所致。

④ 长期不良饮食或生活习惯如喜食辛辣刺激食物、过度饮酒、吸烟等。

2. 类型和病理变化

（1）慢性浅表性胃炎（chronic superficialgastritis） 多见于胃窦部，灶性或弥漫性。胃镜见黏膜充血、水肿，可见散在糜烂和小灶性出血。镜下以胃小凹之间的固有膜内淋巴细胞、浆细胞浸润为特征，伴固有膜水肿、充血，偶见出血。腺体无破坏或减少。急性期见中性粒细胞浸润。按炎细胞浸润深度分三级：轻度只累及黏膜的上 1/3，中度为 1/3～2/3，超过 2/3 为重度。

（2）慢性萎缩性胃炎（chronic atrophic gastritis） 有 A、B 两型。A 型少见，又称自

身免疫性胃炎，常伴恶性贫血，多见于胃体。B 型在我国多见，好发于胃窦，与 HP 感染关系密切。

A、B 两型病变基本相同。胃镜下：局部黏膜皱襞变平或消失，黏膜变平、变薄，表面呈细颗粒状，色泽正常，橘红色消失，呈灰白或灰黄，可伴出血、糜烂。光镜下：①黏膜全层内有不同程度的淋巴细胞和浆细胞浸润，常伴有淋巴滤泡形成；②黏膜固有层内腺体萎缩，腺体数目明显减少，体积变小，呈囊性扩张；③肠上皮化生（肠化）和假幽门腺化生。胃黏膜上皮被肠黏膜上皮取代，可再分为小肠性化生（完全性化生）和结肠性化生（不完全性化生）。小肠性化生见吸收细胞有纹状缘、杯状细胞和潘氏（Paneth）细胞，分泌唾液酸黏液，组织化学示奥辛蓝（Alcian blue）染色阳性。结肠性化生无潘氏细胞和纹状缘，分泌硫酸黏液，高铁二胺染色阳性。通常认为结肠性化生与胃癌关系密切。

（3）肥厚性胃炎（hypertrophic gastritis）　以胃黏膜皱襞显著肥厚如脑回状为特征，好发于胃底和胃体，局灶性或弥漫性。常伴原因不明的低蛋白血症。镜下见黏膜表面分泌细胞数量增加，腺体肥大、增生、变长。

二、消化性溃疡

消化性溃疡（peptic ulcer）指发生于胃和十二指肠的、以慢性病程为多见的疾病。该病多见于青壮年，十二指肠溃疡较胃溃疡多见，两者之比约 3：1，两个部位均有者称复合性溃疡。

1. 病因及发病机制

未完全阐明。目前认为，胃、肠黏膜防御屏障的破坏是导致酸性和酶性消化而形成溃疡的主要原因。

正常的胃黏膜防御屏障包括：①黏液-碳酸氢盐屏障，其隔离和中和作用避免胃液对黏膜的自我消化；②黏膜上皮屏障，其完整和较强的再生能力构成第二道防线；③丰富的黏膜血流可清除损伤因子，提供分泌和再生的营养物质，以保证屏障功能。在某些因素长期作用下导致屏障的破坏。

① HP 感染，通过分泌的酶（尿素酶、蛋白酶、磷脂酶等）和炎症介质（白三烯、趋化因子等）等而导致黏膜上皮和血管内皮的损伤。

② 酸分泌过多，尤对于十二指肠溃疡而言。其与壁细胞的数量增多和反应性增强密切相关。如副交感神经的长期兴奋而持续产生乙酰胆碱、胃泌素细胞分泌增多等均可使胃酸分泌增多。

③ 排空延缓和胆汁反流，尤对于胃溃疡而言。

④ 解热镇痛类药、抗癌药、非甾体抗炎药如吲哚美辛、布洛芬等均可导致胃黏膜损伤。研究较多的如阿司匹林，可破坏胃黏膜屏障，抑制保护胃黏膜的前列腺素的合成。

⑤ 环境因素如吸烟、受寒和不良饮食习惯等。

⑥ 遗传因素，溃疡病在某些家庭中有高发趋势，十二指肠溃疡中 O 型血者较多，其发病与 ABO 血型和血型物质 ABH 分泌状态的基因特性有关。

2. 病理变化

十二指肠溃疡多发生于球部的前壁或后壁，直径一般＜1cm。发生于球部以下的溃疡称球后溃疡，球部前、后壁同时有则称对吻溃疡。胃溃疡多发生于胃小弯近幽门处，尤其胃窦部，直径一般＜2cm。胃和十二指肠均有溃疡时称复合性溃疡。

（1）肉眼观　典型的溃疡呈圆形或卵圆形，边缘整齐，底部平坦，深浅不一。浅者仅累及黏膜下层，深者可达肌层或浆膜层。切面呈漏斗状或潜掘状，溃疡表面常覆以纤维素性膜或伴化脓而呈灰白或灰黄，溃疡周围黏膜皱襞呈轮辐状向溃疡处集中。

（2）光镜下　溃疡的底部由表面至深层分四层。①渗出层：由不等量的急性炎性渗出物如中性粒细胞和纤维素等构成。②坏死层：由坏死的细胞、组织碎片和纤维蛋白样物质构成的凝固性坏死。③肉芽组织层。④瘢痕层。依病程不同，各层厚薄有所不同，各层之间相移行的界限如肉芽组织层和瘢痕层分界不十分清楚。瘢痕层内可见中小动脉管壁增厚、管腔狭窄及血栓形成（增生性动脉炎）。另可见神经节细胞和神经纤维变性或增生，有时可形成创伤性神经瘤。溃疡壁处可见黏膜肌层和肌层的粘连或融合。

3. 结局和并发症

（1）愈合（healing）　渗出、坏死组织被吸收排除后由肉芽组织填充及瘢痕形成，相邻黏膜上皮再生，覆盖表面而愈合。

（2）并发症

① 出血（hemorrhage）：最常见的并发症，发生率 20％～25％。大便潜血检测阳性。少数因大血管破裂后大出血，可表现为呕血或柏油样大便，严重者因失血性休克而死亡。

② 穿孔（perforation）：发生率 5％。溃疡穿透浆膜达游离腹腔致急性穿孔，引起急性弥漫性腹膜炎，导致剧痛、板状腹，甚至休克。如溃疡穿透较慢，且穿透前已与相邻器官和组织粘连、包裹，则称慢性穿孔，可形成局限性腹膜炎。

③ 幽门梗阻、狭窄（pyloric obstruction or stenosis）：溃疡周围组织充血、水肿或反射性痉挛可形成功能性梗阻。由溃疡愈合、瘢痕形成和组织收缩形成器质性梗阻即狭窄。临床可出现胃潴留、呕吐，长期可致水、电解质失衡和代谢性碱中毒。

④ 癌变：发生率 1％，多与胃溃疡相关。十二指肠溃疡通常不发生癌变。

4. 临床病理联系

上腹部长期性、周期性和节律性疼痛是溃疡病的主要临床特征。可呈钝痛、烧灼痛或饥饿样痛。剧痛常提示穿孔。十二指肠溃疡常表现空腹痛、饥饿痛和夜间痛，胃溃疡常表现为进食后痛。疼痛常因精神刺激、过度疲劳、饮食不规则、气候骤变等诱发或加重。

三、阑　尾　炎

阑尾炎（appendicitis）是一种多见于青年人的常见病，临床以转移性右下腹痛和右下腹阑尾点有固定而明显的压痛为特征，伴恶心、呕吐和外周血中中性粒细胞数量增多。

1. 病因和发病机制

阑尾为附于盲肠的细长盲管，黏膜下层有丰富的淋巴滤泡，根部肌层有类似括约肌的结构，致开口、管腔均狭小；阑尾系膜短于阑尾长度，常使阑尾屈曲扭折；阑尾动脉终末动脉无侧支，血运有障碍时易致阑尾坏死。在上述条件下，细菌感染和阑尾腔的阻塞成为阑尾炎发病的主要因素。感染常无特定的病原菌，以大肠杆菌为多，但常先有黏膜上皮的损伤。阻塞可因粪石、异物或寄生虫等引起，以粪石多见。

2. 病理变化和类型

（1）急性阑尾炎（acute appendicitis）　主要有三种类型。

① 急性单纯性阑尾炎（acute simple appendicitis）：常为阑尾炎初期病变，呈轻度充血、肿胀或外观无明显异常。镜下见病变主要累及黏膜层及黏膜下层，局部黏膜隐窝处上

皮脱落、糜烂，中性粒细胞浸润和纤维蛋白渗出。可痊愈，但多继续发展为下述病变。

②急性蜂窝织炎性阑尾炎（acute phlegmonous appendicitis）：又称急性化脓性阑尾炎。阑尾高度肿胀、增粗，浆膜明显充血并有脓苔附着。镜下，病变深达肌层和浆膜层。阑尾壁各层见大量中性粒细胞为主的炎细胞浸润，伴淤血、水肿。部分病例可见脓肿形成。浆膜和系膜受累后可见大量中性粒细胞和纤维素而构成阑尾周围炎（局限性腹膜炎）和阑尾系膜炎。

③急性坏疽性阑尾炎（acute gangrenous appendicitis）：在蜂窝织炎基础上，阑尾系膜肿胀，静脉受累而发生血栓性静脉炎，引起阑尾血液循环受阻，阑尾出现广泛性出血性梗死时称之。阑尾呈暗红色或灰黑色，常伴发穿孔而引起腹膜炎或阑尾周围脓肿。

（2）慢性阑尾炎（chronic appendicitis）　多为急性阑尾炎未愈后转变而来，也可开始即呈慢性过程。病变见阑尾壁内淋巴细胞、浆细胞为主的炎细胞浸润。伴阑尾各层不同程度纤维组织增生。可因肉芽组织和纤维组织增生阻塞管腔致完全闭塞（闭塞性阑尾炎）。在慢性阑尾炎的基础上发生急性阑尾炎的病变称慢性阑尾炎急性发作。

3. 结局和并发症

急性阑尾炎和慢性阑尾炎急性发作经过有效治疗后，效果良好。少数因治疗不及时或机体抵抗力低下而出现并发症。最常见的并发症为阑尾穿孔引起的腹膜炎和阑尾周围脓肿。如并发阑尾系膜静脉的血栓性静脉炎，细菌或含菌血栓可沿门静脉回流入肝而形成肝脓肿。如果阑尾根部阻塞，黏膜上皮分泌的黏液潴留致阑尾高度膨胀称阑尾黏液囊肿或伴发化脓称阑尾积脓。黏液囊肿穿透阑尾壁，黏膜上皮和黏液进入腹腔后种植在腹膜表面可形成腹腔假黏液瘤。

四、炎症性肠病

炎症性肠病（inflammatory bowel disease，IBD）又称非特异性肠炎或特发性肠炎，以区别于病因明确的肠结核、肠伤寒等肠道疾病。该病的病因不明，多呈慢性经过，反复发作，病变无特异性，主要有局限性肠炎和溃疡性结肠炎。

（一）局限性肠炎

局限性肠炎又称克罗恩病，是一种原因不明、主要累及回肠末端、可以侵犯全消化道并伴有免疫异常的全身性疾病。以青壮年多见。临床有腹痛、腹泻、腹部肿块、肠穿孔、肠瘘形成和肠梗阻等相关症状，伴发热和营养障碍等肠外症状。病程迁延，反复发作，不易根治。

1. 病因及发病机制

病因未明。推测为免疫异常、遗传和感染诸因素综合作用所致。患者血中可测到抗结肠抗体，病变部位常有免疫复合物和补体 C3 的沉积。部分患者可检测到 T 淋巴细胞和巨噬细胞的异常活化伴细胞因子如 IL-1、IL-2、IL-6、IL-8 和 γ-干扰素及 TNF-α 的合成增多，故认为该病属自身免疫性疾病。

2. 病理变化

（1）肉眼观　好发部位为回肠末端，其次为结肠，或同时累及。病变常呈跳跃式、节段性分布。与相对正常肠段相互间隔，界限清楚。病变处肠壁增厚、变硬，肠腔狭窄。黏膜面高度水肿如鹅卵石样，其中可见纵行或横行的溃疡呈沟渠状，常位于肠系膜侧。如溃疡穿透肠壁累及相邻肠管则发生粘连、脓肿及瘘管形成。

（2）镜下观　①裂隙状溃疡：初期浅小，后呈裂隙状，相邻肠壁各层可见大量淋巴细胞、浆细胞和单核细胞浸润。②黏膜高度水肿，尤以黏膜下层为著，并见多数扩张的淋巴管。③肉芽肿：可见于肠壁各层中，由上皮样细胞和多核巨细胞构成非干酪样坏死肉芽肿，但部分病例无此病变。④并发穿孔可见瘘管、化脓及炎性包块形成。

（二）溃疡性结肠炎

溃疡性结肠炎（ulcerative colitis，UC）是一种原因不明的结肠慢性炎症。发病年龄以 20～30 岁最多见，男多于女。病变主要累及结肠，以直肠最多。临床主要症状有腹痛、腹泻和脓血便等，轻重不一，反复发作。可伴发结节性红斑、游走性关节炎、硬化性胆管炎等肠外免疫性疾病。

1. 病因及发病机制

病因未明。现认为和下列因素有关。①遗传易感性：患者有家族聚集趋向；单卵孪生共同发病率增高；HLA-DR2、某些细胞因子基因的表达占优；IgG1 合成增多等。②自身免疫：可检测到抗结肠上皮细胞、内皮细胞和抗中性粒细胞胞质的自身抗体；T 淋巴细胞的持续异常活化等。而黏膜组织的损伤源于中性粒细胞和巨噬细胞所产生的细胞因子、蛋白水解酶和活性氧代谢产物等的作用所致。

2. 病理变化

（1）肉眼观　好发部位为直肠和乙状结肠，其余结肠亦可累及，偶见累及回肠末端。病变主要位于黏膜层，较少累及肌层。病灶呈均匀和连续分布。病变初期，黏膜水肿、充血伴点状出血，进而形成椭圆形表浅溃疡，融合后形成广泛而不规则的大片溃疡。残余黏膜组织增生呈息肉状，称假息肉。

（2）镜下观　隐窝上皮变性、坏死，中性粒细胞侵及腺腔内形成隐窝脓肿，固有膜中大量中性粒细胞、淋巴细胞和浆细胞浸润。随病变进展，黏膜出现广泛糜烂和溃疡，溃疡周围血管增生、出血及血栓形成，管壁纤维素样坏死。残存腺体杯状细胞减少。病程较长则损伤和修复交替进行，黏膜多萎缩，肉芽组织增生、纤维化及瘢痕形成。溃疡周围上皮息肉状增生伴不同程度不典型增生。

3. 并发症

溃疡如穿透肠壁可引起腹膜炎、肠周脓肿及肠瘘等并发症，但较克罗恩病少见。可发生癌变，发病年龄越小，病程越长者，癌变危险性越大。

五、消化道肿瘤

（一）食管癌

食管癌（carcinoma of esophagus）是我国较常见、重点防治的恶性肿瘤之一。以北方各省、市发病率较高，尤以河南省林县及周围地区为著。发病年龄以 40 岁以上男性发病较多，60～64 岁年龄组最高。早期常缺乏明显症状，中晚期以进行性吞咽困难为主要临床表现。

1. 病因和发病机制

确切病因未明。环境因素、某些致癌物和病毒感染是重要的相关因素。我国高发区地质土壤中缺钼，饮水和粮食中硝酸盐、亚硝酸盐和二级胺含量明显增多，导致致癌物亚硝胺合成增多，被认为是引起食管癌的重要因素。食物中缺维生素 B_2、维生素 A 及锌可能是诱发因素。饮食过热、饮酒及吸烟所引起食管上皮的损伤与食管癌发生相关。近年来，人乳头状瘤病毒（HPV）与食管癌的关系引起关注，病毒基因整合入宿主细胞基因组，有可能活化癌基因引起肿瘤发生。

2. 病理变化

食管癌好发于食管中段，下段次之，上段较少。可分为早期癌和中晚期癌。

（1）早期　癌病变较局限，仅累及黏膜层或黏膜下层，未侵及肌层，无淋巴结转移。临床症状不明显，易被忽视。肉眼观可分为四型：隐伏型、糜烂型、斑块型、乳头型。

（2）中晚期癌　临床症状明显，就诊和发现机会较多。肉眼观可分四型：①髓质型：较多见，累及食管周径全部或大部，管壁内浸润生长。②蕈伞型：圆形或卵圆形向腔内突起。③溃疡型：多见，大小不等，外形不整，周边隆起，底部不平，出血、坏死及转移多见，梗阻较晚。④缩窄型：多累及食管全周，管壁内浸润生长，因纤维组织增生形成环形狭窄，近端食管扩张，出现梗阻较早，出血和转移较晚。

组织学类型分为：①鳞状细胞癌，最常见，达 90%，依分化程度分高、中、低三级；②腺癌，不多见，与 Barrett 食管相关，亦依分化程度不同分三级；③未分化癌，较少见，恶性程度高。

3. 扩散和转移

（1）直接浸润　食管上段癌可侵及喉、气管和颈部软组织；中段癌可侵及支气管、肺；下段癌可侵及贲门、膈肌和心包等处。

（2）淋巴道转移　常见，并循淋巴引流途径。上段癌可转移至食管旁、喉、颈部及纵隔淋巴结；中段癌可转移至食管旁及肺门淋巴结；下段癌可转移至食管旁、贲门、胃左动脉旁和腹腔上部淋巴结。形成局部淋巴结转移后，可继续沿淋巴管向远处淋巴结转移。

（3）血道转移　晚期患者可转移至肝、肺，亦可转移至肾、骨和肾上腺等处。

4. 临床病理联系

早期食管癌症状不明显，可表现为咽下梗噎感，胸骨后和剑突下疼痛、食物滞留感和异物感、咽喉部干燥和紧缩感，与病变类型有关。中晚期患者表现为进行性吞咽困难及食物反流，如累及相邻组织、器官可出现相应表现如压迫喉返神经出现声音嘶哑，侵及气管或支气管出现呛咳、呼吸困难等。

（二）胃癌

胃癌（gastric carcinoma）是人类最常见的恶性肿瘤之一，世界范围内每年新增患者约 75 万。但各国和各地区发病率不一致。胃癌好发于 40～60 岁，男多于女，年轻者发病率有增加趋势。

1. 病因及发病机制

（1）幽门螺杆菌（HP）感染　HP 感染致黏膜损伤，腺体萎缩，胃酸分泌减少，其他细菌得以生长繁殖可使硝酸盐还原为亚硝酸盐，进而合成具有致癌效应的 N-亚硝基化合物增多。HP 可活化乙醇脱氢酶致乙醛生成增加，乙醛可造成黏膜上皮和 DNA 损伤。损伤后细胞再生修复活跃，细胞转换率增加，DNA 修复障碍，突变的基因逃逸免疫监控而导致细胞转化。抗 HP 抗体阳性的胃病患者中胃癌的发病率显著增加。

（2）环境因素和饮食因素　胃癌高发区的日本人移居到胃癌低发的美国夏威夷后，其后代胃癌发病率逐渐下降并接近当地居民的胃癌发病率水平，提示胃癌发病可能与土壤地质因素、饮食习惯和食物构成成分的差异有密切关系。高盐饮食、好食熏制鱼肉食品、霉菌感染食物及环境和体内 N-亚硝基化合物前体成分如亚硝酸盐等增多均与胃癌发生呈不同程度的相关。

（3）基因突变　癌基因如 *c-myc*、*erbB-2* 的过度表达，抑癌基因如 *p53*、*k-ras* 和 *APC* 的突变和缺失已得到证实。但其相互调控和作用机制尚待研究。

（4）癌前病变　慢性萎缩性胃炎、胃息肉、慢性胃溃疡、恶性贫血、残胃等在持续长久的损伤和再生过程中，导致胃腺颈部和胃小凹底部的干细胞反复增生，经化生、异型增生而癌变。

2. 病理变化和类型

胃癌好发于胃窦部、胃小弯及前后壁，其次贲门部。依据癌组织侵及深度，将其分为早期胃癌和进展期胃癌。

（1）早期胃癌　不论范围大小，是否有周围淋巴结转移，癌组织只限于黏膜层或黏膜下层者均称为早期胃癌。局限于黏膜固有膜者称黏膜内癌，浸润至黏膜下层者称黏膜下癌。病变直径<0.5cm 者称微小癌。0.6～1.0cm 者称小胃癌。早期胃癌术后 5 年生存率>90%，微小癌和小胃癌术后 5 年生存率达 100%。

肉眼观可分三种类型。①隆起型，病变隆起如息肉状，高出黏膜相当于黏膜厚度 2 倍以上，有蒂或无蒂。②表浅型，病变无明显隆起和凹陷，局部黏膜变化轻微。③凹陷型，病变有明显凹陷或溃疡，但限于黏膜下层，此型多见。

组织学分型，管状腺癌最多见，次为乳头状腺癌及印戒细胞癌，未分化癌少见。

（2）进展期胃癌　癌组织侵达肌层或更深者，不论其有否淋巴结转移，均称为进展期胃癌。也称为中晚期癌。侵犯越深，预后越差，转移可能性越大。

肉眼观通常分为三种类型。①息肉型或蕈伞型：多为早期隆起型发展而致，病变向腔内生长，呈结节状、息肉状或菜花状，表面常有溃疡形成。②溃疡型：多为早期凹陷型发展而致。病变处组织坏死脱落形成溃疡。底部常浸润性生长，边缘隆起呈火山口状，质脆，易出血。需与慢性消化性溃疡鉴别。③浸润型：癌组织在胃壁内局部弥漫性浸润生长，与周围组织无明显界限，弥漫浸润时胃壁增厚、变硬、皱襞大多消失、弹性减退、胃腔缩小，形状如同皮革制成的囊袋，称为皮革胃。

组织学类型分为乳头状腺癌或管状腺癌伴不同程度（高、中、低）分化、黏液腺癌、印戒细胞癌和未分化癌等。依据胃癌组织发生不同将其分为肠型和胃型。肠型胃癌由肠化上皮发生，多伴肠上皮化生，尤结肠上皮化生，分泌黏液量少，主要为唾液酸黏液和硫酸黏液，多为高分化腺癌；胃型胃癌由非肠化上皮发生，少伴肠上皮化生，分泌黏液量多，多为中性黏液，多为印戒细胞癌或黏液腺癌。

3. 扩散和转移

（1）直接扩散　癌组织浸润到浆膜层后可直接扩散至邻近器官和组织，与癌所在部位相关。胃窦癌可侵犯十二指肠大网膜、肝左叶和胰腺等；贲门胃底癌可侵犯食管、肝和大网膜等。

（2）淋巴道转移　依淋巴回流顺序，由近及远，由浅及深发生淋巴结转移。以胃小弯侧胃冠状静脉旁和幽门下淋巴结最多见，进一步可转移至腹主动脉旁、肝门处淋巴结而达肝脏。转移到胃大弯处淋巴结可进一步累及大网膜淋巴结。晚期经胸导管转移至左锁骨上淋巴结。早期胃癌可经淋巴道转移，但少见。

(3) 血道转移　多晚期，常经门静脉转移到肝，其次为肺、骨及脑。

(4) 种植性转移　胃癌，尤其胃黏液腺癌或印戒细胞癌浸透浆膜后脱落，似播种样种植于大网膜、直肠膀胱陷凹及盆腔器官的腹膜等处。最常种植部位为卵巢，多双侧，称 Krukenberg 瘤，即转移性卵巢黏液癌，也可经淋巴道或血道转移而致。

4. 临床病理联系

早期胃癌多无明显临床症状。进展期胃癌可出现食欲缺乏、消瘦、无力、贫血等。上腹部疼痛逐渐加重，且与进食无明确关系或进食后加重。侵及血管可出血、呕血或便血，甚至大出血。贲门癌可导致吞咽困难。幽门癌可引起幽门梗阻。浸透浆膜可穿孔导致弥漫性腹膜炎。扩散或转移可引起如腹水、黄疸等相应症状。

(三) 大肠癌

大肠癌（carcinoma of the large intestine）包括结肠癌、直肠癌，为北美、西欧等发达地区最常见、发病率仍在上升的恶性肿瘤之一，占全部癌症死因中的第 2 位。大肠癌也是我国常见的恶性肿瘤，且由于近年来饮食结构的变化，发病率逐年增加，成为我国重点防治的肿瘤之一。发病年龄多在 40～60 岁，且趋向年轻化，男性稍多于女性。

1. 病因及发病机制

(1) 环境因素和遗传因素　环境因素中，高脂肪、高蛋白和低纤维饮食与大肠癌的发生密切相关，其可引致肠道菌群比例失调、肠道排空时间改变和胆酸、氨基酸、中性胆固醇等物质数量和性质发生变化。厌氧菌如梭状芽孢杆菌通过酶的作用使胆酸、氨基酸转化为致癌物和促癌物，而低纤维饮食致肠排空延缓，使细菌与胆酸、氨基酸等作用时间延长，致癌物与黏膜上皮接触时间长而易使细胞发生转化。

(2) 分子机制　在大肠癌发生过程中的不同阶段出现癌基因如 *k-ras*、*c-myc* 等的突变或过表达，抑癌基因如 *APC*、*DCC*、*MCC*、*p53*、*p16* 等的缺失或突变，从而导致癌的发生。遗传因素中，已检测到家族性腺瘤性息肉病癌变过程中，肿瘤抑制基因 *APC* 出现缺失或突变；遗传性非息肉病性结直肠癌的发生是由于 *HNPCC* 基因异常，表现为基因修复性缺陷而导致复制错误，从而导致细胞异常增殖而形成癌。

(3) 某些癌前病变或慢性疾病　肿瘤性息肉如管状腺瘤、绒毛状腺瘤及管状绒毛状腺瘤，尤其绒毛状腺瘤，癌变率可达 40%；家族性腺瘤性息肉病发的癌变危险性达 100%。慢性溃疡性结肠炎、肠血吸虫病及克罗恩病等可通过黏膜上皮异常增生而发生癌变。

2. 病理变化

大肠癌好发部位为直肠和乙状结肠，其次为盲肠和升结肠，再次为降结肠和横结肠。少数患者呈多发性，常因多发性息肉癌变所致。

癌限于黏膜下层，无淋巴结转移称早期大肠癌。侵犯肌层者称进展期大肠癌，肉眼可分四型。

(1) 隆起型　或称息肉型、蕈伞型，肿瘤向腔内外生性生长，有蒂或无蒂，好发于右半结肠。

(2) 溃疡型　肿瘤表面形成溃疡，可深达肌层，外形如火山口状，伴坏死，好发于直肠和乙状结肠。

(3) 浸润型　肿瘤在肠壁各层浸润性生长，伴纤维组织增生，致肠壁增厚、狭窄，好发于直肠和乙状结肠。

(4) 胶样型　外观及切面均呈半透明胶冻状，好发于右侧结肠和直肠。

组织学可分为腺癌（乳头状或管状）伴不同程度分化、黏液腺癌、印戒细胞癌、未分化癌、腺鳞癌、鳞癌等。以腺癌最多见，腺鳞癌、鳞癌见于直肠与肛管周围。

3. 扩散和转移

（1）局部扩散　癌侵及浆膜后可直接累及相邻组织和器官，如腹膜、腹膜后组织、膀胱、子宫和输尿管等，与癌所在部位相关。

（2）淋巴道转移　先转移至肠旁淋巴结，再至肠系膜周围及根部淋巴结，晚期可转移到腹股沟、直肠前凹及锁骨上淋巴结。

（3）血道转移　晚期易通过门静脉转移至肝，也可经体循环到肺、脑、骨骼等处。

（4）种植性转移　癌组织穿透肠壁后脱落种植，常见部位为膀胱直肠凹和子宫直肠凹。

4. 临床病理联系

早期多无明显症状，随肿瘤增大和并发症而出现排便习惯与粪便形状的变化如便秘和腹泻交替，腹部疼痛，腹部肿块，后期出现贫血、消瘦、腹水及恶病质。各种症状中以便血最多见。右侧结肠癌可出现腹部肿块及贫血和中毒症状；左侧易出现狭窄和梗阻伴腹痛、腹胀、便秘和肠蠕动亢进。

第二节　肝 胆 疾 病

一、病毒性肝炎

病毒性肝炎（viral hepatitis）是一组由肝炎病毒引起的以肝细胞变性、坏死和凋亡为主要病变的传染病。目前已证实，引起病毒性肝炎的肝炎病毒有甲型肝炎病毒（HAV）、乙型肝炎病毒（HBV）、丙型肝炎病毒（HCV）、丁型肝炎病毒（HDV）、戊型肝炎病毒（HEV）和庚型肝炎病毒（HGV）等 6 种，我国是病毒性肝炎高发区，乙型肝炎表面抗原携带者约 1.2 亿人，每年因肝病而死亡者中半数为原发性肝细胞癌，大多与乙型肝炎病毒感染有关。

（一）病因及发病机制

各型肝炎病毒和各型肝炎的特点见表 17-1。

表 17-1　各型肝炎病毒和各型肝炎的特点

病毒类型	HAV	HBV	HCV	HDV	HEV	HGV
肝炎类型	甲型肝炎	乙型肝炎	丙型肝炎	丁型肝炎	戊型肝炎	庚型肝炎
病毒大小	27～32nm	42nm	30～60nm	35～37nm	27～34nm	50～100nm
病毒性质	RNA	DNA	单链 RNA	缺陷病毒	单链 RNA	单链 RNA
传染途径	粪—口	输血、注射	输血、注射	输血、注射	粪—口	输血、注射
流行性	流行或散发	散发	散发	散发	流行或散发	散发
潜伏期	14～45 天	60～120	2～26 周	4～20 周	10～60 天	不详
发病机制	细胞直接损伤	免疫损伤	免疫损伤	免疫损伤	直接和免疫损伤	不详
转成慢性肝炎	无	5%～10%	＞70%	＜5%	一般不转为慢性	无
发生肝癌	无	有	有	有	无	无

各型肝炎病毒所引起的肝损害的机制不尽相同。一般认为 HBV 相关的肝损害与 CD_8^+ T 淋巴细胞对感染的肝细胞的杀伤有关。CD_8^+ T 淋巴细胞识别并结合肝细胞膜上由 HLA-I 类分子递呈的病毒抗原，发挥淋巴细胞毒作用，导致肝细胞的变性和坏死。此外，HBV 感染引起的肝损害还与自身免疫反应和免疫复合物沉积有关。肝细胞感染了 HBV 后，暴露出的肝特异性脂蛋白抗原可作为自身抗原诱导机体产生自身免疫反应，直接或间接地损害肝细胞。存在于肝细胞表面的 HBV 抗原，在和相应抗体结合后形成免疫复合物，可通过激活补体系统参与破坏肝细胞。

（二）病理变化

各型肝炎病变基本相同，都是以肝细胞的变性、坏死和凋亡为主，同时伴有不同程度的炎细胞浸润、肝细胞再生和纤维组织增生。

1. 肝细胞变性和坏死

（1）细胞水肿　在病毒性肝炎中很常见。是由于肝细胞受损后细胞内水分较正常明显增多所致。镜下见肝细胞肿大、胞浆疏松呈网状、半透明，称胞浆疏松化。进一步发展，肝细胞胀大呈球形，胞浆几乎完全透明，称为气球样变。

（2）嗜酸性变及嗜酸性坏死　多累及单个或几个肝细胞，散在于肝小叶内。镜下见肝细胞胞浆浓缩、颗粒性消失，呈强嗜酸性。进而除胞浆更加浓缩之外，胞核也浓缩以致消失。剩下深红色均一浓染的圆形小体，称为嗜酸性小体（acidophilic body 或 Councillman body）。

（3）脂肪变性　肝细胞脂肪变性常发生在丙型肝炎。

（4）肝细胞溶解性坏死　根据肝细胞坏死的范围、分布特点及坏死灶的形态可将肝细胞坏死分为以下四种。

① 点状或灶性坏死（spotty necrosis）：肝小叶内散在的灶状肝细胞坏死。每个坏死灶仅累及 1 个至几个肝细胞，同时该处伴以炎细胞浸润。

② 碎片状坏死（piecemeal necrosis）：常发生在肝小叶的界板处。镜下见一小群肝细胞发生变性坏死，淋巴细胞和浆细胞浸润，纤维组织增生伸入肝小叶，围绕和分隔单个或小群肝细胞。碎片状坏死是慢性肝炎处于活动期的主要病变。

③ 桥接坏死（bridging necrosis）：是指坏死灶呈条索状向小叶内伸展构成中央静脉之间、门管区之间或中央静脉与门管区之间的桥状连接。坏死处伴有肝细胞不规则再生及纤维组织增生，后期成为纤维间隔而分隔小叶。常见于中重度慢性肝炎。

④ 亚大块坏死和大块坏死：特征是肝细胞大片坏死，可累及肝腺泡 I、II、III 区。如仅有极少数肝细胞存活时称为大块坏死；当 I 区有较多的小岛状排列的肝细胞残留时称为亚大块坏死。常见于急性重型病毒性肝炎。

2. 渗出性病变

肝炎时在门管区或肝小叶内常有程度不等的炎细胞浸润。浸润的炎细胞主要是淋巴细胞、单核细胞，有时也见少量浆细胞及中性粒细胞等。

3. 增生性病变

病毒性肝炎时，变性和坏死是主要的病理改变。在度过急性期后，特别是慢性肝炎，还常见有再生与增生的改变。再生与增生属于修复反应，但有时使病情更趋复杂，如肝硬化。病毒性肝炎时再生与增生主要表现为如下几种。

（1）肝细胞再生　肝细胞坏死时，邻近的肝细胞可通过直接或间接分裂而再生修复。

在肝炎恢复期或慢性阶段则更为明显。再生的肝细胞体积较大，核大而染色较深，有的可有双核。慢性病例在门管区尚可见细小胆管的增生。

（2）间质反应性增生

① Kupffer 细胞增生肥大：这是肝内单核-巨噬细胞系统的炎性反应。增生的细胞呈梭形或多角形，胞浆丰富，突出于窦壁或自壁上脱入窦内成为游走的吞噬细胞。

② 间叶细胞及成纤维细胞的增生：间叶细胞具有多向分化的潜能，存在于肝间质内，肝炎时可分化为成纤维细胞。在反复发生严重坏死的病例，由于大量纤维组织增生，可发展成肝纤维化及肝硬化。

（三）临床病理类型

各型肝炎病毒引起的肝炎其临床表现和病理变化基本相同。现在常用的分类是，在甲、乙、丙、丁、戊、庚 6 型病毒病因分类之外，把病毒性肝炎从临床病理角度分为普通型及重型两大类。

1. 普通型病毒性肝炎

（1）急性（普通型）肝炎　最常见。黄疸型肝炎的病变略重，病程较短，多见于甲型、丁型、戊型肝炎。我国以无黄疸型肝炎居多，并多见于乙型肝炎。黄疸型与无黄疸型肝炎病变基本相同。

① 病理变化：肉眼观见肝脏体积增大、包膜紧张。镜下见广泛的肝细胞变性，以胞浆疏松化和气球样变最为普遍。肝小叶内可有散在的点状坏死。嗜酸性小体并不常见。由于肝细胞索网状纤维支架没有塌陷，故再生的肝细胞可完全恢复原来的结构和功能。门管区及肝小叶内有少量炎细胞浸润。黄疸型者坏死灶稍多、稍重，毛细胆管管腔中有胆栓形成。

② 临床病理联系：由于肝细胞弥漫地变性肿胀，使肝体积增大，包膜紧张，为临床上肝大、肝区疼痛或压痛的原因。由于肝细胞坏死，释出细胞内的酶类入血，故血清谷丙转氨酶等升高，同时还可引起多种肝功能异常。肝细胞坏死较多时，胆红质的摄取、结合和分泌发生障碍，加之毛细胆管受压或有胆栓形成等则可引起黄疸。

③ 结局：急性肝炎大多在半年内可逐渐恢复。点状坏死的肝细胞可完全再生修复。一部分病例（多为乙型、丙型肝炎）恢复较慢，需半年到一年，少数病例（约1%）可发展为慢性肝炎。极少数可恶化为重型肝炎。

（2）慢性（普通型）肝炎　病毒性肝炎病程持续 1 年（国外定为半年）以上者即为慢性肝炎。其中乙型肝炎占绝大多数（80%），分为轻、中、重三型。

① 轻度慢性肝炎（包括原来的慢性迁延性肝炎和轻度慢性活动性肝炎）：肝细胞变性，点灶状坏死或凋亡小体，偶见轻度碎片状坏死，门管区周围纤维增生，肝小叶结构完整。

② 中度慢性肝炎（相当于原来的中度慢性活动性肝炎）：肝细胞坏死明显，有中度碎片状坏死和特征性的桥接坏死。小叶内有纤维间隔形成，但小叶结构大部分保存。

③ 重度慢性肝炎（相当于原来的重度慢性活动性肝炎）：肝细胞坏死严重且广泛，有重度碎片状坏死，桥接坏死范围广并形成相应的桥接纤维化。可见肝细胞不规则再生。多数纤维间隔，导致小叶结构紊乱，或形成早期肝硬化。

毛玻璃样肝细胞多见于 HBsAg 携带者及慢性肝炎患者的肝组织。镜下见肝细胞体积稍大，胞浆内充满嗜酸性细颗粒状物质，不透明，似毛玻璃样，故称毛玻璃样肝细胞，用免疫组化染色呈 HBsAg 阳性反应，证实肝细胞浆内有 HBsAg 存在。电镜显示滑面内质网内有大量 HBsAg，呈线状或小管状。

2. 重型病毒性肝炎

本型病情严重。根据起病急缓及病变程度，可分为急性重型和亚急性重型两种。

（1）急性重型肝炎 少见。起病急，病变发展迅猛、剧烈，病死率高。临床上又称为暴发型或电击型肝炎。

① 病理变化：肉眼观，肝体积显著缩小，尤以左叶为甚，重量减至 600～800g，质地柔软，表面被膜皱缩。切面呈黄色或红褐色，有的区域呈红黄相间的斑纹状，故又称急性黄色肝萎缩或急性红色肝萎缩。镜下见肝细胞呈一次性大块坏死（坏死面积≥肝实质的 2/3）或亚大块坏死。肝索解离，肝细胞溶解，仅小叶周边部残留少数变性的肝细胞。肝窦明显扩张充血并出血，库普弗细胞增生肥大，并吞噬细胞碎屑及色素。小叶内及门管区有淋巴细胞和巨噬细胞为主的炎细胞浸润。

② 临床病理联系：由于大量肝细胞的迅速溶解坏死，可导致：a. 胆红素大量入血而引起黄疸（肝细胞性黄疸）；b. 凝血因子合成障碍导致出血倾向；c. 肝功能衰竭，对各种代谢产物的解毒功能发生障碍。此外，由于胆红素代谢障碍及血循环障碍等，还可导致肾功能衰竭（肝肾综合征，hepatorenal syndrome）。

③ 结局：急性重型肝炎的死因主要为肝功能衰竭（肝性脑病），其次为消化道大出血或急性肾功能衰竭等。DIC 也较常见，是引起严重出血、致死的另一个因素。本型肝炎如能度过急性期，部分病例可发展为亚急性型。

（2）亚急性重型肝炎 多数是由急性重型肝炎迁延而来或一开始病变就比较缓和呈亚急性经过。少数病例可能由普通型肝炎恶化而来。本型病程可达 1 个月至数月。

① 病理变化：特点是既有大片的肝细胞坏死，又有肝细胞结节状再生。由于坏死区网状纤维支架塌陷和胶原纤维化，致使再生的肝细胞失去原有的依托呈不规则的结节状，失去原有小叶的结构和功能。小叶内外有明显的炎细胞浸润。小叶周边部小胆管增生并可有胆汁淤积形成胆栓。肉眼观，肝不同程度缩小，被膜皱缩，呈黄绿色（亚急性黄色肝萎缩）。病程长者可形成大小不等的结节，质地略硬。切面黄绿色（胆汁淤积），交错可见坏死区及小岛屿状再生结节。

② 结局：此型肝炎如及时治疗有停止进展和治愈的可能。病程迁延较长（如 1 年）者，则逐渐过渡为坏死后性肝硬化。病情进展者可发生肝功能不全。

二、肝 硬 化

肝硬化（liver cirrhosis）是一种常见的慢性肝病，可由多种原因引起。肝细胞弥漫性变性坏死，继而出现纤维组织增生和肝细胞结节状再生，这三种改变反复交错进行，结果肝小叶结构和血液循环途径逐渐被改建，使肝变性、变硬而形成肝硬化。本病早期可无明显症状，后期则出现一系列不同程度的门静脉高压和肝功能障碍。

（一）病因及发病机制

肝硬化的病因很多，以下几种因素均可引起肝硬化。

（1）病毒性肝炎 在我国病毒性肝炎（尤其是乙型和丙型）是引起肝硬化的主要原因，其中大部分发展为门脉性肝硬化。肝硬化患者的肝细胞常显 HBsAg 阳性，其阳性率高达 76.7％。

（2）慢性酒精中毒　在欧美国家因酒精性肝病引起的肝硬化可占总数的60％～70％。

（3）营养缺乏　动物实验表明，饲喂缺乏胆碱或蛋氨酸食物的动物，可经过脂肪肝发展为肝硬化。

（4）毒物中毒　某些化学毒物如砷、四氯化碳、黄磷等对肝长期作用可引起肝硬化。

肝硬化的主要发病机制是进行性纤维化。正常肝组织间质的胶原（Ⅰ型和Ⅲ型）主要分布在门管区和中央静脉周围。肝硬化时Ⅰ型和Ⅲ型胶原蛋白明显增多并沉着于小叶各处。随着窦状隙内胶原蛋白的不断沉积，内皮细胞窗孔明显减少，使肝窦逐渐演变为毛细血管，导致血液与肝细胞间物质交换障碍。肝硬化的大量胶原来自位于窦状隙（Disse腔）的贮脂细胞（Ito细胞），该细胞增生活跃，可转化成成纤维细胞样细胞。以下几种因素均可引起胶原的合成及沉着：①炎症细胞释放的细胞因子如肿瘤坏死因子（TNF-α、TNF-β）和白介素-1（IL-1）；②受损伤的星形细胞、内皮细胞、肝细胞、胆管上皮细胞产生细胞因子（cytokine）；③细胞外基质的破坏；④毒素对星形细胞的直接作用。初期增生的纤维组织虽形成小的条索但尚未互相连接形成间隔而改建肝小叶结构时，称为肝纤维化。为可复性病变，如果病因消除，纤维化尚可被逐渐吸收。如果继续进展，小叶中央区和门管区等处的纤维间隔将互相连接，使肝小叶结构和血液循环改建而形成肝硬化。

（二）类型

我国常采用的是结合病因、病变特点以及临床表现的综合分类方法，分为：门脉性、坏死后性、胆汁性、淤血性、寄生虫性和色素性肝硬化等。以上除坏死后性相当于大结节及大小结节混合型外，其余均相当于小结节型。其中门脉性肝硬化最常见，其次为坏死后性肝硬化。其他类型较少见。

1. 门脉性肝硬化

门脉性肝硬化（portal cirrhosis）为各型肝硬化中最常见者。上述各种病因均可引起，但本病在欧美因长期酗酒者引起多见（酒精性肝硬化），在我国及日本，病毒性肝炎则可能是其主要原因（肝炎后肝硬化）。

（1）病理变化　肉眼观，早、中期肝体积正常或略增大，质地正常或稍硬。后期肝体积缩小，重量减轻，由正常的1500g减至1000g以下。肝硬度增加，表面呈颗粒状或小结节状，大小相仿，最大结节直径不超过1.0cm。切面见小结节周围为纤维组织条索包绕。结节呈黄褐色（脂肪变）或黄绿色（淤胆）弥漫分布于全肝。镜下，①正常肝小叶结构被破坏，由广泛增生的纤维组织将肝小叶分割包绕成大小不等、圆形或椭圆形肝细胞团，称为假小叶。假小叶内肝细胞排列紊乱，可有变性、坏死及再生现象。再生的肝细胞体积较大，核大、染色较深，常出现双核肝细胞；中央静脉缺如、偏位或有两个以上。②假小叶外周增生的纤维组织中有多少不等的慢性炎症细胞浸润，小胆管受压而出现胆汁淤积现象，同时也可见到新生的细小胆管和无管腔的假胆管。

（2）临床病理联系

①门脉高压症：门静脉压力超过1.96kPa（200mmHg）以上。这主要是由于肝的正常结构被破坏，肝内血液循环被改建造成的。原因有三方面。a. 窦性阻塞：由于肝内广泛的结缔组织增生，肝血窦闭塞或窦周纤维化，使门静脉循环受阻。b. 窦后性阻塞：假小叶及纤维结缔组织压迫小叶下静脉，使肝窦内血液流出受阻，继而阻碍门静脉血液流入

肝血窦。c. 窦前性阻塞：肝动脉小分支与门静脉小分支在汇入肝窦前形成异常吻合，使压力高的动脉血流入门静脉。门静脉压升高后，胃、肠、脾等器官的静脉血回流受阻。晚期因代偿失调，患者常出现以下临床症状和体征。

a. 慢性淤血性脾大（splenomegaly）：有70%～85%患者会出现脾大。肉眼观，脾大，重量多在500g以下，少数可达800～1000g。质地变硬，包膜增厚，切面呈褐红色。镜下见脾窦扩张，窦内皮细胞增生、肿大，脾小体萎缩。红髓内有含铁血黄素沉着及纤维组织增生，形成黄褐色的含铁结节。脾大后可引起脾功能亢进。

b. 胃肠淤血、水肿：影响消化、吸收功能，导致患者出现腹胀、食欲缺乏等症状。

c. 腹水（ascites）：在晚期出现，为淡黄色透明的漏出液，量较大，以致腹部明显膨隆。腹水形成原因主要有：ⓐ门静脉高压使门静脉系统的毛细血管流体静压升高，液体自窦壁漏出，部分经肝包膜漏入腹腔；ⓑ肝细胞合成白蛋白功能降低，导致低蛋白血症，使血浆胶体渗透压降低；ⓒ肝灭活作用降低，血中醛固酮、抗利尿激素水平升高，引起水钠潴留。

d. 侧支循环形成：门静脉压升高使部分门静脉血经门体静脉吻合支绕过肝脏直接通过上、下腔静脉回到右心。主要的侧支循环和合并症有：ⓐ食管下段静脉丛曲张、出血。途径是门静脉→胃冠状静脉→食管静脉丛→奇静脉→上腔静脉。如食管下段静脉丛曲张，发生破裂可引起大呕血，是肝硬化患者常见的死因之一。ⓑ直肠静脉（痔静脉）丛曲张。途径是门静脉→肠系膜下静脉→痔静脉→髂内静脉→下腔静脉。该静脉丛破裂常发生便血，长期便血可引起贫血。ⓒ脐周及腹壁静脉曲张。门静脉→脐静脉→脐周静脉网→腹壁上、下静脉→上、下腔静脉。脐周静脉网高度扩张，形成"海蛇头"现象。

② 肝功能不全：主要是肝细胞长期反复受破坏的结果。由此而引起的临床表现如下。

a. 对激素的灭能作用减弱：由于肝对雌激素灭能作用减弱，导致雌激素水平升高，体表的小动脉末梢扩张形成蜘蛛状血管痣和肝掌（患者手掌大、小鱼际处常发红，加压后褪色）。此外，男性患者可出现睾丸萎缩、乳腺发育症。女性患者出现月经不调、不孕等。

b. 出血倾向：患者有鼻衄、牙龈出血、黏膜、浆膜出血及皮下瘀斑等。主要由于肝合成凝血酶原、凝血因子和纤维蛋白原减少以及脾大、脾功能亢进，血小板破坏过多所致。

c. 胆色素代谢障碍：因肝细胞坏死及肝内胆管胆汁淤积而出现肝细胞性黄疸，多见于肝硬化晚期。

d. 蛋白质合成障碍：肝细胞受损伤后，合成蛋白质的功能降低，使血浆蛋白减少。同时由于从胃肠道吸收的一些抗原性物质不经肝细胞处理，直接经过侧支循环进入体循环，刺激免疫系统合成球蛋白增多，故出现血浆白/球蛋白比值降低甚至倒置现象。

e. 肝性脑病（肝昏迷）：是肝功能极度衰竭的结果，主要由于肠内含氮物质不能在肝内解毒而引起的氨中毒，是导致肝硬化患者死亡的又一重要原因。

（3）结局 肝硬化时肝组织结构已被增生的纤维组织所改建，不易完全恢复原来的结构和功能，但是肝组织有强大的代偿能力，只要及时治疗，常可使病变处于相对稳定状态并可维持相当长时期。如病变持续进展，最终可导致肝功能衰竭，患者可因肝性脑病而死亡。此外，常见的死因还有食管下段静脉丛破裂引起的上消化道大出血，合并肝癌及感染等。

2. 坏死后性肝硬化

坏死后性肝硬化（postnecrotic cirrhosis）相当于大结节型肝硬化和大小结节混合型

肝硬化,是在肝实质发生大片坏死的基础上形成的。

(1) 病因

① 病毒性肝炎:多由乙型、丙型亚急性重型肝炎病程迁延数月至 1 年以上,逐渐转变成坏死后性肝硬化。另外,若慢性肝炎反复发作并且坏死严重时,也可发展为本型肝硬化。

② 药物及化学物质中毒:某些药物或化学物质可引起肝细胞弥漫性中毒性坏死,继而出现结节状再生而发展成为坏死后性肝硬化。

(2) 病理变化

① 肉眼观:肝体积缩小,重量减轻,质地变硬。与门脉性肝硬化不同之处在于肝脏变形明显,肝左叶明显萎缩,结节大小悬殊,直径在 0.5~1cm,最大结节直径可达 6cm。切面见结节周围的纤维间隔明显增宽,并且厚薄不均。

② 镜下:正常肝小叶结构消失,取而代之的是大小不等的假小叶。假小叶内肝细胞常有不同程度的变性和胆色素沉着。假小叶间的纤维间隔较宽阔且厚薄不均,其内有较多的炎细胞浸润及小胆管增生明显。

(3) 结局 坏死后性肝硬化因肝细胞坏死较严重,病程较短,故肝功能障碍较门脉性肝硬化重而且出现较早,但门脉高压较轻而且出现较晚。此外,其癌变率也较高。

三、胆管炎和胆囊炎

胆道炎症以胆管炎症为主者称胆管炎 (cholangitis),以胆囊炎症为主者称胆囊炎 (cholecystitis)。两者常同时发生,其病因、发病机制以及病理变化大致相同,多是在胆汁淤积的基础上继发细菌(主要为大肠杆菌、副大肠杆菌和葡萄球菌等)感染所致。细菌可经淋巴道或血道到达胆道,也可从肠道经十二指肠乳头逆行进入胆道。在我国以后者更为常见。根据病程可分为急性和慢性两种类型。

1. 急性胆管炎和胆囊炎

主要表现为急性化脓性炎症。肉眼观胆囊肿大、表面血管扩张充血,浆膜面有灰白或灰黄色的脓性渗出物覆盖,腔内可有结石。镜下见黏膜充血水肿,大量中性粒细胞弥漫浸润,黏膜上皮细胞坏死脱落,形成糜烂或溃疡。

2. 慢性胆管炎和胆囊炎

多由急性者反复发作迁延而来。肉眼见胆囊壁增厚纤维化,腔内有结石,黏膜皱襞变平坦。镜下见黏膜变薄,腺体萎缩减少,各层组织中均有慢性炎细胞浸润并伴有明显纤维化。

四、原发性肝癌

原发性肝癌 (primary carcinoma of liver) 是由肝细胞或肝内胆管上皮细胞发生的恶性肿瘤,简称肝癌。我国为肝癌高发国家,据统计每年约有 11 万人死于肝癌,约占全世界肝癌死亡率的 45% 左右。发病年龄多在中年以上,男多于女。肝癌发病隐匿,早期无临床症状,发现时多已届晚期。广泛应用血中甲胎蛋白 (AFP) 测定和影像学检查可提高早期肝癌的检出率,因肝癌患者甲胎蛋白阳性率占 70%~98%。

1. 病因及发病机制

(1) 病毒性肝炎 现知乙型肝炎与肝癌有密切关系，其次为丙型肝炎。肝癌病例 HBsAg 阳性率可高达 81.82%，在 HBV 阳性的肝癌患者可见 HBV 基因整合到肝癌细胞 DNA 中。随着分子病毒学研究进展，人们对 $HBVx$ 基因及其产物 x 蛋白与肝癌之间的关系已有了较深入的研究，发现 x 蛋白可激活宿主肝细胞的原癌基因，从而诱发肝癌的发生。此外，x 蛋白还能与抑癌基因 $p53$ 结合，破坏其抑癌功能。因此 HBV 是肝癌发生的重要因素。最近，HCV 的感染也被认为可能是肝癌发生的病原因素之一。据报道，在日本有 70%、在西欧有 65%～75% 的肝癌患者发现 HCV 抗体阳性。

(2) 肝硬化 肝硬化与肝癌之间有密切关系。据统计，一般需经 7 年左右肝硬化可发展为肝癌。其中以坏死后性肝硬化最多，肝炎后肝硬化次之。

(3) 真菌及其毒素 黄曲霉菌、青霉菌、杂色曲霉菌等都可引起实验性肝癌。其中以黄曲霉菌（*Aspergillus flavus*）最为重要。用该菌或其毒素（aflatoxin，黄曲霉毒素）或被其污染的食物均可诱发动物肝癌。在肝癌高发区，食物被黄曲霉菌污染的情况往往也较严重。

(4) 亚硝胺类化合物 从肝癌高发区南非居民的食物中已分离出二甲基亚硝胺。此类化合物也可引起其他部位肿瘤如食管癌。

2. 病理变化

(1) 肉眼分型 早期肝癌也称小肝癌，是指单个癌结节直径在 3cm 以下或结节数目不超过 2 个，其直径的总和在 3cm 以下，患者常无临床症状，而血清 AFP 阳性的原发性肝癌。瘤结节呈球形或分叶状，灰白色，质较软，切面无出血坏死，与周围组织界限清楚。中晚期肝癌，肝体积明显增大可达 2000g 以上。癌组织可局限于肝的一叶（多为右叶），也可弥散于全肝且大多合并肝硬化。肉眼可分三型。

① 巨块型：肿瘤为一实体巨块，圆形，直径常大于 15cm，多位于肝右叶内。质地较软，中心部常有出血坏死。瘤体周边常有散在的卫星状瘤结节。不合并或合并轻度的肝硬化。

② 多结节型：最多见。瘤结节多个、散在，圆形或椭圆形，大小不等，直径由数毫米至数厘米，有的相互融合形成较大的结节。被膜下的瘤结节向表面隆起导致肝表面凹凸不平。常伴有明显的肝硬化，肝内癌栓也颇常见。

③ 弥漫型：癌组织在肝内弥漫分布，无明显的结节形成。常发生在肝硬化基础上，此型少见。

(2) 按组织发生可将肝癌分为三大类。

① 肝细胞癌：最多见，是由肝细胞发生的肝癌。其分化较好者癌细胞类似肝细胞。分化差者癌细胞异型性明显，常有巨核及多核瘤细胞。有的癌细胞排列成条索状（索状型）；亦可呈腺管样（假腺管型）。有时癌组织中有大量纤维组织分割（硬化型）。

② 胆管上皮癌：较为少见，是由肝内胆管上皮发生的癌。其组织结构多为腺癌或单纯癌。一般不合并肝硬化。有时继发于华支睾吸虫病。

③ 混合性肝癌：具有肝细胞癌及胆管上皮癌两种结构，最少见。

3. 蔓延和转移

肝癌首先在肝内蔓延和转移。癌细胞常沿门静脉播散，在肝内形成转移癌结节，还可逆行蔓延至肝外门静脉主干，形成较大的癌栓，有时可阻塞管腔引起门静脉高压。肝外转移常通过淋巴道转移至肝门淋巴结、上腹部淋巴结和腹膜后淋巴结。晚期可通过肝静脉转移到肺、肾上腺、脑及骨等处。有时肝癌细胞可直接种植到腹膜和卵巢表面,形成种植性转移。

4. 临床病理联系

临床上多有肝硬化病史,有进行性消瘦、肝区疼痛、肝迅速增大、黄疸及腹水等表现。有时由于肝表面癌结节自发性破裂或侵破大血管而引起腹腔内大出血。由于肿瘤压迫肝内外胆管及肝组织广泛破坏而出现黄疸。

第三节 胰腺疾病

一、胰腺炎

胰腺炎(pancreatitis)是胰腺因胰蛋白酶的自身消化作用而引起的炎性疾病。

(一)急性胰腺炎

急性胰腺炎是胰酶消化胰腺及其周围组织所引起的急性炎症,主要表现为胰腺呈炎性水肿、出血及坏死,故又称急性出血性胰腺坏死(acute hemorrhagic necrosis of pancreas),好发于中年男性,发作前多有暴饮暴食或胆道疾病史。临床表现为突然发作的上腹部剧烈疼痛并可出现休克。

1. 病因及发病机制

(1)胆汁反流(biliary reflux) 胆总管和胰管共同开口于十二指肠壶腹部,如此处发生阻塞或括约肌痉挛则引起胆汁反流进入胰管(共道说),将无活性的胰蛋白酶原激活成胰蛋白酶,再诱发前述一系列酶反应引起胰腺的出血、坏死。引起十二指肠壶腹部阻塞的原因有胆石、蛔虫、暴饮暴食引起的壶腹括约肌痉挛及十二指肠乳头水肿等。后两种原因也可使十二指肠液进入胰内。

(2)胰液分泌亢进 暴饮暴食、酒精的刺激使胃酸及十二指肠促胰液素分泌增多,进而促进胰液分泌增多,造成胰管内压增高。重者可导致胰腺小导管及腺泡破裂,放出溶酶体内的蛋白水解酶激活胰蛋白酶原等,从而引起胰腺组织的出血坏死。

(3)腺泡细胞直接受损 创伤、缺血、病毒感染或药物毒性作用等可直接损害腺泡细胞使胰蛋白酶渗出,发生胰腺炎。

2. 病理变化

按病变表现不同,可将本病分为急性水肿性(或间质性)胰腺炎及急性出血性胰腺炎两型。

(1)急性水肿性(间质性)胰腺炎 较多见,病变多局限在胰尾。病变的胰腺肿大变硬,间质充血水肿,并有中性粒细胞及单核细胞浸润。有时可发生局限性脂肪坏死,但无出血。本型预后较好,经治疗后病变常于短期内消退而痊愈。少数病例可转变为急性出血性胰腺炎。

(2)急性出血性胰腺炎 较少见。本型发病急剧,病情及预后均较水肿性严重。病变以广泛的胰腺坏死、出血为特征,伴有轻微炎症反应。胰腺肿大,质软,出血,呈暗红色,分叶结构模糊。胰腺、大网膜及肠系膜等处散在浑浊的黄白色斑点状或小块状的脂肪坏死灶。坏死灶是由于胰液溢出后，其中的酯酶将中性脂肪分解成甘油及脂肪酸，后者又与组织液中的钙离子结合成不溶性的钙皂而形成。镜下，胰腺组织呈大片凝固性坏死，细胞结构模糊不清，间质小血管壁也有坏死，这是造成胰腺出血的原因。在坏死的胰腺组织周围可见中性粒细胞及单核细胞浸润。

3. 临床病理联系

（1）休克 患者常出现休克症状。引起休克的原因可有多种，或由于胰液外溢刺激腹膜引起剧烈疼痛所致；或由于大量出血及呕吐造成大量体液丢失及电解质紊乱所致；或由于胰腺组织坏死，蛋白质分解引起机体中毒所致。休克严重者抢救不及时可以致死。

（2）腹膜炎 由于急性胰腺坏死及胰液外溢，常引起急性腹膜炎。常发生于酗酒和暴食之后，出现剧烈而持久的腹痛。

（3）酶的改变 胰腺坏死时，由于胰液外溢，其中所含的大量淀粉酶及酯酶可被吸收入血并从尿中排出。临床检查常见患者血清及尿中淀粉酶及酯酶含量升高，可助诊断。

（4）血清离子改变 患者血中的钙、钾、钠离子水平下降。急性胰腺炎时胰腺 α 细胞受刺激，分泌胰高血糖素（glucagon）致使甲状腺分泌降钙素，抑制钙自骨质内游离，致使胰腺炎时因钙皂形成而消耗的钙得不到补充，故发生血钙降低。血钾、血钠的下降可能因持续性呕吐造成。

（二）慢性胰腺炎

慢性胰腺炎是由于急性胰腺炎反复发作造成的一种胰腺慢性进行性破坏的疾病。有的病例急性期不明显，症状隐匿，发现时即属慢性。临床上常伴有胆道系统疾病，患者有上腹痛、脂肪泻，有时并发糖尿病。慢性酒精中毒时也常引起本病。

1. 病理变化

为胰腺渐进性灶状坏死及广泛纤维化。肉眼观，胰腺呈结节状，质较硬。切面可见胰腺间质纤维组织增生，胰管扩张，管内偶见结石形成。有时可见胰腺实质坏死，坏死组织液化后，被纤维组织包围形成假囊肿。镜下可见胰腺组织广泛纤维化，腺泡和胰腺组织萎缩、消失，导管扩张，上皮增生或鳞状化生，间质有淋巴细胞、浆细胞浸润。

2. 临床病理联系

（1）上腹部疼痛 因慢性炎症刺激或急性发作，患者可出现上腹部疼痛。

（2）营养不良 胰腺组织萎缩、消失，分泌功能降低可引起脂肪消化障碍，长期则出现消化不良，表现为消瘦、乏力。由于急性胰腺坏死及胰液外溢，常引起急性腹膜炎。常发生于酗酒和暴食之后，出现剧烈而持久的腹痛。

（3）继发糖尿病 如病变发展，胰岛被破坏，胰岛素分泌减少，可继发糖尿病。

二、胰 腺 癌

胰腺癌（carcinoma of pancreas）为发生在胰腺外分泌腺体的恶性肿瘤，较为少见。患者年龄多在 40～70 岁，男多于女。约 90％的病例有 ras 基因点突变。

1. 病理变化

胰腺癌可发生于胰腺的头、体、尾部或累及整个胰腺，但以胰头部最多，占胰腺癌的 60％～70％。发生于胰体者次之，尾部最少见。肉眼观肿瘤呈圆形或卵圆形。边界有的分明，有的弥漫浸润而与邻近胰腺组织难以分辨。镜下，胰腺癌有以下几种类型。

（1）腺癌　癌细胞来自导管上皮，排列成腺样，有腔，此型约占80％；来自腺泡上皮的称腺泡型腺癌。分化较高的病例可见癌细胞呈楔形或多角形，胞浆含嗜酸性颗粒，形成腺泡或小团块，极似正常胰腺腺泡。有时腺癌细胞产生黏液，胞浆透明。

（2）未分化癌　癌细胞无腺体结构，有的癌细胞形成细条索状癌巢，被间质结缔组织分隔，呈硬癌构型。有的癌细胞多，间质少，形成髓样癌，这样的癌组织易发生坏死而形成囊腔。

（3）鳞状细胞癌　此型少见，来自胰腺管上皮的鳞状化生。如有鳞状细胞癌和产生黏液的腺癌两种成分合并称为腺鳞癌。

2. 扩散转移

胰头癌早期可直接蔓延到邻近组织，稍后即经淋巴道转移至胰头旁及胆总管旁淋巴结。但肝内转移最为常见（经门静脉），尤以体尾部癌为甚。可侵入腹腔神经丛周围淋巴间隙，发生远隔部位的淋巴道或血道转移（常转移至肺、骨等处）。

3. 临床病理联系

胰头癌的主要症状是无痛性逐渐加重的黄疸。胰体尾部癌临床上常无黄疸，但常因癌组织侵入门静脉而产生腹水，压迫脾静脉发生脾大，侵入腹腔神经丛而发生深部疼痛。此外还可有贫血、呕吐、便秘等症状。如不能早期发现、早期治疗，则预后不佳，多在1年内死亡。

第四节　肝功能不全

一、肝功能不全的概念、病因及分类

肝脏的主要功能是参与物质代谢、生物转化（解毒与灭活）、凝血物质的生成和消除、胆汁的生成与排泄。肝脏有丰富的单核-巨噬细胞，在特异和非特异免疫中具有重要的作用。当肝脏受到某些致病因素的损害，可以引起肝脏形态结构的破坏（变性、坏死、肝硬化）和肝功能的异常。但由于肝脏具有巨大的储备能力和再生能力，比较轻度的损害，通过肝脏的代偿功能，一般不会发生明显的功能异常。如果损害比较严重而且广泛（一次或长期反复损害），引起明显的物质代谢障碍、解毒功能降低、胆汁的形成和排泄障碍及出血倾向等肝功能异常改变，称为肝功能不全（hepatic insufficiency）。严重肝功能损害，不能消除血液中有毒的代谢产物，或物质代谢平衡失调，引起中枢神经系统功能紊乱（肝性脑病），称为肝功能衰竭（hepatic failure）。引起肝功能不全的原因很多，可概括为以下几类。

① 感染寄生虫（血吸虫、华支睾吸虫、阿米巴）、钩端螺旋体、细菌、病毒均可造成肝脏损害；其中尤以病毒最常见（如病毒性肝炎）。

② 化学药品中毒：如四氯化碳、氯仿、磷、锑、砷剂等，往往可破坏肝细胞的酶系统，引起代谢障碍，或使氧化磷酸化过程受到抑制，ATP生成减少，导致肝细胞变性坏死；有些药物，如氯丙嗪、对氨柳酸、异烟肼、某些磺胺药物和抗生素（如四环素），即使治疗剂量就可以引起少数人的肝脏损害，这可能与过敏有关。

③ 免疫功能异常：肝病可以引起免疫反应异常，免疫反应异常又是引起肝脏损害的

重要原因之一。例如乙型肝炎病毒引起的体液免疫和细胞免疫都能损害肝细胞；乙型肝炎病毒的表面抗原（HBsAg）、核心抗原（HBcAg）、e 抗原（HBeAg）等能结合到肝细胞表面，改变肝细胞膜的抗原性，引起自身免疫。又如原发性胆汁性肝硬化，患者血内有多种抗体（抗小胆管抗体、抗线粒体抗体、抗平滑肌抗体、抗核抗体等），也可能是一种自身免疫性疾病。

④ 营养不足：缺乏胆碱、甲硫氨酸时，可以引起肝脂肪性变。这是因为肝内脂肪的运输需先转变为磷脂（主要为卵磷脂），而胆碱是卵磷脂的必需组成部分。甲硫氨酸供给合成胆碱的甲基。当这些物质缺乏时，脂肪从肝中移除受阻，造成肝的脂肪性变。

⑤ 胆道阻塞：胆道阻塞（如结石、肿瘤、蛔虫等）使胆汁淤积，如时间过长，可因滞留的胆汁对肝细胞的损害作用和肝内扩张的胆管对血窦压迫造成肝缺血，而引起肝细胞变性和坏死。

⑥ 血液循环障碍：如慢性心力衰竭时，引起肝淤血和缺氧。

⑦ 肿瘤：如肝癌对肝组织的破坏。

⑧ 遗传缺陷：有些肝病是由于遗传缺陷而引起的遗传性疾病。例如由于肝脏不能合成铜蓝蛋白，使铜代谢发生障碍，而引起肝豆状核变性；肝细胞内缺少 1-磷酸葡萄糖半乳糖尿苷酸转移酶，1-磷酸半乳糖不能转变为 1-磷酸葡萄糖而发生蓄积，损害肝细胞，引起肝硬化。

二、肝功能不全的表现及机制

肝功能不全时，代谢的变化是多方面的，包括蛋白质、脂质、糖、维生素等，而且能反映在血液内血浆蛋白、胆固醇和血糖含量的变化。

（一）蛋白质代谢变化

主要表现为血浆蛋白的含量改变。血浆蛋白主要有白蛋白、球蛋白、纤维蛋白原以及微量的酶及酶原（如凝血酶原）等。正常人血浆蛋白总量为 6～7.5g/100mL，其中白蛋白 3.8～4.8g/100mL，球蛋白（α_1、α_2、β、γ）2～3g/100mL，纤维蛋白原 0.2～0.4g/100mL，白蛋白/球蛋白的比值为 1.5～2.5。

（1）血浆白蛋白减少　血浆白蛋白由肝细胞合成，肝细胞损害时，血浆白蛋白降低。肝脏每天合成白蛋白 12～18g，半衰期约为 13.5 天，因此急性肝炎在短期内，血浆白蛋白改变不明显。肝细胞受到极其严重的损害（急性或慢性），如急性或亚急性肝坏死、慢性肝炎、肝硬化等，由于白蛋白合成减少，血浆白蛋白才明显减少。血浆白蛋白减少（低于 2.0g/100mL），血浆胶体渗透压降低，是产生腹水或全身性水肿的重要原因之一。

（2）纤维蛋白原和凝血酶原等凝血物质减少　纤维蛋白原、凝血酶原及凝血因子Ⅴ、Ⅶ、Ⅷ、Ⅸ、Ⅹ均在肝细胞内合成。肝细胞严重损害，凝血因子（Ⅰ、Ⅱ、Ⅴ、Ⅶ、Ⅷ、Ⅸ、Ⅹ）生成减少，血液凝固性降低，是肝病患者出血倾向的重要原因。

（3）球蛋白增多　主要是 γ-球蛋白增多。γ-球蛋白是由浆细胞产生的。肝脏疾病时，由于抗原的刺激，γ-球蛋白产生增多。β-球蛋白是由肝细胞、浆细胞、淋巴细胞合成的，其主要成分是 β-脂蛋白。肝脏疾病时，β-球蛋白常常也是增多，特别是在胆汁淤滞时，如阻塞性黄疸患者，血中 β-球蛋白明显升高，这可能与脂类代谢障碍有一定关系。肝脏疾病时，由于白蛋白合成减少，球蛋白增多，因此，虽然血浆总蛋白可以没有明显改变，但是白蛋白/球蛋白的比值降低，可以小于 1.5～1，甚至倒置（即球蛋白多于白蛋白）。

（二）血浆胆固醇含量变化

人体内胆固醇有两个来源：一是来自动物性食物，二是在体内合成。肝脏、小肠黏膜、皮肤合成胆固醇的能力很强。血浆胆固醇大部分来自肝脏，一部分来自食物，肝外组织合成的胆固醇一般很少进入血液。肝细胞分泌卵磷脂胆固醇脂酰转移酶，在血浆中将卵磷脂分子中 β 位置上的不饱和脂酰基转移至游离胆固醇的分子上，生成胆固醇酯，肝脏本身也能将游离胆固醇转变为胆固醇酯。因此，血浆中胆固醇有两种存在形式，一是游离胆固醇（占 20%～40%），二是胆固醇酯（占 60%～80%）。正常血浆胆固醇总量为 150～250mg/100mL。胆固醇一部分由肝脏经胆道系统直接排入肠内，绝大部分（约占 80%）在肝内先转变为胆酸和脱氧胆酸，以胆盐的形式经胆道系统排入肠内。肝功能不全时，胆固醇的形成、酯化、排泄发生障碍，引起血浆胆固醇含量的变化。

（1）单纯胆道阻塞　胆固醇排出受阻，血浆胆固醇总量明显增高，而胆固醇酯占胆固醇总量的百分比正常。

（2）肝细胞受损害　胆固醇酯生成减少，血浆胆固醇酯含量减少，在胆固醇总量中所占的百分比降低，血浆胆固醇总量降低或在正常范围内。

（3）肝细胞受损害同时伴有胆道阻塞（如黄疸型肝炎伴有小胆管阻塞）　血浆胆固醇总量可以增高，但胆固醇酯在胆固醇总量中的百分比降低。

（三）血糖的变化

肝脏在糖代谢中具有合成、贮藏及分解糖原的作用，使肝糖原与血糖之间保持动态平衡，维持血糖浓度在一定水平。正常血糖含量为 80～120mg/100mL。轻度肝脏损害往往很少出现糖平衡紊乱。当肝细胞发生弥漫性的严重损害时，由于肝糖原合成障碍及贮存减少，表现为空腹时血糖降低。当血糖低于 60～70mg/100mL 时，就会出现低血糖症，此时患者感到软弱、疲乏、头晕。脑的能量来源主要靠葡萄糖的氧化，而脑糖原的贮存量极少，主要依靠血液供给葡萄糖。当血糖急剧降低至 40mg/100mL 时，由于脑的能量供应不足，发生低血糖性昏迷。低血糖性昏迷常见于急性肝坏死、肝硬化及肝癌的晚期。由于肝细胞损害，不能及时地把摄入的葡萄糖合成肝糖原，食多量糖后，可发生持续时间较长的血糖升高。

（四）血清酶的变化

肝脏是物质代谢最活跃的器官，酶的含量极为丰富。肝细胞受损或肝功能障碍时，也可反映到血清中某些酶的改变，有的升高，有的降低。临床上常利用血清中某些酶的变动来衡量肝脏功能，了解肝细胞的损害程度或胆道系统的阻塞情况。

1. 血清酶升高

（1）在肝细胞内合成并在肝细胞内参与代谢的酶，例如转氨酶（谷丙转氨酶、谷草转氨酶）、乳酸脱氢酶，由于肝细胞受损害（变性、坏死、细胞膜通透性升高）而释放入血，使这些酶在血清中升高。在肝细胞中谷丙转氨酶活力比较高，因此当肝细胞损害时，血清谷丙转氨酶升高比较明显。测定血清转氨酶有助于判断病情的变化。

（2）从胆道排出的酶，因排泄障碍或生成增多而在血清内增多。例如碱性磷酸酶、γ-谷氨酰转肽酶。

（3）碱性磷酸酶（AKP）的作用是在碱性环境中水解有机磷酸酯类化合物，并促进磷酸钙在骨骼中沉积。正常人血清 AKP 主要来自肝脏，正常成人为 3～13U（金氏法），在正常情况下可经胆道排出。当胆道阻塞、胆内胆汁淤积时，该酶从胆道排出受阻，而随胆汁逆流入血，与此同时，肝内 AKP 的合成也增加，故血清 AKP 的活性明显升高。而在肝炎或肝硬化等肝细胞病变时，此酶活性变化不大，据此可以为区别阻塞性和肝细胞性黄疸指标之一。此外，当肝脏中有原发性肝癌或肝内占位性病变（如肝脓肿）时，也可见血清 AKP 增高，尤以转移性肝癌患者增高更显著。

γ-谷氨酰转肽酶（γ-GT）对于体内氨基酸和蛋白质的吸收、分泌和合成都是必需的。主要存在于肾小管及肝毛细胆管处，血清中 γ-GT 主要来自肝脏和由胆道排出。它能将谷胱甘肽中的 γ-谷氨酰基团转移到其他氨基酸或多肽上。

病毒性肝炎或慢性活动性肝炎时，此酶可轻度升高，而在阻塞性黄疸、原发性肝癌或转移性肝癌时明显升高。无黄疸而 γ-GT 明显升高，注意排除肝癌。

2. 血清酶降低

在肝细胞内合成并不断释放入血的酶，例如血清胆碱酯酶（或称假性胆碱酯酶），因肝细胞受损害，合成减少，血清胆碱酯酶降低。血清中酶活性的变化取决于组织内酶释放的多少、组织内酶产生的改变和酶排泄的异常三个因素。这些改变缺乏特异常性，不同的疾病均可引起同一酶活性的变化，但如果把各种不同的酶组合成酶谱，用以分析不同疾病时酶谱的谱型，则能弥补单项酶活性测定之不足。在由谷丙转氨酶（GPT）、碱性磷酸酶（AKP）、乳酸脱氢酶（LDH）、磷酸己糖异构酶（PHI）和 γ-谷氨酶转肽酶（γ-GT）组成的酶谱中，若 GPT、PHI 显著高，其余各酶活性正常或轻度升高，则提示肝细胞受损，称为"肝细胞损伤型酶谱"、若以 γ-GT 和 AKP 活性升高为主，则称为"梗阻型酶谱"、如 GPT 正常或轻度升高，其他酶显著升高，则称为"肝癌型酶谱"。临床上所做的酶谱测定，利用不同的谱型对肝胆疾病作早期诊断和鉴别诊断有一定帮助。

（五）解毒功能降低

肝脏是人体重要的解毒器官。机体代谢过程中产生的有毒物质，例如蛋白质代谢产生的氨，在肝内变成无毒的尿素，从大肠吸收的有毒物质（如氨、胺类、吲哚、酚类等）以及直接来自体外的毒物，随血液进入肝脏后，在肝细胞中经生物转化作用，变得无毒或毒性较小随尿或胆汁排出体外。这些变化称为解毒功能。肝脏的解毒功能有氧化、还原、结合、水解、脱氨等方式，其中主要是氧化和结合解毒。

1. 氧化解毒

氧化解毒是最常见的解毒方式。许多有毒物质在肝内经氧化后，即被破坏而失去毒性。例如，在肠内经腐败作用所产生的胺类，可由肝组织内活性很强的单胺氧化酶及二胺氧化酶的作用，先被氧化成醛及氨。醛再被氧化成酸，最后变成二氧化碳及水；氨在肝内合成尿素。

2. 结合解毒

结合解毒是体内最重要的解毒方式。许多有毒物质常不能在体内被氧化或还原，或虽经氧化或还原仍有毒性。这类物质的解毒方式是在肝细胞的内质网中与葡萄糖醛、硫酸盐、甘氨酸等结合，生成无毒、毒性较小而易于溶解的化合物，然后从体内排出。由于肝脏能合成葡萄糖醛酸，因此与葡萄糖醛酸结合的解毒方式最常见。例如食物残渣在大肠内腐败后，常产生许多有毒的酚类化合物，这些有毒物质被吸收后，在肝内与葡萄糖醛酸结合解毒。也能与硫酸盐结合解毒。又如色胺酸在大肠内腐败生成有毒性的吲哚，被吸收后先在肝内氧化成为吲哚（吲哚酚），然后再与硫酸盐（或葡萄糖醛酸）结合成无毒的尿蓝母，随尿排出。当肝功能不全时，肝解毒功能降低，引起机体中毒。

（六）对激素的灭活作用低

正常有些激素是在肝脏内破坏的（称为肝脏对激素的灭活作用），例如雌激素、抗利尿激素、醛固酮等。雌激素在体内降解主要是在肝内进行，雌激素在羟化酶作用下，生成雌三醇，孕酮被还原为孕二醇。雌三醇和孕二醇在肝内与葡萄糖醛酸或硫酸盐结合，随胆汁和尿排出。动物实验及人体研究证明，肝脏受损害后，对激素的灭活作用减退，使体内及尿内的雌激素含量增加。有些肝病，如门脉性肝硬化患者，血与尿中的雌激素都增加，并出现蜘蛛痣（皮肤上以小动脉为中心及其向周围放射状毛细血管组成的一种小血管扩张现象）、肝掌（手掌充血发红）。蜘蛛痣及肝掌的出现，与肝脏的灭活作用减退、体内雌激素增多有关。此外，雌激素破坏减少，男子出现乳房发育、睾丸萎缩；女子可出现月经失调。肝脏对抗利尿激素及醛固酮也具灭活作用。实验证明，肝浸出物有破坏抗利尿激素的作用。肝脏损害时，对抗利尿激素的灭活作用减弱，引起体内抗利尿激素增多。实验证明，将醛固酮和肝脏切片放在一起，置于保温箱内，醛固酮潴留钠的作用即可消失。当肝脏受损害时，醛固酮在肝内破坏减少，在体内增多。因此，在肝功能不全时，尤其是肝硬化患者，体内抗利尿激素及醛固酮增多是引起水肿及腹水的原因之一。

（七）排泄功能降低

肝脏有一定的排泄功能，如胆色素、胆盐、胆固醇、碱性磷酸酶以及 Ca^{2+}、Fe^{3+} 等，可随胆汁排出。解毒作用后的产物除一部分由血液运到肾脏随尿排出外，也有一部分从胆汁排出；As^{3+}、Hg^{2+} 及某些药物和色素在某种情况下进入机体后，也是胆道排出。肝脏对一些内源性或外源性有毒物质的排泄，必须经过肝细胞的摄取、生物转化、输送及排出等一系列过程。肝脏排泄功能降低时，由肝道排泄的药物或毒物在体内蓄积，导致机体中毒。

三、肝性脑病

肝性脑病（hepatic encephalopathy）是指继发于严重肝脏疾病的中枢神经系统机能障碍所呈现的精神、神经综合征。它包括从轻度的精神、神经症状到陷入深度昏迷的整个过程。早期有性格改变（欣快或沉默少言，烦躁或淡漠）；进一步发展，可发生精神错乱，行动异常，定向障碍（什么时候、地点、是谁分辨不清），两手有扑翼样震颤（让患者平举两上肢，两手呈扑翼样抖动）；严重时发展为嗜睡，昏迷。

肝性脑病常见于急性或亚急性肝坏死（重型病毒性肝炎、中毒）、肝硬化和肝癌的晚期以及一部分门体分流手术后的患者，上述情况造成的肝功能严重损害和门体分流是导致肝性脑病的重要原因。肝功能受到严重损害，不能消除血液中有毒的代谢产物；由于门腔静脉分流术或自然形成的侧支循环，使门静脉中的有毒物质不经过肝脏这个起屏障作用的重要脏器即进入体循环，从而引起中枢神经系统代谢紊乱。

急性型肝性脑病起病急骤，迅速出现躁动、谵妄以致昏迷，大多数短期内死亡。多见于重型病毒性肝炎及中毒性肝炎引起的广泛而急剧的肝细胞破坏。慢性型肝性脑病，起病较缓，往往有明显的诱因（如上消化道出血），常在慢性肝疾病（如肝硬化）或门腔静脉分流术后的基础上发生。

（一）肝性脑病的发生机制

关于肝性脑病的发病机制至今尚未完全阐明。肝性脑病时脑的形态变化，在急性型除少数可见脑水肿外，大多无特殊的病理形态变化；而在慢性型，特别是有反复发作史的患者，通常可见明显的星形细胞肥大和增生；在少数的慢性型特殊病例，可见脑神经元变性和髓鞘脱失现象。由于星形细胞的生理意义还不完全清楚，因此在目前，还很难以脑的形态变化来解释肝性脑病的发病机制，脑的形态变化和功能变化之间的关系也还有待进一步研究。目前认为，肝性脑病时中枢神经系统的机能障碍主要是代谢性的或功能性的，是多种发病因素综合作用的结果。一般认为与下列因素有关。

1. 血氨增多

正常人血氨浓度低于 $100\mu g/100mL$，$80\% \sim 90\%$ 的肝性脑病患者有血氨升高，有的增高到正常人的 $2 \sim 3$ 倍或以上（$200 \sim 500\mu g/100mL$），而且有时还可看到血氨增高与神经精神症状严重程度相平行。给动物注入氨化铵可引起中枢神经系统功能障碍。因此血氨增多可能是肝性脑病发生的一个重要因素。

正常血氨的主要来源：①组织代谢过程中形成的氨，包括氨基酸脱氨基过程中产生的氨以及肾小管上皮细胞内的谷氨酰胺经谷氨酰胺酶水解产生的 NH_3。由肾小管上皮细胞产生的 NH_3，除了扩散到肾小管与 H^+ 结合形成 NH_4^+，起着排 NH_4^+ 保碱的作用外，也有部分氨弥散入血。②肠道内形成的氨。未被吸收的氨基酸以及经肠壁渗入肠腔的尿素，在大肠内经细菌产生的氨基酸氧化酶和尿素酶的作用，产生氨，由肠道吸收入血。正常对氨的处理，绝大部分在肝脏通过鸟氨酸循环形成尿素，再从肾脏排出和经肠壁渗入肠腔，部分氨与谷氨酸合成谷氨酰胺。

（1）血氨增多的原因

① 尿素合成障碍：肝功能不全时，由于代谢障碍，ATP 供给不足以及肝内酶系统受损害，导致鸟氨酸循环障碍，尿素合成能力降低，由组织代谢过程中形成的氨及肠道吸收的氨在肝内合成尿素减少，血氨增多。

② 门体侧支循环形成：肝硬化时，由于门静脉高压，门腔静脉侧支循环形成，由肠道吸收门静脉血的氨，经侧支循环绕过肝脏，直接流入体循环，血氨增多。

③ 产氨增多：门脉高压时，可因胃肠道黏膜淤血水肿或胆汁分泌减少，而使消化吸收功能减弱，胃肠运动迟缓，肠内蛋白质及其含氮的分解产物受细胞作用（腐败），产氨增多，特别在进食高蛋白膳食或上消化道出血时（每 100mL 血液含 $15 \sim 20g$ 蛋白质，还有尿素），将更加重血氨升高。

（2）血氨增多对中枢神经系统的损害　正常时血氨含量很少，脑组织内少量的氨与 α-酮戊二酸在谷氨酸脱氢酶的作用下形成谷氨酸。谷氨酸在谷氨酰合成酶及 ATP、Mg^{2+} 的参与下，再与氨结合形成谷氨酰胺。谷氨酰胺是运送氨的一种形式，在肝及肾内经谷氨酰胺酶的作用，再分解成谷氨酸和氨。氨在肝内经鸟氨酸循环形成尿素，在肾内形成的 NH_4^+，由肾排出。

血氨增多时，血氨通过血脑屏障进入脑组织的氨增多，氨损伤中枢神经系统功能的机制，至今尚未完全阐明。可能通过下列几个环节干扰神经细胞代谢。

① 氨与脑细胞中的 α-酮戊二酸结合，形成谷氨酸，消耗了大量的 α-酮戊二酸。一般

情况下，α-酮戊二酸被消耗后，可以很快从血液中得到补充，而脑组织因 α-酮戊二酸很难通过血脑屏障，α-酮戊二酸消耗后，不易从血液中得到补充。α-酮戊二酸是三羧酸循环的中间反应物，当 α-酮戊二酸减少后，三羧酸循环不能正常进行，ATP 生成减少，能量供应不足，不能维持大脑的正常活动，从而产生机能紊乱，以致发生昏迷。

② 在谷氨酸形成过程中，大量消耗了还原型辅酶Ⅰ（NADH），妨碍了呼吸链中递氢过程，ATP 生成减少。

③ 谷氨酸在谷氨酰胺合成酶及 ATP 参与下，再与氨结合，形成谷氨酰胺，这样又大量消耗 ATP。

④ 高浓度氨对丙酮酸和 α-酮戊二酸的脱氢酶系有抑制作用（这可能与维生素 B_1 不能在肝脏有效地转变成焦磷酸硫胺素有关），影响三羧酸循环，而使 ATP 生成减少。

⑤ γ-氨基丁酸生成减少。γ-氨基丁酸是一种中枢抑制性神经递质，是由谷氨酸经谷氨酸脱羧酶作用脱羧而形成的。当脑中氨增多时，谷氨酸被消耗，因而 γ-氨基丁酸形成减少。目前认为肝性脑病的躁动、精神错乱、抽搐等神经精神症状与 γ-氨基丁酸减少有关。故对兴奋型肝性脑病患者，给予 γ-氨基丁酸治疗后，可以制止抽搐和躁动。但也有报道，肝性脑病时 γ-氨基丁酸含量增多（可能通过对转氨酶的抑制，使 γ-氨基丁酸不能转变为琥珀酸半醛），加重中枢的抑制和昏迷。

⑥ 乙酰胆碱含量减少。高浓度氨抑制丙酮酸的氧化脱羧过程，使乙酰辅酶 A 生成减少，从而影响乙酰胆碱的合成。乙酰胆碱是中枢兴奋性神经递质，它的减少可导致脑功能抑制。

综上所述，脑内氨浓度的升高主要引起：a. 能量代谢受干扰，ATP 消耗增加和因三羧酸循环受影响而使 ATP 的生成减少，造成脑内 ATP 供应不足；b. 通过对谷氨酸代谢和丙酮酸代谢的干扰，改变了脑内某些神经递质的浓度和相互平衡关系。

2. 假性神经递质的形成

由于肝性脑病的患者不是所有患者都有血氨增多，或经治疗后血氨虽已下降，但患者的精神神经症状并未得到改善，于是有人对氨中毒的观点提出了怀疑，并认为肝性脑病的发生可能与中枢神经系统正常的神经递质被假性神经递质所取代有关。

食物包含一些芳香族氨基酸，如苯丙氨酸及酪氨酸，经肠内细菌脱羧酶的作用，形成苯乙胺及酪胺。这些胺类物质从肠道吸收，经门静脉到达肝脏，经肝脏单胺氧化酶的作用氧化分解而被清除。肝功能不全时，由于肝脏解毒功能降低，或经侧支循环，使血液中的苯乙胺及酪胺积聚，随体循环进入脑组织，在脑细胞内经非特异性的 β-羟化酶的作用，在侧链 β 位置上被羟化，形成苯乙醇胺和对羟苯乙醇胺。当脑组织中的苯乙醇胺及对羟苯乙醇胺增多，特别是在脑干网状结构中，由于苯乙醇胺和对羟苯乙醇胺在结构上与脑干网状结构以及黑质、纹状体的正常递质去甲肾上腺素和多巴胺很相似，可与正常神经递质竞争结合儿茶酚胺能神经元，干扰正常神经递质的功能。脑中苯丙氨酸还具有抑制酪氨酸羟化酶的作用，使多巴胺和去甲肾上腺素生成减少，由于苯乙醇胺和对羟苯乙醇胺的作用远不如正常递质强（如羟苯乙醇胺的作用不到去甲肾上腺素的 1/50），因而不能产生正常的效应，故称为假性神经递质（false neurotransmitter），使脑组织中这类神经细胞功能失常。脑干网状结构中，此类儿茶酚胺能神经元的上行神经纤维属于非特异性投射系统，经丘脑后再向大脑处于觉醒状态有关，故当其功能失常时，可导致昏迷。而大脑基底核内有关神经元的功能失常，造成锥体外系失调，可能与扑翼样震颤的发生有关。

在一些肝性脑病的患者，采用左旋多巴治疗（去甲肾上腺素及多巴胺不易通过血脑屏障），由于增加了中枢神经系统内儿茶酚胺的合成与贮存，在恢复神志上常有明显效果，但只有短时清醒的效应。

3. 胰岛素、血浆氨基酸失衡学说

正常血浆及脑内各种氨基酸的含量有适当的比例。近年来证实，肝脏受损害时，许多氨基酸的含量有变化，其中主要有芳香族氨基酸（苯丙氨酸、酪氨酸、色氨酸）增多，支链氨基酸（缬氨酸、亮氨酸、异亮氨酸）减少。

肝功能不全时，苯丙氨酸、酪氨酸和色氨酸在肝内分解代谢发生障碍，致血液和脑组织内苯丙氨酸、酪氨酸和色氨酸含量增多。苯丙氨酸和酪氨酸则在脑组织内形成假性神经递质。色氨酸则在脑组织内经色氨酸羟化酶和 5-羟色氨酸脱羟酶的作用，生成过多的 5-羟色胺。5-羟色胺是中枢神经系统中的一个抑制性递质，是去甲肾上腺素的拮抗物。脑中的 5-羟色胺大量集中在脑干的中缝核（此神经核与睡眠有关），脑内 5-羟色胺增高可引起睡眠，故认为它可能是引起肝性昏迷的一个重要原因。

芳香族氨基酸为什么进入脑增多呢？目前认为芳香族氨基酸与支链氨基酸都是在正常 pH 下不电离的氨基酸，它们通过血脑屏障是由同一载体转运的，因此它们之间有竞争作用。肝功能不全患者，血中支链氨基酸浓度降低，其竞争力减弱，芳香族氨基酸可以大量进入中枢神经系统中。

酪氨酸在脑内的浓度升高，使脑内对羟苯乙醇胺生成增多。苯丙氨酸的升高，使脑内苯乙醇胺生成增加，而且高浓度的苯丙氨酸对酪氨酸羟化酶有抑制作用，阻碍多巴和多巴胺以及去甲肾上腺素的生成，而有利于对羟苯乙醇胺的生成。

严重肝损害患者血中支链氨基酸为什么会降低呢？原因是血中胰岛素浓度升高。正常胰岛素在肝脏失活，一次循环，门静脉中的胰岛素就可被肝脏清除 40%～50%。以此维持血中胰岛素于一定水平。支链氨基酸的分解代谢主要在骨骼肌和肾脏等组织中进行，而肝脏处理支链氨基酸的能力极为有限。当肝功能受损时，血中胰岛素因清除减少而增多。胰岛素不仅有降低血糖的作用，还能增加肌肉对支链氨基酸的摄取和分解，使血中支链氨基酸浓度降低。

肝功能不全，一方面由于芳香族氨基酸分解代谢障碍，使血浆芳香族氨基酸含量增多；另一方面血中胰岛素升高，使血液支链氨基酸含量减少，结果芳香族氨基酸进入脑组织增多，在脑组织内生成假性神经递质和过多的 5-羟色胺，儿茶酚胺生成减少和儿茶酚胺能神经元功能降低，从而引起中枢神经系统功能障碍，这就是肝性脑病的胰岛素、血浆氨基酸失衡学说的主要论点。

血浆氨基酸谱（plasma aminogram）中，除上述六种氨基酸有变化外，还有其他氨基酸的变化，如甲硫氨酸、门冬氨酸、谷氨酸含量增多等。某些研究者试图纠正血浆氨基酸比例来治疗肝性脑病，例如输注特制的氨基酸葡萄糖混合液，其中支链氨基酸含量高而芳香族氨基酸含量低，使之有利于纠正已经失衡了的血浆氨基酸谱，以改善中枢神经系统的功能。动物实验证明，给肝性脑病动物输注特制的氨基酸平衡液，使失衡的比值恢复正常，动物也随之苏醒。

4. 短链脂肪酸中毒学说

肝病患者的血及脑脊液中，某些短链脂肪酸（指 4～10 碳原子的低级脂肪酸）含量较高；在肝性脑病患者的血液中，其浓度特别高。将大量短链脂肪酸给动物注射可引起昏迷。因此有人认为短链脂肪酸增多与肝病的发生有关。正常从肠道吸收的短链脂肪酸在肝

内进行氧化分解；肝功能严重损害及门体分流存在时，可大量出现于血循环，并进入脑组织中。脑电图变化的研究表明，短链脂肪酸主要作用于脑干网状结构。关于短链脂肪酸对脑的损害机制，目前还不清楚。主要材料来自离体实验。①在体外，高浓度的短链脂肪酸对氧化磷酸有解偶联作用，使 ATP 生成减少；②直接与神经细胞膜或突触部位的某些成分结合，从而影响神经的电生理效应；③在突触处与正常神经递质（如多巴胺等）结合，从而干扰正常脑功能。

5. 其他因素

除上述因素较重要外，下面一些因素在肝性脑病的发生中可能也起一定的作用。

（1）严重的肝功能不全时，由于血糖降低（特别是空腹时），脑组织能量供应不足，可促使肝性脑病的发生。

（2）电解质代谢紊乱及酸碱平衡失调。

① 低钾血症：肝病患者常因饮食减少，腹泻，放腹水，特别是长期使用利尿药（如氢氯噻嗪等），使钾摄入不足，丢失过多。低血钾可以引起中枢神经系统兴奋性降低，严重的可以发生昏迷。

② 碱中毒：肝功能不全时，可能由于血氨增多，氨刺激呼吸中枢，使呼吸中枢兴奋，换气过度，而出现呼吸性碱中毒。低血钾时伴有代谢性碱中毒。血液的 pH 正常时，只有 4% 的 NH_3 呈游离状态，96% 是成离子状态的 NH_4^+，NH_4^+ 容易通过细胞膜，进入脑细胞。当血液的 pH 值增高时，则下面的反应朝着 NH_3 的方向进行。因此，随着血液 pH 值的增高，游离的 NH_3 增多，大量的 NH_3 进入脑细胞，促使肝性脑病的发生。

$$NH_3 + H^+ \xrightleftharpoons{\text{pH 增高}} NH_4^+$$

③ 代谢性酸中毒：肝功能不全时，促进丙酮酸氧化脱羧的脱氢酶的辅酶，如焦磷酸硫胺素（在肝内合成）合成减少，于是丙酮酸氧化脱羧过程障碍，三羧酸循环不能正常进行，丙酮酸堆积，乳酸生成增多，同时乳酸在肝内合成糖原的功能也降低。由于血液中丙酮酸和乳酸增多，引起代谢性酸中毒。酸中毒时，脑组织氧化过程受抑制，能量供应不足，可以发生昏迷。

综上所述，肝性脑病主要是由脑性毒物在体内增多，作用于中枢神经系统的结果，而在肝病时，脑对一些毒物的敏感性增加，更促进了脑病的发生。慢性肝功能不全的患者存在使用镇静药、感染、电解质紊乱、缺氧等诱因，易引起昏迷。脑的敏感性升高，可能与脑长期受各种毒物刺激或肝脏提供的某些物质（如白蛋白）减少有关。

（二）肝性脑病发生的诱因

（1）出血　肝硬化时上消化道出血（如食管静脉破裂）、外伤、手术、产后大出血等，往往促使肝性脑病的发生。可能是由于循环血量减少，肝脏血液供应不足，发生缺氧，肝细胞进一步受损害，引起肝功能衰竭。脑组织也因缺血、缺氧，使脑细胞的代谢和机能障碍。如果为消化道大出血，血液在肠腔内分解生成氨增多，使血氨增高。

（2）感染　肝脏病患者如果合并肺炎、胆囊炎、胃肠道感染时，可能由于细菌及其毒素侵入肝脏，加重肝细胞的变性坏死及肝功能减退，往往可以促使肝性脑病的发生。

（3）腹腔穿刺放腹水过多过快　肝脏病患者有腹水，如果放液量过多或过速，由于腹腔内压突然降低，门静脉系统淤血，流入肝脏的血液减少，引起肝脏缺氧，肝细胞进一步受损害；或因放液丢失电解质过多，都可促使肝性脑病的发生。

（4）药物损害　麻醉及镇静药（特别是巴比妥类及吗啡）使用过多、饮酒等都可以增加肝脏的负担，加重肝脏的损害，促使肝性脑病的发生。

（5）进食蛋白质过量及含铵盐食品。

（三）预防和治疗措施

（1）避免或纠正各种诱发肝性脑病的因素。

（2）降低血液中氨及胺类的措施　以糖类食物为主，禁用高蛋白饮食，减少氨及胺类的来源；采用清洁灌肠或口服硫酸镁导泻，使肠腔内容物迅速排出；口腔或灌肠给予不易吸收的广谱抗生素如新霉素等，抑制肠内细菌的繁殖，使氨及胺类产生减少；采用谷氨酸钠或谷氨酸钾静脉注入，降低血氨；采用左旋多巴治疗，增加中枢神经系统内儿茶酚胺的合成和贮存，恢复神经的正常功能。将患者的血液流经一种透析膜或吸附剂灌流装置，以清除血液中某些有害物质的人工肝脏辅助装置的研发有望为肝性脑病的治疗带来新的希望。

（3）低血糖时补充葡萄糖。

（4）及时纠正电解质及酸碱平衡失调。

━━━━━ 形成性考核 ━━━━━

一、单选题

1. 慢性胃溃疡最常见的合并症是（　　　）

A. 粘连　　　　　　　B. 出血　　　　　　　C. 癌变

D. 穿孔　　　　　　　E. 幽门狭窄

2. 左旋多巴通过下列哪种机制治疗肝性脑病（　　　）

A. 阻止假性神经递质的形成　　　　　　B. 促进假性神经递质的分解

C. 促进脑内氨分解　　　　　　　　　　D. 降低血氨

E. 在脑内形成正常的神经递质

3. 关于慢性溃疡性结肠炎的叙述，下列哪项是正确的（　　　）

A. 初期病变肠黏膜隐窝小脓肿形成

B. 溃疡为表浅性，不向肠壁深层扩展

C. 溃疡底部有肉芽组织形成，并有增生性动脉内膜炎

D. 溃疡周边肠黏膜上皮增生，形成腺瘤性息肉

E. 溃疡呈椭圆形，其长轴与肠管平行

4. 肝硬化时蜘蛛状血管痣发生的主要原因是（　　　）

A. 门脉压增高，侧支循环形成

B. 肝功能不全，凝血机制障碍

C. 低蛋白血症

D. 血管内压增高

E. 雌激素增多

5. 上消化道出血诱发肝性脑病的主要机制是（　　　）

A. 引起失血性休克　　　　　　　　　　B. 肠道细菌作用下产氨

C. 脑组织缺血缺氧　　　　　　　　　　D. 血液苯乙醇胺和酪胺

E. 破坏血脑屏障

二、简答题

1. 简述 B 型慢性萎缩性胃炎的病变特点。
2. 何谓假性神经递质？假性递质是如何形成的？它们是如何引起肝性脑病的？
3. 简述病毒性肝炎的基本病理变化。
4. 阐述肝硬化引起门脉高压发生的机制及临床表现。

（庞庆丰　李英）

第十八章　泌尿系统疾病

学习提示：本系统依病因及病变发生部位可分为：①以肾小球损害为主的疾病；②以肾小管病变为主的疾病；③以肾间质病变为主的疾病；④以肾血管病变为主的疾病；⑤梗阻性肾脏疾病；⑥泌尿系统肿瘤。其中肾小球疾病，不仅常见，而且临床病理分类复杂，应充分理解肾小球疾病临床表现的病理学基础，并熟练掌握各型原发性肾小球疾病的临床病理特征。本章将泌尿系统疾病分为肾小球疾病、肾盂肾炎、泌尿系统常见肿瘤及肾功能不全。重点掌握原发性肾小球肾炎的类型、病理变化、临床病例联系、结局；急慢性肾功能不全、慢性肾功能不全及其发生发展过程与发病机制。熟悉原发性肾小球肾炎及肾盂肾炎的病因、发病机制；肾和膀胱常见肿瘤的类型、病理变化；肾功能不全的原因和发病环节。学习本章内容需熟悉组织学相关的肾脏组织结构与功能，如为什么肾脏疾病会发生贫血？为什么会发生肾性高血压高血压。了解肾小球肾炎及肾盂肾炎的防治与护理原则。急慢性肾功能不全和尿毒症的防治和护理病理生理学基础。掌握以下名词概念：尿毒症、氮质血症、新月体、肾病综合征、蛋白尿、管型、肾母细胞瘤。通过完成以下题目预习本章内容。

1. 肾病综合征的主要临床表现有_____、_____、_____、_____。

2. 细胞性新月体主要由_____细胞和_____细胞组成。

3. 弥漫性毛细血管内增生性肾小球肾炎，其主要临床症状为_____、_____和_____。

4. 少尿型肾功能衰竭的病程发展可分为三期，依次是_____、_____、_____，病程最危险的阶段是_____。

5. 根据病因可将急性肾功能衰竭分为三大类，分别是_____、_____、_____。

课堂讨论(病例)：

患者，女，45岁。因"间断性眼睑浮肿5年，血压持续性增高2年，多尿、夜尿（＋）年，尿量明显减少伴呕吐5天"入院。自述10岁时曾患过"肾炎"，经住院治疗痊愈。

体格检查：血压25.6/18.0kPa（192/135mmHg）。

实验室检查：血红蛋白70g/L。尿：比重1.008，蛋白（＋＋＋），颗粒管型（＋），脓细胞（－）。血非蛋白氮（NPN）214mmol/L。入院后经抢救治疗，于第5天出现嗜睡及心包摩擦音，第7天出现昏迷，第8天死亡。

尸体解剖主要所见：左肾重37g，右肾重34g；两肾体积明显缩小，表面呈细颗粒状，但无瘢痕；切面见肾实质变薄，皮髓分界不清，肾盂黏膜稍增厚但不粗糙。镜下见多数肾小球萎缩、纤维化、硬化，肾小管萎缩，间质纤维组织明显增生及淋巴细胞浸润；残留肾小球体积增大，肾小管扩大；间质小动脉壁硬化，管腔狭小。心重450g，心包脏层粗糙，有少数纤维蛋白附着，并有少量出血点，左心室壁增厚，左、右心室稍扩张。脑重1600g，脑回增宽，脑沟变浅。

讨论题：

1. 本例病理诊断并给出诊断依据。
2. 结合病理解剖所见解释临床表现。
3. 本例死因。

第一节　肾小球肾炎

肾小球肾炎是以肾小球损害为主的变态反应性炎症。主要侵害肾小球，临床表现主要有蛋白尿、血尿、水肿和高血压以及轻重不等的肾功能损伤。早期症状常不明显，晚期可引起肾功能衰竭。肾小球肾炎是我国引起肾功能衰竭最常见的原因。肾小球肾炎可分为原发性、继发性及遗传性肾小球肾炎。原发性肾小球肾炎指原发于肾的独立疾病，病变主要累及肾。继发性肾小球肾炎的肾病变是其他疾病引起的，或肾病变是全身性疾病的一部分，如红斑狼疮性肾炎、过敏性紫癜性肾炎等。此外，血管病变如高血压、代谢疾病如糖尿病都可引起肾小球病变。一般所称肾小球肾炎若不加说明常指原发性肾小球肾炎。遗传性肾炎系遗传基因突变所引起的遗传性家族性肾小球疾病，如 Alport 综合征等。本节只介绍原发性肾小球肾炎。

一、病因和发病机制

肾小球肾炎的大多数类型都是抗原抗体反应引起的免疫性疾病，即抗原和抗体结合形成免疫复合物沉积于肾小球，产生一定的炎症介质，进而导致炎症。细胞免疫可能对某些肾炎的发病也有一定作用。

（一）病因

引起肾小球肾炎的抗原物质种类很多，可分为内源性和外源性两类。

1. 外源性抗原

① 生物性抗原：如链球菌、肺炎球菌、葡萄球菌、伤寒杆菌等细菌，流感病毒、乙型肝炎病毒、EB 病毒、水痘病毒、麻疹病毒等病毒，疟原虫、血吸虫等寄生虫。

② 药物：如青霉胺、金和汞制剂等。

③ 异种血清、类毒素等。

2. 内源性抗原

① 肾小球的固有成分：肾小球基底膜抗原、肾小管刷状缘抗原（Heymann 抗原）。

② 非肾小球抗原：有体内细胞核抗原、DNA 抗原、肿瘤抗原、甲状腺球蛋白等。

（二）发病机制

各种不同的抗原物质引起的抗体反应和形成免疫复合物的方式和部位不同，与肾小球肾炎的发病和引起的病变类型有密切关系。免疫复合物形成和在肾小球内沉积的形式基本上有两种方式。

1. 肾小球原位免疫复合物形成

抗体与肾小球内固有的抗原成分或植入在肾小球内的抗原结合，在肾小球原位直接反应，形成免疫复合物，引起肾小球损伤。由于抗原性质不同，所引起的抗体反应不同，可引起不同类型的肾炎。

抗基膜性肾炎在人类肾炎中不到 5%。抗肾小球基膜抗体引起的肾炎和 Heymann 肾炎是研究人类原位免疫复合物性肾炎的两个经典的模型。抗基膜性肾炎抗原的形成可能是由于感染或其他因素使基膜结构发生改变或病原微生物与基膜成分具有共同抗原性而引起的交叉反应。相应的自身抗体与肾小球基膜结合，免疫荧光显示连续的线形荧光。Heymann 肾炎是研究人类膜性肾小球肾炎的典型动物模型。该模型以近曲小管肾小管刷状缘成分为抗原免疫大鼠，使之产生相应抗体，并引起与人膜性肾小球肾炎相似病变。免疫荧光显示沿基膜分布的不连续颗粒状荧光。

2. 循环免疫复合物沉积

循环免疫复合物所致的肾炎属于Ⅲ型超敏反应。引起循环免疫复合物的抗原为非肾小球性，即不属于肾小球的组成部分。这些抗原可以是外源性的，如感染产物、异种蛋白、药物等。也可以是内源性的，如 DNA、甲状腺球蛋白及肿瘤抗原等。这些抗原在机体内产生的相应抗体，对肾小球的成分无免疫特异性。抗原抗体在血液循环内结合，形成抗原抗体复合物。这些抗原抗体复合物随血流流经肾时，在肾小球内沉积，并常与补体结合，引起肾小球损伤。应用电子显微镜可见肾小球内有电子致密物质沉积。用免疫荧光法检查可见免疫复合物在肾小球内成颗粒状荧光。

抗原、抗体和免疫复合物在肾小球内沉积与否及沉积部位和程度受到多种因素的影响，如免疫复合物的大小、抗原、抗体和免疫复合物的电荷有关。含大量阳离子的抗原容易通过肾小球基底膜，在基底膜外侧上皮细胞下形成免疫复合物。含大量阴离子的大分子物质不易通过基底膜，往往沉积在内皮细胞下；电荷中性的免疫复合物易沉积在系膜区。大分子免疫复合物常在血液中被单核-巨噬细胞吞噬。此外，肾小球的结构和状态，如通透性、血流动力学以及系膜细胞和单核-巨噬细胞的功能等都与免疫复合物沉积的部位和所引起的肾组织病变类型有密切关系。

当免疫复合物沉积于肾小球内，可以通过不同的机制引起肾小球的损伤：一种是补体-白细胞介导的机制，即免疫复合物激活补体，产生趋化因子（C5a），引起中性粒细胞和单核细胞的浸润，通过释放蛋白酶、氧自由基和花生四烯酸代谢产物而引起肾小球基膜降解、细胞损伤以及肾小球滤过率的下降；另一种是补体依赖的机制，由于补体成分 C5b～C9（膜攻击复合物）的作用，刺激肾小球系膜和上皮细胞产生损伤性化学物质。

上述引起肾炎的两种途径既可单独进行，也可共同作用引起肾小球肾炎。两种发病机制引起的肾炎都可表现为急性或慢性过程，病变也都可有轻有重。一方面与抗原抗体的性质、数量、免疫复合物沉积的量和持续的时间有关，另一方面也取决于机体的免疫状态和反应性等内在因素。当原位免疫复合物在肾小球形成或循环免疫复合物沉积在肾小球后，通过炎症介质引起肾小球损伤，导致肾小球肾炎。

由于有些患者或实验性肾炎组织中无免疫复合物，但可见巨噬细胞或淋巴细胞反应，故有人认为，这些肾炎的发生可能与 T 细胞介导的细胞免疫有关。近年来有实验证明，T 细胞可不依赖抗体引起肾炎。

二、基本病理变化

肾脏病患者的临床表现具有很多相似之处，很难判断肾脏疾病的类型，所以对肾小球疾病的诊断在很大程度上必须依靠肾穿刺活检和病理学检查。由于肾脏的组织学结构较为复杂，病理学检查时除了采用常规的 HE 染色外，还要借助特殊染色如过碘酸六胺银（PASM）、过碘酸-Schiff（PAS）、Masson 三色和 Fibrin 等特殊染色。碘酸六胺银、过碘酸-Schiff 可显示基膜、系膜区改变。免疫荧光和免疫电镜等技术有助于检测免疫复合物沉积部位、状况及肾小球超微结构的改变。

肾小球肾炎的基本病变如下。

（1）细胞增多和毛细血管改变　包括内皮细胞、系膜细胞和壁层上皮细胞增生，并有中性粒细胞、单核细胞和淋巴细胞浸润，肾小球体积增大、细胞数增多。包括毛细血管基膜增厚、毛细血管壁纤维素样坏死、内皮细胞变性、坏死以及毛细血管腔内可见红细胞、微血栓形成。

（2）肾小球玻璃样变和硬化　肾小球玻璃样变光镜下可见，HE 染色显示均质的嗜酸性物质，其成分为血浆蛋白、增厚的基膜及系膜基质，严重时导致肾小球硬化。

（3）肾小管改变　由于肾小球血流和滤过性状改变，肾小管上皮细胞变性，肾小管管腔内可见异常成分如蛋白质、红细胞、白细胞和脱落上皮细胞在肾小管内浓缩淤积而形成异物性圆柱体，称为管型，在肾小管内凝聚的管型随尿液排出，尿液内可出现各种管型，称管型尿。肾小球发生玻璃样变和硬化时，肾小管可发生萎缩甚至消失。

（4）间质改变　充血、水肿，炎细胞浸润，纤维组织增生。

三、临床表现

肾小球疾病的临床表现和病理类型有密切的联系，但不完全对应。临床上肾小球肾炎常表现为具有结构和功能联系的症状和体征组合，即综合征。不同的病变可引起相似的临床表现，而同一病理类型的病变也可引起不同的症状和体征，因此肾小球肾炎的分类比较复杂。根据患者的临床表现，可分为以下几种类型。

（1）急性肾炎综合征　起病急，常表现为明显的血尿，不同程度的蛋白尿，常有水肿和高血压，严重时出现少尿甚至氮质血症。

（2）快速进行性肾炎综合征　起病急，病情进展快。出现水肿、血尿、蛋白尿后，常常迅速进展为少尿或无尿，伴氮质血症，快速肾衰竭。

（3）无症状性血尿或蛋白尿　持续或反复发作的肉眼或镜下血尿，或轻度蛋白尿。

（4）肾病综合征　临床表现为大量的尿蛋白、低白蛋白血症、明显水肿、高脂血症和脂尿症。

（5）慢性肾炎综合征　为各型肾炎的终末阶段，主要表现为多尿、夜尿、低比重尿、高血压、贫血、氮质血症，逐渐发展为慢性肾功能不全。

四、病理类型

肾小球肾炎的命名和分类方法很多。分类的基础和依据各不相同，意见也不完全一致。可根据病因、病变、进展速度或临床表现进行不同的分类。原发性肾小球肾炎的病理形态学分类主要依据光学显微镜检查、免疫荧光或免疫组织化学检查及电子显微镜检查的综合所见。见表 18-1。

表 18-1　原发性肾小球肾炎分类

急性弥漫性毛细血管内增生性肾小球肾炎
急进性(新月体性)肾小球肾炎
膜性肾小球肾炎
微小病变性肾小球肾炎
局灶性肾小球肾炎
膜性增生性肾小球肾炎
系膜增生性肾小球肾炎
IgA 肾病
弥漫性硬化性肾小球肾炎

在肾小球疾病的病理诊断中，应注意病变的分布状况。弥漫性是指肾炎病变累及全部或 50% 以上的肾小球；局灶性肾炎是指病变仅累及部分肾小球，少于 50%；球性是指肾炎病变累及整个肾小球或大部分毛细血管袢；节段性是指肾炎病变仅累及肾小球的部分毛细血管袢。

(一) 急性弥漫性毛细血管内增生性

肾小球肾炎又称为急性肾小球肾炎，通常与链球菌感染有关，故又称急性链球菌感染后肾小球肾炎。本病病因主要与 A 组乙型溶血型链球菌感染有关。其发病机制由超敏反应所致。发病前 1～3 周常有扁桃体炎、咽喉炎、化脓性皮肤感染史。多见于 5～14 岁儿童。有少数病例发生在细菌性心内膜炎或病毒性疾病（如水痘和乙型病毒性肝炎）之后，又称为非链球菌感染后肾小球肾炎。

1. 病理变化

光学显微镜下，病变为弥漫性累及双侧肾的肾小球。可见肾小球毛细血管内皮细胞和系膜细胞明显水肿和增生，较多的中性粒细胞和少量的单核细胞浸润，使肾小球内细胞数量明显增多，肾小球毛细血管因受压阻塞而引起肾小球缺血。肾小球内还有红细胞、浆液及纤维素性渗出物。上述病变使肾小球体积增大。

电镜下可见上皮细胞下有致密物呈驼峰状或小丘状沉积，邻近的上皮细胞足突消失。免疫荧光法检查可见毛细血管基底膜，表面有大小不等的颗粒状荧光，内含 IgG 和 C3。

肾小球的病变能引起所属肾小管缺血，其上皮细胞发生水肿，肾小管管腔内含有由肾小球滤出的蛋白，各种细胞（如红细胞、白细胞）和脱落的上皮细胞；这些成分量多时可在管腔内集成各种管型，如红细胞、白细胞和上皮细胞管型；细胞崩解形成的颗粒状碎屑汇集成颗粒管型，蛋白汇集成透明管型。

间质常出现充血、水肿和少量中性粒细胞、淋巴细胞浸润。

肉眼观，两侧肾脏呈对称性轻中度肿大，包膜紧张，肾表面光滑，色较红，故称大红肾。有时肾的表面和切面有散在的出血点，如蚤咬状，称为蚤咬肾。切面皮质增厚，纹理模糊，皮质和髓质分界清楚。

2. 临床病理联系

（1）尿液改变　由于肾小球缺血和滤过率明显降低，而肾小管的重吸收功能仍正常，故引起少尿和水肿。严重者可因含氮代谢产物潴留，引起氮质血症。又因肾小球毛细血管通透性增加和损伤，而引起蛋白尿、管型尿和血尿。蛋白尿常较轻，血尿轻者为镜下血尿，重者为肉眼血尿。

（2）水肿　肾炎水肿首先见于组织疏松部位如眼睑，严重者遍及全身。偶尔有出现腹腔积液和胸腔积液。水肿是钠水潴留的表现。

（3）高血压　发生的主要原因是钠水潴留引起血容量增加。而此时肾素水平多属正常，对血压影响不大。

3. 结局

本型肾小球肾炎大多数预后良好，尤以儿童链球菌感染后肾炎预后更好，95％以上病例常在数周或数月内痊愈。部分患者的病变消退缓慢，常有轻度蛋白尿和镜下血尿，有时持续1～2年后才可恢复正常。1％～2％患者，其中多数为成年人，由于病变持续发展而转为慢性过程。极少数（＜1％）患者的病变严重，出现持续少尿、无尿，可在短期内发生急性肾功能衰竭，或因血压过高而并发高血压脑病和心力衰竭，或发展为新月体性肾炎，故预后不佳。

（二）快速进行性肾小球肾炎

快速进行性肾小球肾炎又称新月体性肾炎、亚急性肾炎或毛细血管外增生性肾小球肾炎。本型肾炎较少见，好发于青少年。快速进行性肾小球肾炎为一组不同原因引起的疾病。一部分患者为肾脏的原发性疾病，另一部分患者则属于系统性疾病的肾脏改变。根据免疫学和病理学检查结果，可分为三型：Ⅰ型为抗肾小球基膜性肾炎，部分患者表现为肺出血-肾炎综合征，即抗肾小球基膜抗体与肺泡壁基膜发生交叉反应，从而产生肺出血伴肾衰竭的一组临床症状；Ⅱ型为免疫复合物性肾炎，在我国较为常见，可由不同原因的免疫复合物性肾炎发展而成，如链球菌感染后肾小球肾炎、系统性红斑狼疮、IgA肾病和过敏性紫癜等；Ⅲ型为免疫反应缺乏型，免疫荧光和电镜检查均未发现抗基膜抗体和免疫复合物。

1. 病理变化

光学显微镜下可见大部分肾小球内有新月体形成。新月体主要由增生的肾小球囊壁层上皮细胞和渗出的单核细胞构成，可有中性粒细胞和淋巴细胞浸润，在球囊壁层毛细血管球外则呈新月状或环形。新月体细胞成分之间有较多的纤维素，是刺激形成新月体的主要原因。严重者毛细血管壁发生纤维素样坏死和出血。新月体可压迫毛细血管丛而致肾小球缺血，又可致球囊阻塞，影响原尿生成。最后，新月体逐渐由增生的成纤维细胞和胶原纤维所取代，毛细血管丛萎缩、纤维化，以致整个肾小球纤维化和玻璃样变。

电镜下可见肾小球基底膜呈不规则增厚，常有裂孔和缺损。免疫荧光法显示肾小球内的颗粒状荧光或线形荧光。

肾小管上皮细胞水肿，脂肪变性。当肾小球纤维化后，其所属肾小管萎缩或消失。肾间质明显水肿和炎细胞浸润。

肉眼观，双侧肾弥漫性肿大，苍白色，肾皮质常有点状出血。

2. 临床病理

联系本病临床上呈亚急性起病，病情重，进展快，蛋白尿、血尿、管型尿、水肿等表现较为明显，可有高血压、迅速发展的贫血及低蛋白血症，肾功能进行性减退，出现少尿和无尿。患者多死于尿毒症。肾小球毛细血管坏死，基底膜缺损，可出现明显血尿。因肾小球缺血、肾素-血管紧张素-醛固酮系统活性增高，引起全身小动脉收缩，加上钠水潴留可致高血压。因多数球囊被新月体阻塞，肾小球滤过障碍，故迅速发生少尿和无尿。同时代谢产物在体内潴留，出现氮质血症并快速进展为尿毒症。

3. 结局

快速进行性肾小球肾炎由于病变严重，发展迅速，预后极差，如不及时治疗，患者常在数周至数月内死于尿毒症。而预后又与新月体的数量有关，新月体形成80%者，病情进展可相对缓慢，预后稍好。

（三）肾病综合征及相关的肾炎类型

肾病综合征临床表现为大量的尿蛋白、低白蛋白血症、明显水肿、高脂血症和脂尿症。其发生机制是血浆蛋白，尤其是白蛋白和转铁蛋白，通过受损的肾小球滤过膜而随尿丢失，长期大量蛋白尿使血浆蛋白含量减少，导致低蛋白血症。而低蛋白血症引起血浆胶体渗透压降低组织间液增多发生水肿，同时由于血容量降低，肾小球滤过减少，醛固酮和抗利尿激素增加，钠水潴留，加重水肿。高脂血症的发生机制尚未阐明，可能与低白蛋白血症的刺激肝脏合成脂蛋白增多，还可能与血液循环中脂质颗粒运送和外周脂蛋白的分解障碍有关。需要注意的是蛋白尿可以是选择性的，尿中主要是低分子量的白蛋白和转铁蛋白，病变严重时出现非选择性蛋白尿，大分子量的蛋白亦可出现在尿中。

肾病综合征可由多种原因引起。15岁以下儿童的肾病综合征几乎都是原发性肾小球肾炎引起，而成人肾病综合征则多与系统性疾病有关，如继发于糖尿病、淀粉样变、系统性红斑狼疮和 Henoch-Schonlein 紫癜等。也可因服用某些药物、感染、恶性肿瘤以及血管疾病而发生。下面介绍临床表现为肾病综合征的原发性肾小球肾炎的几种主要病理类型。

1. 膜性肾小球肾炎

约85%为原发性，多见30~50岁的中青年人，是引起成人肾病综合征最常见的原因。病程长，起病缓慢。由于光镜下肾小球内无明显的炎症反应，又称为膜性肾病。病变特征是肾小球毛细血管壁弥漫性增厚，上皮下可见含免疫球蛋白的电子致密沉积物。该病为慢性免疫复合物性肾炎，主要是抗体与内源性或植入的抗原在原位反应引起的。

双肾肿大，颜色苍白，有"大白肾"之称。病变特点为基膜弥漫性增厚，细胞增生不明显。上皮下致密物质沉积，沉积物内见基膜呈钉状突起。六胺银染色显示基膜呈梳齿状。免疫荧光见 IgG 和 C3，在基膜外侧呈细颗粒状荧光。

临床表现为肾病综合征，由于基膜严重受损，患者可出现严重的非选择性蛋白尿。常呈慢性进行性，对肾上腺皮质激素不敏感。多数患者有持续性蛋白尿存在。不到10%的患者10年内死亡或肾功能不全。40%患者最终发展为肾功能不全。

2. 膜增生性肾小球肾炎

多见于青少年。起病缓慢，为慢性进行性疾病。本型的病变特征是肾小球基膜增厚、肾小球细胞增生和系膜基质增多。部分患者可有血清补体降低，又称低补体血症性肾小球肾炎。根据超微结构和免疫荧光的特点，可分为Ⅰ、Ⅱ两型。

Ⅰ型和Ⅱ型的发病机制不同，Ⅰ型多由循环免疫复合物沉积引起，并有补体的激活。Ⅱ型患者常出现补体替代途径的异常激活，50%~60%的患者血清补体水平明显降低，70%患者血清中可检出 C3 肾炎因子——一种自身抗体，但其导致膜增生性肾小球肾炎的机制尚不清楚。

光学显微镜下两个类型病变相似。肾小球体积增大，系膜细胞和内皮细胞数量增多，可有白细胞浸润。由于系膜细胞和系膜基质增多，血管球小叶分割增宽，成分叶状。六胺银和 PAS 染色显示增厚的基膜呈双轨状。Ⅰ型约占膜增生性肾小球肾炎的 2/3，电镜特点是系膜区和内皮下有电子致密物质沉积，免疫荧光显示 IgG 和 C3 沉积，呈颗粒状；Ⅱ型膜增生性肾小球肾炎电镜特点是大量块状电子致密物沉积在基膜致密层，又称致密沉积物病。免疫荧光主要为 C3，呈不规则颗粒状荧光。

多数患者表现为肾病综合征，常伴有血尿，也可表现为蛋白尿。本病常为慢性进展性，预后较差，约 50% 患者在 10 年内发生慢性肾衰。激素和免疫抑制剂治疗效果不明显。肾移植后易复发。

3. 微小病变性肾小球肾炎

这是引起儿童肾病综合征最常见的原因。病变特点是弥漫性肾小球脏层上皮细胞足突消失。

光镜下肾小球病变轻微或无明显变化，肾小管上皮内有脂质沉积，又称为脂性肾病。目前研究表明微小病变性肾小球病变的发生与 T 细胞免疫功能异常有关。

肉眼观，肾脏肿胀，色苍白，切面肾皮质有黄白色条纹。肾小球结构基本正常，肾小管上皮细胞玻璃样变性和脂肪变性。电镜显示脏层上皮细胞足突变平或消失，未见致密物沉积。免疫球蛋白和补体阴性。

临床上主要表现为肾病综合征，水肿常为最早出现的症状，选择性蛋白尿的主要成分是白蛋白。儿童预后好，90% 以上患者对皮质醇治疗有效。成人预后稍差，可复发。远期预后较好。

4. 系膜增生性肾小球肾炎

青少年多见，男多于女。病理特点是弥漫性系膜细胞增生和系膜基质增多。可为原发性或继发性。原发性系膜增生性肾小球肾炎可能存在多种致病途径，如循环免疫复合物沉积或原位免疫复合物形成等。

光镜下主要改变是系膜细胞和系膜基质增生，系膜区增宽，导致系膜硬化。电镜显示系膜内电子致密物沉积。免疫荧光见 IgG 和 C3 和（或）IgM 和（或）IgA 在系膜区沉积。

临床上具有多样性，可表现为肾病综合征，也可表现为无症状蛋白尿和（或）血尿（隐匿性肾炎）。经激素等治疗，预后较好。部分病例病变严重，发展为硬化性肾小球肾炎。

5. 局灶性节段性肾小球硬化

病变特点是部分肾小球的部分小叶发生硬化。临床主要表现为肾病综合征。

局灶性节段性肾小球硬化发病机制不清，可以作为下列几种情况出现：特发性疾病、其他原发性肾小球疾病（如 IgA 肾病）的继发病变、其他原因引起的肾组织破坏、继发于 HIV 感染或吸毒者。

光镜下病变呈局灶性分布，早期仅累及皮髓交界处肾小球，以后逐渐波及皮质全层。受累的肾小球中仅少数几个毛细血管袢内系膜基质增多，基膜塌陷，严重者可见管腔闭塞发生硬化。电镜观察显示无论是否硬化的节段内脏层上皮细胞足突均消失，部分上皮细胞从肾小球基膜剥脱。免疫荧光显示病变区 IgM 和 C3 沉积。随病变进展，受累的肾小球增多，最终引起肾小球硬化。

临床上大部分患者表现为肾病综合征或严重非选择性蛋白尿，也可发生血尿和高血压。激素治疗效果不理想，常转为慢性肾小球肾炎，50% 的患者在发病 10 年内发展为慢性肾衰竭。虽然本病与微小病变性肾小球病均可表现为肾病综合征，但后者预后明显优于前者，两者鉴别诊断非常重要。

（四）IgA 肾病

IgA 肾病的病理特点是免疫荧光显示系膜区有 IgA 沉积，临床表现为反复发作的镜下或肉眼血尿。本病在全球范围内可能是最常见的肾炎类型，在不同区域发病率有明显差别，在亚太地区是最常见的原发性肾小球疾病。

发病机制尚未完全阐明。许多证据表明本病与 IgA 的产生和清除异常有关。由于细菌、病毒或食物蛋白等对呼吸道或胃肠道黏膜刺激，使其合成 IgA 增加，IgA 和 IgA 复合物沉积于系膜区，通过激活补体替代途径引起肾小球损伤。

光学显微镜下病理变化差异很大。最常见的是系膜增生性改变，或表现为局灶性节段性系膜增生或硬化。少数病例伴有新月体形成。免疫荧光特征为系膜区 IgA 沉积，常伴有 C3 和备解素。电镜证实系膜中存在电子致密物。

临床上 IgA 肾病可发生于不同年龄阶段，但多发生于儿童和青年，发病前 1～2 天有非特异性上呼吸道感染史，少数发生于胃肠道或泌尿道感染后。30％～40％的患者仅表现为镜下血尿，可伴有轻度蛋白尿。5％～10％患者表现为急性肾炎综合征。本病预后差异很大，许多患者肾功能可长期正常，但 15％～40％患者病情进展缓慢，在 20 年内发展为慢性肾衰竭。

（五）慢性肾小球肾炎

慢性肾小球肾炎又称弥漫性硬化性肾小球肾炎，是各种类型肾炎发展到晚期的结果。病变特点大量肾小球纤维化硬化，原始的病变类型已不能辨认。患者的主要症状为慢性肾功能不全，有些患者过去有肾炎病史。约 25％的患者起病缓慢，无自觉症状，无肾炎病史，发现时已为晚期。

1. 病理变化

光学显微镜下，大量肾小球纤维化和玻璃样变，其所属肾小管萎缩消失或纤维化。纤维组织收缩使纤维化、玻璃样变的肾小球互相靠拢。残存的肾单位常发生代偿性肥大，表现为肾小球体积增大，肾小管扩张，上皮细胞呈高柱状。部分肾小管高度扩张呈小囊状，上皮细胞变扁平，管腔内有各种管型。肾间质纤维组织增生，并有多数淋巴细胞浸润。肾细小动脉硬化。

肉眼观，两侧肾对称性缩小，苍白，质地硬、表面呈颗粒状，称为颗粒状固缩肾。颗粒大小较一致。颗粒为代偿性肥大的肾单位，颗粒间凹陷部分为萎缩及纤维化的肾单位。切面皮质萎缩变薄，纹理模糊，皮质与髓质分界不清，小动脉壁增厚变硬，切面呈哆开状。

2. 临床病理联系

慢性肾小球肾炎早期可有食欲差、贫血、呕吐、乏力和疲倦等症状。有的表现为蛋白尿、高血压或氮质血症，亦有表现为水肿者。晚期可出现下列临床表现。

（1）尿改变　多数肾单位丧失功能后，大量血液只能快速通过少数代偿的肾小球而滤过，故其滤过量显著增多，但肾小管重吸收功能有限，肾的尿液浓缩程度降低，导致多尿、夜尿、尿比重降低（1.010～1.012）。由于残存肾单位功能相对正常，故血尿、蛋白尿和管型尿均不如肾炎早期明显。

（2）高血压　大量肾单位遭受破坏，肾小球严重缺血，肾素分泌增多，使血压升高。

高血压又促进动脉硬化，加重肾组织缺血，促使血压维持在较高水平而且很少波动。长期高血压可引起左心室负荷加重，导致左心室肥厚，进而发生心力衰竭。

（3）氮质血症　血中尿素、尿酸、肌酐、中分子多肽及氨基酸等非蛋白氮物质含量高于正常水平（正常值为 $3.2\sim7.1mmol/L$，即 $20\sim35mg/dL$）称为氮质血症。此型肾炎由于肾小球滤过总面积减少，滤过率降低，蛋白质代谢产物在体内潴留，可引起氮质血症，最终可发展为尿毒症。

（4）贫血　因大量的肾组织破坏，促红细胞生成素产生减少，从而影响骨髓红细胞生成，加上体内代谢产物潴留，可抑制骨髓造血功能和促进溶血作用，故患者常有贫血。

3. 结局

慢性肾炎预后极差，常缓慢进展到慢性肾功能衰竭而死于尿毒症。早期病例，如能及时合理治疗，可能控制病变发展。晚期患者可因持续、严重的高血压而死于心力衰竭和脑出血，或机体抵抗力低下继发感染等并发症而死亡。

第二节　肾盂肾炎

肾盂肾炎是由细菌感染引起的化脓性疾病，病变主要累及肾盂黏膜和肾间质，肾小管和肾小球可不同程度受累。肾盂肾炎是常见病和多发病，可发生于任何年龄。因解剖和生理特点，患者以女性多见，其发病率是男性的 10 倍。临床上按病变特点和病程急缓可分为急性肾盂肾炎和慢性肾盂肾炎。

一、病因和发病机制

引起肾盂肾炎的细菌种类很多，其中以大肠杆菌最常见，占全部病例的60%～80%，其次为副大肠杆菌、变形杆菌、产气杆菌、葡萄球菌等，少数为铜绿假单胞菌，偶见真菌感染。急性肾盂肾炎多为单一细菌感染，慢性肾盂肾炎多为两种或多种细菌感染。

1. 肾盂肾炎的感染途径

主要有两种。

（1）血源性感染　此种感染途径引起的肾盂肾炎较为少见，多为全身感染败血症或感染性心内膜炎的一部分，多为双肾同时受累，病原菌多为金黄色葡萄球菌。病原菌一般先侵犯肾皮质，引起肾小球和肾小管周围化脓性炎症，后经肾髓质蔓延到肾盂引起肾盂肾炎。

（2）上行性感染　又称逆行性感染，是本病最常见的感染途径，病原菌多为大肠杆菌。常见于女性，病原菌自尿道或膀胱经输尿管反流或沿输尿管周围的淋巴管上行至肾盂和肾间质引起一侧或双侧肾盂肾炎。

2. 诱发因素

正常人体的泌尿系统开口附近有少量细菌，其他部位及尿液保持无菌状态，这与尿液的冲洗作用、膀胱黏膜产生局部抗体（分泌型 IgA）的抗菌作用、膀胱壁内的白细胞具有吞噬和杀菌作用等一系列防御功能有关。当这些防御功能被各种因素削弱时，病原细菌即可乘虚而入引起肾盂肾炎。本病常见诱发因素如下。

（1）尿道损伤　多见于医源性因素如膀胱镜检查、导尿术、泌尿手术引起的尿路黏膜损伤，或带入病原细菌导致感染，诱发肾盂肾炎，尤其是长期留置导尿管是诱发本病的重要因素。

（2）尿路阻塞　常见的原因有泌尿道结石、瘢痕狭窄，前列腺增生症，妊娠子宫或肿瘤压迫，先天畸形等。尿路阻塞所造成的尿路狭窄，一方面降低了局部的防御功能，另一方面造成尿液潴留即影响了尿液的冲洗作用，潴留的尿液又是细菌生长繁殖的良好培基，使细菌得以生长繁殖并引起感染。

（3）膀胱输尿管逆流　当膀胱三角区发育不良或输尿管畸形、下尿道梗阻等原因造成排尿时尿液从膀胱输尿管反流时，有利于细菌入侵肾组织而引起感染。

（4）女性尿道短，尿道口靠近肛门，上行性感染机会较多。

二、急性肾盂肾炎

急性肾盂肾炎是肾盂、肾间质和肾小管的化脓性炎症，主要由细菌感染引起。

1. 病理变化

上行感染时，受累一侧或双侧肾脏，炎症始发于肾盂，其黏膜有充血、水肿。大量中性粒细胞浸润。随后炎症沿肾小管及其周围组织扩散，引起肾间质化脓性炎伴有脓肿形成，脓肿破入肾小管，使管腔内充满脓细胞和细菌。病变严重时，肾小球也可遭破坏。

血源性感染时，多为双肾同时受累，化脓性病变首先累及肾皮质肾小球或肾小管的周围肾间质，继而炎症扩展到邻近组织，并破入肾小管，蔓延至肾盂。肾内有多数散在的小脓肿。急性期过后，受累的肾小管萎缩和瘢痕形成。

2. 临床病理联系

急性肾盂肾炎起病急剧，常有发热、寒战，血中白细胞增多。由于肾肿大使包膜紧张，并因累及肾周围组织而引发腰痛和肾区叩击痛。因膀胱和尿道受急性炎症刺激而出现尿急、尿频、尿痛等症状。肾盂和肾实质化脓性炎引起脓尿、菌尿、蛋白尿、管型尿和血尿。

3. 结局

急性期如能及时治疗，大多数病例可获痊愈。如治疗不彻底或尿路阻塞持续存在，常可反复发作而转为慢性。急性肾盂肾炎很少导致肾功能衰竭。

三、慢性肾盂肾炎

慢性肾盂肾炎是发生在肾盂和肾间质的持续性或反复发生的炎性病变和瘢痕形成。累及单侧或双侧。慢性肾盂肾炎的病因难以确定。反复发生的急性肾盂肾炎可能转为慢性肾盂肾炎。慢性肾盂肾炎的形成与下列因素有关：尿路长期阻塞；严重的膀胱输尿管反流；病灶中细菌抗原持续存在引起的免疫反应；细菌 L 型（原生质体）对多种抗菌药物治疗无效而在肾髓质高渗环境中长期生存。

慢性尿路阻塞引起渐进性的炎症反应导致肾盂和肾盏结构破坏，并使肾小管阻塞、萎缩或扩张和弥漫性瘢痕形成，破坏尿浓缩功能，最终导致肾功能衰竭。

1. 病理变化

慢性肾盂肾炎的病变是活动性炎症与再生、纤维化和瘢痕形成交织所形成的综合改变。

肉眼观，病变累及一侧或双侧肾。肾脏不对称缩小，质硬，表面有不规则的灶性或片状、高低不平的凹陷性瘢痕并与肾被膜粘连；切面：肾脏皮髓界限不清、肾乳头萎缩、肾盂和肾盏结构破坏变形、黏膜增厚、粗糙。

镜下，病变呈不规则的灶状，瘢痕区夹杂在相对正常的组织之间。瘢痕区的肾组织破坏，萎缩纤维化、慢性炎细胞浸润，早期肾小球完好，可见肾球囊周围纤维化，随着病变进程肾小球纤维化、玻璃样变。部分肾单位代偿性肥大。

2. 临床病理联系

慢性肾盂肾炎由于肾小管病变较重，早期即可出现肾小管浓缩功能障碍，表现为多尿、夜尿；肾小管重吸收功能降低，钠、钾和碳酸氢盐丧失过多可引起低钠血症、低钾血症和代谢性酸中毒。随着肾组织纤维化和血管硬化，肾组织缺血，使肾素-血管紧张素活性增强而引起高血压。晚期，因肾组织大量破坏，泌尿功能严重障碍，可引起氮质血症和尿毒症。

3. 结局

慢性肾盂肾炎病程长，可反复发作。如能及时治疗并消除诱因，病情可被控制。病变广泛累及双侧时，最终可导致高血压和慢性肾功能衰竭危及生命。

第三节　肾和膀胱肿瘤

一、肾　肿　瘤

（一）肾细胞癌

这是近端肾小管上皮细胞发生的恶性肿瘤。肾细胞癌属腺癌，是最常见的肾肿瘤（85%），在癌症死亡者中，2%是肾细胞癌患者。肾细胞癌多见于50~60岁的男性，是女性的2倍。

1. 发病机制和病理变化

肾细胞癌的发生与吸烟有一定的关系。服用二甲基己烯雌酚和雌激素与动物肾细胞癌相关。

根据转移程度可将其分为下列四期。

Ⅰ期：肿瘤限制在肾包膜下。

Ⅱ期：穿透肾包膜，累积邻近组织。

Ⅲ期：累及肾周局部淋巴结、肾静脉。

Ⅳ期：远处转移。

2. 病理变化

（1）肉眼观　肿瘤多见于肾脏上、下两极，尤其上极多见，表现为实质性圆形肿物，切面淡黄色或多彩性。有假包膜。

（2）肾腺癌的组织学类型　透明细胞癌、乳头状癌、嫌色细胞癌。透明细胞癌最多见，癌细胞胞质丰富，含有类脂，透明状，呈巢状排列，周围毛细血管丰富。易血行转移。乳头状癌，癌细胞立方或矮柱状，呈乳头状排列。嫌色细胞癌，癌细胞大小不一，胞质淡染或略嗜酸性。

肾癌可直接蔓延到肾盂、肾盏、输尿管、肾上腺和肾周围软组织。由于癌组织血管丰富，早期即可发生血行转移。最常转移到肺、淋巴结、肝、骨、胸腺以及中枢神经系统。淋巴道转移至肾门和主动脉淋巴结。

3. 临床病理联系

临床上主要表现为血尿、肾区痛和肿块以及体重下降。但是只有不足 10% 的患者出现这些症状。这些症状和体征往往是晚期表现；早期通常无症状，或仅有发热、乏力等全身症状。

4. 结局

肾癌预后较差，5 年生存率约为 45%，无转移者可达 70%。适当治疗，I 期肾细胞癌的生存率较高。

（二）肾母细胞瘤

这是好发于儿童的来源于原肾内残留的后肾胚基组织的恶性肿瘤，多见于 1~4 岁儿童，是儿童最常见的恶性肿瘤之一。

1. 病理变化

肾母细胞瘤多为单侧，5%~10% 为双侧。肉眼观：肾内的巨大肿块呈球形，切面多彩色，常有出血坏死。光学显微镜下：可见原始肾小球样或肾小管结构，梭形细胞、幼稚的肾小球和肾小管结构。

肾母细胞瘤可侵犯邻近器官和组织，甚至在腹部形成巨大肿块。通过淋巴道转移至肾门和腹主动脉淋巴结，血行转移至肺和肝。

2. 临床病理联系

患儿常见腹部肿块、血尿，部分患者有高血压。

3. 结局

高度恶性，易血行转移。手术切除和化疗的综合应用具有良好效果。90% 的患者长期存活。

二、膀胱肿瘤

膀胱肿瘤 95% 来源于膀胱移行上皮，分为良性和恶性。

（一）移行上皮乳头状瘤

好发部位是膀胱侧壁和三角区。

1. 病理变化

（1）大体　单发或多发，直径 0.5~2cm，乳头状。

（2）镜下　移行上皮增生呈乳头状，突向膀胱腔。

2. 结局

手术后易复发。多次复发易恶变。

（二）膀胱癌

膀胱癌在所有恶性肿瘤中占 2%，是第五位最常见的恶性肿瘤。常发生于 60 岁以上的老年人。

1. 发病机制

吸烟者和从事化学、橡胶和纺织工业的工人以及大量服用苯乙酸甘油酯的女性易患原发性膀胱癌。膀胱癌可由正常膀胱上皮细胞的遗传突变引起。

2. 病理变化

癌组织呈粗大乳头或菜花状，或实性向腔内生长，可向肌层浸润；瘤细胞有明显的异型性。后期常发生淋巴结、肝、骨及肺转移。

膀胱癌的分期如下。

0 期：肿瘤限于黏膜层。

A 期：累及黏膜下层。

B 期：累及肌层。

C 期：侵犯膀胱外层脂肪组织。

D_1 期：局部淋巴结转移。

D_2 期：远处转移侵犯骨及内脏。

3. 临床病理联系

最常见的症状为无痛性血尿。晚期可有尿急、尿频、尿痛。

4. 结局

膀胱癌的预后与肿瘤的分化程度和侵袭范围有密切关系，分化程度越高预后越好。晚期患者常死于肿瘤广泛扩散转移和严重感染。

第四节　肾功能不全

肾脏是人体的重要排泄器官，具有排泄体内代谢产物、药物、毒物和解毒产物，以及调节体内水、电解质、酸碱平衡的功能。此外，肾脏还能分泌肾素、前列腺素、促红细胞生成素、1,25-二羟维生素 D_3 [$1,25\text{-}(OH)_2\text{-}D_3$] 等，借以调节机体的重要生理功能。因此肾脏又是一个功能器官，它在维持人体内环境的稳定性中起着重要的作用。当各种病因引起肾功能严重障碍时，人体内环境就会发生紊乱，其主要表现为代谢产物在体内蓄积，水、电解质和酸碱平衡紊乱，并伴有尿量和尿质的改变以及肾脏内分泌功能障碍引起一系列病理生理变化，这就是肾功能不全（renal insufficiency）。

引起肾功能不全的原因可概括如下。

（1）肾脏疾病　如急性、慢性肾小球肾炎，肾盂肾炎，肾结核，化学毒物和生物性毒物引起的急性肾小管变性、坏死，肾脏肿瘤和先天性肾脏疾病等。

（2）肾外疾病　如全身性血液循环障碍（休克、心力衰竭、高血压病），全身代谢障碍（如糖尿病）以及尿路疾病（尿路结石、肿瘤压迫）等。

一、肾功能不全的基本发病环节

各种病因引起肾功能不全的基本环节是肾小球滤过功能和（或）肾小管重吸收、排泄、分泌功能障碍，以及肾脏的内分泌功能障碍。

肾脏滤过功能以肾小球滤过率（glomerular filtration rate，GRF）来衡量，正常约为125mL/min。GFR受肾血流量、肾小球有效滤过压及肾小球滤过膜的面积和通透性等因素的影响。肾功能不全可能是下列有关肾小球滤过功能的因素发生改变的结果。

(一) 肾血流量减少

正常成人两肾共重300g左右，但其血灌流量却高达心排血量的20%～30%，即两侧肾脏的血液灌流量约为1200mL/min。其中约94%的血液流经肾皮质，6%左右的血液流经肾髓质。实验证明，当全身平均动脉压波动在10.7～24kPa（80～180mmHg）时，通过肾脏的自身调节，肾脏血液灌流量仍可维持相对恒定。但当平均动脉压低于8.0kPa（60mmHg）时，例如在休克时，肾脏血液灌流量即明显减少，并有肾小动脉收缩，因而可使GFR减少，并可使肾小管因缺血缺氧而发生变性、坏死，从而加重肾功能不全的发展。此外，肾脏内血流分布的异常也可能是造成肾功能不全的重要原因，其主要表现为肾皮质血流量明显减少，而髓质血流量并不减少，甚至可以增多，这可见于休克、心力衰竭等。

(二) 肾小球有效滤过压降低

肾小球有效滤过压＝肾小球毛细血管血压－（肾小球囊内压＋血浆胶体渗透压）

在大量失血、脱水等原因引起休克时，由于全身平均动脉压急剧下降，而肾小球毛细血管血压也随之下降，故肾小球有效滤过压降低，GFR减少。此外，肾小球入球及出球小动脉的舒缩状态也会影响肾小球有效滤过压及滤过率。当入球小动脉舒张或出球小动脉收缩时，可提高肾小球毛细血管血压，故GFR增多；反之，当入球小动脉收缩或出球小动脉舒张时，则会降低肾小球毛细血管血压而使GFR减少。

肾小球囊内压一般比较恒定，然而在尿路梗阻、管型阻塞肾小管以及肾间质水肿压迫肾小管时，则会引起囊内压升高，肾小球有效滤过压降低，原尿形成减少。

血浆胶体渗透压与血浆白蛋白含量有关。血浆胶体渗透压的变化对肾小球有效滤过压的影响并不明显。因为血浆胶体渗透压下降后，组织间液的形成增多，可使有效循环血量减少，进而通过肾素-血管紧张素系统使肾脏入球小动脉收缩而降低肾小球毛细血管血压。可见在血浆胶体渗透压下降时，肾小球有效滤过压不会发生明显改变。在大量输入生理盐水，引起循环血量增多和血浆胶体渗透压下降时，则会造成肾小球有效滤过压及GFR增高，出现利尿效应。

(三) 肾小球滤过面积减少

单个肾小球虽然很小，但成人两肾约有200万个肾单位，肾小球毛细血管总面积估计约为1.6m²，接近人体总体表面积，因而能适应每天约180L的肾小球滤过量。在病理条件下，肾小球的大量破坏可引起肾小球滤过面积和CFR的减少，但肾脏具有较大的代偿储备功能。切除一侧肾脏使肾小球滤过面积减少50%后，健侧肾脏往往可以代偿其功能。在大鼠实验中，切除两肾的3/4后，动物仍能维持泌尿功能。但在慢性肾炎引起肾小球大量破坏后，因肾小球滤过面积极度减少，故可使GFR明显减少而导致肾功能衰竭。

(四) 肾小球滤过膜的通透性改变

肾小球滤过膜具有三层结构，由内到外为内皮细胞、基底膜和肾小球囊的脏层上皮细胞（足细胞）。内皮细胞间有小孔，大小为 50～100nm。小的溶质和水容易通过这种小孔。基底膜为连续无孔的致密结构，厚度为 320～340nm，表面覆有胶状物，胶状物的成分以黏多糖为主，带负电荷。肾小球囊的脏层上皮细胞（足细胞）具有相互交叉的足突，足突之间有细长的缝隙，宽 10～40nm，长 20～90nm，上覆有一层薄膜，此薄膜富含黏多糖并带负电荷。过去认为肾小球滤过膜小孔的大小是决定其通透性的因素，而小孔只允许相当于或小于白蛋白相对分子质量大小（约 68000）的分子滤过，因而滤过的蛋白质主要为白蛋白以及其他低分子量蛋白如溶菌酶（相对分子质量 14000）、β_2-微球蛋白（相对分子质量 11800）及胰岛素等。这些滤过的蛋白质绝大部分又都在近曲小管被重吸收。当炎症、缺氧等因素使肾小球滤过膜通透性增高时，滤过的蛋白质就增多并可出现蛋白尿。但是近年发现，某一物质能否经肾小球滤过，不仅取决于该物质的分子量，而且还和物质所带的电荷有关。因为肾小球滤过膜表面覆盖一层带负电荷的黏多糖，所以带负电荷的分子如白蛋白因受静电排斥作用，正常时滤过极少。只有在病理情况下，滤过膜表面黏多糖减少或消失时，才会出现蛋白尿。抗原抗体复合物沉积于基底膜时，可引起基底膜中分子聚合物结构的改变，从而使其通透性增高。这也是肾炎时出现蛋白尿的原因之一。肾小球滤过膜上皮细胞的间隙变宽时，也会增加肾小球滤过膜的通透性。肾小球滤过膜的通透性增高是引起蛋白尿的重要原因。

（五）肾小管功能改变

肾小管具有重吸收、分泌和排泄的功能。在肾缺血、缺氧、感染及毒物作用下，可以发生肾小管上皮细胞变性甚至坏死，从而导致泌尿功能障碍。此外，在醛固酮、抗利尿激素、利钠激素及甲状旁腺激素作用下，也会发生肾小管的功能改变。

由于肾小管各段的结构和功能不同，故各段受损时所出现的功能障碍亦各异。

1. 近曲小管功能障碍

肾小球滤液中 60%～70% 的钠离子以等渗形式由近曲小管主动重吸收；同时，近曲小管上皮细胞内分泌 H^+ 以利碳酸氢钠的重吸收。此外，葡萄糖、氨基酸、磷酸盐、尿酸、蛋白质、钾盐等经肾小球滤过后，绝大部分也由近曲小管重吸收。因此近曲小管重吸收功能障碍时，可引起肾小管性酸中毒（renal tubular acidosis）。此外，近曲小管具有排泄功能，能排泄对氨马尿酸、酚红、青霉素以及某些用于泌尿系造影的碘剂等。近曲小管排泄功能障碍时，上述物质随尿排出也就减少。

2. 髓袢功能障碍

髓袢重吸收的钠离子占肾小球液中钠含量的 10%～20%。当原尿流经髓袢升支粗段及其相邻部分的远曲小管（称为远曲小管稀释段）时，Na^+ 被肾小管上皮细胞主动重吸收，而 Cl^- 则属于继发性的主动重吸收。由于此处肾小管上皮细胞对水的通透性低，因此原尿逐渐转变为低渗，而髓质则呈高渗状态，且越到髓质深部，高渗程度越高。此高渗状态是造成尿液浓缩的重要生理条件。高渗状态的形成还与尿素由内髓集合髓质间质有关。髓袢功能障碍可致钠、水平衡失调。慢性肾盂肾炎使肾髓质高渗状态破坏时，可出现多尿、低渗尿和等渗尿。

3. 远曲小管和集合管功能障碍

这两部分重吸收的钠占肾小球滤液中钠含量的 8%～10%。远曲小管在醛固酮的作用下，具有重吸收 Na^+ 和分泌 H^+、K^+ 和 NH_3 的功能。远曲小管功能障碍可导致钠、钾代谢障碍和酸碱平衡紊乱。远曲小管和集合管在髓质高渗区受 ADH 的调节而完成肾脏对尿浓缩与稀释功能。集合管的功能障碍可引起肾性尿崩症。

肾脏具有分泌肾素、前列腺素、促红细胞生成素和形成 1,25-$(OH)_2$-维生素 D_3 等内分泌功能。

肾素由近球细胞分泌。全身平均动脉压降低、脱水、肾动脉狭窄、低钠血症、交感神经紧张性增高等，可分别通过对入球小动脉壁牵张感受器、致密斑钠受体以及直接对近球细胞的作用而引起肾素释放增多。肾素进入血液循环后，即使由肝细胞生成的血管紧张素原（angiotensinogen，一种 α_2-球蛋白）分解成为血管紧张素 I（angiotensin I）；后者在转化酶的作用下形成血管紧张素 II（angiotensin II）；血管紧张素 II 在血管紧张素酶 A 的作用下，分解而形成血管紧张素 III（angiotensin III）。血管紧张 II、III 均具有明显的生理效应，主要具有收缩血管（血管紧张素 II＞血管紧张素 III）和促进肾上腺皮质分泌醛固酮（血管紧张素 III＞血管紧张素 II）的作用。血管紧张素 II、III 除可被靶细胞摄取外，主要为血浆中血管紧张分解酶所灭活。在休克、脱水等肾前性因素作用时，肾素-血管紧张素-醛固酮系统活性即可增加，从而可提高平均动脉压，促进钠水潴留，因而具有代偿意义。但如血管紧张素形成过多，作用延续过久，则也可因肾脏血管的过度收缩而使肾小球血液灌流量和 GFR 显著减少，从而造成肾脏泌尿功能严重障碍。肾脏疾病如肾小球肾炎、肾小动脉硬化症等，均可使肾素-血管紧张素系统活性增强，从而引起肾性高血压，醛固酮分泌过多，则是造成体内钠、水潴留的重要发病因素。

肾髓质间质细胞可形成前列腺素 E_2（prostaglandin E_2，PGE_2）、A_2（prostaglandin A_2，PGA_2）和 $F_{2\alpha}$（prostaglandin $F_{2\alpha}$，$PGF_{2\alpha}$），其中 PGE_2、PGA_2 具有扩张肾血管和促进排钠、排水的作用。因此有人认为肾内 PGE_2、PGA_2 形成不足可能是引起肾性高血压的发病因素之一。它们对体内钠、水潴留可能也起一定的作用。

促红细胞生成素（erythropoietin）是由肾脏皮质形成的一种激素，具有促进骨髓造血干细胞分化成原始红细胞，加速幼红细胞增殖分化，促进血红蛋白合成等作用。因此当肾脏疾病使这种激素形成减少时，就可引起贫血，这是慢性肾炎引起贫血的重要原因之一。但在两侧肾脏切除后依赖透析疗法生存的患者，其血红蛋白浓度仍可保持在 10％ 左右。因此有人认为，肾脏以外的组织也可产生促红细胞生成素。

维生素 D_3 本身并无生物学活性，它在体内首先必须在肝细胞微粒体中，经 25-羟化酶系统在 C-25 中羟化，而生成 25-(OH)-维生素 D_3，然后 25-(OH)-维生素 D_3 在肾脏近曲小管上皮细胞线粒体中，经 1-羟化酶系进一步羟化生成 1,25-$(OH)_2$-维生素 D_3，才具有生物学活性。1,25-$(OH)_2$-维生素 D_3 进入血液循环后，就能作用于远隔靶组织而显示其生理功能，例如促进肠道对钙、磷的吸收，促进成骨作用等。因此可以把肾脏生成 1,25-(OH)-维生素 D_3 看成是肾脏的内分泌功能。在慢性肾功能衰竭时，由于肾脏生成 1,25-(OH)-维生素 D_3 减少，故肠道对钙的吸收减少，因而可发生低钙血症。

二、急性肾功能衰竭

急性肾功能衰竭（acute renal failure）是各种原因引起肾脏泌尿功能急剧降低，以致机体内环境出现严重紊乱的临床综合征。临床上主要表现为氮质血征、高钾血症和代谢性酸中毒，并常伴有少尿或无尿。

（一）分类

根据发病原因可将急性肾功能衰竭分为肾前性、肾性和肾后性三大类。

1. 肾前性急性肾功能衰竭

肾前性急性肾功能衰竭是由于肾脏血液灌流量急剧减少所致，常见于休克的早期。此时，有效循环血量减少和血压降低除直接导致肾血流量减少外，还可通过交感-肾上腺髓质系统和肾素-血管紧张素系统使肾脏小动脉强烈收缩，从而进一步降低肾脏血液灌流量和有效滤过压。故 GFR 显著减少。同时，继发性醛固酮和 ADH 分泌增多，又可增强远曲小管和集合管对钠、水的重吸收，因而尿量显著减少，尿钠含量低于 20mmol/L（20mEq/L），尿比重较高。GFR 的急剧减少，还可引起高钾血症和酸碱平衡紊乱。

由于肾前性急性肾功能衰竭时尚无肾实质的器质性损害，故当血容量、血压及心排血量因及时的治疗而恢复正常时，肾脏泌尿功能也随即恢复正常。因此，一般认为这是一种功能性急性肾功能衰竭，但若肾缺血持续过久就会引起肾脏器质性损害，从而导致肾性急性肾功能衰竭。

2. 肾性急性肾功能衰竭

肾脏器质性病变所引起的急性肾功能衰竭称为肾性急性肾功能衰竭。例如，急性肾小球肾炎和狼疮性肾炎（见于全身性红斑狼疮）时，由于炎性或免疫性损害，可使大量肾小球的功能发生障碍，故可引起急性肾功能衰竭。双侧肾动脉栓塞亦可引起急性肾功能衰竭。此外，急性肾盂肾炎、子痫、结节性多动脉炎等也都能引起急性肾功能衰竭。

但是，临床上较为常见的是肾缺血及肾毒物引起的急性肾小管坏死所致的急性肾功能衰竭。急性肾小管坏死的原因有以下两类。

（1）肾缺血 多见于各种原因引起的休克病例而又未得到及时有效的抢救时。此时，严重和持续性的血压下降和肾小动脉的强烈收缩可使肾脏血液灌流量显著而持续地减少。因此，肾小管可发生缺血性损害，甚至发生坏死。在已经出现肾小管器质性病变后，即使纠正血容量并使血压恢复正常，也不能使肾脏泌尿功能迅速恢复。患者尿中含有蛋白质、红细胞、白细胞及各种管型。尿钠浓度一般可升高到 40～70mmol/L（40～70mEq/L）或更高，说明肾小管已因受损而致保钠功能减退。

（2）肾毒物 重金属（汞、砷、锑、铅），抗生素（甲氧西林、新霉素、多黏菌素、庆大霉素、先锋霉素等），磺胺类，某些有机化合物（四氯化碳、三氯甲烷、甲醇、酚、甲苯等），杀虫药，毒蕈。某些血管和肾脏对比剂、蛇毒、肌红蛋白等经肾脏排泄时，均可直接损害肾小管，甚至引起肾小管上皮细胞坏死。此时若并发肾脏血液灌流量不足，则更会加剧肾小管的损害。

在许多病理条件下，肾缺血与肾毒物经常同时或相继发生作用。例如在肾毒物作用时，肾内可出现局部血管痉挛而致肾缺血；反之，肾缺血也常伴有毒性代谢产物的堆积。一般认为肾缺血时再加上肾毒物的作用，最易引起急性肾功能衰竭。

急性肾小管坏死所致的急性肾功能衰竭。在临床上根据有无少尿可分为少尿型和非少尿型两大类。少尿型较为常见，患者突然出现少尿（成人 24h 的尿量少于 400mL）甚至无尿（24h 的尿量少于 100mL）。非少尿型患者尿量并不减少，甚至可以增多，但氮质血症逐日加重，此型约占 20%。

3. 肾后性急性肾功能衰竭

从肾盏到尿道口任何部位的尿路梗阻，都有可能引起肾后性急性肾功能衰竭。膀胱以上的梗阻多由结石引起。然而由于肾脏的代偿储备功能强大，因此只有当结石使两侧尿路同时梗阻或一侧肾已丧失功能而另一侧尿路又被阻塞时才会引起肾后性急性肾功能衰竭。膀胱及尿道的梗阻可由膀胱功能障碍（如脊髓结核、糖尿病假性脊髓结核等引起的慢性尿潴留）或前列腺增生症、前列腺癌等引起。

在肾后性急性肾功能衰竭的早期并无肾实质的器质性损害。及时解除梗阻可使肾脏泌尿功能迅速恢复。因此对这类患者，应及早明确诊断，并给予适当的处理。

（二）发病机制

急性肾功能衰竭的发病机制目前是指急性肾小管坏死引起的肾功能衰竭的发病机制。在探讨急性肾功能衰竭的发病机制时，除临床观察、尸体解剖或活体组织检查外，还常采用各种方法造成急性肾功能衰竭的动物模型，以供分析研究。例如可给动物注射升汞、硝酸氧铀、铅化合物等造成中毒性急性肾功能衰竭，或者用缩窄肾动脉、肾动脉内持续注入去甲肾上腺素、造成失血性休克等方法以引起缺血性肾功能衰竭，也可以肌内注入甘油造成肌红蛋白症并从而导致急性肾功能衰竭等。在上述动物模型中，由于引起肾脏损害的因素较为复杂，故任何一种实验模型都不能全面说明急性肾功能衰竭的发病机制而只能从某一个方面提示有关因素的作用。因此应当指出，下文所述急性肾功能衰竭的发病机制是从不同动物实验模型中所得结果的综述，而这些实验资料也未必能充分阐明临床所见的急性肾功能衰竭的发病机制。

1. 原尿回漏入间质

应用显微穿刺法将^{14}C-菊粉直接注入因缺血或肾动脉内注射硝酸氧铀而受损的大鼠一侧肾脏的肾小管腔后，可在对侧肾脏生成的尿液内发现有大量放射性菊粉排出。这证实受损肾脏的肾小管上皮细胞有较高的通透性，因而菊粉得以通过回漏而进入全身血液循环，并被对侧肾脏排出。所以有人认为，持续性肾缺血或肾毒物引起肾小管上皮坏死并进而导致急性肾功能衰竭时，肾小管管腔内原尿向肾间质的回漏，一方面可直接使尿量减少，另一方面又可通过形成肾间质水肿而压迫肾小管和阻碍原尿通过，其结果是肾小球囊内压增高，GFR 进一步减少。但最近有人在缺血性及中毒性肾功能衰竭的实验中发现，在肾小管上皮细胞出现坏死以前已有尿生成减少。临床上给某些急性肾功能衰竭的患者施行肾包囊切除术以减轻肾间质水肿，也并不能改善肾脏泌尿功能。因此现在认为，肾小管坏死引起的原尿回漏，不是急性肾功能衰竭少尿的原发机制，但能使少尿加重。

2. 肾小管阻塞

异型输血、挤压伤等引起急性肾功能衰竭时，在病理组织切片中可发现有坏死脱落的上皮细胞碎片、肌红蛋白、血红蛋白等所形成的管型阻塞肾小管。在急性肾功能衰竭的动物实验中，可观察到肾小管内有各种管型存在。因此，肾小管阻塞可能是引起急性肾功能衰竭时少尿的发病机制之一。肾小管阻塞后，可提高肾小管阻塞上段的管腔内压，从而使肾小球囊内压增高，GFR 减少。但是在肾缺血及肾毒物引起急性肾功能衰竭的实验中，用显微穿刺术测定梗阻近侧的肾小管内压时，大部分实验资料表明管内压并不升高，甚至反而降低。有人认为这是通过管-球反馈调节机制（tubuloglo-merular feedback mechanism）使肾小球动脉收缩，GFR 减少所致。因此很难肯定肾小管阻塞引起急性肾功能衰竭时少尿的原发机制。实验还证明，当 GFR 恢复正常，原尿形成充足时，管型即可被冲走而不易形成肾小管阻塞。这更说明肾小管被管型阻塞是 GFR 减少的结果。但是在已有肾小管阻塞之后，则会促进肾功能衰竭的恶化。

3. 肾小球滤过功能障碍

在急性肾功能衰竭的发病机制中，肾小球滤过功能障碍日益受到重视。引起肾小球滤过功能障碍的主要因素有肾脏血液的灌流量减少，肾小球有效滤过压降低及肾小球滤过膜的通透性改变等，今分述如下。

（1）肾脏血液灌流量减少 分别采用惰性气体洗出术（inert gas washout）、染料稀释法、同位素标记微球体灌注法及电磁流量计测定肾脏血液灌流量时，发现急性肾功能衰竭患者以及肾缺血或肾毒物引起急性肾功能衰竭的实物动物，均有肾脏血液灌流量的减少，而且一般减少$45\%\sim60\%$，其中以肾皮质血流量的减少最为明显，即出现了肾脏血流的异常分配，从而使肾脏泌尿功能发生严重障碍。但是应用双肼屈嗪、乙酰胆碱、前列腺素等治疗急性肾功能衰竭时，在肾脏血流量及肾皮质血流量增加的情况下，并不能提高GFR。因此，肾脏血液灌流量的减少可能不是急性肾功能衰竭的主要发病机制。

（2）肾小球有效滤过压降低 实验资料指出，肾缺血及肾毒物引起急性肾功能衰竭时，有时可见血液中儿茶酚胺及血管紧张素Ⅱ的含量增多，因而可能导致肾小球入球小动脉收缩，使肾小球有效滤过压和滤过率降低，其中，血管紧张素Ⅱ增多尤受重视。最近实验资料表明，急性肾功能衰竭时，主要是肾脏皮质外层血管紧张素的含量增多。近来还发现，肾脏组织内的肾素在肾内也可形成血管紧张素Ⅱ，从而引起入球小动脉收缩，使肾小球的血液灌流量减少，有效滤过压和滤过率降低。

急性肾功能衰竭时出现肾内肾素-血管紧张素系统活性增高，可能是通过管-球反馈调节机制所致。实验证明，肾缺血和肾毒物引起肾小管功能障碍后，近曲小管对钠的重吸收功能降低，远曲小管内的钠的浓度增高，从而使致密斑受到钠负荷的刺激而引起肾素分泌增多，肾内血管紧张素Ⅱ的形成也因而增多，其结果是入球小动脉收缩，肾小球有效滤过压及滤过率降低。

在急性肾功能衰竭的发病机制中，肾内肾素-血管紧张素系统的作用并未完全肯定。例如，实验资料表明，慢性盐负荷肾内肾素耗竭时并不能防止某些实验性急性肾功能衰竭的发生，当肾组织中含有高浓度肾素时（进行性肾性血管性高血压），通常并不伴发急性肾功能衰竭。因此，这一问题尚待进一步探讨。

（3）肾小球滤过膜通透性的改变 实验证明，给狗的一侧肾动脉内持续滴注高浓度去甲肾上腺素造成急性肾功能衰竭时，用扫描电镜可观察到肾小球囊脏层上皮细胞出现明显的形态学改变——上皮细胞相互融合，正常的滤过缝隙消失。此时如给实验狗输入盐水使肾血流量增加，并不能增加尿量，因而认为肾小球的上述形态学改变，可能是造成肾小球滤过功能障碍的原因。但在其他动物模型中，肾小球一般并不出现这种形态学改变。也有人在缺血和中毒性肾功能衰竭的动物模型中，发现有肾小球毛细血管内皮细胞和肾小球囊上皮细胞的肿胀，认为这些变化能减少肾小球的血液灌流量，并改变滤过膜的通透性。但是一般认为这些改变只出现在急性肾功能衰竭的最初阶段，因而不是引起急性肾功能衰竭时GFR减少的主要机制。

综上所述，可见急性肾小管坏死所致肾功能衰竭的发病机制是复杂的。其中肾小球滤过功能障碍可能起着较重要的作用。引起肾小球滤过功能障碍的机制，除肾小球病变和肾血流量减少直接引起肾小球血液灌流量减少外，还可因肾小管受损，通过管-球反馈调节机制，引起肾内肾素-血管紧张素系统活性增高。从而导致入球小动脉收缩，使肾小球有效滤过压和滤过率持续降低。肾小管上皮细胞坏死引起的原尿回漏以及肾小管被管型阻塞，在急性肾功能衰竭的发病过程中，也可能起一定作用。图18-1可作为了解急性肾功能衰竭少尿发病机制的参考。应当注意，在少尿或无尿发生的同时，肾小球和（或）肾小管的严重障碍也必然引起机体的环境紊乱，如氮质血症、水电解质和酸碱平衡紊乱等。

当病变逐渐减轻，并开始出现肾小管上皮细胞的再生修复，GFR又逐渐恢复至正常时，急性肾功能衰竭患者即由少尿进入多尿期。多尿是由于再生的肾小管上皮细胞对水和电解质的重吸收功能尚不完善所致。待肾小管功能基本恢复正常后，肾脏泌尿功能和机体内环境才逐渐恢复正常。

在严重烧伤、创伤、大量失血及手术后，有些急性肾功能衰竭患者为非少尿型，其发病机制和体内机能代谢变化详见后文。

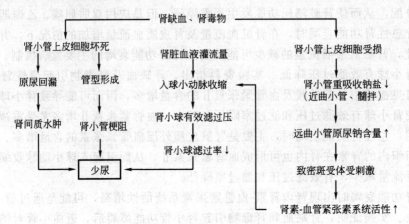

图 18-1 急性肾小管坏死引起的肾功能衰竭时少尿发病机制

还应当指出近年对急性肾功能衰竭患者的研究表明，病理组织学检查证明只有一部分患者的肾小管有真正的坏死，而不少患者的肾小管只有轻微的病变，甚至看不到病变。然而用电子显微镜观察时，则可见无明显坏死的肾小管上皮细胞的细胞器有损害，而且细胞生物化学方面的变化更为明显和广泛，因而有人认为，在这样的患者，急性肾功能衰竭的致病因素可能是肾内小血管的收缩和肾小管上皮细胞的重要功能的损害。

（三）病程

急性肾功能衰竭少尿型的发病过程一般可分为少尿期、多尿期和恢复期三个阶段。

1. 少尿期

此期尿量显著减少，并有体内代谢产物的蓄积，水、电解质和酸碱平衡紊乱。它是病程中最危险的阶段。

（1）少尿或无尿及尿成分的变化 如前所述，急性肾功能衰竭出现少尿或无尿的机制与 GFR 减少，原尿由坏死的肾小管漏回间质以及肾小管阻塞等因素有关。当原尿通过受损的肾小管时，由于肾小管上皮重吸收水和钠的功能障碍，故尿比重低，尿渗透压低于350mOsm/L，尿钠含量高于 40mmol/L（40mEq/L），常达 80～100mmol/L（80～100mEq/L）。由于肾小球滤过功能障碍和肾小管上皮坏死脱落，尿中含有蛋白、红细胞、白细胞和各种管型。这些改变与功能性急性肾功能衰竭时的尿液变化有明显差别，见表 18-2。

表 18-2　功能性急性肾功能衰竭与急性肾小管坏死少尿期尿液变化的比较

比较点	功能性肾功能衰竭	急性肾小管坏死
尿比重	＞1.020	＜1.015
尿渗透压/(mOsm/L)	＞700	＜250
尿钠含量/(mmol/L)	＞40：1	＞40

比较点	功能性肾功能衰竭	急性肾小管坏死
尿/血肌酐比值	>40:1	<10:1
尿蛋白含量	阴性至微量	+
尿沉渣镜检	基本正常	透明、颗粒、细胞管型,红细胞、白细胞和变性坏死上皮细胞

（2）水中毒　由于肾脏排尿量严重减少，体内分解代谢加强以致内生水增多，以及输入葡萄糖溶液过多等原因，可引起体内水潴留。当水潴留超过钠潴留时，可引起稀释性低钠血症，水分可向细胞内转移而引起细胞水肿。严重患者可并发肺水肿、脑水肿和心功能不全。因此对急性肾功能衰竭患者，应严密观察和记录出入水量，严重控制补液速度和补液量。

（3）高钾血症　这是急性肾功能衰竭患者最危险的变化。引起高钾血症的原因是：①尿量的显著减少，使尿钾排出减少；②组织损伤、细胞分解代谢增强、缺氧、酸中毒等因素均可促使钾从细胞内血细胞外转移；③摄入含钾食物或大量输入含高浓度钾的库存血等。高钾血症可引起心脏兴奋性降低，诱发心律失常，甚至导致心跳骤停而危及患者生命。

（4）代谢性酸中毒　主要是由于肾脏排酸保碱功能障碍所致，具有进行性、不易纠正的特点。酸中毒可抑制心血管系统和中枢神经系统，并能促进高钾血症的发生。

（5）氮质血症　由于体内蛋白质代谢产物不能由肾脏充分排出，而且蛋白质分解代谢往往增强，故血中尿素、肌酐等非蛋白含氮物质的含量可大幅度的增高，称为氮质血症（azotemia）。一般在少尿期开始后几天，就有血中非蛋白氮明显增多。感染、中毒、组织严重创伤等都会使血中非蛋白氮水平进一步升高，有关尿素等非蛋白含氮物质对机体的影响可参阅后文。

少尿期可持续几天到几周，平均为 7～12 天。少尿期持续愈久，预后愈差。患者如能安全度过少尿期，而且体内已有肾小管上皮细胞再生时，即可进入多尿期。

2. 多尿期

当急性肾功能衰竭患者尿量逐渐增多至每日 200mL 以上时，即进入多尿期，说明病情趋向好转。此期尿量可达每日 2000mL 以上。产生多尿的机制为：①肾小球滤过功能逐渐恢复正常；②间质水肿消退，肾小管内的管型被冲走，阻塞解除；③肾小管上皮虽已开始再生修复，但其功能尚不完善，故重吸收钠、水的功能仍然低下，原尿不能被充分浓缩；④少尿期中潴留在血中的尿素等代谢产物开始经肾小球大量滤出，从而增高原尿的渗透压，引起渗透性利尿。

多尿期中患者尿量虽已增多，但在早期由于 GFR 仍较正常为低，溶质排出仍然不足，肾小管上皮细胞的功能也不完善，因此氮质血症、高钾血症和酸中毒等并不能很快改善，只有经过一定时间后，血钾和非蛋白氮才逐渐下降至正常水平，肾脏排酸保碱的功能才恢复正常。多尿期间，患者每天可排出大量水和电解质，若不及时补充，则可发生脱水、低钾血症和低钠血症。对此，应给予充分的注意。

多尿期历时 1～2 周后病程进入恢复期。

3. 恢复期

此期患者尿量和血中非蛋白氮含量都基本恢复正常。水、电解质和酸碱平衡紊乱及其所引起的症状也完全消失。但是，肾小管功能需要经过数月才能完全恢复正常；因而在恢复期的早期，尿的浓缩和尿素等物质的消除等功能仍可以不完全正常。少数病例（多见于缺血性损害病例）由于肾小管上皮和基底膜的破坏严重和修复不全，可出现肾组织纤维化而转变为慢性肾功能不全。

（四）预后及治疗原则

非少尿型急性肾功能衰竭患者，肾内病变可能较轻。虽然也有 GFR 减少和肾小管的损害，便以肾小管浓缩功能的障碍较为明显，因此虽有血浆非蛋白氮的增高，但尿量并不减少，尿比重<1.020，尿钠含量也较低，预后较好。由于非少尿型的尿量排出较多，故一般很少出现高钾血症。

（1）由于许多药物及毒性物质能损害肾小管，因此应合理用药，以避免毒性物质对肾脏的损害作用。

（2）积极抢救危重患者，预防休克的发生，如已发生休克伴有功能性急性肾功能衰竭时，应及时采用抗休克措施，迅速恢复有效循环血量，使肾血流量和 GFR 恢复正常，以利肾功能的恢复。如通过尿液分析，发现患者已发生急性肾小管坏死所致的急性肾功能衰竭时，应按急性肾功能衰竭的治疗原则进行处理。

（3）由于急性肾功能衰竭的发病机制尚未完全清楚，因此常采用下述综合治疗措施。

① 适当输入液体，以维持体内水、电解质平衡。在少尿期应严重控制液体输入量，以防水中毒的发生。在多尿期，除注意补液外，还应注意补钠、补钾，以防脱水、低钠血症和低钾血症的发生。

② 处理高钾血症。高钾血症是少尿期威胁生命的变化，应进行紧急处理，治疗原则如下。a. 促进细胞外钾进入细胞内，如静脉内滴注葡萄糖和胰岛素，使细胞内糖原合成增多，从而促使细胞外液中的钾进入细胞内；b. 静脉内注入葡萄糖酸钙，对抗高钾血症对心脏的毒性作用；c. 应用钠型阳离子交换树脂如聚苯乙烯磺酸钠口服或灌肠，使钠和钾在肠内进行交换，钾即可随树脂排出体外；d. 严重高钾血症时，应用透析疗法（详见后文）。

③ 控制酸中毒。

④ 控制氮质血症：a. 滴注葡萄糖以减轻蛋白质的分解代谢；b. 静脉内缓慢滴注必需氨基酸，以促进蛋白质的合成，降低尿素氮上升的速度，并加速肾小管上皮的再生；c. 采用透析疗法以排除非蛋白氮等。

⑤ 积极抗感染：此时应选用合适的药物和剂量，以免加重肾中毒。

⑥ 透析疗法：包括血液透析（人工肾）和腹膜透析。其原理是通过透析作用，使半透膜两侧溶液中的小分子物质如尿素、葡萄糖、电解质、H^+ 等进行交换，以矫正水、电解质、酸碱平衡紊乱和降低尿素氮。透析效应取决于半透膜的孔径大小，以及膜两侧溶质的浓度差。腹膜透析是利用腹膜作为半透膜，人工肾则利用一种赛璐玢（cellophane）或铜玢（cuprophane）的透明薄膜作为半透膜。透析液的配置很重要。为了降低血浆中 K^+、H^+ 和非蛋白氮等物质的浓度，透析液中的钾浓度应比正常血钾浓度为低（如 2mmol/L），而且不应含有非蛋白氮类物质，人工肾的透析效果最好，但设备及条件要求较高，不易推广。因此临床上常将透析液注入腹腔内，利用腹膜进行透析。留置 1～2h 再将透析液放出。透析疗法已广泛应用于急性、慢性肾功能衰竭，取得了较好的疗效，但也不应因此而忽视其他治疗措施。

三、慢性肾功能衰竭

各种慢性肾脏疾病均可引起肾实质的破坏和肾功能障碍。由于肾脏具有强大的储备代偿功能，因此在肾实质尚未受到广泛而严重的损害时，肾脏尚能维持内环境的稳定。当疾病进一步恶化以致有功能的肾单位残存不多时，就会发生内环境紊乱，主要表现为代谢产物及毒性物质在体内潴留，以及水、电解质和酸碱平衡紊乱，并伴有一系列临床症状。这就是慢性肾功能衰竭（chronic renal failure）。引起慢性肾功能衰竭的疾病，以慢性肾小球肾炎为最常见，占 50%～60%。肾小动脉硬化症、慢性肾盂肾炎以及全身性红斑狼疮等也是较为常见的原因。其他如肾结核、糖尿病性肾小球硬化症、多囊肾、肾脏发育不全以及结石、肿瘤、前列腺增生症等引起的尿道梗阻也可导致慢性肾功能衰竭。在发生慢性肾功能衰竭之前，由于各种慢性肾脏疾病可分别引起以肾小球或肾小管损害为主的病变，故在临床上可出现不同的症状和体征。但是在各种慢性肾脏疾病的晚期，由于大量肾单位的破坏和功能的丧失却可出现相同的后果，即残存肾单位过少所致的肾功能衰竭。因此慢性肾功能衰竭是各种慢性肾脏疾病最后的共同结局。

（一）发展过程

由于肾脏有强大的储备代偿功能，故慢性肾功能衰竭的发展过程可以随着肾脏受损的逐步加重而分为下列四个时期。

（1）第一期为肾脏储备功能降低期　在较轻度或中度肾脏受损时，未受损的肾单位尚能代偿已受损的肾单位的功能。故在一般情况下肾脏泌尿功能基本正常。机体内环境尚能维持在稳定状态，内生性肌酐清除率仍在正常值的 30% 以上，血液生化指标无明显改变，也无临床症状。但在应激刺激作用下，如钠、水负荷突然增大或发生感染等时，可出现内环境紊乱。

（2）第二期为肾脏功能不全期　由于肾脏进一步受损，肾脏储备功能明显降低，故肾脏已不能维持机体内环境的稳定。内生性肌酐清除率下降至正常值的 25%～30%。有中度氮质血症和贫血，肾脏浓缩功能减退，常有夜尿和多尿，一般临床症状很轻，但在感染、手术及脱水等情况下，肾功能即明显恶化，临床症状加重。

（3）第三期为肾功能衰竭期　肾脏内生性肌酐清除率下降至正常值的 20%～25%，有较重的氮质血症，血液非蛋白氮多在 60mg/100mL 以上。一般有酸中毒、高磷血症、低钙血症，也可出现轻度高钾血症。肾脏浓缩及稀释功能均有障碍，易发生低钠血症和水中毒，贫血严重。有头痛、恶心、呕吐和全身乏力等症状。临床称为氮质血症期或尿毒症前期。

（4）第四期为尿毒症期　为慢性肾功能衰竭的晚期。内生性肌酐清除率下降至正常值的 20% 以下。血液非蛋白氮在 80～100mg/100mL 或更高。毒性物质在体内的积聚明显增多，有明显的水、电解质和酸碱平衡紊乱及多种器官功能衰竭。临床可有一系列尿毒症症状即自体中毒的症状出现。图 18-2 表示内生性肌酐清除率（基本上代表 GFR）和临床表现的关系。由此可见，肾功能衰竭的临床表现和 GFR 的减少有密切关系。

有关慢性肾功能衰竭的发病机制，一般采用完整的肾单位学说（intact nephron hypothesis）来解释。此学说认为：虽然引起慢性肾损害的原始病因各不相同，但是最终都会造成病变肾单位的功能丧失，肾功能只能由未受损的残存肾单位来承担。丧失肾功能的

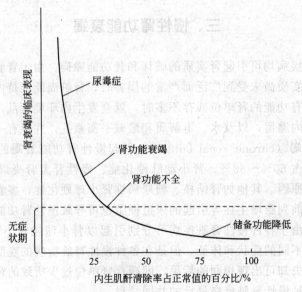

纵轴: 肾衰竭的临床表现

横轴: 内生肌酐清除率占正常值的百分比/%

（标注：尿毒症、肾功能衰竭、肾功能不全、储备功能降低、无症状期）

图 18-2　慢性肾功能衰竭的临床表现与肾功能的关系

肾单位越多，残存的完整肾单位就越少；最后，当残存的肾单位少到不能维持正常的泌尿功能时，内环境就开始发生紊乱，亦即慢性肾功能衰竭开始发生发展。

Bricker 在 20 世纪 70 年代提出的矫枉失衡假说（trade-off hypothesis）可以认为是对完整肾单位学说的一个补充。根据动物实验和临床研究的结果，Bricker 指出，当肾单位和 GFR 进行性减少以致某一溶质（例如某一电解质）的滤过减少时，作为一种适应性反应，血液中一种相应的抑制物（例如某一激素）就会抑制残存肾单位肾小管对该溶质的重吸收，从而使该溶质随尿排出不致减少而在血浆中的水平也不致升高。可见，这种适应性反应有稳定内环境的作用。随着肾单位和 GFR 的进一步减少，该溶质的滤过也进一步减少。此时，尽管血浆中抑制物仍起抑制作用，但因残存肾单位过少，故不能维持该溶质的排出，结果是溶质在血浆中的浓度升高，即内环境发生紊乱。该溶质浓度的升高又可使血浆中的抑制物也随之增多，而此时抑制物的增多，非但不能促进溶质的排泄而有助于机体内环境恒定性的维持，反而可以作用于其他器官而引起不良影响，从而使内环境的紊乱进一步加剧。

下文在论述慢性肾功能衰竭者钙、磷代谢障碍时，将对矫枉失衡假说作具体的解释。

（二）机体的机能及代谢变化

1. 氮质血症

当血液中非蛋白氮（NPN）浓度水平超过正常时称为氮质血症。正常人血中 NPN 为 25～30mg/100mL；其中尿素氮为 10～15mg/100mL，尿酸为 3～5mg/100mL，肌酐为 0.9～1.8mg/100mL。慢性肾功能衰竭时，由于 GFR 减少，上述 NPN 浓度均有不同程度升高。

（1）血浆尿素氮（blood urea nitrogen，BUN）浓度的变化　尿素是由肝脏合成的蛋白质分解代谢的产物，主要由肾脏排泄。慢性肾功能衰竭患者，BUN 的浓度与 GFR 的变化有密切关系。如图 18-3 所示。

在肾功能衰竭的早期，当 GFR 减少到正常值的 40% 以前，BUN 浓度虽有缓慢地升

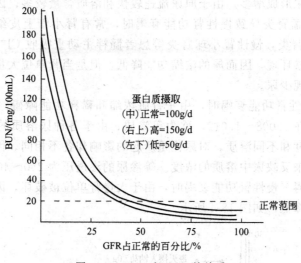

图 18-3 BUN 和 GFR 的关系

高，但仍在正常范围内。当 GFR 进一步减少时，BUN 浓度就明显上升，当 GFR 减少到正常值的 20% 以下时，血中 BUN 可高达 100mg/100mL 以上。由此可见，BUN 浓度的变化并不是反映肾功能改变的敏感指标；而且 BUN 值还与外源性（与蛋白质摄入量有关）及内源性（与感染、肾上腺皮质激素的应用、胃肠道出血等有关）尿素负荷的大小有关，因此根据 BUN 值判断肾功能变化时，应考虑这些尿素负荷的影响。

（2）血浆肌酐浓度的变化 血浆肌酐浓度与蛋白质的摄入量无关，而主要与肌肉中磷酸肌酸自身分解产生的肌酐量及肾脏排泄肌酐的功能有关，因此血浆肌酐浓度的改变更能反映 GFR 的变化。但在 GFR 变化的早期，血中肌酐浓度的改变与 BUN 一样，也并不明显。因此，在临床上必须同时测定血浆和尿液的肌酐含量，以计算肌酐清除率（肌酐清除率 $=UV/P$，U 为尿中肌酐浓度，V 为每分钟尿量，P 为血浆肌酐浓度）。肌酐清除率与 GFR 的变化具有平行关系。但在严重肾功能衰竭并伴有食欲丧失和恶病质时，由于肌肉组织分解代谢明显增强，内生性肌酐形成过多，故血清肌酐浓度可迅速增高，此时肌酐清除率降低，并不能确切地反映 GFR 的变化。

（3）血浆尿酸浓度的变化 慢性肾功能衰竭时，血清尿酸浓度虽有一定程度的升高但较尿素、肌酐为轻，这主要与肾脏远曲小管分泌尿酸增多和肠道尿酸分解增强有关。

慢性肾功能衰竭患者 NPN 的增高还包括有中分子量肽类、氨基酸、胍类等蛋白质分解产物的增多，这些物体对机体具有毒性作用。

2. 电解质及酸碱平衡紊乱

（1）对多尿的患者，特别是在伴有呕吐、腹泻时，如不及时补充足够的水分，则因肾脏浓缩功能减退，尿量不能相应的减少，故容易发生严重脱水从而使酸中毒、高钾血症、高磷血症、氮质血症加重，病情恶化。反之，当静脉输血过多时，又易发生水潴留，甚至引起肺水肿和脑水肿。当慢性肾功能衰竭引起 GFR 过度减少时，则会出现少尿和水肿。

① 夜尿：正常成人每日尿量约为 1500mL，白天尿量约占总尿量的 2/3，夜间尿量只占 1/3。慢性肾功能衰竭患者，早期即有夜间排尿增多的症状，夜间尿量和白天尿量相近，甚至超过白天尿量，这种情况称为夜尿。其形成机制尚不清楚。

② 多尿：多尿是慢性肾功能衰竭较常见的泌尿功能变化，但尿量很少超过每天 3000mL。其形成机制可能为：a. 大量肾单位被破坏后，残存肾单位血流量增多，其肾小

球滤过率增大，原尿形成增多。由于原尿流速较快和溶质含量较多，因而产生了渗透性利尿效应；b. 慢性肾盂肾炎导致慢性肾功能衰竭时，常有肾小管上皮细胞对 ADH 的反应减弱；c. 慢性肾盂肾炎，慢性肾小球肾炎等患者髓袢主动重吸收 Cl^- 的功能减弱时，髓质间质不能形成高渗环境，因而尿的浓缩功能降低。但是当肾单位大量破坏，肾血流量极度减少时，则可发现少尿。

③ 等渗尿：慢性肾功能衰竭时，由于肾脏浓缩和稀释功能障碍，尿溶质接近于血清浓度，尿比重固定在 1.008~1.012，称为等渗尿。由于各种尿溶质的分子量不一致，故同样是 1 克分子浓度和不同溶质，对尿比重所起的影响却各不相同。因此最好用冰点降低法测定尿的渗透压来反映尿中溶质的浓度。等渗尿的渗透压为 250~400mOsm/L。

（2）钠代谢障碍　慢性肾功能衰竭时，由于大量肾单位被破坏，因此残存肾单位维持钠平衡的功能大为降低，如图 18-4 所示。

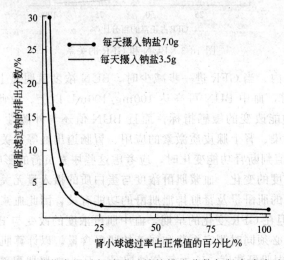

图 18-4　慢性肾功能衰竭时肾脏滤过钠的排出分数与肾小球滤过率的关系

无论在高盐或低盐饮食条件下，随着 GFR 的下降，肾脏滤过钠的排出分数（fractional exeretion of filtered sodium）均上升；即当 GFR 由 100％下降到 5％时，滤过钠的排出分数也相应地由 0.5％上升到 32％以上，因此在低盐饮食时易引起低钠血症，并可导致细胞外液和血浆容量减少，使 GFR 进一步下降，从而加重内环境的紊乱。如患者同时因食欲缺乏、恶心呕吐而使钠的摄入减少，则更会促进低钠血症的发生；因此对慢性肾功能衰竭患者，应适当补充钠盐。对失盐性肾炎所致的慢性肾功能衰竭患者，更应注意补充钠盐。关于慢性肾功能衰竭患者失钠的机制，尚有争论。多数学者认为主要是因渗透性利尿引起失钠。因为流经少数残存肾单位的原尿中溶质（主要为尿素）浓度较高，原尿流速也快，钠、水重吸收因而减少，于是钠盐排出过多。

慢性肾功能衰竭虽易发生失钠，但补充钠盐却不宜过多。因为残存肾单位的残存肾单位的滤过率已很低，补充钠盐过多后，易造成钠水潴留，使细胞外液及血浆容量扩大，从而进一步使血压升高，加重心脏负荷，并可能导致心力衰竭。当患者已有心力衰竭时，更不宜过多地补充钠盐。

（3）钾代谢障碍　慢性肾功能衰竭患者，虽有 GFR 减少，但只要尿量不减少，血钾可长期维持在正常水平。多尿及反复使用失钾性利尿药引起的尿钾排出过多，以及厌食、呕吐、腹泻所致的钾摄入不足和丧失过多等还可导致低钾血症。

慢性肾功能衰竭患者一般不易出现高钾血症。但在晚期尿量过少（每天尿量低于 $600\sim900mL$），以致钾排出过少时，就可发生高钾血症。引起高钾血症的其他因素有：①严格控制钠盐的摄入，使尿钠排出过低，因而尿钾排出减少；②长期使用保钾利尿药；③代谢性酸中毒；④溶血及感染等。

高钾血症和低钾血症均可影响神经肌肉的应激性，严重时可引起致命的心律失常。

（4）代谢性酸中毒　慢性肾功能衰竭患者发生代谢性酸中毒的机制如下。

① 肾小管排 NH_4^+ 减少：慢性肾功能衰竭时，由于肾小管上皮细胞产 NH_3 减少，肾小管排 NH_4^+ 降低，可致 H^+ 排出障碍而发生代谢性酸中毒。

② 肾小管重吸收重碳酸盐减少：慢性肾功能衰竭时继发性甲状旁腺激素（parathyroid hormone，PTH）分泌增多（详见后文）可抑制近曲小管上皮细胞碳酸酐酶的活性，使近曲小管对重碳酸盐的重吸收降低，因而造成重碳酸盐的丧失。

③ 肾小球滤过率明显下降：当 GFR 降低到 $20mL/min$ 时，体内酸性代谢产物如碳酸、硫酸、磷酸、有机酸等从肾小球滤过减少而致潴留体内。

酸中毒时氢离子对神经肌肉系统具有抑制作用。此时患者虽可有明显低钙血症（详见后文），但因血液 pH 降低可提高钙的离解度，血浆 $[Ca^{2+}]$ 水平可以不低，因此临床上不出现抽搐。但在快速纠正酸中毒后，钙的离解度随即降低而使血浆 $[Ca^{2+}]$ 下降，患者因而可以发生手足搐搦。酸中毒能使细胞内 K^+ 外移而促进高钾血症的发生，酸中毒又能促使骨盐溶解，引起骨骼脱钙。

（5）镁代谢障碍　体内镁代谢平衡主要受肠道对镁的吸收和肾脏排镁的影响。慢性肾功能衰竭伴有少尿时，可因尿镁排出障碍而引起高镁血症。若同时用硫酸镁以降低血压或导泻，更易造成血镁升高。但一般血镁升高的程度并不严重，高镁血症对神经肌肉具有抑制作用。

（6）钙、磷代谢障碍　慢性肾功能衰竭时，钙磷代谢障碍主要表现为血磷升高，血钙降低及骨质营养不良。

① 血磷升高：在肾功能衰竭早期（GFR$>30mL/min$），因 GFR 减少而引起的肾脏排磷减少，可引起磷酸盐潴留和血磷暂时性升高。血磷升高可使血钙降低，而血钙降低又可刺激甲状旁腺，引起继发性 PTH 分泌增多。按照 Bricker 所提出的矫枉失衡假说，PTH 就是针对血磷滤过减少而在血液中增多的抑制物。PTH 能抑制近曲小管对磷酸盐的重吸收，故可使尿磷排出增多，从而使血降低到正常水平。因此慢性肾功能衰竭患者可以在很长一段时间内不发生血磷过高。由此可见，抑制物 PTH 的增多是一种适应性反应，具有稳定内环境的作用。在慢性肾功能衰竭的晚期，GFR 和血磷的滤过都进一步显著减少。此时，由于残存肾单位太少，继发性 PTH 分泌增多已不能维持磷的充分排出，故血磷水平显著升高。PTH 的增多又可加强溶骨活性，使骨磷释放增多，从而形成恶性循环，使血磷水平不断上升。

② 血钙降低：慢性肾功能衰竭出现血钙降低的原因是：a. 血液中钙、磷浓度之间有一定关系，当血磷浓度升高时，血钙浓度就会降低；b. 肾实质破坏后，25-(OH)-维生素 D_3 羟化为 1,25-$(OH)_2$-维生素 D_3 的功能发生障碍，肠道对钙的吸收因而减少；c. 血磷过高时，肠道分泌磷酸根增多，故可在肠内与食物中的钙结合而形成不易溶解的磷酸钙，从而妨碍钙的吸收；d. 尿毒症时，血液中潴留的某些毒性物质可使胃肠道黏膜受损，钙的吸收因而减少。

③ 肾性骨质营养不良：肾性骨质营养不良（renal osteodystrophy）是慢性肾功能衰

竭，尤其是尿毒症的严重并发症。其中包括有骨囊性纤维化，骨软化症和骨质疏松等病变，其发病机制与慢性肾功能衰竭时出现的高磷血症、低钙血症、PTH 分泌增多、1,25-$(OH)_2$-维生素 D_3 形成减少、胶原蛋白代谢障碍以及酸中毒等有关，其相互关系如图 18-5 所示。

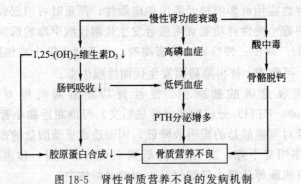

图 18-5　肾性骨质营养不良的发病机制

临床上如采取一定措施降低血磷和控制低钙血症，则可减轻继发性 PTH 分泌增多和骨质营养不良。

3. 肾性高血压

高血压是慢性肾功能衰竭患者的常见症状之一，故称为肾性高血压，其发病机制与下列因素有关。

（1）钠、水潴留　慢性肾功能衰竭时，由于肾脏排钠、排水功能降低，钠、水可在体内潴留而引起血容量增高和心排血量增多，从而可导致血压升高，这种高血压称为钠依赖性高血压（sodium-dependent hypertension）。对这种患者限制钠盐的摄入，并就用利尿药以加强尿钠的排出，可以收到较好的降压效果。

（2）肾素-血管紧张素系统的活性增高　慢性肾小球肾炎、肾小动脉硬化症、肾硬化症等疾病引起的慢性肾功能衰竭，常伴有肾素-血管紧张素系统的活性增高，血液中血管紧张素 Ⅱ 形成增多。血管紧张素 Ⅱ 可直接引起小动脉收缩，又能促使醛固酮分泌，导致钠水潴留，并可兴奋交感-肾上腺髓质系统，引起儿茶酚胺释放和分泌增多，故可导致血压上升，这种高血压称为肾素依赖性高血压（renin-dependent hypertension）。对此类患者限制钠盐摄入和应用利尿药，不能收到良好的降压效果。只有采用药物疗法等减轻肾素-血管紧张素系统的活性，消除血管紧张素 Ⅱ 对血管的作用，才有明显的降压作用。

（3）肾脏形成血管舒张物质减少　正常肾髓质能生成前列腺素 A_2（PGA_2）和 E_2（PGE_2）等血管舒张物质。此类物质能舒张肾皮质血管，增加肾皮质血流量和抑制肾素的分泌，从而具有抗高血压的作用。此外，这类物质还具有排钠排水的效应。因此有人认为肾实质破坏引起这类物质形成减少，也可促进高血压的发生；但此问题尚待进一步研究。肾性高血压的形成机制概括如图 18-6。

4. 贫血

慢性肾脏疾病经常伴有贫血。贫血原发病机制可能与下列因素的作用有关：①肾脏组织严重受损后，肾脏形成促红细胞生成素减少；②血液中潴留的毒性物质对骨髓造血功能具有抑制作用，如甲基胍对红细胞的生成具有抑制作用；③慢性肾功能障碍可引起肠道对铁的吸收减少，并可因胃肠道出血而致铁丧失增多；④毒性物质的蓄积可引起溶血及出血，从而造成红细胞的破坏与丢失。

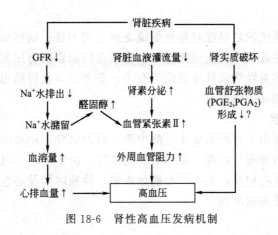

图 18-6　肾性高血压发病机制

5. 出血倾向

慢性肾功能衰竭的患者常有出血倾向，其主要临床表现为皮下瘀斑和黏膜出血，如鼻出血和胃肠道出血等。一般认为血小板数量减少不是造成出血的主要原因，而血小板的功能障碍，才是其主要病因，血小板功能障碍表现为：①血小板第 3 因子（磷脂，是Ⅸ、Ⅹ、凝血酶原活化场所）的释放受到抑制，因而凝血酶原激活物生成减少；②血小板的黏着和聚集功能减弱，因而出血时间延长。上述血小板的功能改变可能是毒性物质在体内蓄积所引起，例如尿素、胍类、酚类化合物等都可能有改变血小板功能的作用。

6. 免疫功能障碍

慢性肾功能衰竭晚期常并发免疫功能障碍，而且以细胞免疫异常为主。如尿毒症患者血中淋巴细胞减少，T 淋巴细胞的绝对数降低，迟发型皮肤变态反应减弱，同种异体移植的皮肤和肾脏存活时间延长等。由于中性粒细胞趋化性降低，尿毒症患者对细菌感染的敏感性有所增高。体液免疫变化不大，大多数尿毒症患者的抗体生成未见明显异常，血清补体水平也属正常。慢性肾功能衰竭时出现细胞免疫功能异常，可能与毒性物质对淋巴细胞的分化和成熟有抑制作用，或者对淋巴细胞有毒性作用等因素有关。

四、尿　毒　症

急性和慢性肾功能衰竭均可导致终末代谢产物和内源性毒性物质在体内潴留，水、电解质、酸碱平衡紊乱以及内分泌功能失调，从而引起一系列自体中毒症状，称为尿毒症（uremia）。

在尿毒症期，除上述水、电解质、酸碱平衡紊乱、贫血、出血倾向、高血压等进一步加重外，还可出现各器官系统功能障碍以及物质代谢障碍所引起的临床表现，现分述如下。

1. 神经系统症状

神经系统的症状是尿毒症的主要症状。在尿毒症早期，患者往往有头昏、头痛、乏力、理解力及记忆力减退等症状。随着病情的加重可出现烦躁不安、肌肉颤动、抽搐；最后可发展到表情淡漠、嗜睡和昏迷。这些症状的发生与下列因素有关：①某些毒性物质的蓄积可能引起神经细胞变性；②电解质和酸碱平衡紊乱；③肾性高血压所致的脑血管痉挛，缺氧和毛细血管通透性增高，可引起脑神经细胞变性和脑水肿。

2. 消化系统症状

尿毒症患者消化系统的最早症状是食欲缺乏或消化不良；病情加重时可出现厌食、恶心、呕吐或腹泻。这些症状的发生可能与肠道内细菌的尿素酶将尿素分解为氨，氨刺激胃肠道黏膜引起炎症和多发性浅表性小溃疡等有关。患者常并发胃肠道出血。此外恶心、呕吐也与中枢神经系统的功能障碍有关。

3. 心血管系统症状

慢性肾功能衰竭者由于肾性高血压、酸中毒、高钾血症、钠水潴留、贫血及毒性物质等的作用，可发生心力衰竭、心律失常和心肌受损等。由于尿素（可能还有尿酸）的刺激作用，还可发生无菌性心包炎，患者有心前区疼痛；体检时闻及心包摩擦音。严重时心包腔中有纤维素及血性渗出物出现。

4. 呼吸系统症状

酸中毒时患者呼吸慢而深，严重时可见到酸中毒的特殊性 Kussmaul 呼吸。患者呼出的气体有尿味，这是由于细菌分解唾液中的尿素形成氨的缘故。严重患者可出现肺水肿、纤维素性胸膜炎或肺钙化等病变，肺水肿与心力衰竭、低蛋白血症、钠水潴留等因素的作用有关。纤维素性胸膜炎是尿素刺激引起的炎症；肺钙化是磷酸钙在肺组织内沉积所致。

5. 皮肤症状

皮肤瘙痒是尿毒症患者常见的症状，可能是毒性产物对皮肤感受器的刺激引起的；有人则认为与继发性甲状旁腺功能亢进有关，因为切除甲状旁腺后，能立即解除这一症状。此外，患者皮肤干燥、脱屑并呈黄褐色。皮肤颜色的改变以前认为是尿色素增多之故，但用吸收分光光度计检查，证明皮肤色素主要为黑色素。在皮肤暴露部位，轻微挫伤即可引起皮肤瘀斑。由于汗液中含有较高浓度的尿素，因此在汗腺开口处有尿素的白色结晶，称为尿素霜。

6. 物质代谢障碍

（1）糖耐量降低　尿毒症患者对糖的耐量降低，其葡萄糖耐量曲线与轻度糖尿病患者相似，但这种变化对外源性胰岛素不敏感。造成糖耐量降低的机制可能为：①胰岛素分泌减少；②尿毒症时由于生长激素的分泌基础水平增高，故拮抗胰岛素的作用加强；③胰岛素与靶细胞受体结合障碍，使胰岛素的作用有所减弱；④有关肝糖原合成酶的活性降低而致肝糖原合成障碍。目前认为引起上述变化的主要原因可能是尿素、肌酐和中分子量毒物等的毒性作用。

（2）负氮平衡　负氮平衡可造成患者消瘦、恶病质和低白蛋白血症。低白蛋白血症是引起肾性水肿的重要原因之一。引起负氮平衡的因素有：①患者摄入蛋白质受限制或因厌食、恶心和呕吐而致蛋白质摄入减少；②某些物质如甲基胍可使组织蛋白分解代谢加强；③合并感染时可导致蛋白分解增强；④因出血而致蛋白丢失；⑤随尿丢失一定量的蛋白质等。

尿毒症时大量尿素可由血液渗入肠腔。肠腔细菌可将尿素分解而释放出氨，氨被血液运送到肝脏后，可再合成尿素，也可合成非必需氨基酸，后者对机体是有利的。因此有人认为，尿毒症患者蛋白质的摄入量可低于正常人，甚至低于每天 20g 即可维持氮平衡，但必须给予营养价值较高的蛋白质，即含必需氨基酸丰富的营养物质。近年来有人认为。为了维持尿毒症患者的氮平衡，蛋白质摄入量应与正常人没有明显差异；而且认为，单纯为了追求血液尿素氮的降低而过分限制蛋白质的摄入量，可使自身蛋白质消耗过多，因而对患者有害而无益。

（3）高脂血症　尿毒症患者主要由于肝脏合成甘油三酯所需的脂蛋白（前β-脂蛋白）增多，故甘油三酯的生成增加；同时还可能因脂蛋白脂肪酶（lipoprotein lipase）活性降低而引起甘油三酯的清除率降低，故易形成高甘油三酯血症。此种改变可能与甲基胍的蓄积有关。

五、尿毒性的毒性物质

在肾功能衰竭时，体内许多蛋白质最终代谢产物不能由肾脏排出而蓄积于体内，因而可引起一系列中毒症状，故这类物质称为尿毒性的毒性物质。尿毒症的毒性物质的作用机制迄今尚未阐明。有资料表明，胍类尤其是甲基胍，以及未知结构的中分子量物质可能是尿毒症时的主要毒性物质，而尿素、肌酐、酚类等也可能和尿毒症某些症状的发生有关。

（一）胍类化合物的作用

在尿毒症患者的血液中，各种胍类化合物的含量增多，其中最受重视的是甲基胍，其次为胍基琥珀酸。

1. 甲基胍的作用

甲基胍是由肌酐转变而来，其转变途径可能如下：正常人血浆中甲基胍含量甚微，约为 $8\mu g$，尿毒症时可上升达 $600\mu g$，几乎为正常值的 80 倍。肌酐清除率越低，血浆肌酐浓度越高，血浆甲基胍含量也越高。甲基胍主要由肾脏排出。尿毒症时，甲基胍的排出一般仍能维持正常，故血中甲基胍的浓度增高，主要是生成过多所致。

实验表明，大剂量甲基胍注入正常犬的体内，可诱导出许多类似尿毒症的临床表现，如体重下降、血中尿素氮升高、溶血、红细胞铁转换率降低（红细胞生成减慢）、呕吐、腹泻、出血、运动失调、痉挛、嗜睡、肺淤血、心室传导阻滞，以及物质代谢异常如高脂血症、肠道对钙的吸收减少等。甲基胍还有明显的利钠作用，可造成钠的丢失，并具有抑制免疫反应的作用。因此有人认为甲基胍可能是尿毒症的主要毒性物质。

2. 胍基琥珀酸的作用

尿毒症时胍基琥珀酸可通过以下两个途径生成。

（1）在正常情况下，精氨酸和甘氨酸可在甘氨酸精氨酸脒基移换酶的作用下，生成胍乙酸和鸟氨酸；胍乙酸又可转变为肌酐。尿毒症时上述酶的活性降低，且因肌酐在体内蓄积，故使上述反应不能进行。此时组织中的精氨酸易于和门冬氨酸在门冬氨酸精氨酸脒基移换酶的作用下，生成胍基琥珀酸。

门冬氨酸　精氨酸　　　　　　鸟氨酸　　　胍基琥珀酸

（2）在体内瓜氨酸和门冬氨酸可以生成精氨酸代琥珀酸。正常情况下，精氨酸代琥珀酸裂合酶活性高，故精氨酸代琥珀酸在 B 键处断裂，而生成延胡索酸和精氨酸。尿毒症时，有人认为血中尿素浓度增高可能引起此酶的活性降低，因而精氨酸代琥珀酸在 A 键处被裂解而生成鸟氨酸和胍基琥珀酸。

$$HOOC-CH-(CH_2)-NH-C-NH-CH$$

（结构式中：NH_2 在第二个碳下方；中间 C 上方为 NH；右侧 CH 上方为 COOH，下方为 CH_2-COOH）

A 键　　　　　　B 键
（H—NH_2，氨解）　（精氨酸代琥
　　　　　　　珀酸裂合酶）

正常人血浆中胍基琥珀酸的浓度约为 0.03mg/100mL，而在尿毒症患者可高达 8.3mg/100mL，增高 200 多倍。胍基琥珀酸可抑制血小板第 3 因子的活性，又能促进溶血，因而可能与尿毒症的出血倾向和贫血有关。

（二）未知中分子量物质的作用

腹膜透析与人工肾透析相比，尽管前一方法清除低分子量毒性物质的能力远远低于后一方法，但两者的临床效果相差不大。因此有人推测，除低分子量物质外，可能还有借腹膜透析能有效清除的其他物质与尿毒症的发生有关。以后的研究证实，腹膜比人工肾用的赛璐玢膜更易于让某些中分子量物质透过。因此提出中分子量物质学说以解释尿毒症的中毒症状。中分子量物质的相对分子质量在 300～1500，其化学结构不明，推测为多肽类物质。有人发现，从尿毒症患者透析液中提出的中分子量物质，在体外对成纤维细胞的增生、白细胞吞噬作用、淋巴细胞的增生以及细胞对葡萄糖的利用等具有抑制作用。这可能与尿毒症患者糖耐量降低和免疫抑制等变化有关。

（三）其他毒性物质的作用

（1）尿素的作用　一般认为尿毒症患者血浆尿素浓度的增高不会引起明显的毒性的反应；但是尿素可抑制单胺氧化酶、黄嘌呤氧化酶以及 ADP 对血小板第 3 因子的激活作用。并能使胍基琥珀酸产生增多，从而导致血小板功能异常和出血。此外，尿素增高还会引起糖耐量降低。

（2）肌酐的作用　在尿毒症期，体内蓄积的肌酐可能并无明显的毒性作用；但在体外将肌酐加到血液中，使其浓度相当于重症尿毒症患者血中肌酐浓度时，却可引起溶血。给正常犬注入肌酐，可降低红细胞的存活时间。此外，肌酐还可引起动物嗜睡和糖耐量降低，故不能认为肌酐是完全无毒的物质。

（3）尿酸的作用　血浆尿酸浓度很高的患者，并发心包炎也多；因此认为尿酸在心包炎的发病机制中可能起一定作用。

（4）酚和酚酸的作用　肠道细菌可将芳香族氨基酸转变成酚和酚酸。在正常人，这些物质被吸收后，可经肝脏解毒而由肠道和肾脏排出。肾功能衰竭时，由于肝脏解毒功能降低和肾脏排泄功能减弱，故血浆中酚类含量可以增高。酚类能促进溶血。酚酸如羟苯乙酸在体外可抑制血小板的聚集；因此酚酸可能是导致尿毒症时出血倾向的原因之一。

六、肾功能不全的防治原则

（1）积极防治原发疾病以防止肾实质的继续破坏。

（2）慢性肾功能衰竭患者的肾功能主要依靠残存的完整肾单位来维持。任何加重肾脏负荷的因素，均可加重肾功能衰竭；因此应积极消除诱发肾功能恶化的有害因素，例如控制感染、减轻高血压等。此外，还有矫正水、电解质紊乱，纠正酸中毒等以维持内环境的稳定。

（3）肾功能衰竭患者出现尿毒症时，应采取抢救措施以维持内环境的稳定。常用的措施有腹膜透析、血液透析（人工肾）等。必要和可能时也可进行同种肾移植以取代患病的肾脏。

形成性考核

一、单选题

1. 对肾前性肾功能衰竭，下列哪项描述是错的（　　）

A. 可发生在各种休克的早期　　　B. 由肾血流量明显减少所致

C. 病程早期肾脏出现器质性病变　D. 尿量显著减少

E. 如能及时恢复循环血量，肾功能可恢复正常

2. 哪种疾病可以引起肾后性肾衰（　　）

A. 汞中毒　　　　　　　　　　　B. 休克

C. 尿路阻塞　　　　　　　　　　D. 急性肾炎

E. 肾动脉血栓形成

3. 下列哪项不是肾小球肾炎的病变特点（　　）

A. 肾小球内中性粒细胞浸润　　　B. 间质血管扩张，充血

C. 肾间质内脓肿形成　　　　　　D. 肾间质内炎细胞浸润

E. 肾小管上皮细胞变性

4. 快速进行性肾小球肾炎最具特征的病变是（　　）

A. 基底膜增厚　　　　　　　　　B. 肾小球血管袢坏死

C. 肾血管内膜纤维化　　　　　　D. 大量新月体形成

E. 肾间质炎细胞浸

5. 肾性高血压的发病机制下列哪项不正确（　　）

A. 酸中毒　　　　　　　　　　　B. 血浆肾素浓度增加

C. 肾脏降压物质减少　　　　　　D. 钠水潴留

E. 血浆肾素血管紧张素浓度增加

二、简答题

1. 各型原发性肾小球肾炎的临床表现、光镜和电镜下特征是什么？

2. 慢性肾衰竭发病机制的学说有哪些？其核心观点是什么？

3. 何谓尿毒症？尿毒症的主要毒性物质有哪些？对患者有什么影响？

4. 蛋白尿和肾病综合征发生的病理形态学基础是什么？

（庞庆丰　程建青）

第十九章 生殖系统疾病

六、简述创伤的全身性病理变化

学习提示： 生殖系统疾病分为子宫疾病、妊娠滋养层细胞疾病、乳腺疾病、前列腺疾病及生殖系统肿瘤。重点掌握慢性子宫颈炎的病理变化；乳腺疾病、子宫颈癌的病理变化及临床病理联系。并熟悉水泡状胎块、前列腺疾病的病理变化特点。了解阴茎、睾丸肿瘤疾病。掌握以下名词概念：子宫内膜增生症、水泡状胎块、乳腺增生症、前列腺增生症、子宫颈癌。通过完成以下题目预习本章内容。

1. 慢性子宫颈炎的病理变化有子宫颈_____、_____、_____。

2. 子宫内膜增生症的临床表现为_____，主要症状为_____和_____。大部分患者发生在_____，可能与卵巢雌激素分泌过多而孕酮缺乏有关。

3. 水泡状胎块亦称_____，是一种_____。

4. 乳腺增生症的乳头溢液多为_____，呈_____，也有少者经挤压乳头可见溢出溢液。

课堂讨论(病例)：

患者，女性，35岁，2年前患过葡萄胎。3个月前出现无原因的阴道出血，出血量多少不等，且混有血块，以后出血量和次数都逐渐加重。体检子宫体积轻度增大，妊娠反应呈强阳性，子宫排出物为凝血及坏死组织，镜下可见恶变的滋养层细胞，肺X线检查可见左侧肺外缘有一直径3cm的棉絮状类圆形阴影。临床诊断为子宫绒毛膜癌并有转移，进行化疗及手术切除子宫及附件，术后初期经过良好，2个月后，突因昏迷抢救无效死亡。

病理检查：①手术摘除的子宫，在子宫前壁近顶部处，有一直径约5cm的类圆形紫褐色肿瘤结节，瘤体向宫腔内突出，切面可见瘤组织已侵入子宫肌层深部，主要由破碎的坏死组织及凝血块组成，与正常组织分界不清，瘤体周围未见包膜形成；镜下检查可见瘤组织由两种细胞组成，一种为多角形、细胞分界清楚、胞质淡染、相似于细胞滋养层细胞，另一种为胞质红染、细胞分界不清、核染色深的合体细胞样细胞。瘤细胞呈团块状增生，相互交错，不形成绒毛结构，瘤组织间为出血和被破坏的坏死组织。②左肺外缘可见一个类圆形、暗红色肿瘤结节，结节内肉眼和镜下的表现与子宫内的瘤组织相似。③右脑近脑室处见一直径2cm的暗红色类圆形结节，部分区域破入侧脑室，脑室内充满大量血液，镜检亦为绒毛膜癌结构。

讨论题：

1. 各组织器官病理学检查所见病变与临床联系。

2. 本病例的发展过程及各病变之间的相互关系。

第一节 子宫疾病

一、慢性子宫颈炎

1. 病因和发病机制

慢性子宫颈炎是育龄妇女最常见的疾病。常由链球菌、肠球菌、大肠杆菌及葡萄球菌引起。临床上主要表现为白带增多。

2. 病理变化

子宫颈黏膜充血水肿，间质内有淋巴细胞、浆细胞及单核细胞浸润。子宫颈腺上皮可伴有增生及鳞状上皮化生。慢性子宫颈炎时如增生的鳞状上皮覆盖和阻塞子宫颈管腺体的开口，使黏液潴留，腺体逐渐扩大成囊状，称子宫颈囊肿，又称纳博特囊肿（Nabothian cyst）。如果子宫颈黏膜上皮、腺体和间质结缔组织呈局限性增生，可形成宫颈息肉（cervical ployp）。如果子宫颈阴道部鳞状上皮坏死脱落，形成表浅的缺损，称真性糜烂，较少见。临床上常见的宫颈糜烂（cervical erosion）实质上是宫颈损伤的鳞状上皮被宫颈管黏膜柱状上皮增生下移取代。

二、子宫内膜增生症

1. 病因和发病机制

机体内由于内源性和外源性的雌激素增高引起的子宫内膜腺体或间质增生，临床表现为功能性子宫出血，主要症状为月经不规则、经期延长和月经量过多。大部分患者发生在更年期或青春期，可能与卵巢雌激素分泌过多而孕激素缺乏有关。

2. 病理变化

（1）肉眼观 子宫内膜普遍增厚，可达 0.5～1cm，表面光滑，柔软，也可呈不规则形或息肉状。

（2）镜下 ①单纯性增生时腺体明显增多，可见腺体扩张成囊，细胞呈柱状，无异型性。②复杂性增生又称腺瘤型增生，腺体明显增生，相互拥挤，出现背靠背现象。腺体结构复杂，腺上皮向腺腔内呈乳头状或向间质呈出芽样生长，细胞无异型性，内膜间质明显减少。3％可恶变为腺癌。③非典型增生：在复杂性增生的基础上，伴有上皮细胞异型性，细胞极性紊乱。常见核分裂像。子宫内膜不典型增生有时很难与高分化腺癌鉴别，主要鉴别点是前者不见间质浸润。1/3 可发展为腺癌。

三、子 宫 颈 癌

子宫颈癌（cervical carcinoma）发病年龄以 40～60 岁最多。一般认为与早婚、多产、宫颈裂伤、局部卫生不良、包皮垢及感染等因素有关。性生活过早和紊乱是发病的主要原因。性传播的 HPV 感染可能是致病因素之一，尤其是 HPV-16、HPV-18 型。子宫颈癌的组织发生来源主要有三，即宫颈阴道部或移行带的鳞状上皮、柱状上皮下的储备细胞及子宫颈管黏膜柱状上皮。

1. 病理变化

① 肉眼观：分四型，即糜烂型、外生菜花型、内生浸润型、溃疡型。

② 镜下：主要有鳞状细胞癌及腺癌两种。

(1) 子宫颈鳞癌　约占90％以上。根据癌发展的过程，可分早期浸润癌及浸润癌。

① 早期浸润癌或微小浸润性鳞癌（micro invasive carcinoma）是指癌细胞突破基膜向固有膜间质浸润，浸润深度不超过基膜下5mm，在固有膜内形成不规则的癌细胞巢或条索。

② 浸润癌（invasive carcinoma）指癌组织向间质内浸润性生长，浸润深度超过基膜下5mm。按其分化程度可分为三型，即高分化、中分化、低分化鳞癌。

(2) 子宫颈腺癌　较鳞癌少见，大体类型与鳞癌基本相同。按腺癌组织结构和细胞分化程度可分为三型，即高分化、中分化、低分化腺癌。

2. 扩展和转移

(1) 直接蔓延　癌组织向下可侵犯阴道，向上可侵犯宫颈，向两侧可侵及宫旁及盆壁组织，可因肿瘤压迫输尿管而引起肾盂积水。晚期可侵犯膀胱和直肠。

(2) 淋巴道转移　最重要和最多见的转移途径。首先转移至宫颈旁淋巴结，然后转移至闭孔、髂内、髂外、髂总、腹股沟及骶前淋巴结，晚期可转移至锁骨上淋巴结。

(3) 血行转移　较少见，晚期可转移到肺、骨及肝。

第二节　妊娠滋养层细胞疾病

水泡状胎块（hydatidiform mole）亦称葡萄胎，其病因及本质尚未完全阐明，是一种良性滋养层细胞肿瘤。

1. 病理变化

(1) 肉眼观　多数发生在子宫内。病变局限于宫腔内，不侵及肌层。胎盘绒毛高度水肿，形成透明或半透明薄壁水泡，内含清液，有细蒂相连，形如葡萄串。若所有绒毛均呈葡萄状，称完全性葡萄胎（complete mole）；部分绒毛形成葡萄状，仍保留部分正常绒毛，伴有或不伴有胎儿或其附属器官，称不完全性或部分性葡萄胎（partial mole）。

(2) 镜下　绒毛因间质高度水肿而增大；绒毛间质内血管消失，内无红细胞；滋养层细胞有不同程度的增生。

2. 病理临床联系

由于胎盘绒毛肿胀，子宫明显增大，致超出正常妊娠月的子宫大小。胚胎常早期死亡，故子宫虽可大如5个月妊娠，但听不到胎心音。由于滋养层细胞显著增生，血中和尿中绒毛膜促性腺激素HCG明显增高，是协助诊断的重要指标。患者经彻底清宫后即可痊愈。约10％可恶变为侵蚀性葡萄胎，2.5％恶变为绒毛膜癌。部分性葡萄胎的恶变率很低。

第三节　乳腺疾病

一、乳腺增生

乳腺增生症是正常乳腺小叶生理性增生，使乳腺组织出现结构上的紊乱，属于病理性增生，它是既不属于炎症又不属于肿瘤的一类疾病，以 30～50 岁妇女多见。

1. 病因病机

（1）内分泌失调　黄体素分泌减少、雌激素相对增多是乳腺增生发病的重要原因。如卵巢发育不健全、月经不调、甲状腺疾病及肝功能障碍等。

（2）情绪等精神因素的影响　精神紧张、情绪激动等不良精神因素容易形成乳腺增生，经常熬夜、睡眠不足等也会造成乳腺增生，而且这些不良因素还会加重已有的乳腺增生症状。

（3）人为因素或不良生活习惯　女性高龄不育、性生活失调、人工流产、夫妻不和、不哺乳等原因，造成乳腺不能有正常的、周期性的生理活动。佩戴过紧的胸罩或穿过紧的内衣等。

（4）饮食结构不合理，如高脂、高能量饮食导致脂肪摄入过多，饮酒和吸烟等不良生活习惯会诱发乳腺疾病。此外，现在人们的生活水平提高，高血压、高血糖的人也不断增多，这些情况很容易使女性出现内分泌失调，导致乳腺增生。

（5）长期服用含雌激素的保健品、避孕药等。使人体长期过量摄入雌激素后，容易导致体内内分泌平衡的紊乱，将会引起乳腺增生的发生。

2. 临床表现

（1）乳房疼痛　患者常感乳房胀痛，可累及一侧或两侧乳房，以一侧偏重多见，疼痛严重者不可触碰，甚至影响日常生活及工作。疼痛可向同侧腋窝或肩背部放射；部分可表现为乳头疼痛或痒。月经期前更甚，行经后疼痛明显减轻或消失；疼痛亦可随情绪变化、劳累、天气变化而波动。这种与月经周期及情绪变化有关的疼痛是乳腺增生病临床表现的主要特点。

（2）乳房肿块　肿块可发于单侧或双侧乳房内，单个或多个，一般好发于乳房外上象限。表现为大小不一的片状、结节状、条索状等，其中以片状为多见。边界不明显，质地中等或稍硬，与周围组织无粘连，常有触痛。大部分乳房肿块也有随月经周期而变化的特点，月经前肿块增大变硬，月经来潮后肿块缩小变软。

（3）乳头溢液　少数患者可出现乳头溢液，为自发溢液，多为淡黄色或淡乳白色，也有少者经挤压乳头可见溢出溢液。如果出现血性或咖啡色溢液需要谨慎，并可采取按摩方法及时控制和治疗疾病治疗。

3. 病理临床联系

最初症状一般是乳腺肿物，单侧多见，位于乳晕区外的乳腺周边部位，呈圆形或椭圆形，边界清楚，表面光滑，稍活动，触之囊性有轻度触痛，直径常在 2～3cm，一般无腋区淋巴结肿大，在哺乳期或之后发现乳房边界较清的肿物，并主诉在哺乳期中曾患过乳腺炎。体检：在乳晕区外的较边缘部位触到边界清楚、活动、表面光滑的肿物，应想到积乳囊肿的可能；B超检查可确诊。与乳腺囊肿病、乳腺腺纤维瘤、乳腺癌进行鉴别诊断。该病属于乳腺良性病变，一旦发现应考虑手术。

二、乳腺囊肿病

1. 病因

引起乳腺囊肿的原因有很多。

① 哺乳期如曾患乳腺增生症、炎症或肿瘤压迫，可造成乳腺的一个腺叶或小叶导管

堵塞，使乳汁积聚在导管内而形成乳腺囊肿。

②哺乳习惯不良，乳汁淤滞于导管内，致使导管扩张形成囊肿，细菌侵入，继发感染，导致急性乳腺炎或乳腺脓肿。

如无细菌侵入感染，囊肿可长久地存在于乳腺中。哺乳期因乳腺肿胀，肿块不易被发现，往往在断奶后才可清楚扪及。囊肿呈圆形或卵圆形，表面光滑，可以推动，多数为单侧、单个囊肿，可有轻微压痛，触之可有囊性感。早期囊肿内为稀薄的乳汁，以后由于囊肿长期存留，乳汁中水分被吸收使乳汁浓缩为乳白色黏稠物，如炼乳。偶可为凝乳块，甚至像奶粉一样呈固体状态。

2. 临床表现

（1）单纯囊肿　单纯囊肿在乳腺囊肿中最为多见。主要是由于内分泌紊乱引起导管上皮增生，管内细胞增多，致使导管延伸、迂曲、折叠，折叠处管壁因缺血而发生坏死，形成囊肿。X线表现为圆形或椭圆形致密阴影，边缘整齐，密度均匀。因囊肿挤压周围的脂肪组织而在囊肿壁周围常出现"透亮晕"；囊肿的密度与乳腺腺体相似或稍致密。单发囊肿常为圆形；多发囊肿常为椭圆形，以两侧者多见。

（2）积乳囊肿　积乳囊肿又称乳汁潴留样囊肿，较单纯囊肿少见，主要是由于泌乳期某一导管阻塞，引起乳汁淤积而形成囊肿。X线表现为圆形或椭圆形透亮区，直径为1～2cm，偶有3cm以上者；囊肿密度与脂肪密度相同；囊肿可见于乳房的任何部位，以发生于乳房深部者最为常见。

（3）纤维囊肿　纤维囊肿是另一种良性肿瘤，好发于30～50岁的女性，特别是近更年期的妇女。在经期、妊娠和哺乳时，乳房在承受过量激素的刺激下，分泌比较旺盛，也容易产生一些水泡，单一水泡叫"水囊"，成串的水泡则是"纤维囊肿"。水泡小的时候，不会有感觉，如果大到一个程度，又遇上激素分泌旺盛的时候，就会出现疼痛的感觉，甚至可以摸到硬块，女性对这种肿块都会非常害怕，以为是乳腺癌。

第四节　前列腺疾病

一、前列腺增生症

前列腺增生症（hyperplasia of prostate）又称前列腺肥大，多发生于50岁以上的老年人。其发病率依年龄增长而增加，70岁以上男性均有不同程度增生，但多数无症状。正常前列腺约栗子大，重约20g。

1. 病因

前列腺增生症与个体体内雄激素及雌激素平衡失调有关。在正常情况下，雄激素主要促进前列腺上皮细胞的分泌，雌激素则主要促进前列腺间质结缔组织、平滑肌纤维和部分腺体增生。尿道周围部前列腺也称前列腺内区（包括尿道周围的中叶及部分侧叶，系由Müller管分化而来，此部分即所谓女性部），对雌激素敏感；而包膜下前列腺，也称前列腺外区（即所谓男性部）对雄激素敏感。

2. 病理变化

（1）肉眼观　增生的前列腺可达正常的2～4倍，甚至可达100g以上。其切面可见增生多发生于尿道两侧与后侧，或偶见只限于尿道后侧，将尿道压迫成一裂隙，并在膀胱的尿道开口处向膀胱内凸出。增大部的前列腺呈结节状，一般直径在 0.5～2cm，灰白色，有纵横交错的条纹，其间夹杂有蜂窝状小孔或小囊腔。切面的形态和增生的成分有关，如纤维、肌肉组织增生较显著时，则质地较实韧；如腺体增生较显著，则呈白色或灰黄色蜂窝状或囊性结构，用手指压迫时可有较多白色浑浊的分泌物溢出于切面上。增生周围的前列腺组织被压迫而形成一假性包膜，所以能将增生的结节剥离出来。前列腺明显肿大，压迫膀胱颈部，且部分突入膀胱三角区；膀胱扩张肥厚，黏膜面可见代偿肥大的平滑肌条索呈梁状。

（2）镜下　可见前列腺的腺体、平滑肌和纤维结缔组织呈不同程度增生。一般认为前列腺增生是先在尿道两侧的黏膜下，纤维及平滑肌增生，形成多数的小结节状，以后腺体也相继增生，夹杂于增生的平滑肌与纤维组织之间而逐渐形成大小不等的、由纤维及肌组织包绕的腺体结节。增生的腺体腺泡数目增多，体积也呈不同程度扩大。上皮细胞呈柱状或立方形，核位于基底部，也可形成乳头状突入腺泡腔内。腺泡腔内有分泌物及脱落的上皮细胞，偶可见淀粉样小体。纤维及平滑肌细胞肥大、增生，包绕或穿插于增生的腺体之间，形成宽窄不一的间隔。间质中可见多少不等的淋巴细胞浸润。腺体平滑肌和纤维组织均呈明显增生，有些形成乳头状突入腺泡腔内，有些腔内含有分泌物。

前列腺增生常引起排尿障碍和继发感染，约有半数患者需要进行治疗才能解除痛苦。

二、前 列 腺 癌

前列腺癌（carcinoma of prostate）多发生于 60 岁以上的老年人，在我国较少见，前列腺癌的发生率只占恶性肿瘤的 0.3％左右。前列腺癌可分泌酸性磷酸酶，临床上常以此作为前列腺癌的一个检测指标。

1. 病因

前列腺癌的病因尚不十分清楚，一般认为激素特别是雄激素可能起重要作用。前列腺癌很少发生于良性增生的前列腺内。在组织发生上增生与癌的发生部位也不相同，前列腺增生多发生于尿道周围部的前列腺组织（即前列腺内区）；而前列腺癌几乎都开始发生于前列腺的包膜下部（即前列腺外区），该部组织对雄激素敏感，高水平的雄激素可使该部增生。

2. 病变

（1）肉眼观　前列腺癌初期为单个或多数的硬结节，其前列腺可以增大，也可正常大小。早期病灶几乎都发生于包膜下，其中大多数发生于后叶，其次是两侧及前叶的包膜下，而发生于中叶者极为少见。晚期肿瘤可扩展到全部前列腺，使前列腺明显增大而质地变硬。切面灰白色夹杂以多少不等的纤维性条纹或间隔，也可呈均质性夹以不规则的黄色区域。

（2）镜下　97％的前列腺癌均为腺癌，少数为移行细胞癌和鳞状细胞癌。依其分化程度可分为高分化、中分化和低分化三型。高分化前列腺癌最多见，癌细胞排列成大小不等的腺样结构，颇似前列腺增生腺体，但癌细胞体积较小，核较深染，上皮细胞往往呈多层排列并较不规则，有时可呈乳头状腺癌或腺泡腺癌结构，并常可见癌组织向间质浸润生长；中分化腺癌全部或部分呈腺样结构，但腺体排列较紊乱，核异型性较明显，且有时形成筛状结构；低分化腺癌的癌细胞一般较小，排列成实体团块或条索，腺腔样结构很少。

多数病例乃由上述多种组织结构混合组成。腺体密集，癌细胞体积较小，核深染，上皮细胞呈多层排列并较不规则，可见间质浸润，癌细胞异型明显，并呈筛状结构。

3. 转移及扩展

前列腺癌的蔓延和转移与癌细胞分化程度有一定关系。高分化腺癌蔓延和转移较晚，可长期局限于前列腺内，预后较好。分化较差的腺癌可直接侵犯周围器官，如膀胱底、精囊腺、尿道等，但很少直接侵入直肠，因癌组织不易穿透直肠膀胱筋膜。

前列腺癌的淋巴结转移比较常见，最常侵犯的淋巴结有髂内、髂外、腹主动脉旁、腹股沟等淋巴结，也可侵入胸导管、锁骨下淋巴结等处。

血行转移可转移至骨、肺、肝等处，特别是腰椎、骨盆及肋骨的转移较常见。骨转移的途径有认为是经肺循环后再散布到全身的骨及肝组织，也有认为可经脊椎静脉丛直接转移至腰椎。

形成性考核

一、单项选择题

1. 子宫颈腺癌其组织发生主要来源于 （　　）

A. 子宫肌细胞 　　　　　　B. 宫颈表面及腺体的粒状上皮

C. 只有宫颈腺体的粒状上皮 　　D. 粒状上皮下的储备细胞

E. 淋巴细胞

2. 某孕妇产检时发现其血、尿中 HCG 水平显著增高，该孕妇可能患有（　　）

A. 宫颈癌 　　　　B. 乳腺癌 　　　　C. 葡萄胎

D. 肝癌 　　　　E. 肺癌

3. 纳博特囊肿见于 （　　）

A. 慢性子宫颈炎 　　B. 子宫内膜增生症 　　C. 葡萄胎

D. 乳腺增生症 　　E. 乳腺囊肿病

4. 前列腺增生症多发生于 （　　）

A. 70 岁以上男性 　　B. 60 岁以上男性 　　C. 50 岁以上男性

D. 40 岁以上男性 　　E. 30 岁以上男性

5. 子宫颈癌发病主要原因是 （　　）

A. 包皮垢及感染 　　B. 局部卫生不良 　　C. 宫颈裂伤

D. 早婚、多产 　　E. 性生活过早和紊乱

二、简答题

1. 葡萄胎的基本病变要点有哪些？

2. 什么是 CIN？什么是原位癌及原位癌累及腺体？它们是否一定发展为浸润癌？

（范红斌）

第二十章　内分泌系统疾病

学习提示： 内分泌系统疾病分为甲状腺疾病、肾上腺疾病、糖尿病、垂体疾病等。重点掌握弥漫性非毒性甲状腺肿的病理变化；弥漫性毒性甲状腺肿的病理变化及临床病理联系、糖尿病的病理变化及临床病理联系。并熟悉甲状腺功能减退症、甲状腺炎的病理变化特点。了解尿崩症、性早熟症、垂体性巨人症及肢端肥大症、催乳素过高血症和垂体性库欣综合征、垂体腺瘤、甲状腺肿瘤、肾上腺皮质功能亢进症、肾上腺皮质功能减退症、肾上腺肿瘤和胰岛细胞瘤等疾病。掌握以下名词概念：旁分泌、自分泌、细胞内分泌、激素、远距离分泌。通过完成以下题目预习本章内容。

1. 激素按其化学性质可分为_____和_____两大类，前者主要在_____和_____内合成，其分泌颗粒有膜包绕；后者在_____内合成，不形成有膜包绕的分泌颗粒。

2. 尿崩症是由于_____缺乏或减少而出现_____、_____、_____和_____等的临床综合征。

课堂讨论(病例)：

患者，女性，31岁，因心悸、怕热多汗，食欲亢进，消瘦无力，体重减轻，来院就诊。体格检查：体温37℃，脉搏98次/分，呼吸20次/分，血压20/9.3kPa（150/70mmHg）。双眼球突出，睑裂增宽。双侧甲状腺弥漫性对称性中度肿大，听诊有血管杂音。心率98次/分，心尖部可闻及收缩期杂音。肺部检查无异常发现。腹平软，肝、脾未触及。基础代谢率＋57%（正常范围－10%～＋15%）。T_3、T_4水平升高，甲状腺^{131}I吸收率增高。入院后行甲状腺次全切除术，标本送病理检查。

病理检查：肉眼见甲状腺弥漫性肿大，但仍保持甲状腺原有形状，表面光滑。略呈分叶状，质实，灰红，呈新鲜牛肉状外观。镜下可见甲状腺滤泡弥漫性增生，上皮细胞呈柱状，并形成乳头状结构突向滤泡腔。滤泡腔较小腔内胶质少而稀薄，靠近上皮边缘有成排的吸收空泡。间质血管丰富，呈充血状，有大量淋巴细胞浸润并有淋巴滤泡形成。

讨论题：

1. 该患者的病理诊断及诊断依据。

2. 本病例的临床病理联系。

第一节　甲状腺疾病

一、弥漫性非毒性甲状腺肿

弥漫性非毒性甲状腺肿（diffuse nontoxic goiter）亦称单纯性甲状腺肿（simple goiter），是由于缺碘使甲状腺素分泌不足，促甲状腺素（TSH）分泌增多，甲状腺滤泡上皮增生，滤泡内胶质堆积而使甲状腺肿大。一般不伴甲状腺功能亢进。本型甲状腺肿常常是地方性分布，又称地方性甲状腺肿（endemic goiter），也可为散发性。据报道，目前全世界约有 10 亿人生活在碘缺乏地区，我国病区人口超过 3 亿，大多位于内陆山区及半山区，全国各地均有散发。本病主要表现为甲状腺肿大，一般无临床症状，部分患者后期可引起压迫、窒息、吞咽和呼吸困难，少数患者可伴甲状腺功能亢进或减退等症状，极少数可癌变。

1. 病理变化

根据非毒性甲状腺肿的发生、发展过程和病变特点，一般分为三个时期。

（1）增生期　又称弥漫性增生性甲状腺肿（diffuse hyperplastic goiter）。①肉眼观：甲状腺弥漫性对称性中度增大，一般不超过 150g（正常 20～40g），表面光滑。②光镜下：滤泡上皮增生呈立方或低柱状，伴小滤泡和小假乳头形成，胶质较少，间质充血。甲状腺功能无明显改变。

（2）胶质贮积期　又称弥漫性胶样甲状腺肿（diffuse colloid goiter）。因长期持续缺碘，胶质大量贮积。①肉眼观：甲状腺弥漫性对称性显著增大，重 200～300g，有的可达 500g 以上，表面光滑，切面呈淡或棕褐色，半透明胶冻状。②光镜下：部分上皮增生，可有小滤泡或假乳头形成，大部分滤泡上皮复旧变扁平，滤泡腔高度扩大，腔内大量胶质贮积。

（3）结节期　又称结节性甲状腺肿（nodular goiter），本病后期滤泡上皮局灶性增生、复旧或萎缩不一致，分布不均，形成结节。①肉眼观：甲状腺呈不对称结节状增大，结节大小不一，有的结节境界清楚（但无完整包膜），切面可有出血、坏死、囊性变、钙化和瘢痕形成。②光镜下：部分滤泡上皮呈柱状或乳头样增生，小滤泡形成；部分上皮复旧或萎缩，胶质贮积；间质纤维组织增生、间隔包绕形成大小不一的结节状病灶。

2. 病因及发病机制

（1）缺碘　地方性水、土、食物中缺碘及机体青春期、妊娠和哺乳期对碘需求量增加而相对缺碘，甲状腺素合成减少，通过反馈刺激垂体 TSH 分泌增多，甲状腺滤泡上皮增生，摄碘功能增强，达到缓解。如果持续长期缺碘，一方面滤泡上皮增生，另一方面所合成的甲状腺球蛋白没有碘化而不能被上皮细胞吸收利用，则滤泡腔内充满胶质，使甲状腺肿大。用碘化食盐和其他富含碘的食品可治疗和预防本病。

（2）致甲状腺肿因子的作用

① 水中大量钙和氟可引起甲状腺肿，因其影响肠道碘的吸收，且使滤泡上皮细胞浆内钙离子增多，从而抑制甲状腺素分泌。

② 某些食物（如卷心菜、木薯、菜花、大头菜等）可致甲状腺肿。如木薯内含氰化

物，抑制碘化物在甲状腺内运送。

③ 硫氰酸盐及过氯酸盐妨碍碘向甲状腺聚集。

④ 药物如硫脲类药、磺胺药，锂、钴及高氯酸盐等，可抑制碘离子的浓集或碘离子有机化。

（3）高碘　常年饮用含高碘的水，因碘摄食过高，过氧化物酶的功能基团过多地被占用，影响了酪氨酸氧化，因而碘的有机化过程受阻，甲状腺呈代偿性肿大。

（4）遗传与免疫　家族性甲状腺肿的原因是激素合成中有关酶的遗传性缺乏，如过氧化物酶、去卤化酶的缺陷及碘酪氨酸偶联缺陷等。有人认为甲状腺肿的发生有自身免疫机制参与。

二、弥漫性毒性甲状腺肿

弥漫性毒性甲状腺肿（diffuse toxic goiter）指血中甲状腺素过多，作用于全身各组织所引起的临床综合征，临床上统称为甲状腺功能亢进症（hyperthyroidism），简称"甲亢"，由于约有 1/3 患者有眼球突出，故又称为突眼性甲状腺肿（exophthalmic goiter），也有人将毒性甲状腺肿称之为 Graves 病或 Basedow 病。临床上主要表现为甲状腺肿大，基础代谢率和神经兴奋性升高，T_3、T_4 高，吸碘率高。如心悸、多汗、烦热、脉搏快、手震颤、多食、消瘦、乏力、突眼等。本病多见于女性，男女之比为 1:（4~6），以 20~40 岁最多见。

1. 病理变化

（1）肉眼观　甲状腺弥漫性对称性增大，为正常的 2~4 倍（60~100g），表面光滑，血管充血，质较软，切面灰红呈分叶状，胶质少，棕红色，质如肌肉。

（2）光镜下

① 滤泡上皮增生呈高柱状，有的呈乳头样增生，并有小滤泡形成。

② 滤泡腔内胶质稀薄，滤泡周边胶质出现许多大小不一的上皮细胞的吸收空泡。

③ 间质血管丰富、充血，淋巴组织增生。

（3）电镜下　滤泡上皮细胞浆内内质网丰富、扩张，高尔基体肥大、核糖体增多，分泌活跃。免疫荧光：滤泡基底膜上有 IgG 沉着。往往甲亢手术前需经碘治疗，治疗后甲状腺病变有所减轻，甲状腺体积缩小、质变实，光镜下见上皮细胞变矮、增生减轻，胶质增多变浓，吸收空泡减少，间质血管减少、充血减轻，淋巴细胞也减少。

除甲状腺病变外，全身可有淋巴组织增生、胸腺和脾脏增大，心脏肥大、扩大，心肌和肝细胞可有变性、坏死及纤维化。眼球外突的原因是眼球外肌水肿、球后纤维脂肪组织增生、淋巴细胞浸润和黏液水肿。

2. 病因及发病机制

目前一般认为本病与下列因素有关。

① 这是一种自身免疫性疾病，其根据：一是血中球蛋白增高，并有多种抗甲状腺的自身抗体，且常与一些自身免疫性疾病并存，二是血中存在与 TSH 受体结合的抗体，具有类似 TSH 的作用。

② 遗传因素，发现某些患者亲属中也患有此病或其他自身免疫性疾病。

③ 有的因精神创伤，可能干扰了免疫系统而促进自身免疫疾病的发生。

三、甲状腺功能减退症

甲状腺功能减退症（hypothyroidism）　是甲状腺素合成和释放减少或缺乏而出现的综合征。根据年龄不同可表现为克汀病或黏液水肿。

（1）克汀病或呆小症（cretinism）　主要由于地方性缺碘，在胎儿和婴儿期从母体获得或合成甲状腺素不足或缺乏，导致生长发育障碍，表现为大脑发育不全、智力低下、表情痴呆、愚钝外貌、骨形成及成熟障碍，四肢短小，形成侏儒。

（2）黏液水肿（myxoedema）　少年及成人由于甲状腺功能减退，组织间质内出现大量类黏液（氨基多糖）积聚。光镜下可见间质胶原纤维分解、断裂变疏松，充以 HE 染色为蓝色的胶状液体。临床上可出现怕冷、嗜睡、月经周期不规律，动作、说话及思维减慢，皮肤发凉、粗糙及非凹陷性水肿。氨基多糖沉积的组织和器官可出现相应的功能障碍或症状。

甲状腺功能减退的主要原因如下。

① 甲状腺肿瘤、炎症、外伤、放射等实质性损伤。

② 发育异常。

③ 缺碘、药物及先天或后天性甲状腺素合成障碍。

④ 自身免疫性疾病。

⑤ 垂体或下丘脑病变。

四、甲 状 腺 炎

甲状腺炎一般分为急性、亚急性和慢性三种。急性甲状腺炎是由细菌感染引起的化脓性炎症，较少见；亚急性甲状腺炎一般认为是与病毒感染有关的炎症；慢性淋巴细胞性甲状腺炎是一种自身免疫性疾病；纤维性甲状腺炎目前病因不明。

（一）亚急性甲状腺炎

亚急性甲状腺炎（subacute thyroiditis）又称肉芽肿性甲状腺炎（granulomatous thyroiditis）、巨细胞性甲状腺炎（giant cell thyroiditis）等，是一种与病毒感染有关的巨细胞性或肉芽肿性炎症。女性多于男性，中青年多见。临床上起病急，发热不适，颈部有压痛，可有短暂性甲状腺功能异常，病程短，常在数月内恢复正常。

病理变化如下。

（1）肉眼观　甲状腺呈不均匀结节状轻中度增大，质实，橡皮样。切面病变呈灰白或淡黄色，可见坏死或瘢痕，常与周围组织有粘连。

（2）光镜下　病变呈灶性分布，范围大小不一，发展不一致，部分滤泡被破坏，胶质外溢，引起类似结核结节的肉芽肿形成，并有多量的中性粒细胞及不等量的嗜酸粒细胞、淋巴细胞和浆细胞浸润，可形成微小脓肿，伴异物巨细胞反应，但无干酪样坏死。愈复期巨噬细胞消失，滤泡上皮细胞再生、间质纤维化、瘢痕形成。

（二）慢性甲状腺炎

1. 慢性淋巴细胞性甲状腺炎

慢性淋巴细胞性甲状腺炎（chronic lymphocytic thyroiditis）亦称桥本甲状腺炎

（Hashimoto's thyroiditis）、自身免疫性甲状腺炎（autoimmune thyroiditis），是一种自身免疫性疾病，多见于中年女性，临床上常为甲状腺无毒性弥漫性肿大，晚期一般有甲状腺功能减退的表现，TSH 较高，T_3、T_4 低，患者血内出现一系列自身抗体。

病理变化如下。

（1）肉眼观　甲状腺弥漫性对称性肿大，稍呈结节状，质较韧，质量一般为 60～200g，被膜轻度增厚，但与周围组织无粘连，切面呈分叶状，色灰白至灰黄。

（2）光镜下　甲状腺实质组织广泛破坏、萎缩，大量淋巴细胞及不等量的嗜酸粒细胞浸润、淋巴滤泡形成、纤维组织增生，有时可出现多核巨细胞。

2. 纤维性甲状腺炎

纤维性甲状腺炎（fibrous thyroiditis）又称 Riedel 甲状腺肿或慢性木样甲状腺炎（chronic woody thyroiditis），原因不明，罕见。男女之比为 1∶3，年龄为 30～60 岁，临床上早期症状不明显，功能正常，晚期甲状腺功能减退，增生的纤维瘢痕组织压迫可产生声音嘶哑、呼吸及吞咽困难等。

病理变化如下。

（1）肉眼观　甲状腺中度肿大，病变范围和程度不一，病变呈结节状，质硬似木样，与周围组织明显粘连，切面灰白。

（2）光镜下　甲状腺滤泡萎缩，小叶结构消失，而大量纤维组织增生、玻璃样变，有少量淋巴细胞浸润。

本病与淋巴细胞性甲状腺炎的主要区别是：①本病向周围组织漫延、侵犯、粘连；后者仅限于甲状腺内；②本病虽有淋巴细胞浸润，但不形成淋巴滤泡；③本病有显著的纤维化及玻璃样变，质硬。

五、甲状腺肿瘤

甲状腺发生的肿瘤和瘤样病变种类较多，组织学分类也不一致，现就常见的甲状腺肿瘤进行简要介绍。

1. 甲状腺腺瘤

甲状腺腺瘤（thyroid adenoma）是甲状腺滤泡上皮发生的一种常见的良性肿瘤。往往在无意中发现，中青年女性多见。肿瘤生长缓慢，随吞咽活动而上下移动。肉眼观：多为单发，圆或类圆形，直径一般 3～5cm，切面多为实性，色暗红或棕黄，可并发出血、囊性变、钙化和纤维化。有完整的包膜，常压迫周围组织。根据肿瘤组织形态学特点分类分别介绍如下。

（1）单纯型腺瘤（simple adenoma）　又称正常大小滤泡型腺瘤（normofollicularadenoma），肿瘤包膜完整，肿瘤组织由大小较一致、排列拥挤、内含胶质、与成人正常甲状腺相似的滤泡构成。

（2）胶样型腺瘤（colloid adenoma）　又称巨滤泡型腺瘤（macrofollicular adenoma），肿瘤组织由大滤泡或大小不一的滤泡组成，滤泡内充满胶质，并可互相融合成囊。肿瘤间质少。

（3）胎儿型腺瘤（fetal adenoma）　又称小滤泡型腺瘤（microfollicularadenoma），主要由小而一致、仅含少量胶质或没有胶质的小滤泡构成，上皮细胞为立方形，似胎儿甲状腺组织，间质呈水肿、黏液样，此型易发生出血、囊性变。

（4）胚胎型腺瘤（embryonal adenoma）　又称梁状和实性腺瘤（trabecular and solid adenoma），瘤细胞小，大小较一致，分化好，呈片状或条索状排列，偶见不完整的小滤泡，无胶质，间质疏松呈水肿状。

（5）嗜酸细胞型腺瘤（acidophilic cell type adenoma）　较少见，瘤细胞大而多角形，核小，胞浆丰富嗜酸性，内含嗜酸性颗粒。电镜下见嗜酸性细胞内有丰富的线粒体，即Hürthle细胞。瘤细胞排列成索网状或巢状，很少形成滤泡。

（6）非典型腺瘤（atypical adenoma）　瘤细胞丰富，生长较活跃，有轻度非典型增生，可见核分裂像。瘤细胞排列成索或巢片状，很少形成完整滤泡，间质少，但无包膜和血管侵犯。本瘤应追踪观察，并与甲状腺髓样癌和转移癌鉴别，可作降钙素（calcitonin）、上皮膜抗原（epithelial membrane antigen，EMA）和角蛋白（keratin）等免疫组织化学检查，髓样癌 Calcitonin 阳性，转移癌 EMA、keratin 等阳性。

结节性甲状腺肿和甲状腺腺瘤的诊断及鉴别要点：①前者常为多发结节、无完整包膜；后者一般单发，有完整包膜。②前者滤泡大小不一致，一般比正常的大；后者则相反。③前者周围甲状腺组织无压迫现象，邻近的甲状腺内与结节内有相似病变；后者周围甲状腺有压迫现象，周围和邻近处甲状腺组织均正常。

2. 甲状腺癌

甲状腺癌（thyroid carcinoma）　是一种较常见的恶性肿瘤，约占所有恶性肿瘤的1.3%以下，占癌症死亡病例的0.4%，约占甲状腺原发性上皮性肿瘤的1/3，男女之比约2∶3，任何年龄均可发生，但以40～50岁多见。各类型的甲状腺癌生长规律有很大差异，有的生长缓慢似腺瘤；有的原发灶很小，而转移灶较大，首先表现为颈部淋巴结肿大而就诊；有的短期内生长很快，浸润周围组织引起临床症状。多数甲状腺癌患者甲状腺功能正常，仅少数引起内分泌紊乱（甲状腺功能亢进或减退）。现介绍几种常见的甲状腺癌。

（1）乳头状癌（papillary carcinoma）是甲状腺癌中最常见的类型，约占60%，以青少年、女性多见，约为男性的3倍，肿瘤生长慢，恶性程度较低，预后较好，10年存活率达80%以上，肿瘤大小与是否有远处转移与生存率有关，而是否有局部淋巴结转移与生存率无关。但局部淋巴结转移较早。肉眼观：肿瘤一般呈圆形，直径2～3cm，无包膜，质地较硬，切面灰白，部分病例有囊形成，囊内可见乳头，故称为乳头状囊腺癌（papillary cystadenocarcinoma），肿瘤常伴有出血、坏死、纤维化和钙化。光镜下：乳头分支多，乳头中心有纤维血管间质，间质内常见呈同心圆状的钙化小体，即沙粒体（psammoma bodies），有助于诊断。乳头上皮可呈单层或多层，癌细胞可分化程度不一，核染色质少，常呈透明或毛玻璃状，无核仁。乳头状癌有时以微小癌（micro carcinoma）出现，癌直径小于1cm，临床又称之为"隐匿性癌"（occult carcinoma）。多在尸检中或因其他疾病进行甲状腺切除时发现或因颈部淋巴结转移才被注意。甲状腺微小癌预后较好，远处转移也少见。

（2）滤泡癌（follicular carcinoma）　一般比乳头状癌恶性程度高、预后差，较常见，仅次于甲状腺乳头状癌而居第2位。多发于40岁以上女性，早期易血道转移，癌组织侵犯周围组织或器官时可引起相应的症状。肉眼观：结节状，包膜不完整，境界较清楚，切面灰白、质软。光镜下：可见不同分化程度的滤泡，有时分化好的滤泡癌很难与腺瘤区别，需多处取材、切片，注意是否有包膜和血管侵犯加以鉴别；分化差的呈实性巢片状，瘤细胞异型性明显，滤泡少而不完整。

（3）髓样癌（medullary carcinoma）　又称C细胞癌（C-cell carcinoma）是由滤泡旁

细胞（即 C 细胞）发生的恶性肿瘤，属于 APUD 瘤，占甲状腺癌的 5%～10%，40～60 岁为高发期，部分为家族性常染色体显性遗传，90% 的肿瘤分泌降钙素，产生严重腹泻和低血钙症，有的还同时分泌其他多种激素和物质。肉眼观：单发或多发，可有假包膜，直径 1～11cm，切面灰白或黄褐色，质实而软。光镜下：瘤细胞圆形或多角形、梭形，核圆形或卵圆形，核仁不明显。瘤细胞呈实体片巢状或乳头状、滤泡状排列，间质内常有淀粉样物质沉着（可能与降钙素分泌有关）。电镜下：胞浆内有大小较一致的神经分泌颗粒。

髓样癌免疫组织化学染色：降钙素（calcitonin）阳性，甲状腺球蛋白（thyroglobulin）阴性；滤性腺癌、乳头状癌和未分化癌时 thyroglobulin 均为阳性，而 calcitonin 为阴性。

（4）未分化癌（undifferentiated carcinoma）又称间变性癌（anaplastic carcinoma）或肉瘤样癌（sareomatoid carcinoma），较少见，多发生在 50 岁以上，女性较多见，生长快，早期即可发生浸润和转移，恶性程度高，预后差。①肉眼观：肿块较大，病变不规则，无包膜，广泛浸润、破坏，切面灰白，常有出血、坏死。②光镜下：癌细胞大小、形态、染色深浅不一，核分裂像多。组织学上可分为小细胞型、梭形细胞型、巨细胞型和混合细胞型。可用抗 Keratin、CEA 及 thyroglobulin 等抗体做免疫组织化学染色证实是否来自甲状腺腺上皮。

第二节　肾上腺疾病

一、肾上腺皮质功能亢进症

肾上腺皮质分泌三大类激素，即盐皮质激素（mineralocorticoid）、糖皮质激素（glucocorticoid）和肾上腺雄激素（androgen）或雌激素（estrogen）。每种激素分泌过多时均可引起相应的临床综合征，但常见的有两种：①皮质醇增多症（hypercortisolism），又称库欣综合征；②醛固酮增多症（hyperaldosteronism）。现介绍如下。

1. 库欣综合征

由于长期分泌过多的糖皮质激素，促进蛋白质异化、脂肪沉积，表现为满月脸、向心性肥胖、高血压、皮肤紫纹、多毛、糖耐量降低、月经失调、性欲减退、骨质疏松、肌肉乏力等。本症成人多于儿童，常见于 20～40 岁，女性多于男性，约 2.5：1。其病因及病变如下。

（1）垂体性　由于垂体肿瘤或下丘脑功能紊乱，分泌过多的 ACTH 或下丘脑分泌皮质激素释放因子（cortical hormone releasing factor，CRF）过多，血清中 ACTH 增高。双肾上腺弥漫性中度肥大，重量可达 20g（正常约 8g），切面皮质厚度可超过 2mm。光镜下主要为网状带和束状带细胞增生。又称为垂体性库欣综合征。

（2）肾上腺性　由于肾上腺功能性肿瘤或增生，分泌大量皮质醇的结果，血中 ACTH 降低。双肾上腺增生并显著肥大，重量可超过 50g。光镜下：主要为网状带及束状带细胞弥漫增生，而结节状增生者多为束状带细胞。

（3）异位性　为异位分泌的 ACTH 引起。最常见的原因为小细胞性肺癌，其他有恶性胸腺瘤、胰岛细胞瘤等，血内 ACTH 增高。

（4）医源性　长期大量使用糖皮质激素引起，患者垂体-肾上腺皮质轴受抑制可致肾上腺萎缩。

2. 醛固酮增多症

醛固酮增多症（hyperaldosteronism）分为原发性和继发性两种。

（1）原发性醛固酮增多症（primary aldosteronism）　大多数由功能性肾上腺肿瘤引起，少数为肾上腺皮质增生所致，临床主要表现为高钠血症、低钾血症及高血压，血清中肾素降低，这是因为钠潴留使血容量增多，抑制肾素的释放。光镜下主要为球状带细胞增生，少数也可杂有束状带细胞。

（2）继发性醛固酮增多症（secondary aldosteronism）　系指各种疾病（或肾上腺皮质以外的因素）引起肾素-血管紧张素分泌过多，刺激球状带细胞增生而引起继发性醛固酮分泌增多的疾病。

二、肾上腺皮质功能减退症

本症分为急性、慢性两类。

（1）急性肾上腺皮质功能减退症（acute adrenocortical insufficiency）　主要原因是皮质大片出血或坏死、血栓形成或栓塞、重症感染或应急反应及长期使用皮质激素治疗后突然停药等。临床表现为血压下降、休克、昏迷等症状，少数严重者可致死。

（2）慢性肾上腺皮质功能减退症（chronic adrenocortical insufficiency）　又称艾迪生病：少见，主要病因为双肾上腺结核和特发性肾上腺萎缩，极少数为肿瘤转移和其他原因，双肾上腺皮质严重破坏（约90%以上），主要临床表现为皮肤和黏膜及瘢痕处黑色素沉着增多、低血糖、低血压、食欲缺乏、肌力低下、易疲劳、体重减轻等。黑色素沉着增多是由于肾上腺皮质激素减少，促使具有黑色素细胞刺激活性的垂体 ACTH 及 β-LPH 分泌增加，促进黑色素细胞制造黑色素之故。

三、肾上腺肿瘤

1. 肾上腺皮质腺瘤

肾上腺皮质腺瘤（adrenocorticaladenoma）是肾上腺皮质细胞发生的一种良性肿瘤，分为无功能性和功能性两种，女性多于男性，约 2∶1，且儿童多见。

（1）肉眼观　肿瘤一般较小，直径 1～5cm，重 5～10g，大者可达 1000g，有完整包膜（亦有突出包膜之外的），切面实性，金黄色或棕黄色，可见出血或小囊变区，偶有钙化。

（2）光镜下　主要由富含类脂质的透明细胞构成（少数瘤细胞胞浆含类脂质少，可为嗜酸性），瘤细胞与正常皮质细胞相似，核较小，瘤细胞排列成团，由内含毛细血管的少量间质分隔。

大多数皮质腺瘤是非功能性，少数为功能性，可引起醛固酮增多症或库欣综合征。

皮质腺瘤与灶性结节状皮质增生的区别：前者常为单侧单发有包膜，对周围组织有压迫现象；后者常为双侧多发，直径一般在 1cm 以下，多见于高血压患者。有时二者很难区别，有人将直径超过 1cm 以上者归入腺瘤。

2. 肾上腺皮质腺癌

皮质腺癌多为功能性，常表现女性男性化及肾上腺功能亢进，且易发生局部浸润和转移，如果有淋巴道和血道播散，一般平均存活期为 2 年。

功能性和无功能性肾上腺皮质肿瘤的鉴别主要依靠临床表现、生化和激素测定。

3. 肾上腺髓质肿瘤

肾上腺髓质来自神经嵴，可发生神经母细胞瘤、神经节细胞瘤和嗜铬细胞瘤。现仅以临床病理联系较为密切的嗜铬细胞瘤为例介绍如下。

嗜铬细胞瘤（pheochromocytoma）由肾上腺髓质嗜铬细胞（chromaffin cell）发生的一种少见的肿瘤，又称肾上腺内副神经节瘤（intra adrenal paraganglioma），90％来自肾上腺髓质，余下 10％左右发生在肾上腺髓质以外的器官或组织内。本瘤多见于 20～50 岁，性别无差异。嗜铬细胞瘤临床上均可伴儿茶酚胺的异常分泌，并可产生相应的症状，表现为间歇性或持续性高血压、头痛、出汗、心动过速、心悸、基础代谢率升高和高血糖等，甚至可出现心力衰竭、肾功能衰竭、脑血管意外和猝死。

（1）肉眼观　常为单侧单发，右侧多于左侧，肿瘤大小不一，一般大小在 2～6cm，平均重约 100g，可有完整包膜，切面灰白或粉红色，经 Zenker 或 Helly 固定液（含重铬酸盐）固定后显棕黄或棕黑色，常有出血、坏死、钙化及囊性变。

（2）光镜下　瘤细胞为大多角形细胞，少数为梭形或柱状细胞，并有一定程度的多形性，可出现瘤巨细胞，瘤细胞浆内可见大量嗜铬颗粒，瘤细胞呈索状、团状排列，间质为血窦。

（3）电镜下　胞浆内含有被界膜包绕的、具有一定电子密度的神经内分泌颗粒。良恶性嗜铬细胞瘤在细胞形态学上很难鉴别，有时恶性者异型性不明显，而良性者可出现明显的异型性或多核瘤巨细胞，甚至包膜浸润或侵入血管亦不能诊断恶性。只有广泛浸润邻近脏器、组织或发生转移才能确诊为恶性。

（4）免疫组织化学标记　对嗜铬细胞瘤的诊断具有一定的价值，对嗜酪蛋白 A（chromogranin proteins A）、神经微丝（neurofilament）蛋白表达阳性。

第三节　胰岛疾病

一、糖　尿　病

糖尿病（diabetes mellitus）是一种体内胰岛素相对或绝对不足或靶细胞对胰岛素敏感性降低，或胰岛素本身存在结构上的缺陷而引起的碳水化合物、脂肪和蛋白质代谢紊乱的一种慢性疾病。其主要特点是高血糖、糖尿。临床上表现为多饮、多食、多尿和体重减少（“三多一少”），可使一些组织或器官发生形态结构改变和功能障碍，并发酮症酸中毒、肢体坏疽、多发性神经炎、失明和肾功能衰竭等。本病发病率日益增高，已成为世界性的常见病、多发病。

（一）分类、病因及发病机制

糖尿病一般分为原发性糖尿病（primary diabetes mellitus）和继发性糖尿病（secondary diabetes mellitus）。原发性糖尿病又分为胰岛素依赖型糖尿病（insulin-dependent diabetes mellitus，IDDM）和非胰岛素依赖型糖尿病（non-insulin-dependent diabetes mellitus，NIDDM）两种。

1. 原发性糖尿病

（1）胰岛素依赖型　又称 1 型或幼年型，约占糖尿病的 10%。主要特点是青少年发病，起病急，病情重，发展快，胰岛 B 细胞严重受损，细胞数目明显减少，胰岛素分泌绝对不足，血中胰岛素降低，引起糖尿病，易出现酮症，治疗依赖胰岛素。目前认为本型是在遗传易感性的基础上由病毒感染等诱发的针对 B 细胞的一种自身免疫性疾病。其根据是：①患者体内可测到胰岛细胞抗体和细胞表面抗体，而本病常与其他自身免疫性疾病并存；②与 HLA（组织相容性抗原）的关系受到重视，患者血中 HLA-DR3 和 HLA-DR4 的检出率超过平均值，说明与遗传有关；③血清中抗病毒抗体滴度显著增高，提示与病毒感染有关。

（2）非胰岛素依赖型　又称 2 型或成年型，约占糖尿病的 90%，主要特点是成年发病，起病缓慢，病情较轻，发展较慢，胰岛数目正常或轻度减少，血中胰岛素可正常、增多或降低，肥胖者多见，不易出现酮症，一般可以不依赖胰岛素治疗。本型病因、发病机制不清楚，认为是与肥胖有关的胰岛素相对不足及组织对胰岛素不敏感所致。

2. 继发性糖尿病

指已知原因造成胰岛内分泌功能不足所致的糖尿病，如炎症、肿瘤，手术或其他损伤和某些内分泌疾病（如肢端肥大症、库欣综合征、甲亢、嗜铬细胞瘤和类癌综合征）等。

（二）病理变化

1. 胰岛病变

不同类型、不同时期病变不同。1 型糖尿病早期为非特异性胰岛炎，继而胰岛 B 细胞颗粒脱失、空泡变性、坏死、消失，胰岛变小、数目减少，纤维组织增生、玻璃样变；2 型糖尿病早期病变不明显，后期 B 细胞减少，常见胰岛淀粉样变性。

2. 血管病变

糖尿病患者从毛细血管到大中动脉均可有不同程度的病变，且病变发病率较一般人群高、发病早、病变严重。

毛细血管和细小动脉内皮细胞增生，基底膜明显增厚，有的比正常厚几倍乃至十几倍，血管壁增厚、玻璃样变性、变硬，血压增高；有的血管壁发生纤维素样变性和脂肪变性，血管壁通透性增强；有的可有血栓形成或管腔狭窄，导致血液供应障碍，引起相应组织或器官缺血、功能障碍和病变。电镜下：内皮细胞增生，基底膜高度增厚，有绒毛样突起，突向管腔，内皮细胞间连接增宽，可见窗孔形成，内皮细胞饮液小泡增加，有的管壁有纤维素样坏死，有的地方有血小板聚集，血栓形成。

大中动脉有动脉粥样硬化或中层钙化，粥样硬化病变程度重。临床表现为主动脉、冠状动脉、下肢动脉、脑动脉和其他脏器动脉粥样硬化，引起冠心病、心肌梗死、脑萎缩、肢体坏疽等。

3. 肾脏病变

① 肾脏体积增大：由于糖尿病早期肾血流量增加，肾小球滤过率增高，导致早期肾脏体积增大，通过治疗可恢复正常。

② 结节性肾小球硬化：表现为肾小球系膜内有结节状玻璃样物质沉积，结节增大可使毛细血管腔阻塞。

③ 弥漫性肾小球硬化：约见于 75％ 的患者，同样在肾小球内有玻璃样物质沉积，分布弥漫，主要损害肾小球毛细血管壁和系膜，肾小球基底膜普遍增厚，毛细血管腔变窄或完全闭塞，最终导致肾小球缺血和玻璃样变性。

④ 肾小管—间质性损害：肾小管上皮细胞出现颗粒样和空泡样变性（属退行性变），晚期肾小管萎缩。肾间质病变包括纤维化、水肿和淋巴细胞、浆细胞和多形核白细胞浸润。

⑤ 血管损害：糖尿病累及所有的肾血管，多数损害的是肾动脉，引起动脉硬化，特别是入球和出球小动脉硬化。至于肾动脉及其主要分支的动脉粥样硬化，在糖尿病患者要比同龄的非糖尿病患者出现得更早更常见。

⑥ 肾乳头坏死：常见于糖尿病患者患急性肾盂肾炎时，肾乳头坏死是缺血并感染所致。

4. 视网膜病变

早期表现为微小动脉瘤和视网膜小静脉扩张，继而渗出、水肿、微血栓形成、出血等非增生性视网膜病变；还可因血管病变引起缺氧，刺激纤维组织增生、新生血管形成等增生性视网膜性病变；视网膜病变可造成白内障或失明。

5. 神经系统病变

周围神经可因血管病变引起缺血性损伤或症状，如肢体疼痛、麻木、感觉丧失、肌肉麻痹等，脑细胞也可发生广泛变性。

6. 其他组织或器官病变

可出现皮肤黄色瘤、肝脂肪变和糖原沉积、骨质疏松、糖尿病性外阴炎及化脓性和真菌性感染等。

二、胰岛细胞瘤

胰岛细胞瘤（islet cell tumor）又称胰岛细胞腺瘤（islet cell adenoma）。好发部位依次为胰尾、体、头部，异位胰腺也可发生。常见于 20～50 岁。肉眼观：肿瘤多为单个，体积较小，1～5cm 或更大，可重达 500g，圆形或椭圆形，境界清楚，包膜完整或不完整，色浅灰红或暗红，质软、均质，可继发纤维组织增生、钙化、淀粉或黏液样变性和囊性变。光镜下：瘤细胞排列形式多样，有的呈岛片状排列（似巨大的胰岛）或团块状，有的呈脑回状、梁状、索带状、腺泡和腺管状或呈菊形团样结构，还可呈实性、弥漫、不规则排列及各种结构混合或单独排列。其间为毛细血管，可见多少不等的胶原纤维分隔瘤组织，并可见黏液、淀粉样变性、钙化等继发改变。瘤细胞形似胰岛细胞，呈小圆形、短梭形或多角形，形态较一致，细胞核呈圆或椭圆形、短梭形，染色质细颗粒状，可见小核仁，核分裂少见，偶见巨核细胞。胰岛细胞瘤多数具有分泌功能，已知的功能性胰岛细胞瘤有 6 种，即胰岛素瘤、胃泌素瘤、高血糖素瘤、生长抑素瘤、血管活性肠肽瘤和胰多肽瘤。胰岛细胞瘤在 HE 染色切片上不能区别细胞种类，常需特殊染色、电镜及免疫组织化学加以鉴别。

━━━━━ 形成性考核 ━━━━━

一、单选题

1. 弥漫性毒性甲状腺肿是一种自身免疫性疾病，其变态反应属于（   ）

A. 过敏反应　　　　　　B. 补体介导的细胞毒反应　C. 免疫复合物反应

D. 迟发性变态反应　　　E. 抗体介导的靶细胞功能异常

2. 与甲状腺功能减退发生无关的因素是（　　　）

A. 手术切除或放射线治疗损伤过多正常甲状腺组织

B. 慢性淋巴细胞性甲状腺炎

C. 自身免疫性损伤

D. TGI 抗体

E. 胎儿期缺碘伴甲状腺发育不全

3. 黏液性水肿多发生于（　　　）

A. 单纯性甲状腺肿　　　B. 甲状腺功能亢进症　　　C. 甲状腺功能减退症

D. 甲状腺炎　　　　　　E. 甲状腺腺瘤

4. 胰岛素依赖型糖尿病（　　　）

A. 老年人多见　　　　　B. 病情较轻，进展缓慢　　　C. 青少年发病

D. 又称为 2 型或成年型糖尿病

E. 本型是在遗传易感性的基础上针对 T 细胞的一种自身免疫性疾病

5. 非胰岛素依赖型糖尿病（　　　）

A. 病情较轻，发展较慢

B. 起病急，病情重，发展快

C. 胰岛 B 细胞严重受损，细胞数目明显减少

D. 是在遗传易感性的基础上由病毒感染等诱发的针对 B 细胞的一种自身免疫性疾病

E. 血清中抗病毒抗体滴度显著增高，提示与病毒感染有关

二、简答题

1. 弥漫性毒性与非毒性甲状腺肿的病变有何区别？

2. 结节性甲状腺肿和甲状腺腺瘤的鉴别要点有哪些？

3. 简述甲状腺髓样癌的病变特点和鉴别的方法（或要点）。

4. 试比较垂体性侏儒症和克汀病。

（范红斌）

第二十一章　淋巴造血系统疾病

学习提示：淋巴造血系统疾病分为恶性淋巴瘤、白血病等。重点掌握霍奇金淋巴瘤、急性白血病的病理变化。并熟悉非霍奇金淋巴瘤、慢性白血病的病理变化特点。了解类白血病反应。掌握以下名词概念：恶性淋巴瘤、霍奇金淋巴瘤、白血病、类白血病反应。通过完成以下题目预习本章内容。

1. 非霍奇金淋巴瘤的病理类型有_____、_____和_____三种。

2. 急性髓母细胞白血病的三联征是_____、_____、_____。

3. 慢性淋巴性白血病的临床特点是_____，常表现为_____。

4. 类白血病反应通常是由于_____、_____、_____、_____和_____等刺激造血组织而产生的异常反应。

5. 白血病的分类有哪些？

课堂讨论(病例)：

患者，男性，25 岁，发现右侧颈部淋巴结肿大半年，不痛，伴间歇性低热。在当地按结核病治疗未见明显效果。近 2 个月低热不退，伴盗汗、疲乏、贫血，颈部淋巴结增大。体检：患者贫血、消瘦。右侧颈部淋巴结肿大，质较硬，向表面隆起，略呈分叶状，大小为 14cm×8cm×5cm。皮肤无破溃，右锁骨上亦见肿大结节，大小为 3cm×2cm×2cm。心肺检查未见异常。肝、脾不肿大。

颈部肿块活检：镜下未见明显淋巴结结构，淋巴细胞和组织细胞大量增生，弥漫分布，其中见少量多核瘤巨细胞，呈椭圆形，胞质丰富红染。核大，核膜增厚，并见"大红晕"核仁，双核者两核对称排列。另见一些细胞呈陷窝状，散布于淋巴细胞之间或排列成片。此外尚见小灶性坏死，嗜酸粒细胞、浆细胞和中性粒细胞浸润。切片中见增生的纤维组织呈条索状，将上述细胞分隔成许多大小不等的结节，部分区域有带状胶原纤维条索形成，有的条索与包膜相连续。

讨论题：

1. 根据临床与活检资料，提出诊断意见（包括分型），列出诊断依据。

2. 颈部淋巴结肿大可由哪些病变引起？

第一节　恶性淋巴瘤

恶性淋巴瘤（malignant lymphoma）是原发于淋巴结和结外淋巴组织等处的恶性肿

瘤。是儿童和年轻人较为常见的恶性肿瘤之一，占我国全部恶性肿瘤的3%～4%。

由于淋巴细胞是免疫系统的主要成分，所以恶性淋巴瘤是来自免疫系统的肿瘤，即淋巴细胞（T细胞、B细胞或者自然杀伤细胞）及其前体细胞的肿瘤。欧美的研究显示大多数的恶性淋巴瘤（80%～85%）是B细胞起源的，其余的多为T细胞源性，NK细胞性和组织细胞性肿瘤罕见。我国T细胞和NK细胞肿瘤的比例大于欧美。

一、霍奇金淋巴瘤

霍奇金淋巴瘤（Hodgkin lymphoma，HL）是淋巴瘤的一种独特类型，为青年人中最常见的恶性肿瘤之一。病初发生于一组淋巴结，以颈部淋巴结和锁骨上淋巴结常见，然后扩散到其他淋巴结，晚期可侵犯血管，累及脾、肝、骨髓和消化道等。霍奇金淋巴瘤是淋巴组织的原发性肿瘤。

特点：①一个或一组淋巴结开始由近及远蔓延扩散。②原发于淋巴结外淋巴组织的霍奇金淋巴瘤少见。③瘤组织成分多样，典型的瘤细胞是RS细胞［RS细胞包括单核（陷窝细胞）、双核（镜影细胞）和多核及"爆米花"样肿瘤细胞］，瘤组织内常有多数各种炎症细胞浸润。

1. 病因

霍奇金淋巴瘤病因至今不明，约50%患者的RS细胞中可检出EB病毒基因组片段。已知具有免疫缺陷和自身免疫性疾病的患者霍奇金淋巴瘤发病危险增加。

2. 病理

（1）结节性淋巴细胞为主型的霍奇金淋巴瘤，是单克隆性B细胞肿瘤。镜下：淋巴结结构消失，肿瘤呈结节状排列，由小淋巴细胞、上皮样组织细胞和L&H［淋巴和（或）组织细胞型RS细胞］细胞组成，因细胞较大，所以又称为"爆米花"细胞。

（2）经典型霍奇金淋巴瘤，典型的RS细胞为"镜影"细胞。最常见于混合细胞型。

组织学亚型如下。

①结节硬化型霍奇金淋巴瘤：最常见的亚型。女性最常见，最常发生于颈下部、锁骨上和纵隔淋巴结。预后很好。特征为：特殊的RS细胞，称为陷窝细胞（lacunar cell）。胶原束将淋巴组织分割成界限清楚的结节。

②混合细胞型霍奇金淋巴瘤：50岁以上最常见，主要为男性。镜下可见大量的典型RS细胞。

③淋巴细胞为主型霍奇金淋巴瘤：特征是肿瘤背景有大量反应性小淋巴细胞与数量不等的良性组织细胞，典型的RS细胞很少，常见核呈爆米花样的瘤细胞。大多数颈部和腋下淋巴结肿大，预后很好。

④淋巴细胞消减型霍奇金淋巴瘤：特点为淋巴细胞数量减少而RS细胞或变异型RS细胞相对较多。根据其来源不同，可分为弥漫纤维化型和网状细胞型，预后差。

3. 临床病理联系

本病的临床表现最常见为无痛性淋巴结肿大（通常是颈部）。部分患者可有不规则的发热、夜汗和体重下降。瘙痒也是常见的症状之一。少数患者有饮酒后淋巴结疼痛。晚期患者可出现免疫功能低下、继发感染、贫血、肥大性骨关节病、骨痛、神经症状、腹水和下肢水肿等。

近年由于诊断和治疗的进展，霍奇金淋巴瘤的预后有显著改善。国外总五年生存率已达 75％，部分患者已经达到治愈。

二、非霍奇金淋巴瘤

1. 病因

非霍奇金淋巴瘤较霍奇金病常见。发病率随年龄而增高，尽管已证实某些淋巴瘤由病毒引起，但病因仍不明确。在艾滋病中，NHL 特别是免疫母细胞和小无裂（Burkitt 淋巴瘤）型的发病率增高。

2. 病理

（1）滤泡型性淋巴瘤　低倍镜下：肿瘤细胞呈结节状生长、形成明显的滤泡状结构。患者表现为反复的无痛性多个淋巴结肿大。

（2）弥漫型大细胞性 B 细胞淋巴瘤　镜下特点为大细胞的弥漫性浸润。患者常出现淋巴结迅速肿大，或结外组织的肿块。

（3）Burkitt 瘤　弥漫性中等大小淋巴样细胞浸润，瘤细胞间散在多数吞噬各种细胞碎屑的巨噬细胞，形成所谓满天星图像。多见于儿童和青年人，肿瘤常发生于颌骨、颅骨、面骨等部位，形成巨大的包块。对化疗效果较好，缓解期长。

3. 病理临床联系

患者表现为无症状的外周淋巴结肿大，肿大的淋巴结呈橡胶状，分散，以后则连接在一起。有些患者是局部病变，多数患者是多部位受侵犯，出现 Waldeyer 环（受侵部位、纵隔和腹膜后淋巴结肿大可造成各种器官的压迫症状）。

结外病变的临床症状主要由淋巴结病变所造成，体重减轻，发热，盗汗和乏力则表明病变是弥漫性的。

三、恶性淋巴瘤的举例

1. 滤泡型淋巴瘤

滤泡型淋巴瘤（follicular lymphoma）是来源于滤泡生发中心细胞的低恶性 B 细胞肿瘤。在欧美占非霍奇金淋巴瘤的 25％～45％，在我国约占非霍奇金淋巴瘤的 10％。常见于中年人，男、女发病大致均等。

（1）病理变化　滤泡型淋巴瘤镜下特点是在低倍镜下，肿瘤细胞形成明显的结节状生长方式。肿瘤性滤泡主要由中心细胞和中心母细胞以不同比例混合组成。中心细胞的核有裂沟，不规则，核仁不明显，胞浆稀少。也称为小核裂细胞。中心母细胞较正常淋巴细胞大 2～3 倍或更大，核圆形或分叶状，染色质稀疏和 1～3 个靠近核膜的核仁，也称为无核裂细胞。这些细胞更新快，代表肿瘤的增殖成分。在大多数滤泡型淋巴瘤，中心细胞占绝大多数。随着病程的进展，中心母细胞数量增多，生长方式从滤泡型发展成弥漫型，提示肿瘤的恶性程度增加。

（2）免疫学标记和分子遗传学特点　滤泡型淋巴瘤的肿瘤细胞具有正常生发中心细胞的免疫表型，如 CD19、CD20、CD10 以及单克隆性的表面免疫球蛋白。大多数病例的瘤细胞还表达 bcl-2 蛋白。这是由于肿瘤细胞的 $t(14；18)$ 使 14 号染色体上的 IgH 基因和 18 号染色体上的 $bcl\text{-}2$ 基因的拼接形成新的融合基因，导致 bcl-2 蛋白的高表达。由于 bcl-2 蛋白有阻止细胞凋亡的作用，使得瘤细胞长期存活。这可以解释在滤泡型淋巴瘤的肿瘤性滤泡中为何凋亡细胞减少。

（3）临床特点　患者一般表现为反复的无痛性多个淋巴结肿大，尤其以腹股沟淋巴结受累为常见。脾脏常大。患者就诊时多数是Ⅲ/Ⅳ期。骨髓累及占30%~50%。部分病例中瘤细胞可见于外周血。滤泡型淋巴瘤是低恶性的，预后较好，5年存活率超过70%。但是30%~50%的患者可以转化为更加侵袭性的弥漫性大细胞性B细胞淋巴瘤。

2. 弥漫型大细胞性 B 细胞淋巴瘤（diffuse large B-cell lymphoma，DLBL）

DLBL 是形态范围变化较大的，异质性的中度恶性的非霍奇金淋巴瘤亚型。由 Kiel 分类的中心母细胞性（无核裂细胞性）、B 免疫母细胞性和 B 细胞性的间变性大细胞淋巴瘤组成。约占所有非霍奇金淋巴瘤的20%。患者以老年人为主，男性稍占优势。除可原发淋巴结外，DLBL 也可原发于咽环淋巴细胞、胃肠道、皮肤、骨和脑等处。

（1）病理变化　镜下特点为大细胞的弥漫性浸润。大细胞的直径为小淋巴细胞的4~5倍，细胞形态多样，可以类似中心母细胞、免疫母细胞，或者伴有浆细胞分化。细胞核圆形或卵圆形，染色质边集，核仁多个或单个。胞浆中等，常嗜碱性。也可有间变性的多核瘤细胞细胞出现，类似霍奇金淋巴瘤的 RS 细胞。

（2）免疫表型和遗传学特点　瘤细胞表达 B 细胞标记 CD19 和 CD20，由滤泡型淋巴瘤转化来的病例有 bcl-2 蛋白表达和 $t(14;18)$。另外一些病例则有累及3号染色体上的 bcl-6 基因的转位。

（3）临床特点　患者常出现淋巴结迅速长大，或者结外组织的肿块。可累及肝脾。但是骨髓受累少见，白血病像罕见。DLBL 的患者如无及时的诊断和治疗，会在短期内死亡，但加强联合化疗的完全缓解率可达60%~80%，有50%的患者可以治愈。

3. Burkitt 淋巴瘤

Burkitt 淋巴瘤是一种可能来源于滤泡生发中心细胞的高度恶性的 B 细胞肿瘤。临床上有非洲地区性、散发性和 HIV 相关性三种形式。EB 病毒的潜伏感染和非洲地区性的 Burkitt 淋巴瘤有密切的关系。

（1）病理变化　镜下特点为弥漫性的中等大小淋巴样细胞浸润，核分裂像明显增多。瘤细胞间有散在的巨噬细胞吞噬核碎片，形成所谓满天星图像。

（2）免疫学表型和分子遗传学特点　Burkitt 淋巴瘤的瘤细胞为相对成熟的 B 细胞，表达单克隆性 SIg、CD19、CD20 和 CD10。所有的 Burkitt 淋巴瘤都发生与第8号染色体上的 c-myc 基因有关的易位，最常见的是 $t(8;14)$，还可发生 $t(2;8)$ 或 $t(8;22)$。

（3）临床特点　Burkitt 淋巴瘤多见于儿童和青年人，肿瘤常发生于颌骨、颅骨、面骨、腹腔器官和中枢神经系统，形成巨大的包块。一般不累及周围淋巴结，白血病像少见。临床过程是高度侵袭性的，但患者对于大剂量化疗反应好，部分患者可治愈。

4. 周围 T 细胞淋巴瘤

周围 T 细胞肿瘤（peripheral T-cell lymphoma, unspecific）是一组异质性的肿瘤，在欧美少见，但在东亚国家相当常见，在我国约占所有非霍奇金淋巴瘤的20%~30%。包括了以往分类的多形性周围 T 细胞淋巴瘤和 T 免疫母细胞性淋巴瘤等亚型。

虽然形态学改变多样，以下特点是周围 T 细胞淋巴瘤共有的：淋巴结结构破坏，肿瘤主要侵犯副皮质区，常有血管增生，瘤细胞由大小不等的多形性细胞组成，常伴有众多的非肿瘤性反应性细胞，如嗜酸粒细胞、浆细胞、组织细胞等。瘤细胞表达 CD2、CD3、

CD5 等成熟 T 细胞标记。T 细胞受体的基因重排分析显示有单克隆性重排。

患者常为成人，有全身淋巴结肿大，有时还有嗜酸粒细胞增多、皮疹、发热和体重下降。临床上进展快，是高度恶性的肿瘤。

5. NK/T 细胞淋巴瘤（血管中心性淋巴瘤）

为细胞毒性细胞（细胞毒性 T 细胞或者 NK 细胞）来源的侵袭性肿瘤，绝大多数发生在结外，尤其是鼻腔和上呼吸道。在我国相当常见。此类肿瘤也是与 EB 病毒高度相关的。

发生在鼻腔的 NK/T 细胞淋巴瘤常引起患者的鼻阻、鼻中隔穿孔，常伴有广泛的坏死。组织学特点为肿瘤细胞穿入血管壁，导致管壁呈葱皮样增厚、管腔狭窄、闭锁和弹力膜的破裂。广泛的凝固性坏死出现于肿瘤中和周围组织。肿瘤细胞还具有嗜上皮性，可浸润表皮或腺体。瘤细胞呈多形性，核不规则或圆形，染色质呈点状或泡状，有多个核仁，胞浆浅染。瘤细胞之间和坏死灶附近有明显的急慢性炎细胞浸润。

肿瘤细胞常表达 T 细胞抗原 CD2、胞浆型 CD3 以及 NK 细胞标记 CD56。大多数病例可检出 EB 病毒 DNA 的克隆性整合和 EB 病毒编码的小分子量 RNA（EBER）。

我国发病的高峰年龄在 40 岁前后，男性患者多见，男、女性别之比约为4∶1。患者经放射治疗后预后较好，5 年存活率达 70% 以上。

第二节 白 血 病

白血病（leukemia）是骨髓造血干细胞克隆性增生形成的恶性肿瘤。其特征为骨髓内异常的白细胞弥漫性增生取代正常骨髓组织，并进入周围血和浸润肝、脾、淋巴结等全身各组织和器官，造成贫血、出血和感染。

分类如下。

① 根据病情急缓和白血病细胞分化程度，分为急性和慢性白血病。

② 根据增生异常细胞来源，分为淋巴细胞性和粒细胞性白血病。

③ 根据周围血白细胞的数量，分为白细胞增多性和白细胞不增多性。

④ 目前国内、外通用的是 FAB 分类，根据异常白血病细胞的来源和分化程度将急性白血病分为急性淋巴母细胞（ALL）和急性粒细胞（髓细胞）白血病（AML）。将慢性白血病分为慢性淋巴母细胞（CLL）和慢性粒细胞（髓细胞）白血病（CML）。

一、急性白血病

1. 急性髓母细胞白血病（AMLL）

（1）分类

M0：最少分化型。

M1：未分化型。

M2：分化型。

M3：急性前髓细胞性白血病，Auer 小体多见。

M4：急性髓性单核细胞白血病。

M5：急性单核细胞白血病。

M6：急性红白血病。

M7：急性巨核细胞白血病。

（2）病理变化

① 周围血象：出现"三联征"，白细胞总数升高、原始粒细胞大于30%、伴有贫血和血小板减少。

② 骨髓：原始粒细胞弥漫性增生，红细胞和巨核细胞数量减少。

③ 淋巴结：全身淋巴结肿大，少见。

④ 脾脏：轻度肿大，红髓中弥漫性原始粒细胞浸润。

⑤ 肝脏：白血病细胞沿肝窦在小叶内弥漫浸润。

⑥ 其他：N4和M5还可侵犯皮肤和牙龈等。在骨髓的粒细胞白血病出现之前在骨、眼眶、皮肤、淋巴结、胃肠道、前列腺、睾丸、乳腺等处可出现局限性的原始粒细胞肿瘤，称为粒细胞肉瘤（granulocytic sarcoma）或绿色瘤（chloroma）。新鲜时肉眼呈绿色，暴露于空气中后，绿色迅速消退。

（3）临床特点　发热、乏力、进行性贫血、出血及肝、脾和淋巴结肿大等。

2. 急性淋巴母细胞白血病（ALL）

（1）病理变化

① 周围血象：白细胞总数升高。伴有贫血和血小板减少。

② 淋巴结：全身淋巴结肿大，多见。

③ 部分患者有纵隔肿块。

④ 脾脏：呈中度肿大，红髓中大量淋巴母细胞浸润。

⑤ 肝脏：淋巴母细胞主要浸润于汇管区及周围肝窦内。

（2）临床特点　发热、乏力、进行性贫血、出血、肝脾和淋巴结肿大等。

二、慢性白血病

1. 慢性淋巴细胞白血病（CLL）

（1）病理变化　接近成熟的小淋巴细胞堆积形成。

① 周围血象：白细胞显著增多。

② 骨髓：小淋巴细胞弥漫性增生，正常造血组织减少。

③ 淋巴结：全身浅表中度淋巴结肿大。

④ 脾脏：肿大明显，肿瘤性淋巴细胞主要浸润白髓。

⑤ 肝脏：瘤细胞主要浸润于汇管区及周围肝窦。

（2）临床特点　患者通常在50岁以上，常表现为肝、脾和浅表淋巴结肿大。

2. 慢性粒细胞白血病：

（1）病理变化

① 周围血象：白细胞总数增加，绝大多数为较成熟的中晚幼和杆状粒细胞。中性粒细胞碱性磷酸酶积分降低或消失，与类白血病反应不同。

② 骨髓：增生极度活跃，以中晚幼和杆状粒细胞为主，红细胞和巨核细胞并不消失。

③ 淋巴结：淋巴结肿大不如CLL明显。

④ 脾脏：显著肿大，最明显的特点。白血病细胞主要浸润红髓。

⑤ 肝脏：瘤细胞主要浸润于肝窦内。

（2）临床特点　起病缓慢，贫血和脾脏明显肿大是重要的体征。

三、类白血病反应

类白血病反应（leukemoid reaction）通常是由于严重感染、某些恶性肿瘤、药物中毒、大量出血和溶血反应等刺激造血组织而产生的异常反应。

表现为周围血中白细胞显著增多（可达 50000/μL 以上），并有幼稚细胞出现。类白血病反应的治疗和预后均与白血病不同。一般根据病史、临床表现和细胞形态可以与白血病鉴别，但有时比较困难。

类白血病反应有以下特点可协助鉴别：

① 引起类白血病反应的原因去除后，血象可恢复正常。

② 类白血病反应时，一般无明显贫血和血小板减少。

③ 类白血病反应时，粒细胞有严重毒性改变，胞浆内有毒性颗粒和空泡等。

④ 类白血病反应时，中性粒细胞的碱性磷酸酶活性明显增高，而粒细胞白血病时，活性显著降低。

⑤ 慢性粒细胞白血病细胞内可见 Ph1 染色体，类白血病反应时则无。

━━━━━━ 形成性考核 ━━━━━━

一、单选题

1. 霍奇金病伴有多种细胞混合增生、多数典型 RS 细胞的组织学类型是（　　　）

A. 淋巴细胞为主型　　　　B. 结节硬化型　　　　C. 混合细胞型

D. 淋巴细胞削减型　　　　E. 全身广泛播散

2. 与白血病发生无关的是（　　　）

A. 放射治疗　　　　　　　B. 烷化剂类药物治疗　　C. 细胞毒药物治疗

D. 介入化疗　　　　　　　E. 冷冻治疗

3. 急性淋巴细胞性白血病外周血增生的细胞是（　　　）

A. 成熟的小淋巴细胞　　　B. 中晚幼粒细胞

C. 原始和幼稚粒细胞　　　D. 原始和幼稚淋巴细胞

E. 未分化的原巨核细胞

4. 不符合慢性粒细胞性白血病急性变的描述是（　　　）

A. 外周血出现中晚幼粒细胞

B. 突然高热

C. 贫血加重

D. 出血加剧

E. 骨关节疼痛

5. 多见于儿童和青年人的白血病是（　　　）

A. 急性淋巴细胞性白血病

B. 慢性淋巴细胞性白血病

C. 急性粒细胞性白血病

D. 慢性粒细胞性白血病

E. 毛细胞性白血病

二、简答题

1. 什么是类白血病反应？有哪些特点？

2. 非霍奇金淋巴瘤的病理特点有哪些？

（范红斌）

第二十二章　神经系统疾病

学习提示：主要认识中枢神经系统感染性疾病，理解流行性脑脊髓膜炎、流行性乙型脑炎、大脑变性疾病、中枢神经系统肿瘤等疾病发生的条件、疾病发生发展的一般规律、疾病发生发展的基本机制、疾病的转归。通过完成以下题目预习本章内容。

1. 流行性脑脊髓膜炎的致病菌是_____，多在_____季节流行，其中普通型病程分为_____、_____、_____三期，暴发型分为_____和_____两个类型。

2. 脑脓肿常见的感染细菌是_____、_____、_____。病原菌入侵脑组织的途径有_____、_____，常见的局部感染病灶有_____、_____、_____。慢性脓肿壁的组成是：内层_____，中层_____，外层_____。

3. 流行性乙型脑炎的病原体是_____，多在_____季节流行，病变累及_____，镜下改变为_____、_____、_____。

4. 脑出血可分为三种类型，第一种为_____，常见原因为_____；第二种为_____，常见原因为_____；第三种为_____，常见原因为_____。

5. 原发性颅内肿瘤以_____最常见，其次为_____和_____，在儿童多位于_____，在成人多位于_____。主要有两个方面的临床症状_____，_____。

课堂讨论(病例)：

患者，男性，48岁，于半年前无明显原因出现头痛，去当地卫生室诊治，血压不高，不发热，按感冒头疼服用解热止痛片治疗。3个月后，头疼逐渐加重，服用止痛片无效。遂诊为神经性头痛，加大药物剂量及应用哌替啶等强止痛药，仍无效，于近日突然死亡。

尸检所见：成年，男性，心、肺等正常。开颅检查，大脑左半球额叶明显较对侧增宽。切面在左额叶查见一灰白色肿物，侵入大脑皮质，肿瘤与周围组织界限不清，无出血、有多个小的囊性变，散在于肿瘤之中。左侧脑室受压变窄。脑干处可见枕骨大孔的压迹。

讨论题：

1. 患者的死因是什么？如何发生的？此病例的显微镜观察可能有哪些病理改变？
2. 简述本病例的发展过程及各病变所处的相互关系。

第一节　中枢神经系统感染性疾病

病毒、细菌、立克次体、螺旋体、真菌和寄生虫等均可引起中枢神经系统的感染。

病原体感染途径：①血源性播散：如脓毒血症。②局部扩散：乳突炎、中耳炎等。③直接感染：创伤或医源性（如腰椎穿刺等）感染。④经神经感染：某些病毒如狂犬病病毒、单纯疱疹病毒等周围神经途径入侵中枢神经系统引起感染。

一、流行性脑脊髓膜炎

流行性脑脊髓膜炎（epidemic cerebrospinal meningitis）简称流脑，是由脑膜炎双球菌引起的化脓性脑膜炎。致病菌由鼻咽部侵入血循环，形成败血症，最后局限于脑膜及脊髓膜，形成化脓性脑脊髓膜病。见图 22-1。

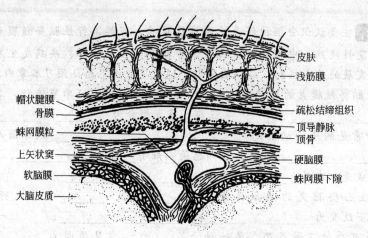

图 22-1　流行性脑脊髓膜炎

（一）发病机制

1. 黏附及透过黏膜

① 首先侵入鼻咽部，以菌毛黏附于鼻咽部黏膜上皮细胞表面寄生。

② 一方面受局部 SIgA 的中和作用而减少病菌的侵入，另一方面病菌又分泌蛋白酶切断局部 IgA 重链，削弱其作用。

③ 在病菌数量多，SIgA 分泌相对不足时，细菌在鼻咽部繁殖而成为无症状带菌者。部分病菌透过黏膜屏障侵入黏膜下层，受到 IgM 抗体及活化的巨噬细胞和补体的溶菌、吞噬、杀灭作用，此过程可造成黏膜充血、水肿、分泌物增加，出现上呼吸道感染症状。

2. 入血

① 如病菌数量过多，宿主上述免疫功能不足，侵入黏膜下层的病菌可透过毛细血管的基底膜和内皮细胞进入血流而形成短暂菌血症，此时可无明显症状或有轻微症状，如皮肤出现出血点而自愈。

② 少数发展为败血症。细菌侵袭局部皮肤血管内皮细胞，迅速繁殖并释放内毒素，引起局部出血、坏死、炎性细胞浸润、小血管栓塞，临床出现皮肤黏膜瘀点、瘀斑。

③ 细菌进入血循环并在其中大量繁殖，释放大量内毒素，使全身小血管痉挛，内皮细胞损伤而导致严重微循环障碍，引起感染性休克、DIC 等，最终造成多器官功能衰竭，临床表现为暴发型败血症休克型，如微循环障碍以脑血管损伤为主则形成暴发型脑膜脑炎型；或兼而有之即所谓混合型。

（二）分期及主要病变

败血症期主要病变是血管内皮损害，血管壁炎症、坏死及血栓形成，血管周围出血，皮下、黏膜可有局灶性出血。在受损的血管壁内可以见到免疫球蛋白、补体及脑膜炎球菌抗原的沉积，说明Ⅲ型变态反应亦可能在发病机制中起某些作用。脑膜炎期主要病变部位在软脑膜和蛛网膜，表现为脑膜血管充血、出血、炎症和水肿，引起颅内压升高；大量纤维蛋白、中性粒细胞及血浆外渗，引起脑脊液浑浊。也可引起颅底部炎症、粘连，而发生脑神经损害，并出现相应的临床表现。

暴发型脑膜脑炎型病变主要在脑实质，引起脑组织坏死、充血、出血及水肿，颅内压显著升高，严重者发生脑疝。少数患者由于脑室膜炎，大脑导水管阻塞，致脑脊液循环受阻而发生脑积水。

（三）临床表现

脑膜炎球菌主要引起隐性感染，大部分为无症状带菌者，少数表现为上呼吸道感染，极少数为典型流脑症状。

流脑患者的病情复杂多变，轻重不一，主要有两种临床表现，即普通型、暴发型。潜伏期1～7日，一般为2～3日。

（四）实验室检查

1. 血象

白细胞总数明显增高，多在$20 \times 10^9/L$以上，中性粒细胞也明显增高，占90%以上。并发DIC者血小板减少。

2. 脑脊液检查

确诊本病的重要依据是病程初期仅压力增高，外观正常。典型脑膜炎期，压力高达1.96kPa以上，外观呈浑浊或脓样。白细胞数达$1.0 \times 10^9/L$以上，以中性粒细胞为主。蛋白质含量显著提高，而糖含量明显减少，有时可完全测不出。若临床有脑膜炎症状及体征而早期脑脊液检查正常，应于12～24h后复验。暴发型败血症者脑脊液往往清亮，细胞数、蛋白、糖量亦无改变。流脑经抗菌药物治疗后，脑脊液改变可不典型。为避免引起脑疝，对能不做脑脊液检查即可诊断者就不要腰穿。必要时先脱水，穿刺时不宜将针芯全部拔出，而应缓慢放出少量脑脊液做检查。术后患者应平卧6～8h，不要抬头起身。

3. 细菌学检查

（1）涂片　在皮肤瘀点处刺破，挤出少量血或组织液做涂片及染色。亦可取脑脊液沉淀物涂片染色。细菌阳性率均为60%～80%。

（2）细菌培养　取血或脑脊液检测，如阳性可鉴定细菌的群及型并做药敏实验，但阳性率较低，应在使用抗菌药物前检测。并宜多次采血送验。

4. 免疫学检查

为快速诊断方法。可协助确诊，多用于已用抗菌药物治疗或细菌学检查阴性者。

（1）检测特异性抗原（荚膜多糖抗原）　用ELISA或免疫荧光法等，检测患者早期血及脑脊液中的荚膜多糖抗原。

（2）特异性抗体　特异性及灵敏性亦较高，但不能做早期诊断。如恢复期血清效价大于急性期4倍以上，则有诊断价值。

（3）核酸检测　用 PCR 法检测流脑患者早期血清及脑脊液中脑膜炎球菌的核酸，脑脊液中阳性率为 95.2%，血清中阳性率 85.7%。

（五）临床病理关系

患者多有全身感染症状如发热，全身不适和外周血白细胞增多，常出现下列神经系统症状。

（1）脑膜刺激症状　表现为颈项强直和屈髋伸膝征（Kernig 征）阳性。颈项强直是炎症累及脊髓神经根周围的蛛网膜，软脑膜及软脊膜，当颈部或背部肌肉运动时可牵拉刺激在椎间盘处受压的脊神经而引起疼痛，机体出现保护性痉挛状态，婴幼儿可表现为角弓反张（opisthotonos）；Kernig 征是腰骶阶段神经后根受到炎症波及而受压，表现为当屈髋伸膝实验时，坐骨神经受到牵引，腰神经根疼痛。

（2）颅内压升高症状　因脑膜血管充血，蛛网膜下腔参透压渗出物堆积，脓性堆积物阻塞蛛网膜颗粒引起脑脊液吸收障碍可导致颅内压增高，表现为头痛，喷射性呕吐，视盘水肿等症状和体征，婴幼儿因囟门未闭合，可表现为前囟饱满。

（3）脑神经麻痹　可出现Ⅲ、Ⅳ、Ⅴ、Ⅵ和Ⅶ对脑神经受麻痹症状。

（4）脑脊液改变　诊断本病可依赖于脑脊液检查。表现为压力升高，浑浊不清，含大量脓细胞，生化检查蛋白增多，糖减少，经图片和培养检查可找到病原体。

暴发型脑膜炎球菌败血症是暴发性脑脊膜炎的一种类型，多见于儿童。本病起病急骤，主要表现为周围循环衰竭，休克和皮肤大片紫癜。与此同时，两侧肾上腺严重出血，肾上腺皮质功能衰竭，称为沃-弗（Warterhouse-Friederichsen）综合征，其发生机制主要是内毒素释放所引起的弥散性血管内凝血（DIC），常在短期内因严重败血症死亡。

二、流行性乙型脑炎

流行性乙型脑炎是乙型脑炎病毒感染所致的急性传染病，多在夏秋季流行。

1. 病因及发病机制

病原体为嗜神经性乙型脑炎病毒，传染源为乙型脑炎患者和中间宿主家畜。乙脑病毒属披盖病毒科中黄病毒属，为 B 组虫媒病毒，呈球形，直径 30nm，含单股正链 RNA，长约 11kb。RNA 基因组编码单个多肽，裂解产生衣壳蛋白（C）、膜蛋白（M）和包膜蛋白（E）以及 7 个非结构蛋白。乙脑病毒具较强的嗜神经性，对温度、乙醚、酸等都很敏感，能在乳鼠脑组织内传代，在鸡胚、猴、肾及 Hela 细胞中可以生长并复制，适宜在蚊内繁殖的温度为 25～30℃。

2. 病理变化

病变主要累及大脑实质，以大脑皮质、基底核、视丘最为严重，其次为小脑皮质、延髓及脑桥，脊髓病变最轻，常仅限于颈段脊髓。

3. 临床表现

潜伏期 10～15 天。大多数患者症状较轻或呈无症状的隐性感染，仅少数出现中枢神经系统症状，表现为高热、意识障碍、惊厥等。典型病例的病程可分 4 个阶段。

（1）初期　起病急，体温急剧上升至 39～40℃，伴头痛、恶心和呕吐，部分患者有嗜睡或精神倦怠，并有颈项轻度强直，病程 1～3 天。

（2）极期　体温持续上升，可达 40℃以上。初期症状逐渐加重，意识明显障碍，嗜睡、昏睡乃至昏迷。昏迷越深，持续时间越长，病情越严重。神志不清最早可发生在病程第1~2日，但多见于3~8日。重症患者可出现全身抽搐、强直性痉挛或强直性瘫痪，少数也可软瘫。严重患者可因脑实质类（尤其是脑干病变）、缺氧、脑水肿、脑疝、颅内高压、低血钠性脑病等病变而出现中枢性呼吸衰竭，表现为呼吸节律不规则、双吸气、叹息样呼吸、呼吸暂停、潮式呼吸和下颌呼吸等，最后呼吸停止。体检可发现脑膜刺激征，瞳孔对光反应迟钝、消失或瞳孔散大，腹壁及提睾反射消失，深反射亢进，病理性锥体束征，如巴氏征等可呈阳性。

（3）恢复期　极期过后体温逐渐下降，精神、神经系统症状逐日好转。重症患者仍神志迟钝、痴呆、失语、吞咽困难、颜面瘫痪、四肢强直性痉挛或扭转痉挛等，少数患者也可有软瘫。经过积极治疗大多数症状可在半年内恢复。

（4）后遗症期　少数重症患者半年后仍有精神神经症状，为后遗症，主要有意识障碍、痴呆、失语及肢体瘫痪、癫痫等，如予积极治疗可有不同程度的恢复。癫痫后遗症可持续终生。

第二节　大脑变性疾病

神经系统变性疾病是指一组原因不明的以神经原发性变性为主的中枢神经系统疾病。病变特点在于选择性地累计某1~2个功能系统的神经细胞而引起受累部位特定的临床表现。如累及大脑皮质，主要表现为痴呆；累及小脑可导致共济失调等。其共同病理特点为受累部位神经元的萎缩、死亡和星形胶质细胞增生，此外不同的疾病还可有各自特殊的病变。常见的有阿尔茨海默病、Parkinson病、慢性进行性舞蹈病、肌萎缩性脊髓侧索硬化及纹状体黑质变性、Pick病。本节主要介绍阿尔茨海默病。

阿尔茨海默病（Alzheimer disease，AD）又称老年性痴呆，是以进行性痴呆为主要临床表现的大脑变性疾病，起病多在50岁以后。随着人类寿命的延长，本病的发病率呈增高趋势。临床表现为进行性精神状态衰变，包括记忆力、智力、定向力、判断能力、情感障碍和行为失常甚至意识模糊等。患者通常在发病5~6年内死于继发感染和全身衰竭。

1. 病因和发病机制

本病好发于高龄人群，病因和发病机制尚有待阐明。本病的发生可能与下列因素有关。①受教育程度：调查资料证实本病的发病率和受教育程度有关，人的不断学习可促进突触改建，防止其丢失。②遗传因素：约有10%的患者有遗传倾向。与本病有关的基因位于21、19、14以及第1号染色体上，大多数患者14号染色体基因有突变。③神经细胞的代谢改变：老年斑中淀粉样蛋白的前体 β/A-4 蛋白是正常神经元膜上的一个跨膜蛋白，体外实验证实其有神经毒性。缠结的神经元纤维中微丝等细胞骨架蛋白呈现过度的磷酸化。④继发性递质改变：乙酰胆碱减少最为突出。Meynert 基地核神经元的大量缺失致其投射到新皮质、海马等区域的乙酰胆碱能纤维减少。

2. 病理变化

①脑萎缩，脑回窄，脑沟宽，病变以额叶、顶叶及颞叶最显著，脑切面可见代偿性脑室扩张。②老年斑，直径为 $20\sim150\mu m$，电镜下可见该斑块主要由多个异常扩张变性之轴索突出终末及淀粉样细丝构成。③神经元纤维纠缠，为神经元趋向死亡的标志。银染最

为清楚。电镜下真是其为双螺旋缠绕的细丝构成，多见于海马、杏仁核、颞叶内侧、额叶皮质的锥体细胞。④颗粒空泡变性，表现为神经细胞胞质中出现小空泡，内含嗜银颗粒，多见于海马的锥体细胞。⑤Hirano 小体，神经细胞树突近端出现棒形嗜酸性包涵体，生化分析证实大多为肌动蛋白，成为 Hirano 小体，多见于海马椎体细胞。

上述变化均为非特异性，可见于无特殊病变之老龄脑，当其数目增多达到诊断标准并具特定的分布部位时才能作为阿尔茨海默病的诊断依据。

第三节　中枢神经系统肿瘤

中枢神经系统肿瘤包括与源于脑、脊髓或脑膜的原发性和转移性肿瘤。原发性肿瘤中，胶质瘤最常见（约占 40%），其次是脑膜瘤（占 13%~36%）。儿童常见的颅内肿瘤是胶质瘤和髓母细胞瘤。

根据肿瘤生物学行为，WHO 采用四级法对中枢神经系统的肿瘤进行分级（Ⅰ、Ⅱ、Ⅲ、Ⅳ）。Ⅰ、Ⅱ级为低级别肿瘤，Ⅲ、Ⅳ级为高级别肿瘤。

一、神经上皮组织瘤

1. 星形细胞瘤

星形细胞瘤（astrocytic tumours）约占颅内肿瘤的 30%，约占胶质瘤的 60%，男性较多见。肿瘤大小不等，可为数厘米的结节至巨块状，瘤体灰白色，质软、边界欠清（图22-2）。或呈胶冻状外观，并可形成大小不等的囊腔。按分化程度分为Ⅰ、Ⅱ、Ⅲ、Ⅳ级。组织学上最常见的类型为弥漫性星形细胞瘤（WHO Ⅱ级）。如肿瘤细胞出现间变，则称为间变性星形细胞瘤（WHO Ⅲ级），预后差。胶质母细胞瘤（glioblastoma，GBM，WHO Ⅳ级）为高度恶性的星形细胞瘤，预后极差。

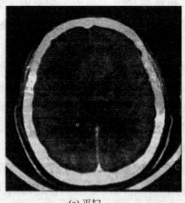 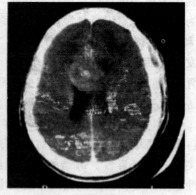

(a) 平扫　　　　　　　　　　　　(b) 增强扫描

图 22-2　间变性星形细胞瘤 CT

2. 少突胶质细胞瘤

少突胶质细胞瘤（oligodendroglioma）约占原发性脑肿瘤的 2.5%，占胶质瘤的 6%~7%，多见于成年人，好发于大脑皮质的浅层。肿瘤呈灰白色边界清楚的球形肿块。

出血、囊性病变和钙化较为常见。瘤细胞大小一致，形态单一，圆形，核圆形居中，有核周空晕。细胞弥散排列，但有环绕神经元排列的倾向，间质富有血管并可伴有不同程度钙化河砂砾体形成。该肿瘤多为 WHO Ⅱ级，平均存活3.5～4.4年，临床常表现为癫痫或局部性瘫痪；少数病例为间变性少突胶质细胞瘤（WHO Ⅲ级），预后不佳。

3. 室管膜肿瘤

室管膜肿瘤（ependymoma）类型包括室管膜下室管膜瘤（WHO Ⅰ级）、黏液乳头状室管膜瘤（WHO Ⅰ级）、室管膜瘤（WHO Ⅱ级）、间变性室管膜瘤（WHO Ⅲ级）。患者以儿童及青年居多。肿瘤可发生于脑室系统的任何部位和脊髓内。瘤体边界清楚，球形或分叶状，切面灰白色，质地均匀或颗粒状，可有出血、囊性变或钙化。肿瘤细胞大小一致，梭形或胡萝卜形，胞质丰富、核圆形或椭圆形。细胞可围绕空腔呈现管状排列（菊形团形成），或围绕血管排列（假菊形团），并以细长胞突与血管壁相连。有时可形成乳头状结构。本瘤生长缓慢，成年室管膜瘤患者 5 年和 10 年存活率分别为 57％和 45％。发生于幕上或脊髓者预后较好，而发生于第四脑室和小脑脑桥者预后较差。

4. 髓母细胞瘤

髓母细胞瘤（medulloblastoma）是发生于小脑的恶性侵袭性胚胎性肿瘤。发病高峰年龄在 7 岁左右，偶见于成年人。肿瘤常位于小脑蚓部，占据第四脑室顶部，部分病例可发生于小脑半球。肿瘤肉眼呈鱼肉状，色灰红。肿瘤细胞圆形、椭圆形或胡萝卜形，细胞核深染，胞质少且不明显，核分裂像易见，可见瘤细胞形成菊形团。间质中有纤细的纤维，血管增生不明显。瘤细胞具有向神经元及神经胶质双向分化的潜能，既能向神经母细胞、节细胞分化，也能向胶质母细胞、星形胶质细胞分化。肿瘤恶性程度较高（WHO Ⅲ级），预后极差，易发生脑脊液播散。近年在治疗方面有很大进展，5 年生存率已达50％～70％。

二、脑膜肿瘤

脑膜瘤（meningioma）是起源于蛛网膜帽细胞的肿瘤。肿瘤好发于上矢状窦两侧、蝶骨嵴、嗅沟、小脑脑桥角以及脊髓胸段脊神经在椎间孔的出口处。脑膜瘤的发生率仅次于星形细胞肿瘤，占颅内肿瘤的 13％～26％和椎管内肿瘤的 25％。按分化程度分为Ⅰ、Ⅱ、Ⅲ级。大多数脑膜瘤生长缓慢，易于手术切除。此瘤在中枢神经系统肿瘤中预后最好。脑膜瘤手术切除后有 15％的复发率，椎管内脑膜瘤复发率较颅内低。少数脑膜瘤可发生恶变。

肿瘤多为单发，常与硬膜紧密相连，有包膜，呈球形或分叶状。肿块质韧实，灰白色，呈粗颗粒状或条索状，可见沙砾体。肿瘤细胞呈大小不等的同心圆状或呈梭形，血管壁常有透明变性，有时胞核可呈栅栏状排列。多数肿瘤仅压迫脑组织，呈膨胀性增长（WHO Ⅰ级）。少数病例（WHO Ⅱ级或 WHO Ⅲ级）肿瘤细胞出现明显的异型性伴出血、坏死并呈浸润性生长，个别病例（WHO Ⅲ级）甚至出现颅内转移。

形成性考核

一、单选题

1. 脑栓塞的临床表现中，下述哪项是不正确的（　　　）

A. 起病多急骤　　　　　　　　　B. 年龄多较轻

C. 多有脑膜刺激征　　　　　　　D. 常见局限性抽搐、偏瘫、失语

E. 多有风湿性心脏病

2. 老年性痴呆与血管性痴呆的鉴别主要是（　　　）

A. 发病年龄　　　　　　B. 记忆障碍　　　　　　C. 情绪不稳

D. 病程的波动性特征　　E. 幻觉妄想

3. 下列哪种肿瘤是仅发生于颅内脑外的肿瘤（　　　）

A. 星形细胞瘤　　　　　B. 脑膜瘤　　　　　　　C. 淋巴瘤

D. 少突胶质细胞瘤　　　E. 髓母细胞瘤

4. 下列哪项不是流行性脑脊髓膜炎的基本病理变化（　　　）

A. 蛛网膜血管高度扩张充血

B. 蛛网膜下腔大量中性 WBC 及纤维蛋白

C. 蛛网膜下腔增宽　　　D. 神经细胞坏死　　　　E. 神经细胞变性

5. 流行性乙型脑炎病变最轻的部位是（　　　）

A. 脊髓　　　　　　　　B. 延脑　　　　　　　　C. 小脑皮质

D. 基底核　　　　　　　E. 大脑皮质

二、简答题

1. 脑肿瘤的临床症状及产生的机制是什么？

2. 比较流行性脑脊髓膜炎、流行性乙型脑炎的基本病变的性质、部位和病理学具体表现有何不同？

3. 与其他系统肿瘤相比，中枢神经系统肿瘤有何特性？

（柴高尚）

第二十三章 传染病及寄生虫病

学习提示：本章讲述了常见的几种由细菌、病毒和寄生虫引起的传染性疾病，知识点比较散碎。可以通过区分不同病原微生物的病原学特征、传播方式、易感人群并结合防治手段来理解不同的病原体。在对病毒、细菌和寄生虫生物学特征领会的基础上，理解不同种类的病原的致病机制和病理变化。

本章需要掌握书中提列的几种传染病的病原、传播方式，理解其防治手段，并了解其发病机制和临床过程。

通过完成以下题目预习本章内容。

1. 传染病是由_____或_____感染人体后引起的具有_____，在一定条件下可造成流行的炎症性疾病。

2. 结核病是由_____引起的一类以_____病变并伴有不同程度的_____为特征的慢性传染病。

3. 伤寒是由_____引起的一种急性肠道传染病。其病变特点为_____，以回肠下段淋巴组织病变最为明显。伤寒的传染源是_____，通过_____传播，_____是主要的传播途径，可引起爆发流行。

4. 细菌性痢疾是由_____引起的一种常见的肠道传染病。病变特点为_____，病变部位有大量纤维素渗出形成假膜。

5. 肾综合征出血热又称流行性出血热，是指由_____引起的一类以_____为主要症状的急性传染病。

6. 获得性免疫缺陷综合征即艾滋病，是一种由_____的反转录病毒感染后，导致_____受到破坏，逐渐引发多种机会性感染和恶性肿瘤等多种症状的_____。艾滋病感染的主要特点是_____细胞的损耗。

7. 溶组织内阿米巴简称痢疾阿米巴，主要寄生于_____，引起_____，也可引起各种_____。

课堂讨论(病例)：

患者，男性20岁，农民，因发热、头痛、腰痛、口鼻出血5天入院。20天前，正值深秋，患者曾在当地田间挖老鼠仓，5天前突发高热（38～40℃）、寒战、头痛、全身酸痛，尤其以肾区疼痛为甚，并伴有恶心、呕吐、腹泻、口鼻黏膜出血，急诊入院。

体格检查：呼吸 30 次/分，心率 100 次/分，血压 13/8kPa（98/60mmHg），体温38℃。面色潮红，烦躁不安，呈醉酒状。睑结膜、咽部及颊黏膜充血、水肿、点状出血。全身皮肤散在瘀点及瘀斑，肾区叩痛。

实验室检查：血常规，白细胞20×10^9/L，中性粒细胞85%，核左移，细胞内可见中毒颗粒。红细胞 $600 \times 10^{12}/L$，血红蛋白 $170g/L$。尿常规，尿蛋白＋＋＋，红细胞 10/HP，可见各种管型。

患者入院后虽经积极抢救，终因循环、呼吸衰竭死亡。

尸检摘要：青年男尸，全身皮肤及黏膜散在瘀点及瘀斑，睑结膜充血、出血，口鼻有血性分泌物。脑表面血管扩张充血并可见点状出血。胸腔内可见少量血性液体，肺表面充血并可见点状出血，右心房出血，深达肌层。腹腔内可见少量血性液体，肝体积增大，被膜紧张，可见点状出血，肠管表面充血并可见点状出血。肾体积增大，苍白、水肿，并可见点状出血。镜检：脑组织水肿，血管扩张、充血，可见小灶性坏死。肺组织明显水肿，肺泡壁增宽，血管扩张充血，部分区域可见出血，肺泡腔内可见少量粉染液体。心肌细胞水肿并可见小灶性坏死，间质充血、水肿并出血，并见少量炎细胞浸润。肝窦及中央静脉充血，肝细胞明显水肿，可见小灶性坏死。肾小球毛细血管扩张充血，基底膜轻度增厚，肾小球囊内可见蛋白及红细胞，肾间质极度水肿、充血并出血，肾小管受压变窄，部分肾小管变性坏死，管腔内可见各种管型，间质可见少量淋巴细胞浸润，肾盂及肾盏可见大片出血。

讨论题：

1. 诊断该患者患何病？
2. 根据尸检资料，推测患者会有哪些临床表现？
3. 该病的早期症状有哪些？
4. 该病的主要病理改变是什么？

传染病（communicable diseases）是由病原微生物（病毒、立克次体、细菌、螺旋体、支原体、衣原体和真菌等）或寄生虫（原虫或蠕虫）感染人体后引起的具有传染性、在一定条件下可造成流行的炎症性疾病。

传染病的基本特征是有病原体，有传染性和流行性，感染后常有免疫性。有些传染病还有季节性或地方性。传染病的传播和流行必须具备三个环节，即传染源（能排出病原体的人或动物）、传播途径（病原体传染他人的途径）及易感人群（对该种传染病无免疫力的人）。若能完全切断其中的一个环节，即可防止该种传染病的发生和流行。

第一节 结 核 病

结核病（tuberculosis）是由结核杆菌（*Mycobacterium tuberculosis*）引起的一类以慢性肉芽肿病变并伴有不同程度的干酪样坏死为特征的慢性传染病。以肺结核最为常见，除肺部感染外，可累及全身各个器官和组织，如肠道、皮肤、骨、肝脏、肾脏、膀胱、淋巴结及浆膜腔等。目前全球每年新发结核病例 800 万～1000 万，300 万人死于结核病。我国每年因结核病死亡 25 万人。是全球 22 个结核病高负担国家之一。

一、病 原 学

结核杆菌细长、略弯曲，大小为 $(1～4)\mu m \times 0.4\mu m$，呈单个或分支状排列，无荚膜、无鞭毛、无芽孢。结核杆菌为专性需氧菌。营养要求高，在含有蛋黄、马铃薯、甘油和天门冬素等的罗氏固体培养基上才能生长。最适 pH 6.5～6.8，最适温度为 37℃，生长缓慢，接种后培养 3～4 周才出现肉眼可见的菌落。菌落为干燥、坚硬、表面呈颗粒状、乳酪色或黄色，形似菜花样。此菌最显著的特点是其胞壁中含有大量脂质，占菌体干的 20%～40%。

二、发病机制

对人致病的结核杆菌主要是人型和牛型。开放性肺结核患者是主要的传染源，经呼吸道传播。肺外结核可经消化道、皮肤伤口传播。结核杆菌无内毒素，也不分泌外毒素和侵袭性酶，目前认为其致病作用主要与菌体成分，特别是胞壁中所含的大量脂质以及自身免疫损伤有关。结核杆菌通过呼吸道进入肺泡，被巨噬细胞吞噬后，由于细胞壁的硫酸脑苷脂抑制吞噬体与溶酶体结合，溶酶体中的杀菌物质不能发挥作用，致使该菌在细胞内大量生长繁殖，最终导致细胞死亡崩解，释放出的结核杆菌或在细胞外繁殖侵害，或被另一巨噬细胞吞噬再重复上述过程，引起渗出性炎症病灶，称为原发灶。由于是初次感染，机体缺乏针对该菌的特异性免疫力，导致原发灶内的结核杆菌可经淋巴管扩散在肺门淋巴结，引起淋巴管炎和淋巴结肿大，称为原发综合征。随着机体抗结核免疫力的建立，同时出现超敏反应，原发灶大多可纤维化，钙化而自愈。但原发灶内可长期潜伏少量结核杆菌，不断刺激机体强化已建立起的抗结核免疫力，也可作为以后内源性感染的来源。只有极少数免疫力低下者，结核杆菌可经淋巴、血流扩散至全身，导致全身粟粒型结核或结核性脑膜炎。

三、病理变化

结核杆菌侵入人体引起的炎症常呈慢性过程。基本病变包括三种类型：渗出、增生和变质。特征性病变包括结核结节和干酪样坏死。

渗出性病变常出现在疾病早期或机体免疫力弱，感染细菌数量多、毒力强，或超敏反应较强时，表现为充血、水肿与白细胞浸润。渗出的成分主要是浆液和纤维素。增生性病变常出现在感染细菌数量少、毒力低、机体免疫力较强时。局部中性粒细胞很快被巨噬细胞取代，当巨噬细胞吞噬并消化了结核菌后，菌的磷脂成分使巨噬细胞形态变大而扁平，类似上皮细胞，称"类上皮细胞"。多个类上皮细胞可以融合在一起或单个类上皮细胞胞核经多次分裂而胞质未分开形成郎汉斯巨细胞。类上皮细胞、郎汉斯巨细胞、周围浸润的淋巴细胞及少量反应性增生的成纤维细胞常聚集成结节状，形成结核病的特征性病变结核结节，典型结核结节中心伴干酪样坏死。变质性病变常发生在渗出或增生性病变的基础上。由于细菌数量多、毒力强，机体抵抗力弱或超敏反应强烈，渗出或增生性病变均可发生干酪样坏死，坏死组织可较长时期不被液化。一旦坏死组织液化，原病灶演变成空洞，并有大量结核菌生长繁殖，成为细菌播散的来源。以上三种基本病理变化往往同时存在，但以一种变化为主，随着病变的发展，也可互相转化。

四、临床表现

肺结核是一慢性传染性疾病，病程较长。起始时患者常无明显症状，只有在病情发展时才出现症状。有些患者以咯血为首发症状，但在病程中常可追溯到轻微的毒性症状。

1. 全身症状

全身毒性症状表现为午后低热、乏力、纳差、体重减轻、盗汗等。当病灶急剧进展或扩散时，发热显著，呈稽留热或弛张热。

2. 咳嗽、咳痰

这是肺结核最多见的局部症状。早期一般有干咳或只有少量白色黏液痰。但在病变扩大甚至肺部有空洞时痰量增加。伴继发感染时，痰量也会增多，呈黏液性或脓性，并且可伴随全身症状出现发热、寒战等现象。

3. 胸痛、咯血

当病变波及胸膜尤其是壁层胸膜时，可出现胸痛，呈针刺样痛，一般并不剧烈，随呼吸和咳嗽而加重。有的患者常感觉肩部或上腹部痛，可能是炎症刺激了横膈膜通过神经反射所致，部位不固定，多呈钝痛，不受呼吸影响。约1/3患者有不同程度的咯血，痰中带血丝，多为病变影响到毛细血管壁通透性引起，大咯血多为病变直接损伤血管所致，大咯血后持续发热，常提示病灶播散。

4. 呼吸困难

由于肺功能储备大、代偿性高，因此一般初发肺结核患者很少出现呼吸困难。晚期肺结核，病灶广泛，肺组织破坏严重或并发肺萎缩，肺气肿、广泛胸膜增厚时会有较明显的呼吸困难。

第二节 伤 寒

伤寒（typhoid fever）是由伤寒沙门菌（*Salmonella typhi*）引起的一种急性肠道传染病。临床表现包括持续高热、相对缓脉、皮肤玫瑰疹、肝脾肿大、白细胞减少等。有些患者在病程后期可出现肠出血、肠穿孔等严重并发症。病变特点为全身单核-巨噬细胞系统增生，以回肠下段淋巴组织病变最为明显。

一、病 原 学

伤寒沙门菌呈短粗杆状，有周鞭毛，运动活泼，革兰氏染色阴性。在普通培养基中即可生长，当培养基含有胆汁时生长更好。伤寒沙门菌具有菌体（O）抗原、鞭毛（H）抗原和表面毒力（Vi）抗原，都能使人体产生相应的抗体。其中O及H抗原的抗原性较强，可用于血清凝集试验（肥达反应，Widal reaction），以测定血清中的O及H抗体的效价来辅助临床诊断。Vi抗原的抗原性较弱，低效价的Vi抗体随伤寒沙门菌从人体的清除而消失，可用于伤寒带菌者的初筛。伤寒沙门菌不产生外毒素，但菌体裂解时释放的内毒素是其致病的主要因素。见图23-1。

二、发 病 机 制

伤寒的传染源是患者和带菌者。通过粪—口途径传播，水源和食物被细菌污染是主要

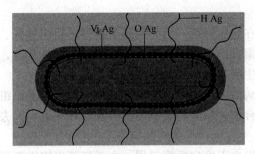

图 23-1 伤寒沙门菌抗原

的传播途径，可引起爆发流行。伤寒沙门菌进入人体到达回肠下端后，穿过肠黏膜上皮细胞侵入回肠集合淋巴结的单核吞噬细胞内繁殖形成初发病灶，进一步侵犯肠系膜淋巴结后经胸导管进入血流，引起第一次菌血症。细菌随血流至骨髓、肝、脾、肾、胆囊、皮肤等并在其中繁殖，被脏器中吞噬细胞吞噬的细菌再次进入血流，引起第二次菌血症。存于胆囊中的细菌随胆汁排至肠道，一部分随粪便排出体外。部分菌可再次侵入肠壁淋巴组织，出现超敏反应，引起局部坏死和溃疡，严重者发生肠出血和肠穿孔。随着机体免疫力的增强，伤寒沙门菌在血液和各个器官中被清除，肠壁溃疡愈合，临床上进入恢复期。见图23-2。

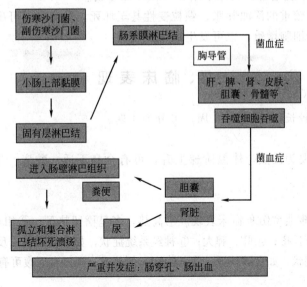

图 23-2　伤寒致病机制

三、病 理 变 化

伤寒属急性增生性炎症，其特点是病灶内无中性粒细胞渗出。主要是全身单核-巨噬细胞的增生形成伤寒细胞。伤寒细胞胞浆中常吞噬有伤寒杆菌、受损的淋巴细胞、红细胞及坏死细胞碎屑，并且伤寒细胞常聚集成团，形成小结节，称为伤寒肉芽肿或伤寒小结，具有一定的病理诊断意义。

1. 肠道病理变化

病变主要累及回肠下段集合和孤立淋巴小结。按病变自然发展过程分四期，每期持续时间约 1 周。

(1) 髓样肿胀期 在起病的第一周，回肠下段淋巴组织肿胀、隆起于黏膜表面，色灰红，质软，似脑沟回，集合淋巴小结病变最典型，肠黏膜有充血、水肿、黏液分泌增多等变化。镜下巨噬细胞增生明显，形成伤寒细胞和伤寒小结。

(2) 坏死期 从发病的第二周开始进入坏死期。肿胀的淋巴组织中心和局部黏膜组织发生坏死，并有逐步融合扩大趋势，累及黏膜表层。坏死组织失去正常光泽，色灰白或被胆汁染成黄绿色。

(3) 溃疡期 一般发生于发病后第三周。由于坏死组织逐渐脱落而形成溃疡。溃疡边缘稍隆起，底部高低不平。溃疡长轴与肠纵轴平行呈椭圆形，孤立淋巴小结病变形成的溃疡为圆形。溃疡一般深及黏膜下层，严重坏死者可深达肌层及浆膜层，甚至出现肠穿孔，如侵犯小动脉，可引起严重出血。

(4) 愈合期 相当于发病后的第四周。溃疡面坏死组织已完全脱落干净，肉芽组织增生填补溃疡性缺损，黏膜上皮再生覆盖愈合。

由于临床早期可能应用抗生素，以上四期的病变极不典型。

2. 肠外病理变化

① 肠系膜淋巴结、肝、脾及骨髓由于巨噬细胞增生活跃，引起相应组织器官肿大。镜下可见大量巨噬细胞增生，伤寒小结和灶状坏死形成。

② 心肌纤维有较重的浑浊肿胀、颗粒变性甚至坏死。重症患者可出现中毒性心肌炎。

③ 肾小管上皮细胞增殖，也可发生颗粒样变性。

四、临 床 表 现

典型伤寒病程较长，持续 4~5 周，可分为 4 期。

1. 初期

起病缓慢，主要为发热，体温阶梯上升，可有全身不适、酸痛、乏力，5~7 天体温可达 39~40℃。

2. 极期

第 2~3 病周出现典型伤寒临床表现。①高热，多呈稽留热型；②相对缓脉；③玫瑰疹，胸腹部散在淡红色斑丘疹；④肝、脾大；⑤神经系统症状，如表情淡漠、反应迟钝，可有听力减退；⑥消化系统症状，如食欲减退、腹部隐痛、便秘或腹泻。右下腹可有轻度压痛。

3. 缓解期

约病程第 4 周，体温逐渐下降，神经系统和消化系统症状逐步减轻，患者消瘦虚弱。由于此期小肠病理变化仍处于溃疡期，可能发生肠出血或肠穿孔等并发症。

4. 恢复期

约病程第 5 周，体温恢复正常，症状消失，组织逐步修复。

第三节 细菌性痢疾

细菌性痢疾（bacillary dysentery）是由志贺菌（也称痢疾杆菌）引起的一种常见的

肠道传染病。传染源主要为患者和带菌者，通过污染了痢疾杆菌的食物、饮水等经口感染，多发于夏、秋两季。临床表现为腹痛、腹泻、排脓血黏液便以及里急后重等。病变特点为直肠、乙状结肠的炎症和溃疡，病变部位有大量纤维素渗出形成假膜。

一、病 原 学

痢疾杆菌为革兰氏阴性杆菌，无芽孢，无荚膜，无鞭毛，多数有菌毛。为兼性厌氧菌，具有 O 抗原和 K 抗原而无 H 抗原。K 抗原是自患者新分离的某些菌株的菌体表面抗原，可阻止 O 抗原与相应抗血清的凝集反应。O 抗原分为群特异性抗原和型特异性抗原，用于分群和分型。痢疾杆菌对肠黏膜上皮细胞的侵袭力是决定其致病的主要因素。

二、发 病 机 制

痢疾杆菌进入消化道后，大部分可被胃酸杀灭，少部分细菌即使进入肠道，也可因肠道正常菌群的拮抗作用和肠黏膜表面的特异性抗体 IgA 的阻断作用而不发病。当机体免疫功能较弱时（如慢性病、过度疲劳、暴饮暴食、胃酸缺乏、消化道疾病等），具有侵袭力的痢疾杆菌借菌毛作用黏附于结肠及回肠末端肠黏膜上皮细胞并侵入细胞内，首先在上皮细胞内繁殖，然后通过黏膜进入固有层繁殖引起炎症反应，固有层呈现毛细血管及小静脉充血，并有细胞及血浆的渗出与浸润，甚至可致固有层小血管循环衰竭，导致上皮细胞的变性坏死，坏死的上皮细胞脱落后可形成小而浅表的溃疡，出现腹痛、腹泻、脓血黏液便等症状。直肠括约肌受到炎症的刺激而有里急后重感。极少数患者由于固有层细菌裂解释放的大量内毒素被吸收入血导致内毒素血症，引起恶寒、高热、全身酸痛等中毒症状。

三、病 理 变 化

细菌性痢疾主要侵犯结肠黏膜上皮细胞，特别是乙状结肠和直肠，严重者可波及整个结肠和回肠末段。

1. 急性细菌性痢疾

急性期的基本病理变化为弥漫性纤维蛋白渗出性炎症，黏膜分泌大量黏液、充血、水肿，中性粒细胞浸润。病变迅速发展，渗出的纤维蛋白、红细胞、白细胞和坏死组织覆盖于肠黏膜表面形成灰白色假膜，称假膜性炎。假膜脱落形成大小不等的溃疡。溃疡多浅表，很少超过黏膜下层。发病后 1 周，人体产生特异性免疫，病原菌被杀灭，病变逐渐愈合，症状消失。

2. 慢性细菌性痢疾

急性菌痢如果治疗不彻底、不及时或机体抵抗力低、营养不良或伴有其他慢性病时，可转变为慢性痢疾，病程一般超过 2 个月。此时，新老病变相互混杂，肠黏膜溃疡形成与组织修复交替进行。溃疡较急性时深，多达肌层，底部凹凸不平，溃疡边缘黏膜增生，可有息肉形成。溃疡愈合后，遗留下瘢痕，瘢痕收缩可导致肠道狭窄。

3. 中毒性痢疾

多见于小儿，肠道病理变化表现为卡他性肠炎或呈滤泡性肠炎改变。虽然肠道病理变化较轻，但全身中毒症状严重，常于发病后数小时内发生中毒性休克和呼吸衰竭。如不及时抢救，短期内可死亡。

四、临床表现

1. 急性菌痢

（1）急性普通型　此型具有典型的痢疾症状。起病急，寒战，高热，头痛，乏力，纳差。继之出现阵发性腹痛，腹泻，开始为稀便，继而出现脓血便，里急后重感。排便每天十数次至数十次，量少。

（2）急性中毒型　以 2～7 岁儿童多见，起病急，有全身中毒症状，可迅速发生循环和呼吸衰竭，而肠道症状较轻。临床分为休克型、脑型和混合型。

（3）轻型（非典型）　症状类似肠炎，多无全身中毒症状。肠道症状均较轻，有轻微腹痛，腹泻每日数次，稀便有黏液、无脓血，无明显里急后重感。具有自限性或转为慢性。

2. 慢性迁延型菌痢

病情长期迁延不愈，时轻时重，反复出现腹泻，大便常有黏液及脓血，可导致乏力、营养不良及贫血等症状，亦可腹泻和便秘交替出现。也有部分患者无明显临床症状，但粪便培养可检出痢疾杆菌。临床分为慢性迁延型、急性发作型和慢性隐匿型。

第四节　肾综合征出血热

肾综合征出血热（hemorrhagic fever with renal syndrome，HFRS）又称流行性出血热，是指由汉坦病毒引起的一类以发热、出血、肾功能损害为主要症状的急性传染病。该疾病是一类自然疫源性疾病，主要通过鼠类传播，流行于世界上近 40 个国家和地区，我国是世界上 HFRS 疫情最严重的国家。

一、病　原　学

汉坦病毒属布尼亚病毒科（Bunyaviridae）汉坦病毒属（Hantavirus，HV），是分节段的负链 RNA 病毒，包括多个病毒种，其中汉滩病毒（Hantaan virus，HTNV）和汉城病毒（Seoul virus，SEOV）是 HFRS 的主要病原，也被称为 1 型和 2 型。HTNV 和SEOV 包含多个亚型，不同汉坦病毒的宿主也呈现出差异性。

二、发　病　机　制

HFRS 的发病机制非常复杂，还未完全阐明，目前的理论认知主要集中在病毒直接损伤和免疫损伤两个方面。汉坦病毒具有泛嗜性，几乎可以侵入所有器官或组织。在发病过程中，特别是在发病早期，病毒直接侵袭组织和细胞，对病情的进展起主导作用。病毒在细胞内增殖后，会对组织和细胞造成立接的原发性损害。尽管目前很多人对本病的发生机制的阐述不尽相同，但病毒对机体的直接损害是肯定的。由 HV 引起的免疫损伤是

HFRS 发病的重要原因。目前已有的研究结果已经包括了 Ⅰ～Ⅳ 型变态反应，但只有 Ⅲ 型变态反应得到了大多数的支持。患者血液循环中出现的循环免疫复合物沉积在肾脏中，会导致肾功能进行性减退并出现一系列肾功能障碍的症状，是 Ⅲ 型变态反应导致肾功能损伤的主要机制。患者在感染 HV 的早期，引发免疫反应，血清补体下降，导致血循环存在特异性免疫复合物。近年来的研究结果显示，患者肾小球基底膜、肾小管和肾间质血管及皮肤小血管壁均出现特异性免疫复合物沉积，同时还发现有补体裂解片段，故认为其免疫病理损伤主要与 Ⅲ 型变态反应有关。免疫复合物是该疾病血管和肾脏损害的主要原因。

三、病 理 变 化

对 HFRS 患者进行病理检查，可以发现基本的病理改变是 HV 感染导致的对全身小血管及毛细血管的损害，这是机体器官或组织受到广泛性损害的病理学基础。通过系列的病理变化，如血管内皮细胞肿胀、变性、坏死、剥离或脱落、细胞凝固、收缩等，使得细胞间隙增大、通透性增高，从而导致器官或组织充血和坏死。其次，患者在发病后 1～2 天内可出现严重的渗出和水肿，这是由于微血管遭到破坏，其通透性明显增高，使血浆大量渗出，眼睑和眼球结膜水肿。在病后 4～6 天进入低血压休克期，血浆渗出加重，水肿也进一步恶化，全身严重水肿，同时实质性器官如肾、脑、肝、肺、胃、肠、胰腺等也可发生严重水肿。再次，患者从发病早期即可出现弥漫性出血，进入低血压休克期后出血明显加剧，器官出血以肾脏皮质与髓质交界处、右心房内膜下、胃肠道黏膜和脑垂体部位最为明显。弥漫性出血进一步造成或加剧了组织损伤和功能障碍。另外，HFRS 的整个发病过程中，全身所有器官或组织都可能发生不同程度的坏死。轻型患者只是个别器官或组织发生局灶性的轻度坏死，对功能可发生组织坏死最严重的器官是肾脏、胃肠道黏膜、脑垂体和肾上腺。组织坏死将造成重度肾衰竭，引起尿毒症并继发水与电解质及酸碱平衡紊乱，由于机体内环境失衡使病情急剧恶化。

四、临 床 表 现

发热、出血和肾脏损伤是 HFRS 的典型的三大临床表现。从病情的发展来看，主要有发热期、低血压休克期、少尿期、多尿期和恢复期五个阶段。

典型的 HFRS 病例以发热为起始症状，无其他明显的前驱症状。但是有少数（10%～20%）的病例会有乏力、呼吸道和消化道功能失调等前驱症状。患者在起病时开始发热，在病后 3～4 天达到高峰。其中高热较普遍，体温在 38～40℃，以 39℃ 以上居多，有不到一半的患者可能会发展至 40℃ 以上的超高热。从发热到体温恢复正常一般为 1 周以内，也有 10 天以上的记录，平均为 5 天。一般患者在退热后病情迅速恢复。但中型和重型的患者会发生低血压甚至休克、少尿和多尿等严重状况。这是 HFRS 的重要特征之一：退热后反而病情加重。

HFRS 患者发展至第二阶段即低血压休克期，发生的概率是 5%～20%。如果患者在早期得到妥善治疗，一般会越过此期，后期仅出现低血压倾向。危重的病例往往在此时期出现严重的休克，并产生系列的并发症，如不能迅速纠正低血压，可能直接导致患者死亡。在此时期死亡的患者为 30%～40%。休克多发生于病后的 3～9 天，有热退后出现和发热时同时出现两种形式。出现休克的患者，短至几小时，长可达 6 天，一般为 1～3 天。

少尿期多发生在休克期之后，并且与休克期没有明显的分界。部分患者没有明显的低血压过程，会直接从发热期进入少尿期。危重患者则可能和发热期或与发热期及低血压休克期后期有重叠。一般少尿期出现在发病后的 5～8 天，有突发少尿和逐渐少尿两种形式。前者多见于有休克过程的患者，后者则多发生在没有休克的患者。HFRS 少尿期主要是急性肾衰竭的表现。除尿量改变外，还伴随有尿毒症、酸中毒、水和电解质平衡紊乱、高血压、心力衰竭、出血和贫血等。少尿期是非常危险的事情，50% 的死亡病例可出现少尿期。

由于肾小球功能的恢复，患者在少尿期后会进入多尿期。大部分轻型或中型的患者会越过前两个时期直接从发热期进入多尿期。大多数多年期患者发生在患病的 9～14 天，持续一周到数月，有缓慢多尿、突然多尿和间隙式多尿三种形式。大多数患者进入多尿期阶段，意味着脱离了危险。但是少数患者由于特殊的病情，可能会死亡。

患者经过多尿期后，肾小管功能逐渐恢复，尿量逐渐减少，各项指标开始恢复正常。多数患者在发病 3～4 周后进入恢复期，一般需 1～3 个月。这个时期虽然身体状态全面好转，但部分患者依然会伴有一些症状，如腰痛、夜尿较多、乏力、多汗、头昏、四肢麻木等。

第五节　艾　滋　病

获得性免疫缺陷综合征（acquired immune deficiency syndrome，AIDS，音译为艾滋病），是一种由人类免疫缺陷病毒（human immunodeficiency virus，HIV）的反转录病毒感染后，导致免疫系统受到破坏，逐渐引发多种机会性感染和恶性肿瘤等多种症状的症候群。目前艾滋病已经成为全球最重要的公共卫生问题之一。该疾病主要通过性途径、血液传播和垂直传播三种形式传播。

一、病　原　学

人类免疫缺陷病毒属于反转录病毒科（Retroviridae）慢病毒属（Lentivirus）。反转录病毒是单股正链 RNA 病毒，此类病毒的一个重要特征是其独特的反转录过程：病毒基因组先反转录成 DNA，然后整合到宿主的染色体 DNA 中。HIV 有 *gag*、*pol*、*env* 三个结构基因，主要攻击宿主的 CD4$^+$T 淋巴细胞，主要受体为 CD4 分子，CCR5 和 CXCR4 为辅助受体。

二、发　病　机　制

HIV 感染的主要特点是 CD4$^+$T 淋巴细胞的损耗。CD4$^+$T 细胞表面大量表达 CD4 分子和辅助受体 CXCR4，是 HIV 攻击的主要靶细胞。受感染的 CD4$^+$T 细胞数量进行性减少和功能障碍，继发免疫缺陷综合征。由于 CD4$^+$T 细胞具有重要的免疫调节功能，CD4$^+$T 细胞破坏，导致免疫调节障碍，最终引起全面的免疫功能受损。

HIV 损伤 CD4$^+$T 细胞的主要机制有以下几种形式：

（1）CD4$^+$T 细胞破坏增加　直接导致细胞死亡，促进 CD4$^+$T 细胞凋亡等。

（2）CD4$^+$T 细胞产生减少　HIV 可侵犯胸腺细胞、骨髓造血干细胞等。

（3）CD4$^+$T 细胞功能受损，部分感染 HIV 的 CD4$^+$T 细胞能够存活并分化为记忆 CD4$^+$T 细胞，构成了 HIV 潜伏的贮存库。

单核-巨噬细胞能表达 CD4 分子和 CCR5。HIV 无法使其发生溶细胞作用，但病毒可以在细胞内长期潜伏，并随之迁移至肺、脑等组织。感染的巨噬细胞丧失了免疫应答功能，成为 HIV 的又一贮存库。此外，单核-巨噬细胞可携带病毒进入中枢神经系统，引起神经系统病变。HIV 感染除可直接导致细胞病变外，还可诱导抗淋巴细胞抗体的产生，也可引起针对宿主的主要组织相容性复合体（MHC）Ⅱ类抗原的免疫病理反应，从而导致免疫调节紊乱和功能的异常。由于患者免疫功能缺陷，因而易发生各种机会性感染以及多种恶性肿瘤如卡波西肉瘤、淋巴瘤等。

三、病理变化

患者感染 HIV 后的早期，淋巴结肿大。镜下观：淋巴滤泡增大，大小不一，生发中心活跃，髓质出现较多浆细胞。随着病变的发展，滤泡网状带开始破坏，有血管增生。皮质区及副皮质区淋巴细胞减少，浆细胞浸润。晚期淋巴结几乎消失殆尽，无淋巴滤泡及副皮质区之分，仅残留一些巨噬细胞和浆细胞。胸腺、消化道和脾脏淋巴组织萎缩。

由于 HIV 会严重破坏人的免疫系统，因此而引发的机会性感染也随之而来。机会性感染指在人体免疫功能严重破坏、发生免疫缺陷的特定条件下所致的感染，为本病的主要死因之一。具有感染的范围广、累及的器官多和临床病理改变复杂的特点。其中以中枢神经系统、肺、消化道继发感染最常见。由于免疫缺陷，炎症反应轻而不典型。

除此之外，恶性肿瘤也是艾滋病的重要表现。约 30％的病例可发生卡波西肉瘤（Kaposis sarcoma），该肿瘤起源于血管内皮，广泛累及皮肤、黏膜和内脏。肉眼观察，肿瘤呈暗蓝色或紫红色的结节。镜下观，主要由成片的梭形细胞构成的毛细血管样腔隙构成。另有少数人可发生非霍奇金淋巴瘤和中枢神经系统的淋巴瘤。

四、临床表现

艾滋病的临床症状多种多样。初期常表现为咽痛、发热和肌肉酸痛等感冒症状。随着病情加重，症状日渐增多，不断出现原因不明的持续性发热、乏力、消瘦和腹泻，明显的机会性感染及恶性肿瘤。血浓化验可见淋巴细胞明显减少，CD4$^+$T 细胞减少尤为显著。

临床上 HIV 的感染过程可分为 4 个时期。

（1）急性感染期　HIV 感染机体后开始大量复制，引起病毒血症。患者可出现类似流感的非特异性症状，如发热、头痛、乏力等。

（2）无症状潜伏期　一般无临床症状，或症状轻微，有无痛性淋巴结肿大。血中的 HIV 数量降至较低的水平，但 HIV 在淋巴结中持续存在，并复制。潜伏期最长可达 10 年。

（3）艾滋病相关综合征　随着 HIV 大量复制并造成机体免疫系统进行性损伤，各种症状开始出现，如低热、盗汗、全身倦怠等，全身持续性淋巴结肿大，症状逐渐加重。

（4）免疫缺陷期　患者血液中能稳定检出高水平的 HIV，$CD4^+ T$ 细胞数量急剧减少，引起严重的免疫缺陷，合并各种机会性感染和恶性肿瘤。

第六节　真　菌　病

由真菌感染引起的疾病称为真菌病。近年来由于广谱抗生素、肾上腺皮质激素、免疫抑制剂及抗肿瘤药物的大量应用，使真菌病的发病率明显增长。

一、病　原　学

临床上将真菌分为四大类：浅表真菌、皮下真菌、深部真菌和机会致病真菌。前两者主要侵犯皮肤和皮下组织，引起浅部真菌病；后两者主要侵犯皮肤深部和内脏，引起深部真菌病。深部真菌（如二相真菌）有较强的毒力性为致病真菌，主要由外源性感染。

二、发　病　机　制

真菌一般不产生内毒素和外毒素，其致病机制目前尚不完全明了。真菌致病作用可能与其在体内繁殖引起的机械性损伤以及所产生的酶类、酸性代谢产物有关。真菌及代谢产物具有弱抗原性，在人体内可引起变态反应而导致组织损伤。真菌的致病力一般较弱，只有当机体抵抗力降低时，真菌才能侵入组织，大量繁殖引起疾病。诱发深部真菌病的主要因素有以下几种。

① 慢性消耗性疾病和免疫缺陷病，可使机体免疫功能和抵抗力降低。

② 长期使用广谱抗生素，破坏了体内菌群间的拮抗平衡，有利于真菌大量繁殖。

③ 肾上腺皮质激素可抑制炎症反应和稳定溶酶体膜，影响吞噬细胞溶解杀灭真菌，还能破坏淋巴细胞而使抗体形成减少。

④ 大剂量 X 线照射、抗肿瘤药物和免疫抑制剂，可抑制骨髓使吞噬细胞生成减少，并损伤正常组织和细胞为真菌侵入创造条件。

⑤ 治疗用的长时间静脉插管、内脏导管（如留置导尿管等）和大手术，有利于真菌侵入和在体内繁殖。

⑥ 某些内分泌功能失调，如肾上腺皮质功能减退症、甲状腺功能减退症等。

三、病　理　变　化

真菌病的病变与感染真菌的种属、菌量、毒力以及宿主的抵抗力、有无原发性疾病、受累部位、病变时期等因素有关。常见的基本病变如下。

① 轻度的非特异性炎，病灶中仅有少量淋巴细胞、单核细胞浸润，主要见于隐球菌感染引起的囊腔性病变，或在骨髓造血功能极度抑制时。

② 化脓性炎，大量中性粒细胞浸润形成小脓肿，主要见于感染的真菌数量较多、宿主的反应较强烈时，如假丝酵母菌病、曲菌病、毛霉病等。

③ 坏死性炎，大小不等的坏死灶，常有明显出血，而炎细胞相对较少，多见于机会性感染，如毛霉、曲菌感染等。

④ 肉芽肿性炎，常与化脓性病变同时存在。

⑤ 真菌性败血症，可引起全身播散性感染，常是致死的主要原因。

上述病变可单独存在，也可同时存在。

第七节　溶组织内阿米巴病

溶组织内阿米巴（*Entamoeba histolytica*）简称痢疾阿米巴，主要寄生于结肠，引起阿米巴痢疾（amoebic dysentery），也可引起各种肠外阿米巴病（extraintestinal amoebiasis）。夏季多发，农村成年男性多见。

一、病　原　学

溶组织内阿米巴生活史包括滋养体和包囊两个阶段。随宿主粪便排出的四核包囊污染食物或水，经口感染。在胃和小肠上段，由于包囊壁具有一定抗酸能力，包囊不起变化。当包囊随肠内容物移行到回肠末端或结肠，在肠内中性或碱性环境中，囊内虫体变得活跃，并在肠内消化酶等物质作用下，囊壁变薄，虫体脱囊而出为四核滋养体，并很快分裂成为 4 个单核的滋养体，迅速再分裂为 8 个滋养体。滋养体寄生于肠壁组织，以宿主的细胞或组织的酶解物作营养，通过二分裂法不断增殖。脱落于肠腔内的滋养体移行到横结肠后，由于肠内环境变化、水分减少、粪便成形等，滋养体停止活动，形成圆形的前包囊，并由外质分泌物形成囊壁而成为包囊，再经二分裂形成四核包囊，随宿主粪便排出体外。当宿主有腹泻时，滋养体以原型随宿主粪便排出。

二、发　病　机　制

溶组织内阿米巴的致病是虫体和宿主相互作用的结果，与虫体毒力、肠道内环境变化及宿主免疫状态有关。

1. 虫株毒力

溶组织内阿米巴致病性与因虫株毒力不同而异。如热带地区虫株的毒力较寒带、温带地区者强；从阿米巴患者分离的虫株（H_{120} 与 C_1）毒力强于从带虫者分离的虫株（H_{101} 与 H_{103}）。此外，虫株毒力也受寄生环境的影响，如宿主肠道内共生菌群作用可影响溶组织内阿米巴的致病力。动物实验研究结果表明，产气荚膜杆菌等多种细菌明显增加原虫对动物的感染率和增强病变程度。

2. 侵袭力

主要表现为宿主靶细胞的接触性溶解（contact lysis）杀伤作用。滋养体通过受体的介导对靶细胞的识别、黏附、分泌和溶解与虫体表膜特有的膜结合糖蛋白有关。

目前研究最多的有三种因子。

（1）半乳糖/乙酰氨基半乳糖凝集素（Gal/GalNAc lectin）　介导滋养体黏附于宿主结肠

上皮细胞、中性粒细胞和红细胞等表面。在黏附后还具有重要的溶细胞作用。

(2) 阿米巴穿孔素（amoeba pores） 为一组包含在滋养体胞质颗粒中的小分子蛋白质家族。滋养体在与靶细胞接触时或侵入组织时可注入穿孔素，使靶细胞形成离子通道，在宿主细胞上形成微孔损伤。

(3) 半胱氨酸蛋白酶（cysteine proteinase） 是虫体最丰富的蛋白酶，可使靶细胞溶解，或降解补体 C_3 而抵抗补体介导的炎症反应。当虫体侵入组织或经血行播散时，虫体与机体的补体系统接触，可免受补体的溶解和破坏。

3. 宿主免疫状态

宿主的免疫功能状态与阿米巴的致病关系密切。免疫功能正常的人感染溶组织内阿米巴后，多为无症状带虫者。免疫功能低下或抑制者，如营养不良、长期服用皮质激素、晚期肿瘤、HIV 感染等有利于溶组织内阿米巴的侵入，患者多出现临床症状。

三、病 理 变 化

溶组织内阿米巴感染可引起肠阿米巴病和肠外阿米巴病。

1. 肠阿米巴病

多发于盲肠和阑尾，也易累及乙状结肠和升结肠，偶尔累及回肠。典型的病理损害是口小底大的"烧瓶样"溃疡。溃疡间的黏膜正常或稍有充血水肿，除重症外原发病灶仅局限于黏膜层。镜下可见组织坏死伴少量炎性细胞，以淋巴细胞和浆细胞浸润为主。急性病例滋养体可突破黏膜基层，引起液化坏死灶，形成的溃疡可深及肌层，并可与邻近的溃疡融合而引起大片黏膜脱落。阿米巴肿是结肠黏膜对阿米巴刺激的增生反应，主要是组织肉芽肿伴慢性炎症和纤维化。虽仅 1‰～5‰ 的患者伴有阿米巴肿，但需与肿瘤进行鉴别诊断。

2. 肠外阿米巴病

溶组织内阿米巴侵入肠外组织器官后，引起肠外阿米巴病。病理特征呈无菌性、液化性坏死，周围以淋巴细胞浸润为主，几乎极少伴有中性粒细胞。滋养体多在脓肿的边缘。肝脓肿最常见，早期病变以滋养体侵入肝内小血管引起栓塞开始，继而出现急性炎症反应，随着病灶扩大，中央液化，淋巴细胞浸润，最终纤维化。脓肿大小不一，脓液则由坏死病变的肝细胞、红细胞、胆汁、脂肪滴、组织残渣组成。其他组织亦可出现脓肿，例如肺、腹腔、心包、脑、生殖器官、皮肤等。

四、临 床 表 现

该病潜伏期以 2 周多见，一般为 2～26 天。起病突然或隐匿，呈暴发性或迁延性，分为肠阿米巴病和肠外阿米巴病。

1. 肠阿米巴病

溶组织内阿米巴滋养体侵入肠黏膜层引起肠阿米巴病，即阿米巴性结肠炎，其临床过程可分急性或慢性两种类型。急性阿米巴病的临床表现为阿米巴痢疾，其典型表现为腹泻频繁，一日可达数十次，常伴有腹痛、里急后重，排出脓血黏液便，奇臭并呈果酱状，粪便检查可查见阿米巴滋养体，潜血阳性。急性暴发性阿米巴痢疾可危及生命，是儿科常见重症。患者排大量黏液血便、发热、脱水、电解质平衡紊乱、低血压、弥漫性腹痛、强烈而持续的里急后重、恶心呕吐和腹水等。约 60% 的患者可发展成肠穿孔或肠外阿米巴病，甚至死亡。由于抗生素的广泛使用，典型的阿米巴痢疾已不多见，大多数表现为亚急性或慢性迁延性肠炎，可伴有腹胀、消瘦、贫血等症状，临床上应与细菌性痢疾相鉴别。

常见肠阿米巴病的并发症有肠阿米巴肿、中毒性巨结肠和阿米巴性腹膜炎。

2. 肠外阿米巴病

（1）阿米巴肝脓肿　最常见，约有 10% 的肠阿米巴病患者继发肝脓肿。患者为青年男性为多见。临床表现有右上腹疼痛并向右肩放射、长期不规则发热、盗汗、厌食，体检可见肝大，并伴有触痛。患者呈进行性消瘦、贫血和营养性水肿等，少数会出现黄疸。

（2）阿米巴肺脓肿　较少见，常好发于右下叶，多继发于肝脓肿。患者主要表现有胸痛、发热、呼吸困难、咳巧克力酱样痰。X 线检查可见肺脏有渗出、实变或脓肿形成、积脓，甚至肺支气管瘘管。本病死亡率可达 15%～30%。

（3）阿米巴脑脓肿　多继发于肝脓肿，虽很少见，但起病急，预后差。通常以大脑皮质的单个脓肿多见，部分患者可发展成脑膜脑炎。临床症状有头痛、呕吐、眩晕、精神异常等，重症患者如不及时治疗死亡率高。

（4）皮肤阿米巴病　不多见，常由直肠病灶播散到会阴部所致，病变部位可见于阴茎、阴道甚至子宫。胸腹部瘘管周围或因穿刺亦可出现局部皮肤阿米巴病。

第八节　血 吸 虫 病

血吸虫病（Schistosomiasis）是由血吸虫成虫寄生于人体所引起的地方性疾病。寄生人体的血吸虫主要有 6 种，其中以日本血吸虫、埃及血吸虫和曼氏血吸虫所引起的疾病流行最广、危害最大。我国自然界存在的是日本血吸虫，主要流行于长江流域及其以南地区。血吸虫病患者是主要传染源，人或家畜接触血吸虫尾蚴污染的疫水而感染。在血吸虫感染过程中，虫卵、尾蚴、童虫和成虫均可对人体造成损害，但主要的致病因子是虫卵。在组织中沉积的虫卵可引起肝、肠或膀胱及生殖器官的虫卵肉芽肿及纤维化，导致慢性血吸虫病。

一、病　原　学

日本血吸虫生长发育需经虫卵、毛蚴、母胞蚴、子胞蚴、尾蚴、童虫和成虫七个阶段。成虫寄生于人及多种哺乳动物的门脉-肠系膜静脉系统，雌虫产卵于肠黏膜下层静脉末梢内。一部分虫卵沿门静脉系统流至肝门静脉并沉积在肝组织内，另一部分虫卵经肠壁进入肠腔，由于成熟卵内毛蚴的分泌物可透过卵壳，引起虫卵周围组织和血管壁发炎坏死，在血管内压、腹内压力增加和肠蠕动的作用下，虫卵伴随着肠壁坏死组织一起落入肠腔，并随着宿主粪便排出体外。不能排出的卵，沉积在肝、肠等局部组织中逐渐死亡、钙化。随粪便排出体外的虫卵入水后，一般在 25～30℃ 水温条件下孵出毛蚴。在水中游动的毛蚴主动侵入钉螺体内，经过母胞蚴、子胞蚴的无性繁殖阶段发育为尾蚴。尾蚴从螺体逸出后若与宿主皮肤接触，钻进宿主皮肤后转化成为童虫。童虫进入皮下毛细血管和淋巴管，随血循环到达肠系膜上、下动脉，穿过毛细血管进入肝门静脉，待童虫性器官初步分化，两性虫体开始合抱，移行到门脉-肠系膜静脉内直至发育成熟。从尾蚴钻入皮肤到发育成熟产卵约需 24 天，其平均寿命约为 4.5 年。

二、发病机制

从血吸虫尾蚴侵入人体，到生长发育过程中的童虫、成虫和虫卵四个阶段均可对宿主造成不同程度的损害，其中虫卵引起的病变最严重，对人体的危害最大。除机械性损伤外，主要是由于上述 4 个不同时期血吸虫释放的抗原性物质，尤其是可溶性虫卵抗原（soluble egg antigen，SEA）不断释放入血或进入组织内，引发宿主产生的一系列免疫应答，这些免疫应答带来的复杂免疫病理反应过程，是造成宿主损害而导致血吸虫病的重要原因。

1. 尾蚴所致损害

尾蚴穿过皮肤可引起尾蚴性皮炎，局部出现丘疹和瘙痒，是一种速发型（Ⅰ型）和迟发型（Ⅳ型）超敏反应。

2. 童虫所致损害

童虫在宿主体内移行时，所经过的器官因可因机械性损伤而出现一过性的血管炎，毛细血管栓塞、破裂、局部细胞浸润和点状出血。在童虫发育为成虫前，患者可有潮热、背痛、咳嗽、食欲缺乏甚至腹泻、白细胞特别是嗜酸粒细胞增多等症状，这可能与童虫机械性损害和其代谢产物引起的超敏反应有关。

3. 成虫所致损害

成虫在静脉内寄生，其活动、压迫和阻塞等导致轻微的机械性损害，引起静脉炎和静脉周围组织炎。另外，成虫的代谢产物和更新脱落的表膜在宿主体内形成免疫复合物，引起免疫复合物型（Ⅲ型）超敏反应。

4. 虫卵所致损害

血吸虫病的主要病变是由虫卵所致。虫卵沉积在宿主的肝脏及肠壁等组织，在组织中沉积的虫卵发育成熟后，卵内毛蚴释放的可溶性虫卵抗原经卵壳上的微孔渗到宿主组织中，通过巨噬细胞呈递给辅助性 T 细胞（Th），致敏的 Th 细胞再次受到同种抗原刺激后产生各种淋巴因子，引起淋巴细胞、巨噬细胞、嗜酸粒细胞、中性粒细胞及浆细胞趋向、聚集于虫卵周围，形成虫卵肉芽肿（Ⅳ型超敏反应）。虫卵肉芽肿的形成有利于隔离虫卵所分泌的可溶性抗原中的肝毒抗原对邻近肝细胞的损害，避免局部或全身免疫性疾病的发生或加剧，与此同时，沉积在宿主肝、肠组织中的虫卵引起的肉芽肿又可不断破坏肝、肠的组织结构，引起慢性血吸虫病。

日本血吸虫的产卵量大，在宿主组织内多成簇聚集，肉芽肿的急性期易液化而出现嗜酸性脓肿，虫卵周围出现许多浆细胞伴以抗原抗体复合物沉着，称何博礼现象（Hoeppli phenomenon）。当卵内毛蚴死亡后，逐渐停止释放抗原，肉芽肿直径开始缩小，虫卵逐渐消失，代之以纤维化。在肝脏，虫卵肉芽肿位于门静脉分支的终端，重度感染时门静脉周围出现广泛的纤维化，阻塞窦前静脉，导致门静脉高压，引起肝大、脾大，腹壁、食管及胃底静脉曲张，上消化道出血及腹水等症状，此为肝脾型血吸虫病。

三、病理变化

在宿主体内肉芽肿一般经过四个阶段：急性期肉芽肿、过渡期肉芽肿、慢性期肉芽肿、瘢痕期肉芽肿。

肉芽肿的形成是宿主对致病因子的一种免疫应答反应，其有利的一面是将虫体破坏、清除；也可隔离清除 SEA 的细胞毒性作用，减少血液循环中抗原抗体复合物的形成及对机体的损伤，对宿主起一定的保护作用。然而，过度强烈的炎症反应亦可对宿主组织结构及功能造成损害，使得肝脏、肠壁纤维性瘢痕相互融合，进而导致肝硬化和肠壁纤维化等一系列病变。

成熟的虫卵在宿主组织内可存活 10～11 天，随着虫卵内毛蚴的死亡，SEA 释放停止，坏死物质吸收，虫卵裂解或钙化，类上皮细胞、巨噬细胞及淋巴细胞在虫卵周围形成慢性组织肉芽肿，最后类上皮细胞转变为成纤维细胞，产生胶原纤维，肉芽肿逐渐纤维化，形成瘢痕组织。血吸虫肉芽肿分布于肝门静脉分支末端、窦前静脉，故常形成窦前阻塞。重度感染者，其门脉周围出现广泛的纤维化，形成干线型肝纤维化，是晚期血吸虫病特征性病理变化。

四、临 床 表 现

血吸虫病临床表现主要取决于患者感染度、虫卵沉积部位、病理损害程度和宿主免疫状态等因素。通常分为下面几期。

1. 急性期血吸虫病

多见于初次感染者、慢性期或晚期血吸虫病急性发作的患者。主要症状如下。

（1）发热 是本病重要的症状。

（2）超敏反应 主要表现为荨麻疹。

（3）细胞反应 外周血白细胞及嗜酸粒细胞显著增加。

（4）消化道症状 食欲减退、下腹部疼痛不适、腹泻、恶性等消化道症状。

（5）呼吸道症状 半数以上病例在发病后 2 周内有干咳，甚至伴有气促或胸痛，或并发游走性肺炎。

（6）其他症状 肝、脾大，以肝大最常见，约占 75％，并伴有压痛。

2. 慢性期血吸虫病

由于病情轻重不一，其临床表现可分为两大类。

（1）无症状型 又称隐匿型或亚临床型。患者一般无明显自觉症状，往往是在体检时被发现有轻度肝脏或脾脏大，可通过直肠活检或手术时病理检查发现虫卵而确诊。

（2）有症状型 主要表现为全身乏力、腹痛、间歇性腹泻或黏液血便等症状，体检时肝大者较为常见。一些患者可能伴有不同程度贫血、消瘦、营养不良及劳动能力减退等症状。

3. 晚期血吸虫病

由于反复或大量感染，虫卵肉芽肿严重损害肝脏组织结构，形成干线型肝硬化，造成窦前静脉广泛阻塞，引起门脉高压，患者在临床上表现为肝脾大、门脉高压和其他综合征等。根据此期病程的发展变化及主要临床表现，我国将晚期血吸虫病分为巨脾型、腹水型、结肠增殖型和侏儒型四型。

4. 异位血吸虫病

成虫寄生或虫卵沉积在肝脏和肠壁以外的组织和器官造成的损害称之为异位血吸虫病。最常见的异位血吸虫病有脑型、肺型、胃型和皮肤型血吸虫病。

五、保护易感者

加强健康教育，引导人们改变自己的行为和生产方式对预防血吸虫感染具有十分重要的作用。对难以避免接触疫水者，可使用防护药、具，如穿长筒胶靴、经氯硝柳胺浸渍过的防护衣或涂擦苯二甲酸二丁酯油膏等防护药品。

形成性考核

一、单选题

1. 下列哪个选项不是传染病传播和流行必须具备的环节（　　　）
   - A. 易感人群
   - B. 中间宿主
   - C. 传染源
   - D. 传播途径
   - E. 以上环节均必不可少

2. 对结核病最有诊断价值的基本病理变化是（　　　）
   - A. 含大量淋巴细胞和巨噬细胞的渗出液
   - B. 灰白色、半透明状的粟粒大小结节
   - C. 找到郎汉斯巨细胞
   - D. 干酪样坏死
   - E. 类上皮细胞

3. 急性细菌性痢疾初期的结肠病变为（　　　）
   - A. 假膜性炎
   - B. 浆液性炎
   - C. 卡他性炎
   - D. 表面化脓性炎
   - E. 出血性炎

4. 下列哪一项不是肠伤寒的临床表现（　　　）
   - A. 相对缓脉
   - B. 皮肤玫瑰疹
   - C. 脾大
   - D. 高热
   - E. 白细胞计数增多

5. 肠道阿米巴病典型的病理变化是（　　　）
   - A. 肠壁形成虫卵肉芽肿
   - B. 形成肠梗阻
   - C. 肠壁形成"烧瓶样"溃疡
   - D. 肠壁多个部位出血
   - E. 形成肠穿孔

二、简答题

1. 简述伤寒的病理特点及其常见的合并症。
2. 临床上艾滋病典型的四个时期及其临床症状是什么？
3. 简述血吸虫虫卵肉芽肿形成的机制。

（邓超　玄英花　康雁君）

单选题参考答案

第二章　1. D　2. D　3. C　4. A　5. E
第三章　1. A　2. C　3. D　4. B　5. C
第四章　1. B　2. D　3. C　4. C　5. D
第五章　1. B　2. C　3. A　4. D　5. C
第六章　1. D　2. C　3. E　4. D　5. B
第七章　1. A　2. A　3. B　4. A　5. C
第八章　1. A　2. C　3. A　4. D　5. C
第九章　1. D　2. B　3. C　4. E　5. C
第十章　1. D　2. E　3. A　4. A　5. C
第十一章　1. C　2. A　3. A　4. A　5. B
第十二章　1. D　2. C　3. A　4. B　5. C
第十三章　1. B　2. B　3. D　4. B　5. C
第十四章　1. D　2. E　3. D　4. C　5. E
第十五章　1. D　2. A　3. B　4. B　5. C
第十六章　1. D　2. C　3. A　4. B　5. D
第十七章　1. B　2. E　3. A　4. E　5. B
第十八章　1. C　2. C　3. C　4. D　5. A
第十九章　1. B　2. C　3. A　4. C　5. B
第二十章　1. C　2. B　3. C　4. C　5. A
第二十一章　1. C　2. E　3. D　4. A　5. A
第二十二章　1. C　2. D　3. B　4. D　5. A
第二十三章　1. B　2. D　3. C　4. E　5. C

参 考 文 献

[1] 姜亚芳，余丽君．病理学与病理生理学．北京：中国协和医科大学出版社，2012.

[2] 王万铁，蒙山．病理学与病理生理学．南京：江苏科学技术出版社，2013.

[3] 胡尚平，张建中．病理学实验教学指导．西安：第四军医大学出版社，2009.

[4] 邹万忠编著．肾脏病理与临床．长沙：湖南科学技术出版社，1993.

[5] 宫恩聪，丁彦青，黄高升主编．大学病理学．北京：高等教育出版社，2001.

[6] 2013MIMS 呼吸系统疾病指南-8-呼吸衰竭．

[7] 步宏．病理学与病理生理学．第 3 版．北京：人民卫生出版社，2012.

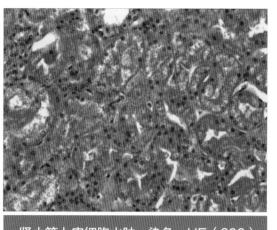

肾小管上皮细胞水肿　染色：HE（200）

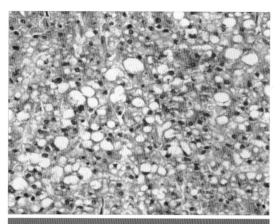

肝脂肪变性　染色：HE（200）

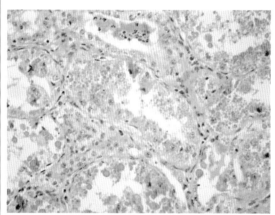

肾小管玻璃样变　染色：HE（400）

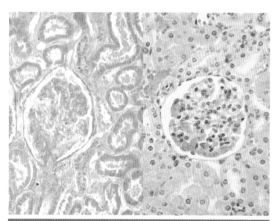

肾贫血性梗死（左）与正常肾脏（右）比较

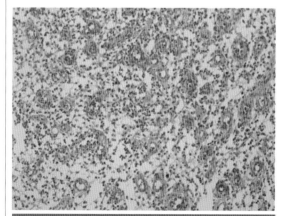

肉芽组织　染色：HE（200）

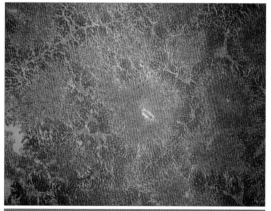

慢性肝淤血　染色：HE（200）

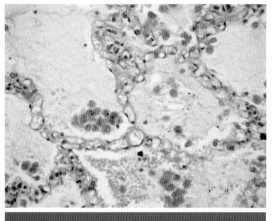

慢性肺淤血　染色：HE（400）

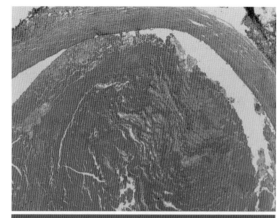

血栓　染色：HE（100）

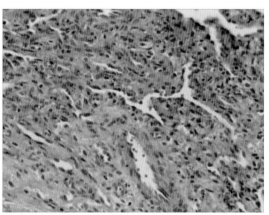

血栓机化和再通　染色：HE（400）

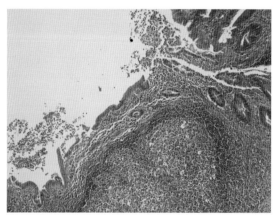

急性化脓性阑尾炎　染色：HE（100）

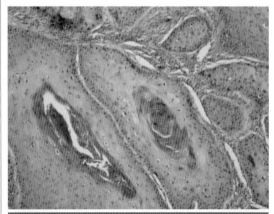

鳞癌角化珠　染色：HE（100）

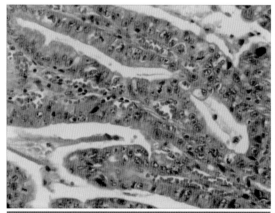

腺癌　染色：HE（400）

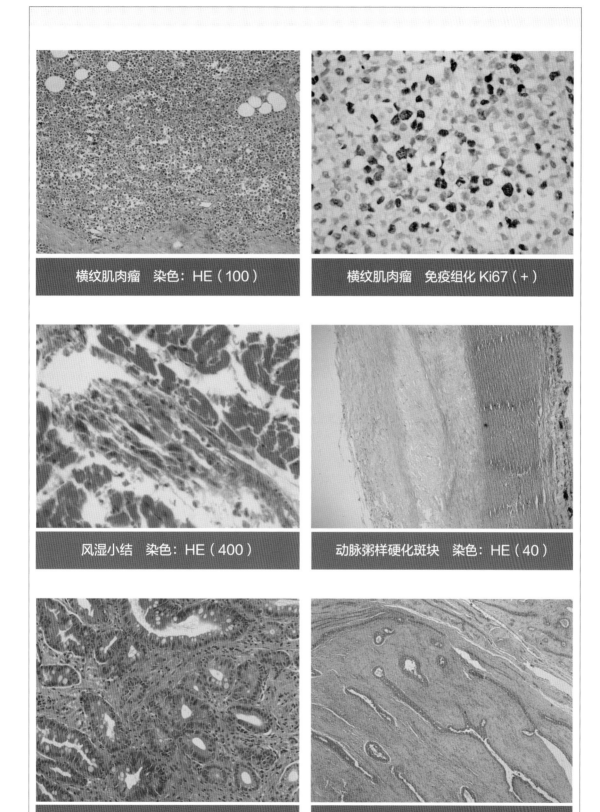

横纹肌肉瘤　染色：HE（100）

横纹肌肉瘤　免疫组化 Ki67（+）

风湿小结　染色：HE（400）

动脉粥样硬化斑块　染色：HE（40）

慢性胃窦炎伴肠化生　染色：HE（200）

乳腺纤维腺瘤　染色：HE（40）

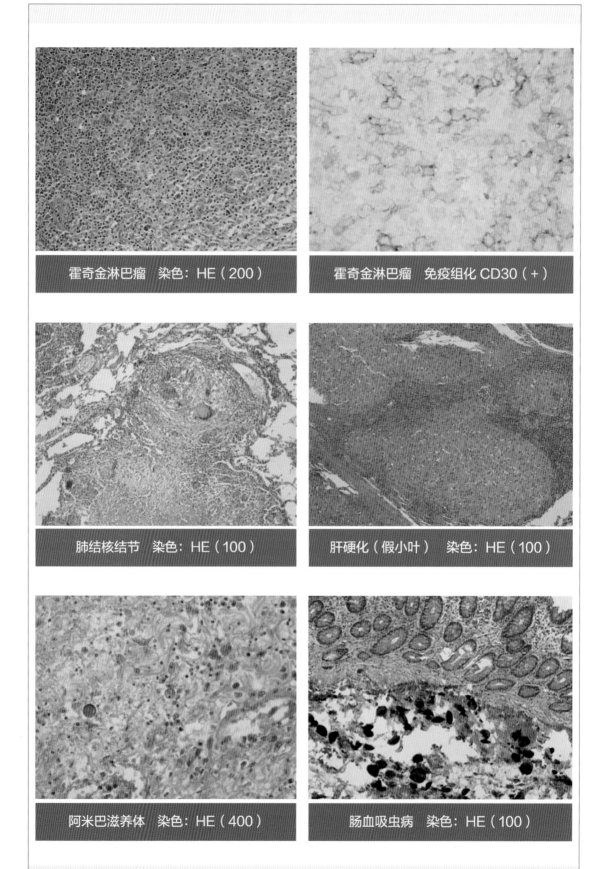

霍奇金淋巴瘤　染色：HE（200）

霍奇金淋巴瘤　免疫组化 CD30（＋）

肺结核结节　染色：HE（100）

肝硬化（假小叶）　染色：HE（100）

阿米巴滋养体　染色：HE（400）

肠血吸虫病　染色：HE（100）